中薬の配合

編著：丁光迪
訳：小金井信宏

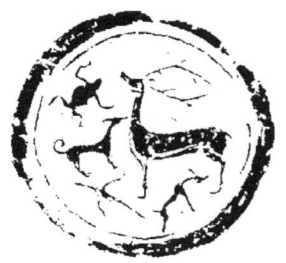

東洋学術出版社

原書名：『中薬配伍運用』
　　　　（中国湖南科学技術出版社，1993）
編著者：丁光迪
訳　者：小金井信宏
編集協力：国永薫
装　丁：川上庄司

序

　中医学には「薬を用いるのは，兵を用いるようなものである」という有名な言葉があります。用兵の道とは，敵に打ち勝つための武略のことです。そして用薬の道とは，薬を巧妙に使うことで，正気を助け，邪気を払う方法のことです。臨床家は，まず弁証を通して病を認識し，次に治法・用薬法について考えます。そこで医師の臨床レベルを測るにも，さまざまな基準があります。しかし，なによりも重要な基準は，やはり治療効果（治癒率・有効率など）であると思います。そして治療効果を上げるために最も大切なことは，薬の組み合わせ方と使用法を正確に知ることであると，私は考えています。

　南京中医学院（現南京中医薬大学）の著名な教授であり，大学院生の指導教官（博士課程・中医各家学説専攻）も務められている丁光迪先生が，古希を過ぎた高齢にもかかわらず再び筆を執られました。著作活動などを通し，豊富な経験を中医界の発展のために注ぎ込まれてきた大先輩の姿勢は，真にわれわれ後輩の模範となるものです。丁先生の著作である『中薬配伍運用（日本語版『中薬の配合』）は，中薬の運用法について，理論から実践までをわかりやすく結びつけてある書物です。その内容は，歴代の大家の成果や民間に伝わる方法などをふまえ，さらに丁先生の一生の経験を合わせたものとなっています。それらの内容は「四気五味」「昇降浮沈」「虚実補瀉」「臓腑標本」「帰経引経」「方剤組成」などにまとめられていて，臨床にすぐに役立てることができます。

　初版の発行部数は8万部でしたが，それでも需要を満たすことはできませんでした。本書を手に入れた人は，みなこの本を手放すことができなくなっています。非常に多くのことを学ぶことができるからです。そして手に入れることのできなかった人たちからは，再三にわたる再版の要求が寄せられていました。丁先生はこうした声に応えるべく，さらに3年の歳月を費やして原書を全面的に修整され，また新たな章を加えられました。こうして完成されたものが，この増訂版『中薬配伍運用』です。その内容は，

初版本をより充実させた完成度の高いものとなっています。本書を読まれた方が，大きな啓発を受け，多大な助けを得ることは間違いありません。

　このたび尊敬する丁光迪先生の著作に序文を寄せることができ，光栄の極みであると感じています。

1992年暑月　　陳　大　舜
於湖南中医学院

初版まえがき

　中薬が臨床で使われる場合，その多くは「薬の組み合わせ」として使われます。それは何の意図もない羅列ではありません。そうした組み合わせはどれも，明確な意図のもとに緻密に構成されているものなのです。そして薬を合わせて使う方法には，長い歴史があります。

　古代の書物である『神農本草経』名例は「薬には七情というものがある……薬は単味で使用することもできるが，多くは合わせて用いる。そして合わせて使う場合，薬同士には相須・相使・相畏・相悪・相反・相殺などの関係が生まれる。薬を使おうとする者は，こうした七情について総合的に理解していなければならない。相須・相使の関係で薬を使うのはよいが，相悪・相反の使い方をしてはならない。しかし有毒薬を使う場合は，相畏・相殺の関係で使うこともできる。そうでない場合は使ってはならない」と述べています。また「薬は君臣佐使を明確にして，適切に使うべきである」「薬には陰陽に従った子母兄弟による合わせ方もある」という論述もあります（『本草綱目』序例）。これらの論述は，薬の合わせ方に関する最初の規範といえるものです。

　『黄帝内経』には，酸・苦・辛・鹹・甘・淡による五味を重視した薬の組み合わせ方が述べられています。それは辛甘による発散，酸苦による涌泄，鹹味による涌泄，淡味による滲泄などを，五臓の病証に応じて使い分ける方法です。金代の劉完素はこの方法を発展させ「物にはそれぞれ性が備わっている。方剤を組成するとは，必要に応じてこの性を制御したり，変化させたりすることで無限の作用を引き出すことである」と述べています。

　全体の流れとしては，まず『黄帝内経』『傷寒論』などの経典が，薬の組み合わせに関する比較的完成された理論や法則を提示しました。そこには四気五味・昇降浮沈・虚実補瀉などの内容が含まれています。その後，『黄帝内経』や『傷寒論』の提示した方法を基礎として，臓腑標本・帰臓帰経・引経報使などの学説が起こりました。歴代の本草書や方書が述べている理論や，現代の中薬学・方剤学などの内容は，どれもこうした理論や学説を

もとにして，さらに発展を加えたものです。前者と後者の違いは，前者が単味薬の特性を中心とする理論・方法であるのに対し，後者は方剤の組成法に重点を置いた理論・方法であることです。そして本書の内容は，両者の中間に位置するものといえます。具体的には，薬の合わせ方を中心として，薬を運用する際や方剤を組成する際の内在的な決まりごとについて述べています。それは中薬学の内容と方剤学の内容を柔軟に結びつけ，実用性を重視してわかりやすくまとめたものです。そしてそれらの内容は，すべて私の臨床経験の結晶といえるものです。ただし執筆にあたっては，多くの大家が残した理論や方法を借りて説明をしています。そうした内容も，次の世代へきちんと伝えたいと思うからです。特に『本草綱目』『本草綱目拾遺』『名医方論』などの内容について多くを述べています。清代の厳西亨・施澹寧・洪緝菴らがまとめた『得配本草』も，薬の組み合わせに関する専門書ですが，組み合わせ方を紹介しているだけで，その背景となる理論や機序などについてあまり解説をしていません。これでは深い理解を得ることはできません。

　本書は，筆者の長年にわたる臨床や教学の経験と，歴代の用薬法に関する研究をまとめたものです。その内容は，中薬の運用法について理論から実践までをわかりやすく結びつけたものとなっています。そしてそこには歴代の大家の成果や民間に伝わる方法などが十分に反映されています。薬の組み合わせ方に関する，完成度の高い実用的な参考書といえます。具体的には「四気五味」「昇降浮沈」「虚実補瀉」「臓腑標本」「帰経引経」「方剤組成」などの角度から解説をしています。いずれの場合も，中薬理論と臨床実践を有機的に結びつけたうえで解説を行うことに努めました。

　個人の能力の限界や時間的制約などもあり，本書の内容にはまだ足りない部分も多くあります。また数々の疑問点も存在することと思います。本書を読まれた方には，ぜひ忌憚のないご意見をお寄せいただきたいと思います。それらの貴重な意見を参考にして本書の内容を修正し，さらにレベルの高いものに作り変えていくことができれば幸いです。

　この本を読まれる方にお断りしておきたいことが2つあります。1つは本の中で引用している方剤についてです。『傷寒論』『金匱要略』『本草綱目』『証治準縄』『景岳全書』や現在の教科書などから引用した方剤については，

紙幅の都合もあり，多くの場合出典を明記してありません。もう1つは薬の用量についてです。本の中で紹介している用量は，原則として原書に記されている用量です。それはその時代の単位ですので，実際に使われる場合には，現在の用量に換算してから使用してください。

　本書の出版にあたっては，病身にもかかわらず原稿の監修作業をしてくださり，さらに本書の出版を薦めてくださった顧問の由崑氏に，心よりお礼を申しあげます。また人民衛生出版社の招きに応じてお集まりいただき，内容の修正のために多くのご意見をいただいた専門家の諸氏にも感謝の意を表したいと思います。さらに出版にあたっては，題字を中医司長（中央官庁における中医管理局の局長）である呂炳奎先生に書いていただくことができ，身に余る光栄であると感じております。

1981年11月　　丁　光　迪

増訂版まえがき

　『中薬配伍運用』(日本語版『中薬の配合』)は1982年に出版されましたが,各方面のご好評をいただき,その後2度にわたって版を重ねることができました。しかし,それでも在庫はすぐになくなり,本を求めてこられる方にもお断りするほかはありませんでした。また本を読まれた方からは,手紙を通じて多くの貴重なご意見をいただくことができました。その中には,本書の内容をさらに充実したものにして再版してほしいという要望も多くありました。こうした声に応えるべく,私は3年の歳月を費やして本書に全面的な修正を加え,さらに新しく「類化稟受による薬の組み合わせと使用法」という章を設けました。「四気五味」「昇降浮沈」「虚実補瀉」「臓腑標本」「帰経引経」などの既存の章に,さらに「類化稟受」を加えることで,用薬法に関する全面的で系統的な解説書とすることができました。このほか増訂版では,外治法に関する論述を増やしています。これには薬を使用する場合,内治法だけでなく外治法も大切であることを伝える意味があります。また外治法について知ることで臨床における治療手段を増やせば,治療効果をいっそう高めることができます。そして執筆にあたっては,中薬に関する理論や方法が,源流から出発してどのように現在の臨床応用にまで発展したのかを明らかにするために,幅広く資料を集めて整理・研究を行いました。古いものをきちんと継承し,そのうえで発展していこうという精神を伝えたいからです。

　本書の目次構成は「以法統薬(法にもとづいて薬を使いこなす)」「以法統方(法にもとづいて方剤を使いこなす)」という主旨に沿って,治法を中心としたものとなっています。「理」(ことわり)と「法」は,臨床各科に共通するものです。理論と方法を学び,その核心を理解すれば,自由に活用することができるようになります。中医学では「執簡御繁(簡単な原理を応用して,複雑な現象にも対処できるようにする)」「知常達変(まず一般的な対処法を知り,さらに変則的な事態に対する対処法を知る)」「異病同治(異なる病でも,同じ方法で治療する)」「内外統一(内と外とを1つの統一

体として認識する)」ということが重視されます。これらは各科・各病証に応用できる共通性を備えた理論であり，またこうした認識をもつことで優位な視点を得ることができるものです。こうした理や法は，系統による分類，病種による分類，個々の病証に対する弁証論治など，どのような領域・局面に対しても応用可能なものだからです。また本書は教科書ではなく，臨床における実用的な参考書としてまとめたものです。そこで内容も「中薬」「方剤」などの領域にとらわれることなく幅広いものとなっています。柔軟に幅広いものをまとめてこそ，新しい思考法・発想法を生み出すことができます。また，こうした枠にとらわれないまとめ方は，実用的でもあり，臨床における応用力をつけるためにも役立つものです。以上が増訂版の執筆にあたって意識した点です。

　また本書の内容は，2種類の方法に分けて論述してあります。1つは，理論的にも完成され，一般的によく使われる方法に対する論述です。これについては重点を明確にし，わかりやすい言葉でまとめるという方法をとっています。もう1つは，ある特定の時期や，特定の個人の方法に対する論述です。具体的には，方剤を運用する際の加減法，薬物の炮製法，製剤の加工法，服用法などが含まれます。こうした内容については，できる限り具体的に解説し，またなるべく別の箇所でも重複させるように努めました。それはこうした特殊な方法を多くの方に認識していただき，臨床でも応用していただきたいと思うからです。現在の中医学には，簡便化を追及する傾向が顕著です。このような学風の中では，多くの老中医や老薬師の経験は重要視されません。歴代多くの実践経験が残され，重篤な病証を治療することができる伝統的な製剤であっても，現在の病院や薬局には置かれていないものが多くあります。こうした状況では，中医学の長所を存分に活かすことはできません。本書がこうした特殊な内容を積極的に取り上げるのには，現在の学風を危惧する私の声に，少しでも多くの人が注意を向けてほしいという思いが込められています。

　そして薬を運用する際の具体的な用量についても，今後さらなる整理と研究が必要です。これは簡単に語れる問題ではありません。また一部の人間だけで決定できる問題でもありません。そこで本書は，用量についてはすべてを原書のままにしてあります。豊かな経験をもつ医師たちには，

それぞれ薬の用量に対する独自の見解があります。しかし初学者にとって，用量の問題は1つの難題となります。多くの人が「捉えどころのないもの」と感じてしまうのです。実際に多くの読者からも用量に関する質問が寄せられました。本書があくまでも原書の用量を提示してあるのには，以上のような理由があることをお断りしておきたいと思います。また『簡明中医字典』の「古代と現代の度量衡比較」を，附録として巻末に載せてあるので参考にしてください。

　中薬の運用法には，もちろん基本的な決まりごとがあります。しかし具体的な応用法は非常に多彩なものです。中医を学ぶ者は，こうした「法外の法」「天外の天」についても知らなければなりません。例えば『範中林六経弁証医案選』には，瘻病（甲状腺左葉嚢胞）を太陽少陰病と弁証し，大用量の麻黄桂枝附子細辛湯と甘草乾姜湯の合方を使って治療した例が載っています（この患者は16服で治癒しています）。経験を積んだ中医師にとって，こうした方法は奇異なものではありません。そして老中医と呼ばれる医師たちは，誰もがこうした独自の手法をもっているのです。このような発展的な用法を，文書で伝え尽くすことは到底できません。中医を学ぼうとする者は，そのこともわかっていなければなりません。

　今回，増訂版を執筆するにあたっては，多くの読者の意見や要望を積極的に取り入れました。その結果，重点や範囲などについて，初版本の内容を大きく発展させることができました。この場をお借りして読者の方々にお礼を申し上げたいと思います。また執筆期間を通じて熱心な励ましをいただき，さらに増訂版のための序文を寄せていただいた湖南中医学院の陳大舜院長にも，深い感謝の意を表したいと思います。そして本書を再版し，再び多くの読者に届けることができるのも，湖南科学技術出版社の熱心な支持があってのことです。あらためて深く感謝の意を表します。

1992年7月　　丁　光　迪
於南京中医薬大学

訳者による凡例
―― 炮製・服用法に関する訳語について ――

【炒(しょう)】

① 薬材を熱した鍋に入れ，適度に攪拌しながら求められている程度にまで火を通す炮製法を「炒製」といいます。ただ「炒」といった場合は，薬材に何も加えずに上の作業を行い，これを「清炒」といいます。「清炒」は火加減によって，さらに「炒黄」(弱火〜中火)，「炒焦」(中火〜強火)，「炒炭」(強火)に分類されます。

　著者は本書中，薬材にほかの物質を加えて炒する「加輔料炒」(下述③参照)についても「炒黄」の語を用いています。そこで訳文も，そのまま「炒黄し」としてあります。

② 本書のp.51で述べられている烏梅の炮製法は，原書では「焼過」(直訳すると「すでに焼いたもの」の意)とされています。またp.55で述べられている烏梅の炮製法は，原書では「焼存性」(直訳すると「中味を焦がさないように表面だけを焼いたもの」の意)とされています。現在，炮製を施した烏梅には醋烏梅と烏梅炭があります。このうち烏梅炭とは，烏梅の表皮が黒く焦げ，しわが寄るまで強火で炒したものです。原書が述べている「焼過」や「焼存性」も，明らかにこの烏梅炭を指したものです。そこで原文の「焼過」「焼存性」は，どちらも「炒し」と訳してあります。

③ 炒製には①で述べた「清炒」のほか「加輔料炒」と呼ばれる方法もあります。これは主として，薬の毒性を減らす，薬性を緩和する，薬の強烈な臭いや味を消す等の目的のために，薬材にほかの物質を加えて炒する炮製法です。よく使われる方法には麩炒・米炒・土炒などがあります。

　厳密には「加輔料炒」は，薬材に固体の物質を加えて行う火製法で，薬材に液体を加えて行う火製法である「炙」とは区別されます。ただし著者は本書中，酒・姜汁・礬水・地黄の薬汁などの液体を加えた火製法についても「炒製」「泡炒」などの語で表現しています。これをふまえ，訳文でも原書の用語をそのまま使用しています。

【重湯】
　本文中の「重湯」という語は，原書の「陳米飲」(直訳すると「古米の米飲」) や「米飲」という語を訳したものです。「米飲」といった場合，例えば「米を煎じたスープ」「米の粉を湯に溶いたもの」「米のとぎ汁を加熱したもの」など，さまざまなものを含めることが可能です。本書では一律に「重湯」と訳しました。

【水飛】
　まず薬材をすり鉢に入れ，適量の水を加えてからペースト状になるまで研磨します。そこにさらに水を加えると，目の粗い粉は沈殿し，目の細かい粉は水中に残ります。この状態で水を別の器に注ぎ，沈殿した目の粗い粉だけをすり鉢に残すと，細かい粉を分離することができます。この作業を何回も繰り返すことで不純物を取り除き，薬材を細かい粉に加工する方法を「水飛」といいます。非水溶性の鉱物薬材に対して行われる方法です。

【煨製】
　煨とは，火気のある灰の中でものを焼く，蒸し焼きにする，という意味です。薬の炮製法としての煨製は，湿らせた小麦粉，または湿らせた紙で薬材を包み，これを加熱した滑石粉の中に放置する方法や，薬材を直接糠火の中に放置する方法などを指します。主に，薬材に含まれる揮発油や刺激性物質を除去することで副作用を防止する，という目的で使用されます。

【製厚朴】
　厚朴の炮製法には，歴代「炙」「酥炙」「姜汁炙」「焙」「煮」「姜棗製」「糯米粥浸」「陳壁土製」「生姜製」「酒製」「醋製」「青塩製」「大黄製」「川烏製」などさまざまな方法があります。このうち現在使用されているのは「姜汁製（姜汁炙）」のみです。生の厚朴には，咽喉部を強烈に刺激するという副作用がありますが，姜汁製にすることで，この刺激性を取り去ることができます。

【炙】
　薬材に液体を加え，加熱しながら攪拌することで，その液体を薬材に浸透させる炮製法のことを「炙」といいます。加える液体の種類によって「蜜炙」「酒炙」「醋炙」「姜炙」「油炙」などと呼び分けます。

【研霜】
　薬剤を圧搾し油分を除いて粉末にする炮製法のことをいいます。例えば，

栝楼の種の殻は，砕いて油取り紙の上に置いて日干しを何度か繰り返し，十分に油分が抜けたら，さらに細かく砕いて篩にかけ，最後に粉末を陰干しして仕上げます。これは「栝楼子霜」または「栝楼霜」と呼ばれます。ちなみに，ほかの薬物を加えて結晶を析出させる炮製法のことは「製霜法」といいます。これは薬の毒性を減らしたり，または薬性を変化させて薬の効き目を強化させるために行う方法で，研霜とは違うものです。

【泔製蒼朮】

米のとぎ汁による「炙製」を施した蒼朮のこと。一般に「製蒼朮」と記しますが，著者があえて「泔製」と書いているので，訳文も原書の用語をそのまま使用しています（p.180参照）。

訳注について

本文中に〔 〕で示すもの，＊で説明を加えたものは訳者による注です。

目　次

序 ……………………………………………………………………… i
初版まえがき ………………………………………………………… iii
増訂版まえがき ……………………………………………………… vi
訳者による凡例―炮製・服用法に関する訳語について ………… ix

1　四気五味による薬の組み合わせ　　1

1. 辛甘発散［辛甘薬による発散］ ……………………………… 4
2. 寒涼清熱［寒涼薬による清熱］ ……………………………… 7
3. 苦寒清熱［苦寒薬による清熱］ ……………………………… 12
4. 苦酸泄熱［苦酸薬による泄熱］ ……………………………… 18
5. 苦辛通降［苦辛薬による通降］ ……………………………… 19
6. 辛熱温中回陽［辛熱薬による温中回陽］ …………………… 23
7. 辛熱除痺止痛［辛熱薬による除痺止痛］ …………………… 29
8. 甘淡利湿［甘淡薬による利湿］ ……………………………… 32
9. 清熱利湿［清熱薬による利湿］ ……………………………… 36
10. 芳香化湿［芳香薬による化湿］ ……………………………… 38
11. 苦温燥湿［苦温薬による燥湿］ ……………………………… 39
12. 昇陽除湿［昇陽薬による除湿］ ……………………………… 40
13. 通陽化湿［通陽薬による化湿］ ……………………………… 41
14. 淡以斂齒［淡味薬による斂齒］ ……………………………… 43
15. 鹹以軟堅［鹹味薬による軟堅］ ……………………………… 45
    軟堅散結（結核や瘻瘤などの治療）46／軟堅化痰（痰熱による咳嗽の治療）47
16. 酸以収斂［酸味薬による収斂］ ……………………………… 48
    斂肺止咳（咳を止める）48／斂津止汗（汗を止める）50

　　　　渋腸止久瀉久痢（慢性の下痢を止める）51／斂渋脱肛（脱肛の治療）53
　　　　渋精止遺・止小便（夢精・遺精・尿を止める）53
　　　　開胃生津作用（胃を潤し機能を回復させる）54
　　　　清利咽喉（咽喉部を利す）54／蝕瘡消腫（蝕瘡を治療する）55

17．香薬走竄［香薬による走竄］ ·· 57
　　　　開竅通関（竅を開く）58／通経止痛（経を通じさせる）61
　　　　祛腐消腫（腐肉を去る）63

18．薬性の裁成［加工による薬性の変化］ ····································· 65

2　昇降浮沈による薬の組み合わせ　　　73

1．昇降気機［気機の昇降］ ··· 75
2．昇降肺気［肺気の昇降］ ··· 77
3．昇降肝肺［肝と肺の昇降］ ·· 78
4．昇降脾胃［脾胃の昇降］ ··· 81
5．昇降腸痹［昇降法による腸痹治療］ ··· 84
6．昇陽瀉火［昇陽法による瀉火］ ·· 86
7．昇陽散火［昇陽法による散火］ ·· 87
8．昇降相因［昇と降の相因関係］ ·· 88
9．昇水降火［昇水法による降火］ ·· 92
10．交通心腎［心腎不交の治療］ ··· 94
11．開上通下［気滞による便秘・無尿・少尿の治療］ ······················ 98
12．堤壺掲蓋［吐法による排尿障害の治療］ ································ 100
13．上病下取［瀉火通腑薬による上部実火証の治療］ ···················· 101
14．軽可祛実［軽薬で実を去る］ ·· 102
15．逆流挽舟［汗法による下痢治療］ ·· 104
16．散風止利［昇陽止瀉］ ··· 105
17．釜底抽薪［瀉下法による熱証の治療］ ···································· 109
18．行気降気［行気法による降気］ ··· 110
19．引火帰原［格陽・戴陽の治療］ ··· 114
20．介類潜陽［介類薬による潜陽］ ··· 118

21. 重鎮摂納 ［重薬による鎮逆・摂納］ ···119
　　鎮肝熄風（肝風の治療）／鎮心安神（心腎不交の治療）
　　重鎮降胃（胃気上逆の治療）／重鎮納気（腎不納気の治療）
　　固渋止遺・止汗（腎気不固および自汗・盗汗の治療）
　　渋腸止瀉（下痢の治療）／固崩止帯（婦人科疾患の治療）

3　虚実補瀉による薬の組み合わせ　　127

1. 苦寒瀉下 ［苦寒薬による瀉下］ ···132
2. 温経通下 ［温経薬による通便］ ···135
3. 攻下逐水 ［攻下薬による逐水］ ···137
4. 滑潤通便 ［潤腸薬による通便］ ···139
5. 辛甘扶陽 ［辛甘薬による扶陽］ ···140
6. 甘温益気 ［甘温薬による益気］ ···142
7. 補気生血 ［補気薬による生血］ ···147
8. 甘薬守中 ［甘薬による守中］ ··149
9. 甘涼濡潤 ［甘涼薬による滋陰・潤燥］ ··152
10. 甘膩滋塡 ［厚味の甘潤滋膩薬による滋陰］ ·····································153
11. 調補奇経 ［奇経の治療］ ··154
12. 酸甘化陰 ［酸甘薬による化陰］ ··156
13. 養陰清熱 ［養陰薬による清熱］ ··159
14. 滋陰瀉火 ［滋陰薬による瀉火］ ··161
15. 苦辛酸清熱安胃（蛔）［苦辛酸薬による清熱安胃（蛔）］ ·······················163
16. 斂散同用 ［収斂薬と発散薬の併用］ ··164
17. 剛柔相済 ［剛薬と柔薬の併用］ ··166
18. 消補兼施 ［消薬と補薬の併用］ ··168
19. 寒熱併用 ［寒薬と熱薬の併用］ ··172
20. 潤燥互用 ［潤薬と燥薬の併用］ ··179
21. 表裏上下分消 ［分業による邪気の解消法］ ·····································183
22. 進退法・倒換法・変通法 ···185
23. 服食方法 ···190

24．吸煙気法［吸入剤］ ……………………………………… 198
25．敷貼熨法［外治法］ ……………………………………… 200

4　臓腑虚実標本による薬の組み合わせ　　207

1．肝・胆 ……………………………………………………… 210
　疏肝理気 212／清肝瀉火 214／平肝熄風 215／養血柔肝 216
　暖肝温陽 217／清胆泄熱 218／補肝壮胆 219

2．心・小腸 …………………………………………………… 225
　益気寧心 227／温通心陽 227／養血安神 228／滋陰養心 229
　清心瀉火 229／通陽化飲 230／清心豁痰 230／活血化瘀 232

3．脾・胃 ……………………………………………………… 237
　補脾益気（補中益気）240／益胃生津 242／柔脾養陰 242
　瀉脾清胃 245／健脾滲湿 246／燥湿化痰 247／化積導滞 248

4．肺・大腸 …………………………………………………… 253
　宣肺解表 255／粛肺降気 256／温肺化飲 256
　清金保肺 256／補益肺気 257／養陰潤肺 257

5．腎・膀胱 …………………………………………………… 260
　補腎温陽 262／滋腎養陰 263／補腎固精 263／補腎納気 264
　温腎（陽）化水 265／脾腎双補 266

6．三焦 ………………………………………………………… 272
　上焦病に対する外治法 273／中焦病に対する外治法 275
　下焦病に対する外治法 276

5　帰経・引経による薬の組み合わせ　　279

1．黄連 ………………………………………………………… 282
　瀉心止血 283／中焦の湿熱を去る 283
　瘡治療の必需品 284／赤眼暴発を治療する 285

2．細辛 ………………………………………………………… 286
　温経発散 286／温肺化飲 286／除痹止痛 287／通利九竅 288

3．藁本 ………………………………………………………… 290

    風邪による頭痛を治療する 290 ／風湿による身痛を治療する 290
    頭部・顔面部の風邪を去る 291 ／胃痛泄瀉を治療する 291
    帯脈の病（婦人科）を治療する 291

4．黄柏 …………………………………………………………………………292
    瀉相火 292 ／痿躄や癰瘡を治療する 293
    黄疸・痢疾を治療する 293 ／孔竅の瘡を治療する 294

5．独活 …………………………………………………………………………295
    風を治療する 295 ／風湿痺による痛みを治療する 296 ／昇陽達表 296

6．桂枝 …………………………………………………………………………297
    解表発汗 297 ／除痺止痛 297 ／通陽化気 298
    通絡祛瘀 298 ／利肝肺気 299

7．肉桂 …………………………………………………………………………300
    補腎温陽 300 ／除痺止痛 301 ／温通血脈 301

8．知母 …………………………………………………………………………303
    瀉火による除煩 303 ／瀉肺による止咳 303 ／潤燥止渇 304
    補虚清熱 304 ／滋陰降火・利小便 304

9．羌活 …………………………………………………………………………305
    風湿による身痛を治療する 305 ／外来の風寒を散らす 306
    頭痛を止める 306

10．桔梗 …………………………………………………………………………307
    理肺利咽 307 ／膿を排出し，癰を治療する 308 ／肺気に対する開提 308

11．升麻 …………………………………………………………………………309
    陽明の風邪を昇散させる 309 ／胃気を上昇させる 310
    陽明経の頭痛・歯痛に対する止痛作用 311
    解毒作用・消瘡作用・化斑作用 311

12．葱白 …………………………………………………………………………312
    発汗解表 312 ／通陽散寒 313 ／大小便を利す 313

13．白芷 …………………………………………………………………………315
    外感風寒を治療する 315 ／陽明頭痛に対する止痛作用 315
    風湿による身痛を治療する 316 ／膿を排出し，瘡を治療する 316
    婦人科疾患に対する作用 317

14．石膏 …………………………………………………………………………318
    清熱瀉火 318 ／清肺平喘 320 ／清胃火・止消渇 320

頭痛や歯痛を治療する 321

15. 蒼朮 ·· 322
   健胃安脾 322 ／燥湿運脾 323 ／散湿除痺 325
   辟穢作用と解鬱作用 325 ／補虚明目 326

16. 葛根 ·· 327
   解肌発表 327 ／昇陽生津 328 ／治痢止血（痢疾による血便を治療する）329

17. 白芍 ·· 330
   調和肝脾 330 ／養血和営 330 ／止痛止痢 331

18. 柴胡 ·· 333
   傷寒少陽病を治療する 333 ／疏肝理気 333 ／昇引清気 334
   除虚熱 334 ／各種婦人科疾患を治療する 335

19. 牡丹皮 ·· 336
   涼血瀉火 336 ／活血散瘀 336

20. 連翹 ·· 338
   清熱瀉火 338 ／消腫散結 339

21. 地骨皮 ·· 340
   養陰退熱 340 ／瀉肺降火 341 ／涼血止血 342

22. 青皮 ·· 343
   疏肝破気 343 ／化滞消積 344

23. 附子 ·· 345
   回陽救逆 345 ／温経散寒 345 ／除痺止痛 346 ／補陽温中 347

24. 呉茱萸 ·· 348
   温中降逆 348 ／散寒止痛 349 ／主痢治瀉 350

25. 川芎 ·· 351
   祛風止痛 351 ／養血活血 353 ／行気開鬱 354

◇六経用薬法（附：三焦用薬法）··· 355

6　類化禀受による薬の組み合わせ　　357

1. 薬物の類化佐使［佐使薬による作用の変化］··························· 361
   当帰／白芍／桂枝／縮砂／沢瀉／甘草／人参（附：沙参）／益智仁

厚朴／藿香／藁本／香附子／天門冬／麦門冬／蓬莪朮／丹砂／木香
紫蘇／茵蔯／乾姜／橘皮／訶子／琥珀／牡蛎

2．臓腑の稟受は千差万別 ……………………………………………370
 丹砂の服用には向き不向きがある
 硫黄を服用すると，長寿を得る者と死んでしまう者がある
 烏頭・附子は有毒薬であるが，補益作用もある

3．薬は虚実寒熱に応じて使わなくてはならない ……………372

4．用薬には五方の違いによる向き不向きもある ……………372

5．薬物と食物の相反 ………………………………………………373
 荊芥と魚蟹は相反する／牛肉と紅荊は相反する

7 常用方剤の用薬分析と使用法　　　375

1．解表剤 ……………………………………………………………379
 小続命湯（附：大続命湯）『千金要方』380
 九味羌活湯『此事難知』390
 蘇豉湯『臨証指南医案』393
 治傷寒雪煎方（附：水解散・治時病表裏大熱欲死方）『千金要方』394
 双解散『宣明論方』397

2．清熱瀉火剤 ………………………………………………………399
 竹葉石膏湯『先醒斎医学広筆記』400
 石膏湯『千金要方』402
 東垣清暑益気湯（附：王孟英清暑益気湯）『内外傷弁』403
 瀉肺湯『沈氏尊生書』406
 清肝通絡湯『臨証指南医案』406
 通関丸（別名：滋腎丸）『蘭室秘蔵』407
 当帰六黄湯『蘭室秘蔵』409
 竹瀝湯（附：荊瀝方）『千金要方』411
 地黄煎『千金要方』413

3．瀉下剤 ……………………………………………………………414
 三一承気湯（附：調中湯）『宣明論方』415
 生地黄湯『千金要方』417
 当帰承気湯『素問病機気宜保命集』417
 神効麻仁丸（附：神功丸）『薛氏医案』『外科精要』420

xix

大五柔丸（附：済川煎）『千金要方』422
温脾湯『千金要方』424
芫花散（別名：登仙酒・三建散）（附：耆婆万病丸）『千金要方』426

4．温中回陽剤 ……………………………………………………431

理中丸（別名：理中湯・人参湯）『傷寒論』433
四逆湯『傷寒論』437
金液丹（附：服硫黄法）『和剤局方』442
来復丹『和剤局方』446
禹余粮丸『三因極一病証方論』448
海蔵已寒丸（附：『局方』大已寒丸）『医塁元戎』450
六味回陽飲『景岳全書』452

5．祛湿剤 ……………………………………………………………454

黄芩滑石湯『温病条弁』455
茵蔯桂苓甘露飲『臨証指南医案』456
滲湿湯『証治準縄』類方 457
羌活勝湿湯『内外傷弁』459
昇陽除湿湯『脾胃論』460
苓桂浮萍湯『四聖心源』461
三化神佑丸『宣明論方』462

6．祛痰剤 ……………………………………………………………465

丁香五套丸（附：二賢散・潤下丸）『和剤局方』467
黄芩利膈丸『蘭室秘蔵』469
半夏利膈丸（附：祛風丸）『証治準縄』類方 470
貝母花粉湯『臨証指南医案』472
金水六君煎『景岳全書』473

7．熄風安神剤 ……………………………………………………475

侯氏黒散『金匱要略』476
風引湯『金匱要略』479
養血熄風丸『臨証指南医案』481
羚角鈎藤湯『臨証指南医案』483
培土寧風湯『王旭高医書』484
天王補心丹『景岳全書』中の『道蔵経』の方剤 485
朱砂安神丸『内外傷弁』486

8．理気剤 ……………………………………………………………488

神秘方（附：神秘湯）『千金要方』489

蜀椒丸『千金要方』中の王叔和の方剤 490
薤白栝楼桂苓湯（附：紫金丹）『臨証指南医案』 492
高良姜湯（附：当帰湯）『千金要方』 494
補肝湯『千金要方』 496
沈香華澄茄散『和剤局方』 497
解鬱合歓湯『医醇賸義』 499

9．理血剤 ……………………………………………………………500

加味犀角地黄湯（附：新改犀角地黄湯）『理虚元鑑』 501
通竅活血湯『医林改錯』 503
大黄䗪虫丸『金匱要略』 506
加添四物湯（六合湯）『保命集』 508
調経昇陽（麻）除湿湯『東垣試効方』 511
竜骨散『景岳全書』 517
震霊丹（別名：紫金丹）『和剤局方』 518

10．補益剤 ……………………………………………………………520

四君子湯『和剤局方』 521
麦門冬湯（附：沙参麦冬湯・玉竹麦門冬湯）『金匱要略』 524
六味地黄丸（原名：地黄丸）『小児薬証直訣』 525
腎気丸（別名：崔氏八味丸）『金匱要略』 530
天門冬大煎『千金要方』 533

［附録］古代と現代の度量衡比較 …………………………………………… 537
訳者あとがき …………………………………………………………………… 543
索引 ……………………………………………………………………………… 545
略歴 ……………………………………………………………………………… 550

1章 四季五味による薬の組み合わせ

1. 四気五味による薬の組み合わせ

　中医師なら誰でも知っているように，薬には四気五味というものがあります。例えば，寒・熱・温・涼，辛散・酸収・甘緩・苦堅・鹹軟などがそうです。これについて『本草経疏』は以下のようにいっています。「微寒・微温は，春の気を体現している。春の気の特徴は，昇〔上昇〕と生〔生み出す〕である。温熱は，夏の気を体現している。夏の気の特徴は，散〔発散〕と長〔成長する〕である。大熱は，長夏の気を体現している。長夏の気の特徴は，軟〔柔軟〕と化〔変化する〕である。平は，秋の気を体現している。平とは涼のことである。秋の気の特徴は，降〔降下〕と収〔収める〕である。大寒は，冬の気を体現している。冬の気の特徴は，沈〔沈下〕と蔵〔貯蔵する〕である」「酸は〔五行の中の〕木の気に通じる。辛は，金の気に通じる。鹹は，水の気に通じる。苦は，火の気に通じる。甘は，土の気に通じる」「熱は毒性をもつ気であり，辛は毒性をもつ味である」。しかし，これは，四気五味の１つ１つの特徴について個別に説明しているだけです。四気五味を実際に組み合わせて使う場合には，いくつかの味の薬を合わせたり，寒薬と熱薬を併用してバランスをとったりするので，その変化は無限に広げることができます。このような組み合わせによる変化を，王冰は「手を叩くと音が生じ，水を火にかけると沸騰する。このように，物と物が作用し合った結果としての現象は，それら自身の中から生じる」と表現しています。具体的にいうと，辛と甘を合わせると発散作用が生まれ，苦と辛を合わせると通降作用が生まれ，辛と涼を合わせると清熱作用が生まれ，苦と温を合わせると燥湿作用が生まれ，などです。このように，薬は組み合わせて使うことで，それぞれの作用を存分に発揮させ，臨床効果を高めることができるのです。これについて繆仲淳は「薬は，１味１味が独自の気味を備え，それぞれに違う性質をもっている。そのため，薬の組み合わせ方が変われば，その結果としてできあがった方剤の作用は，まったく違うものとなる。そこで，薬の特性を熟知していることが大切となる」ので「名医と呼ばれる人は，薬の特性や，用量による変化についてよく知っていて，さらにその組み合わせ方にも通じている。そのような基礎知識があるからこそ，作用をうまく引き出し，薬を完全に使いこなすことができるのである」と述べています。

　そこでこの章では，まず四気五味による薬の組み合わせと使用法についてお話をしていきます。

1 辛甘発散（辛甘薬による発散）

「辛甘発散」という薬の組み合わせ方は，解表剤に多用されます。これは，まず麻黄・桂枝・防風・羌活・紫蘇など，辛味の，発散・発汗解表作用をもつ薬を1～3味選び，そこに甘草などの甘味薬を合わせる方法です。体の表層部に侵入してきた邪気を散らすことで，体表の異常を解消するので，傷寒の初期にみられる表証を治療することができます。龐安時は，『傷寒総病論』2巻で「発汗法による治療を行う場合，辛甘が中心となる。辛甘には，陰気〔水分＝汗〕を失うことで，陽気の働きを助ける作用がある」と述べています。辛味のもつ発汗散邪作用だけでは，薬の作用が長続きせず，その薬効はすぐに消えてしまいます〔これを「走散」という〕。また汗をかけば，表の邪気を散らすことはできますが，同時に正気も損傷を受けます。しかし，ここに甘味を合わせると，「甘には益気作用がある」ので，発散による正気の損傷を防ぐことができます。また「甘には，急激なものを和らげる作用もある」ので，辛味薬の作用を長持ちさせることもできます。つまり，辛に甘を合わせると，発汗散邪作用を強めるだけではなく，正気の損傷も防ぐことができるのです。例えば，麻黄湯・桂枝湯・荊防敗毒散などの方剤は，みなこの組み合わせを含んでいます。麻黄湯は，発汗の重剤〔作用の強い方剤〕とされています。しかし『傷寒論』における麻黄湯の使用法をみると，「〔薬を服用後〕衣服を多めに着るなどして汗が出やすいようにする。汗は少量かけばよい」とあり，汗を大量に出せとは書かれていません。また桂枝湯は，解肌剤です〔解肌＝肌表の邪気を取り除く〕。『傷寒論』における桂枝湯の使用法をみると，「（薬を服用後）熱い粥を1升ほど摂り，薬の作用を助ける」とあります。これは穀物の気を利用して，汗を生み出すもと〔津液〕を支えているのです。つまり「津液は，穀物より生まれる」という意味です。麻黄湯と桂枝湯の使用法が伝えていることと，解表剤において辛味に甘味を合わせる意義は「汗の出しすぎに注意する」そして「発汗による正気の損傷を防ぐ」という点では同じ意味です。これは辛温解表法と呼ばれる方法です。

解表法には，このほか辛涼解表法もあります。これは温熱病の初期に使う方法です。薬は，桑葉・菊花・荊芥・牛蒡・薄荷・豆豉など，質が軽く，宣肺作用のある，いわゆる疏散風熱薬を使います。そして辛温解表法と同様，やはり甘草と組み合わせます。温熱の邪気には，非常に気を消耗しやすく，また陰液を損ないやすいという特徴があります。そこで温熱病を治療する際には，辛味による発散だけでなく，さらに甘味を加えて正気を保護することに留意する必要があります。呉鞠通もこの点を非常に重視し「前もって，その虚を護る」〔正気虚にならないように，あらかじめ手を打つ〕という言葉を残しています。銀翹散・桑菊飲などの方剤にも，「辛＋甘」の組み合わせは含まれています。ただし前出のような辛温解表剤と比べると，辛散薬の作用は少し軽くなっています。辛涼解表法で，もう1つ注目すべきものに，鶏蘇散や葱豉益元散（葱豉湯で益元散を服用する）の方法があります。これらもまた「辛＋甘」の組み合わせなのですが，そこにはさらにもう1つの意味が含まれています。それは，抑鬱された陽気を開放することで生まれる清熱作用です。

つまり疏表と清熱の併用です。劉河間はこれらの方剤を，傷寒熱病を治療する解表方剤の第1方とし，「これは，寒涼薬によって鬱熱を開放させる方剤である」と述べています。銀翹散や桑菊飲と比べると，基本は同じでも，そこには治温と治熱の違いとでもいうべき，微妙な差があることがわかります。

この辛甘発散による発汗解表という方法は，『黄帝内経』がすでに示していたものです。「邪気が皮毛〔つまり表〕にある場合には，汗をかかせることで邪気を発散させる」「体が燃えるように熱い場合は，汗を出すことで，その熱を発散させる」などの有名な経文がそれです。しかし，汗法も使い方を誤れば弊害があります。汗法を的確に使いこなすためには，知らなくてはならないことがたくさんあるのです。例えば程鐘齢は『医学心悟』論汗法で「汗法を使うべきときに，使わないという誤りもある。汗法を使ってはいけないときに，使ってしまうという誤りもある。また汗法を使うべき状況だが，汗を出させるわけにはいかないときに，汗法を使ってしまうという誤りもある。汗法を使うべき状況だが，汗を出させるわけにはいかず，かといって汗を出させないわけにもいかないとき，適度に汗を出させることができ

ない誤りもある」と述べています。程氏は同書のなかで，多くの具体的な例をあげて，汗法についての自分の経験や教訓を語っています。辛甘発散法を正確に使いこなし的確に効果を上げるためには，こういうものをよく読み，その内容をきちんと理解しておく必要があります。

　辛甘発散という薬の組み合わせ方が生み出す作用は，発汗解表だけではありません。例えば，升麻・葛根に甘草という組み合わせには，麻疹に対する透発作用〔疹毒を外に向かって発散させ，体内に入り込ませないようにする作用〕があります。荊芥・防風・羌活・独活に甘草という組み合わせには，瘡〔化膿性の炎症や潰瘍など，多くの状況を含む外科疾患の総称〕を治療する作用があります。麻黄・杏仁に甘草という組み合わせには，宣肺作用があり，咳嗽を治療することができます。甘草と麻黄の組み合わせには，主に上半身の浮腫を治療する作用があります。このほかにも，辛甘の組み合わせによる透達作用を利用して，痒み・疱疹などの皮膚症状を治療することもできます。これらの使い方は，発汗解表作用の発展ともいえます。しかし表に作用して腠理の異常を正すという意味では，みな同じものです。中医がいう異病同治の好例といえます。

　またこのほかにも，辛甘発散の組み合わせを，益気昇陽作用を期待して使う方法もあります。この場合，薬の種類を多くし，1味1味の用量は少なめにし，そして甘味薬の用量を増やします。このような操作をすることで，発表作用を補托作用に変化させるのです。これは，李東垣が作り出した方法です。この使い方については，後で述べる「辛甘薬による扶陽」(p.140)や「甘温薬による益気」(p.142)の内容も合わせて参考にしてください。

　そして辛温発散薬の多くには，祛湿除痺作用があります。この目的で使う場合は，必ずしも甘草とは組み合わせず，むしろ白朮・蒼朮などと組み合わせることが多くなります。この組み合わせには「風は湿に勝つ」(辛温香燥薬の多くは祛風湿作用があるので「風薬」と呼ばれる)，または「苦温燥湿」という意味があります。この使い方は，解表作用とは違うので，「祛湿剤」の内容を参考にしてください。

2 寒涼清熱［寒涼薬による清熱］

「寒涼清熱」（辛涼清熱・辛寒清気・清熱解暑・圧熱薬）という薬の組み合わせ方は、傷寒では陽明経証、温病では熱が強いタイプの気分証、または暑熱などの治療に使います。このほか、雑病のなかの熱証にも用いられます。これらの熱証はみな病因が異なるので、熱が生じる過程もそれぞれ異なります。しかし発熱自体をみた場合、これらの証には共通する特徴があります。それは、すでに表証の段階を過ぎ邪気が気分に入り込んでいるので、体温が高く、気や津液を損傷しやすいということです。そこで「熱の治療には寒薬を使う」という治則だけではなく、さらに気と陰を護ることを考えなくてはなりません。具体的には、寒涼薬を使う場合は、そこに甘潤生津薬を組み合わせます。また寒涼薬としては、石膏・寒水石・滑石などの鉱物薬が多用され、しかも用量が多いのも特徴です。鉱物薬を多用すると、確かな治療効果が得られる反面、鉱物薬は質が重く、寒凝性が強い〔消化しにくく、お腹を冷やしやすい〕ので、脾胃に対する負担が大きいという欠点があります。張元素も「石膏は胃を冷やすので、食欲をなくさせる」といっています。これを防ぐには、鉱物薬に甘味薬を組み合わせる必要があります。甘味薬には、「中焦（脾胃）を落ち着かせる」作用もあるので、この場合、鉱物薬の寒性から中焦を護るクッションのような働きをします。このように使えば、鉱物薬の利点を損なわずに、その欠点だけを取り除くことができます。

　以上が、寒涼清熱薬の組み合わせの原則です。具体的には、例えば玉泉散は、石膏に甘草を合わせて、陽明の内熱による心煩・口渇・頭痛、温疫による斑点や黄疸・咳嗽・痰などを治療します。白虎湯は、石膏・知母に甘草・粳米を合わせて、高熱・強烈な口渇・大汗・脈大などを治療します。竹葉石膏湯は、石膏・竹葉に麦門冬・人参を組み合わせ、陽明発熱・多汗・口渇・痩せ・呼吸が浅い・気の突き上げ感による吐き気などを治療します。玉露散（甘露散ともいう）は、石膏・寒水石に甘草を組み合わせ、小児の発熱・嘔吐・下痢・黄疸・痩せなどの症候を治療します（『小児薬証直訣』）。

六一散は，滑石に甘草を組み合わせ，暑邪による発熱・心煩・口渇・小便不利などを治療します。これらはどれも臨床で多用される用薬法です。

　歴代の医師たちの方法をみると，金元代の劉河間は，滑石を好んで使いました。劉氏は，滑石には表裏の熱を取り除く作用があると考え，これを双解散に使いました。表裏に同時に熱がある状態ならば，傷寒も温病も，どちらも治療できる名方剤です。また清代の余師愚は，大量の石膏を使った白虎湯で，疫病を治療しました。余氏の方剤では，石膏は，軽症で50～100ｇ，重症では300～400ｇ使われています。このように大量の石膏を使うことで，即効性のある方剤を作り出し，多くの人を救いました。余氏の方剤である清瘟敗毒飲の名は，これにちなんで付けられたものです。

　石膏・寒水石・滑石はどれも寒涼薬です。そして石膏には，辛味もあります。そこでこれらの薬の組み合わせを「辛涼清熱」または「辛寒清気」と呼ぶこともあります。呼び方はさまざまですが，実際の作用は同じで，本質的な違いはありません。

　玉泉散・玉露散・六一散のように，鉱物薬に甘草を組み合わせる方法は，寒涼清熱の基本的な用薬法です。白虎湯証や竹葉石膏湯証は，熱だけではなく津液の損傷も顕著なので，気や陰を護る薬が多めに含まれています。しかし，白虎湯証と竹葉石膏湯証とでは，気・陰の損傷の程度が違うため，組み合わせる薬の量が変わってきます。ただし両者とも，清熱作用が中心である点は共通しています。寒涼清熱薬の組み合わせ方を深く理解し，正確に使いこなすためには，このような共通点や相違点について，きちんと理解する必要があります。

　寒涼清熱法にはもう１つ，圧熱法と呼ばれる重要な方法があります（『千金翼方』18巻）。これは傷寒・温病・熱毒・疫癘など，急性の重病に使う方法です。古来，この圧熱法によって命をとりとめた人は数知れません。

　圧熱薬には，主に天水・地水〔自然界に存在するさまざまな水〕や，金石〔金属薬・鉱物薬〕を使います。金石には，黄金・雪朱砂・石膏・玉泉石・凝水石・磁石・朴硝・芒硝・滷鹹などがあります。天水・地水には，凍凌水・露水・雪水・寒泉水・雨水・東流水などがあります。これらの薬に共通する作用は，「質の重さによる鎮逆作用」「鹹味による潤下作用」「寒性によって熱を抑制する作用」「水で火を消す作用」などです。これらを組み合わせて使う

と，体内の熱を抑え込んで下へ追いやり，上に向かって炎上しようとする熱の勢いを奪ってしまうことができます。その結果，人体内の陰陽・水火は，本来のバランスを取り戻します。この圧熱法は，寒涼清火退熱薬による清熱のなかでも，最も強烈な作用を発揮する方法です。植物薬による清熱作用には，このような強烈な効果はありません。

　個々の薬についてみてみると，まず黄金には鎮心安神作用があるので，驚癇（驚いたことが原因で起こるひきつけ・痙攣など）・風熱・肝胆病などを治療することができます（黄金は，必ずしも精錬されたものや金箔を使う必要はありません。なにか金製品を薬として煎じても，同様の効果は得られます）。朱砂は，血脈の通りをよくし，煩満や消渇〔水を飲んでも解消されない，強烈なのどの乾き〕を解消し，心肺を潤す作用があるので，驚癇を治療することができます。石膏は，中風・傷寒・時気〔疫病・伝染病〕・三焦の大熱・天行狂熱〔伝染病による精神の異常を伴う熱証〕などを治療することができます。玉泉石には，心臓の熱結を解く作用があります。凝水石には，涼血降火作用があります。滑石は，上に向かっては発表作用があり，下に向かっては利尿作用があるので，表裏・上下・三焦を問わず，広く全身の湿熱を根こそぎ体外に出してしまうことができる薬です。磁石は〔五行の〕水の性質をもつ薬で，腎臓を養い骨気を強める作用があります。また大熱や煩満を治療する作用もあります。朴硝・芒硝・滷碱は，大苦鹹寒薬です。これらの薬はみな「体内にある熱は，鹹寒を使って治療する」という方法を行う場合に，主要な働きをする薬です。朴硝には，寒熱の邪気を取り除き，六腑の積聚（腹腔内の有形の腫物）や留癖（脇部の有形の腫物）のような凝固性の病証を解消し，また伝染病による発熱などを治療する作用があります。芒硝には，五臓の積聚や，長期的な発熱で胃が乾燥したために起こる便秘，また伝染病で体内に熱がこもっている状態を治療する作用があります。また芒硝には悪い血を散らす作用もあります。滷碱は，五臓や胃腸に停滞している熱を取り去り，その熱による気の不通を解消するので，高熱・消渇・狂煩〔熱による落ち着きのなさを主とする精神状態の異常〕を治療することができます。これらの金属薬・鉱物薬は質が重く，その気は下に沈むので，邪熱を体の下部へ追いやることができます。また，それぞれの気味は甘寒・辛涼・鹹寒で，どれも退熱降火作用があります。

つまりどの薬も，2通りの方法を通して熱を取り除くことができます。

　甘冷薬である冰凌には，煩渇を解消する作用や，暑毒や傷寒陽毒〔高熱を出す伝染病などを含む〕に対する解毒作用があるので，高熱による意識障害が生じているときに最適の薬です。また乳石を服用した副作用としての発熱や，腫れものなどの治療にも使うことができます。そして露水は陰気の液といわれ，気味は甘平で，多くの疾患を治療し，また消渇を止めることができます。霜水は甘寒薬で，顔が赤くなるような発熱・飲酒による発熱・瘧による発熱悪寒を治療します。李時珍は「寒さが増すと，露は凍って霜となる。露は万物を滋養するが，霜は万物を殺してしまうものでもある」という言葉を残しています。雪水の気味は甘冷で，あらゆる毒に対する解毒作用があるので，天行時気温疫などの伝染病〔熱病〕や，小児の熱によるてんかんや発狂〔精神の異常〕，また丹石薬による副作用などの治療に使われます。寒泉水は，消渇を止め，熱気を下に降ろす作用があり，熱による煩悶・精神の錯乱・手足の震えなどを治療することができます。これら天地の水は，水としての潤下性だけではなく，さらに清寒粛殺の気を内包しているので，熱病を治療する天然の妙薬といえます。

　このほかにも，よく組み合わせて使われる2種類の薬群があります。1つは犀角・羚羊角・升麻・玄参などで，これらの薬には清熱解毒・涼血鎮痙作用があります。もう1つは青木香・沈香・丁香・麝香などで，これらには芳香性による化湿化濁作用，また行気開竅作用があります。これらの薬を利用して，寒薬の中に温薬を加えたり，または金属薬・鉱物薬の中に動物薬を加えたりすることで，薬の間に抑制作用や協調作用が生じ，効果をいっそう高めることができます。

　ここで指摘しておきたいのは，金石凌・七水凌・紫雪・玄霜・風引湯など，どんな方剤を使う場合でも，薬は必ず薬群として使うということです。薬を薬群として使い，個々の薬の長所を融合させることで，単味薬にはない，特殊な作用を引き出すことができるのです。孫思邈も『千金要方』で「方剤を処方する際には，多くの薬を重複させて使う必要がある。そのように使うことで，個々の薬の力が発揮される」と述べています。このような処方の仕方も，中薬を使う場合の重要な方法といえます。

　火邪・熱邪による疾患には，多くのものがありますが，それらの間には

共通する特徴があります。それは，熱が強い場合，その気は上へ浮かんでいき，火が強い場合，その気は上に向かって炎上するということです。また火邪は，作用するのが速いという性質があるので，火邪による疾患は発病の仕方が最も急速です。また熱が強まると毒になり，その毒は体内で臓腑を侵し，気血に影響します。その結果，胃の熱による斑点が生じたり，熱がこもって黄疸が生じたりします。ひどい場合には上下内外のさまざまな部位から出血したり，大便・小便が出なくなったり，または失禁したりという陰毒・陽毒の証〔疫毒の侵入による病証〕が現れてきます。これらはみな，緊急な処置が必要な重病です。また癘気〔強力な伝染力をもつ邪気〕による疾患には，伝染性が強いという特徴があり，大きな被害をもたらします。これらの病証を，中医学では習慣的に火証，または疫証と呼んでいます。

　熱が強いと津液を損傷し，火が強いと水分を枯渇させてしまいます。こうした津傷水竭も，火熱証に共通する特徴です。このような病証に対して，生津養陰作用をもつ普通の植物薬を使っても，問題は解決できません。なぜなら，ここでは火熱による損傷が肺と胃に及んでいるからです。上源〔肺〕の水が枯渇している場合，すでに生津布津薬の適用範囲を超えているのです。また，火熱による損傷が肝腎に及んでいる証（火盛水虚）では，燥火によって源泉〔腎水〕が枯渇し，水と火の協調関係が崩れてしまっています。このような危急の状態を救うには，金属薬や鉱物薬，または冰凌などの質の重い寒降薬〔熱を下に追いやる作用のある寒性薬〕を使って，火熱の勢いを奪う以外に治療する方法はありません。

　このような状況を生み出す根本的な問題は，熱実にあります。熱実による疾患は，非常に多くの変化を生み出し，気にも血にも影響します。しかし，その核心は，邪気の上逆です。上逆してきた邪気によって，人体上部の調和は乱され，混乱が生じます。上部が乱され侵されるので，その影響は意識状態にまで及び，生命を脅かすこともあります。このような状況に対する処置として最も重要なことは，すぐに金属薬・鉱物薬のような質の重い薬を使い，熱を下に追いやることです。上逆してくる熱邪の勢いを奪ってしまえば，人体上部の調和は回復します。上部の調和を取り戻し，正常な意識状態を確保できれば，残りの問題は自ずと解決します。臓にある邪

気を下に追いやり，腑という出口を借りて外に出してしまうのです。こうすれば火熱毒癰といえども，ひとたまりもありません。ここでもう1つ重要なのは，寒水を使って火を消す場合でも，それは昇水降火を体現するものであるということです。つまり上に昇るべきものを昇らせ，下に降りるべきものを降ろすことで，水と火の正常な協調関係を取り戻すのです。その結果，陰陽気血は，自然と元の状態に戻り，重病も危急を脱することができます。つまり「圧熱」とは，「上のものを下に降ろす」「余計なものを取り除く」という法則の具体的な運用法なのです。以上，多様な理論と，すぐれた臨床効果を合わせもつ，寒涼清熱薬の使用法・組み合わせについて，そのあらましをお話しました。

3 苦寒清熱［苦寒薬による清熱］

「苦寒清熱」（苦寒泄熱・苦寒瀉火・清熱解毒・辟温治疫）という薬の組み合わせ方は，「清熱剤」に属し，裏熱証の治療に使われます。この方法は，「寒性による清熱」と「苦味による燥湿」の両方を含んでいるので，湿邪の存在する熱証の治療に，特に適しています。この点が「寒涼清熱」と違うところです。一般に裏熱証というと，それは主に中焦の病変を指します。しかし苦寒清熱薬の適応範囲は，中焦にとどまりません。状況に応じて適切に組み合わせて使えば，その適応範囲はさらに広がり，さまざまな熱証を治療することができます。そこで，苦寒清熱薬の使用法については，上焦・中焦・下焦，また臓腑の各種熱証とに分けてお話します。

例えば，山梔子の苦寒と，豆豉の涼散との組み合わせは，胸脘部（胸〜胃部）の鬱熱に対する宣通発泄作用〔鬱を解き，熱を外に向かって発散させる作用〕をもっているので，体のほてりや発熱・煩躁・不眠・胸脘痞悶〔胸部の閉塞感，胃部の不快感・脹満感〕・空腹感はあるのに食欲がない，などの症候を治療することができます。この2味に，さらに苦泄導滞作用〔苦味によって体内の痰・湿・濁などを下に降ろし，大便や小便から体外に排

出させる作用〕のある枳実を組み合わせると，鬱熱と同時に痰濁食滞・心煩・腹満などの症候を治療することができます。山梔子と枳実に，厚朴の苦泄辛散を加えるという組み合わせには，清熱散結破滞作用〔熱を冷まし，気を発散させることで鬱熱を解き，気血の通りをよくする作用〕があるので，熱と気が結びついたために生じる，心煩・腹満・横になっても落ち着かない，など前述の証と比べ邪熱の鬱滞が重い状態を治療することができます。こうした用薬法は，梔子豉湯・枳実梔子豉湯・梔子厚朴湯にみられるものです。これらの症候を部位からみた場合，胸部であったり，胃部であったり，また腹部にまで達しているものもあります。このように部位も病状もさまざまですが，薬を加える共通の目的は，苦寒泄熱薬を使って胃の中にある鬱熱を治療するということです。

　また黄芩と山梔子の組み合わせや，桑白皮と地骨皮の組み合わせには，瀉肺清熱作用があります。黄芩と知母の組み合わせや，黄芩と貝母の組み合わせ，また知母と貝母の組み合わせには，清潤肺燥作用と化痰熱作用があります。これらの組み合わせは，肺熱による咳嗽・喘息・痰（量は多く，黄色で，粘度が高い）・小便不利などの治療に多用されるものです。ただし，今あげた例のなかだけでも，苦寒薬の組み合わせ・甘寒薬の組み合わせによって，苦燥性の強いもの・涼潤性の強いものなどの違いがあります。実際に使う場合には，これらの特徴の違いをよく理解したうえで，状況に応じて使い分ける必要があります。

　また，大黄と黄連を熱湯に浸してから服用する方法（大黄黄連瀉心湯）や，大黄・黄連・黄芩を煎じて飲む方法（瀉心湯）は，胸脘部の鬱熱に対する清瀉作用があります。そこで脘痞・心煩・口や舌の乾燥などの治療や，さらに上昇した熱が血に影響して，吐血や鼻血がみられる場合にも使うことができます。この2種の方法は，薬の使い方に軽重の違いはありますが，どちらも瀉心降火作用〔心火を下に下げる作用〕による方法です。

　また，黄連・黄芩・黄柏に山梔子を加えたものは，苦寒清熱法による重剤です。この方法には，瀉火解毒作用，そして三焦の火邪を小便から外に出す作用があります。そこで，頭痛・目の充血・煩燥・狂乱・口や咽喉部の乾燥，また体内の熱による嘔吐・うわ言・不眠，熱が血に影響したことによる吐血・鼻血・斑点・黄疸，そのほか化膿性の炎症などの外科疾患な

ど，さまざまな湿熱証・火毒証の治療に使うことができます。この方法は，大苦大寒〔強力な苦味と強力な寒性〕の気味を利用して体内の邪気を直接攻撃するもので，火熱の邪気が三焦に充満している状態を治療することができます。この方法による方剤には，例えば黄連解毒湯（『外台秘要』に崔氏方剤として引用されている）があります。劉河間は，この法（方剤）をさらに発展させ，黄連解毒湯より黄連を除き，大黄を加え，これを大金花丸と名づけました。大金花丸は熱病を治療する方剤ですが，ここでいう熱病とは，劉氏の唱えた「六気は皆，火と化すことができる」という火証のことです。その瀉火解毒作用は，もとの黄連解毒湯よりも強力なので，体内の実熱をすみやかに下から体外に追いやることができます（『宣明論方』）。

　ここで注意する必要があるのは，これらの証候は，すべて実熱の証ですが，まだ燥熱には発展していないということです。ですからこのように大胆に苦寒薬を使うことができるのです。

　また黄連・木通に竹葉を合わせたものには，清心瀉火作用があるので，顔色が赤い・口渇・冷たいものを飲みたがる・心煩・胸部の熱感・不眠・口腔内または舌の瘡・尿色が濃く排尿痛がある，など熱邪が心経にある状態を治療することができます。竜胆草・黄芩に山梔子という組み合わせには，肝胆の実火に対する清瀉作用があるので，頭痛・目の充血・脇部の痛みや腫れ・尿が濁る・陰部の腫れや痒み・陰嚢が湿ってただれる，など熱邪が肝経にある状態を治療することができます。石膏・山梔子に藿香・防風という組み合わせには，脾胃の湿熱に対する清泄作用があるので，口腔内や唇の乾き・口腔内の瘡・口臭・空腹のようで空腹ではなく，（胃が）痛いようで痛くもなく，なんとも落ち着かない状態，また筋肉の熱感など，熱が脾胃にこもっている状態を治療することができます。黄柏に知母という組み合わせには，堅陰清熱作用があるので，下焦の陰火による潮熱・体のほてり・遺精・腰がだるい・膝や足の熱感や痛み・排尿障害（スムーズに出ない）などを治療することができます。これらはみな，苦寒薬のもつ五臓の火に対する清瀉作用を利用した組み合わせです。

　このように苦寒清熱法は，傷寒・温病・雑病を問わず，さまざまな熱証を治療することができるので，その適用範囲は非常に幅広いものです。ただし外感病に使う場合には，もとは表証で汗法による治療では熱が退かな

かったときや，体内の熱が強い裏証ではあっても，まだ腑実証には発展していないときに適しています。また，これらの薬の組み合わせは，みな「清法」の治療原則にもとづくものです。苦寒薬による「清法」には「清熱」のほかにも，「泄熱」「瀉火」「解毒」などの呼び方がありますが，それらは主に，使用する苦寒薬の種類や数・用量の違い，または適応疾患の程度や，状況の変化の仕方の違いに対応しているものであって，本質的な違いではありません。

　ただし清熱解毒薬のなかでも，大黄だけは別格です。大黄は，瘴気〔中国南方の山林地帯に多発する特殊な瘧病〕や疫病を治療することができる薬です。『輟耕録』によると，宋代・宝慶２年の冬（11月），元太祖に従って西方征伐に参加していた耶律文正王は，ほかの諸将が婦女子・玉石・絹などをこぞって略奪するなか，１人だけ数部の書籍とラクダ２頭分の大黄を取りました。その後，軍内に疫病が起こり，無数の死者が出た際，耶律文正王は大黄を使って疫病を治癒させました。これによって数万人の命が救われたとされています。また明代の呉又可も，大量の大黄を使って疫病の治療を行いました。例えば『温疫論』には，疫病による危急な病状を20両〔約600ｇ〕の大黄を使って治癒させたり，また疫病による腑実証で，大承気湯を使っても効き目がなかった状況に対し，脈にまだ生気が残っていることを根拠に，まず１両５銭〔約45ｇ〕の大黄を与え，その後も状況をみながら合計12両〔約360ｇ〕の大黄を与えて治癒させた例が載っています。また，韓飛霞は『韓氏医通』で，さらに進化した大黄の使い方を提示しています。同書には五瘟丹という薬が載っていますが，これは黄連解毒湯に甘草・香附子・紫蘇を加え，さらにほかの薬の３倍ほどの量の錦紋大黄を加えたものを，ペースト状になるまで煎じ詰め，丸薬を作り，これに朱砂・雄黄の衣を付け，泉の水で服用するというものです。苦寒解毒に辛香辟穢*・辟瘟を合わせた作用をもち，疫病を治療することのできる方剤です。疫病が流行した当時，多くの人がこの五瘟丹によって救われました。また屠蘇酒にも，疫気を払い，温病や傷寒にかからないようにする作用がありますが，そのなかで，最も重要な薬は大黄です。現在でも，例えば流行性出血熱を治療する場合，大黄を主とした処方が使われ，すぐれた効果をあげています。大黄を理解する場合，このような温疫治療作用についても，きち

んと認識しておく必要があります。
　熱証の多くは気分証ですが，病状が悪化すると営分証や血分証に発展していきます。その場合，苦寒清熱薬に清営・涼血作用のある薬を合わせる必要があります。これについては葉天士も「〔邪気が〕営分に達した場合には透熱転気法〔営分に侵入した邪気を，気分・衛分に向かって発散させる方法〕を使って治療を行い，血分に達した場合には清営・涼血・散血などの処置が必要である」と述べています。清営湯などの営分証・血分証を治療する方剤も，気分熱証を治療する方剤も，どちらも苦寒薬を含みますが，使い方には違いがあります。
　さらに注意すべき点として，苦寒薬には清熱作用のほかに，少量で使用すると健胃作用があるということです。しかし反対に，苦寒薬には用量が多かったり，長期的に服用したりすると，胃を傷めるという副作用もあります。この角度からみた場合，梔子豉湯に甘草を加える方法や，導赤散の生地黄・甘草，竜胆瀉肝湯の当帰・生地黄などの薬には，苦寒薬による弊害を防ぐ意味も含まれているといえます。また苦寒薬を使うべき熱証であっても，体が苦寒薬を拒絶して吐き出してしまう場合があります。これは「寒熱拒格」と呼ばれる状態です。このような場合には，清熱薬の中に，生姜汁や呉茱萸などの辛温開降薬を少量加えたり，または清熱薬を温服〔冷めないうちに服用する〕するなど，反佐と呼ばれる方法をとる必要があります。
　以上のような寒涼清熱・苦寒清熱法は，「清法」の中の主要な方法です。このような「熱証は寒性の薬を使って治療する」という治療法は，非常にすぐれた臨床効果をあげることのできる方法です。ただし程鐘齢が指摘しているように，清法を使う場合には，まず人や病証について十分に認識している必要があります。以下『医学心悟』論清法にある，程氏の言葉を引用しておきます。
　「清法を行う場合は，人をみる必要がある。もともと頑強な体質の人が実熱証になっている場合には，清熱薬の用量を少し多くしても弊害はない。ただし，もともと虚弱な体質で，体が冷えやすく，食欲もなく，下痢をしやすいような人や，または産後・病後，性行為によって精力を消耗した後などにみられる熱証の場合には，清熱薬は少量で使う必要がある。用量が

足りないことがあっても，量が過ぎることだけはあってはならない。また熱証の治療後，体内に少し熱が残っているような場合には，作用の弱い薬を使って代用する。清熱薬の用量が多すぎると，熱を治癒できないだけではなく，体内に寒が生じてしまう。これが清法における，人をみることの重要性である。もう1つ大切なのは，病証をみることである。高熱を呈する状況に対し，少量の清熱薬を使ったのでは，問題を解決することはできない。反対に，微熱に対して大量の清熱薬を使うと，寒証を生んでしまう。用量が足りないだけなら，もう一度やり直すことができるが，用量が過ぎると別の治療が必要となってしまう。また清法を使っても治癒しない場合には，さらに壮水法を使うことができる。王太仆はこう述べている。『寒薬を使って治療しても解決しないような高熱というのは，体内の水の枯渇が原因である。このような場合必要なのは，滋腎による治療である』。腎水とは，天真の水である。自らの天真の水を補強し，これによって外邪を制圧すれば，どのような邪気であろうと，どのような熱であろうと解決することができる。つまり寒涼薬による清熱にばかりこだわらず，滋水による治療法も活用する必要がある。このように，外感の火でさえ滋水を通して制圧できるのだから，内傷による火の場合は，なおさら重要な方法である。また清熱薬を長期的に服用してはならず，必ず滋陰法に帰結しなくてはならない。また滋陰法を行う場合には，開胃扶脾を通して元気を回復させる〔ここでは主に正常な消化機能を指す〕必要がある。具体的には，人参・茯苓・黄耆・白朮などの薬を適量使用する。ただし清法を使った後に，必ず補法が必要なわけではない。元気が弱っていない場合には，補法を行う必要はない。しかし元気が不足している場合には，補法が必要となる。その場合，食欲が回復し，精神も充実してくるまで服用を続ける。これが清法における，病証をみることの重要性である」

　　＊辛香辟穢：辛味のある芳香薬を利用して，体内の湿濁や湿熱などを解消する
　　　作用。

4 苦酸泄熱［苦酸薬による泄熱］

「苦酸泄熱」という薬の組み合わせ方も、清熱剤に属するもので、主に熱毒内盛証の治療に使われます。孫思邈はこの方法を高く評価し、『千金要方』10巻に以下のような言葉を残しています。

「除熱解毒を行う場合、苦酸法に勝るものはない。具体的には、苦参・青葙・艾・山梔子・葶藶子・苦酒・烏梅などを多用することが大切である」

「熱が強い場合、苦酸薬を使わなければ、問題を解決することはできない。（中略）裏熱証を治療する場合、病状による段階別の用薬順序にとらわれず、青葙・苦参・艾・苦酒を使って治療を行うことができる」

「〔熱が強い場合は、その程度にあわせて〕薬を服用する回数を少しずつ増やしさえすれば、治らないものはない」

このような非常に特色のある用薬法は、隋唐代の風潮を反映したものです。特に苦薬に酸薬を合わせるという組み合わせ方は、『傷寒論』で烏梅丸が示している用薬法を発展させたものといえます。孫氏があげた薬の中では、苦参・青葙・山梔子が特に多用されます。また、ここでの艾には「火鬱発之」〔鬱熱を冷ますには、鬱を解き、気の流れをよくする必要がある〕の意味があります。葶藶子は、気味は辛・苦・大寒・無毒で、瀉肺・瀉水作用のほか、体内に停滞している熱を下に降ろすことのできる薬です。

苦酸法による方剤の中で多用されるものとしては、例えば2升の酒に1両の苦参を入れ、1升になるまで煎じてから、これを1度に服用する方法があります。温毒による重症患者に、この薬を服用させて吐かせたり、または服用後、少し厚着をさせて汗をかかせたりしますが、どちらの方法でも治癒させることができます。

また熱毒が手足を侵し、局部が赤く腫れ、灼熱感や痛みを伴う場合、この薬を外用薬として使うこともできます。また5〜6日以上続く熱病で、高熱が下がらない場合、苦参湯を使うことができます。苦参湯は、苦参・黄芩・生地黄よりなる方剤です。また5〜6日続く傷寒で、斑〔皮下出血〕がみられる場合、猪胆湯を使うことができますが、その際、猪胆湯に苦酒・

鶏子〔卵〕を加えます。薬を服用して汗をかけば治癒します。
　また『類証活人書』には葶藶苦酒湯という方剤が載っています。苦酒1升・生艾汁半升・葶藶膏1合よりなる方剤です（3服分の用量）。これは7～8日続く傷寒で，内熱が解消されない病証に使います。これらの例からも，過去の大家たちの苦酸法に対する経験の豊富さを知ることができます。
　龐安時は『傷寒総病論』3巻で，苦寒法に関する以下のような鋭い分析を提示しています。
　「生姜・桂枝・人参などの辛甜味薬には，発散寒気作用があるので，まだ邪気が体内に入り込んでいない場合，つまりまだ内熱証になっていない場合に使用する。このような辛甜薬の作用は調治と呼ばれる。これに対し苦酸薬には，正治法によってすみやかに内熱を治療する作用がある。辛甘薬に苦酸薬を合わせる，また苦酸薬に辛甘薬を合わせる，というような陰陽の法則に背いた用薬法は，病気を悪化させるだけである」

5　苦辛通降［苦辛薬による通降］

　「苦辛通降」（辛開苦泄）とは，辛味薬と苦味薬を合わせて使う方法です。辛味薬には，桂枝・乾姜・半夏・生姜・橘皮・香附子・呉茱萸などがあり，すべて宣通気機・祛寒化湿・和胃降逆などの作用があります。苦味薬には，黄連・黄芩・枳殻・枳実などがあり，すべて泄熱・和胃・消痞徐満などの作用があります。そして，辛味薬と苦味薬を合わせた苦辛通降法には，調和寒熱・開通気機・通陽除痺・消痞除満などの作用があります。苦辛通降法による方剤は「和解剤」「理気剤」に分類され，胸痺〔胸部の痛みや閉塞感を主訴とする病証〕や痞満〔腹部において上下の気の流れが滞ったために生じる病証〕などの治療に多用されます。
　よくみられる組み合わせとしては，生姜と枳実を合わせる方法があります。宣通胸中陽痺作用〔胸部の気を通し，陽気の内鬱を解消する作用〕があり，痰飲と気の互結による胸痺に多用されます。このような作用は，生

姜の辛味による散水通陽作用と，枳実の苦味による消痞除満作用の共同作用として生まれるものです。痰飲による胸痺で，さらに肺胃不和による胸満や息切れがみられる場合，上の２味に，辛散理気和胃作用をもつ橘皮を加えて使います。水飲上凌による気逆・心下懸痛〔気逆に伴って心窩部に現れる，上に引っ張られるような痛み〕がみられる場合，生姜・枳実に，さらに通陽降逆作用をもつ桂枝を加えます。病状がさらに重くなり，痰飲が単に停滞しているだけでなく，局部に凝結するようになると，気の流れがせき止められてしまいます。その結果，痰飲の上逆による諸症状が重くなり，心中痞塞〔胸部の膨満感や閉塞感〕・胸脇搶逆〔上述した気逆の範囲が，胸から脇にまで拡がった状態〕などの症候がみられるようになります。その場合，消痞除満作用のある厚朴を加えて枳実を助け，さらに通陽豁痰降逆作用〔豁痰＝痰を除去する〕のある栝楼・薤白を加えて桂枝を助けます。これらの方法は『金匱要略』胸痺病篇の橘枳姜湯・桂枝生姜枳実湯・枳実薤白桂枝湯にみられる用薬法です。以上の例から分析すると，桂枝・枳実の組み合わせには胸痺気逆を治療する作用があり，枳実・薤白の組み合わせには胸満気結を治療する作用があり，枳実・厚朴の組み合わせには心腹痞満を治療する作用があるといえます。しかし三者とも「苦辛通降法」を使って胸痺を治療しているという点は，共通しています。

　また黄連と半夏の組み合わせには，開胸泄結作用（胸部の痰熱の凝結を解き，熱を下に下げる作用）があるので，結胸の治療に多用されます。このタイプの結胸は，痰熱によって胸中の気の流れが阻害された結果生じるもので，心下部の圧痛や心煩，その影響で呼吸が浅くなるなどの症状がみられます。そこで泄熱除痞作用のある黄連と，辛通化痰作用のある半夏を組み合わせて使います。また半夏による豁痰下気作用を補助するため，ここにさらに栝楼実を加えます。朱丹渓は，栝楼実の作用を「胸膈部に停滞・凝結している垢膩鬱熱をきれいに流し去ることができる」とまとめています〔垢膩＝湿濁・痰など〕。これは小陥胸湯の用薬法です。

　このほか黄連と乾姜の組み合わせには，開泄心下痞満作用があるので，痞満の治療に多用されます。このタイプの痞満は，寒邪と熱邪が中焦に混在しているため脾胃の昇降機能が阻害され，上昇するべき気が上昇できなくなり，下降するべき気が下降できなくなった結果生じたもので，心下部

の脹満感などを主とする不快感や，嘔吐・発熱などの症状がみられます。乾姜の辛通・悦脾祛寒作用〔胸腹部を温め，気の通りをよくする作用〕と，黄連の苦降・和胃泄熱作用を合わせると，調和寒熱・散結作用が生じます。そこでこの病証に黄連・乾姜を使うと，気機の正常な昇降機能を回復させることができ，脾胃は本来の調和を取り戻します。痞満・嘔吐がさらに重い場合には，半夏を主薬とすることで乾姜の作用を強め，黄芩を加えることで黄連の苦泄作用を強めることができます。『名医別録』は半夏を「胸腹部における痰熱の凝結によって生じる嘔吐などの症状を解消する」ことのできる薬であると述べています。これは半夏瀉心湯の用薬法です。また胃部の水飲による心下痞・噯気〔げっぷ〕・嘔吐・口臭・腸鳴を伴う下痢などがみられる場合は，上の4味（黄連・乾姜・半夏・黄芩）に，さらに散水降逆作用のある生姜を主薬として加えます（用量は多くする）。甄権は，この組み合わせには「心胸部における寒気や熱気の凝結という，実証としての気結を下に降ろす作用がある」と述べています。これは生姜瀉心湯の用薬法です。このほか，胃が虚し，邪気が上逆したために生じる，心下部の痞満・嘔気・心煩などがみられる場合は，さらに大量の甘草を加えます。このように使うと辛開苦泄作用に，さらに緩中補虚〔緩やかな補強作用〕・和胃下気作用を加えることができます。これは甘草瀉心湯の用薬法です。

また，山梔子・豆豉に生姜を合わせた梔子生姜豉湯には，辛開苦降による除煩止嘔作用があります。山梔子と乾姜を合わせた梔子乾姜湯は，誤って下法を使用したために生じた脾虚寒に，さらに鬱熱が存在する心煩・腹満・腸鳴などを治療する方剤です。

前述した薬の組み合わせのうち，生姜と枳実，桂枝と枳実は，主に痰飲と気の凝結を治療します。黄連と半夏は，主に痰熱を治療します。黄連と乾姜，山梔子と生姜・乾姜は，寒熱が混在している状態を治療します。これら数種の用法は，辛開苦降法による組み合わせという意味では同じですが，それぞれの適応証における具体的な寒熱の混在の仕方には，少しずつ違いがあります。ですから同じ辛開苦降法であっても，使用される薬や，用量の比率などに違いがあるのです。そしてこのような「違い」こそが，弁証による用薬の真骨頂といえます。

このほかにも黄連と呉茱萸を組み合わせる方法があります。肝経と胃経

に寒熱が混在しているために生じる，脇痛・上腹部の脹満感・胸やけ・悪心・酸性噯気・口苦・脈弦数・舌赤という症候を治療することができます。肝火が強い場合には，黄連の用量を増やし，苦寒瀉火作用を強めます。このように黄連の苦寒瀉火作用を中心として，開鬱散結作用のある呉茱萸を少量組み合わせる方法は，左金丸にみられるものです。これとは反対に，胃寒の程度が重い場合は，両者の用量の比率を逆にして，呉茱萸を中心とした処方にします。これは左金丸と反対の方法です。この組み合わせを，非常にうまく使ったのが朱丹渓です。朱氏の呑酸治療は，蒼朮・茯苓を主薬としたものでしたが，ここに，炒した黄連・呉茱萸を必要に応じて補助的に加えて使いました。また同時に，野菜を中心とした粗食を心がけるように，食生活の指導も行っていました。呑酸証の多くは，酸水が肺胃に長期的に停留し，吐き出すことも呑み込むこともできない状態を原因としています。このような人に外感風寒が起こると，内熱の鬱が強まり，酸味が心を刺激するようになります。この状態は，肌表が温められて腠理が開いたり，または芳香性のある温熱薬を服用して津液の通りがよくなったりすることで，一時的に解消されることもあります。それは呑酸証が，寒鬱証の変証〔もとの証から変化して，悪化または複雑化した証〕だからです。主薬として蒼朮・茯苓を使うのはそのためです。蒼朮・茯苓は，鬱を解き，気を通し，内湿を解消することで治本を行う薬です。ここに黄連・呉茱萸を補助的に加えると，寒熱を調和させることができるのです。非常にすぐれた用薬法といえます。

　また，黄鶴丹にみられるように，香附子と黄連を組み合わせる方法もあります。辛香性による通気作用，苦味による降気作用があるので，気滞によるさまざまな疾患を治療することができます。この組み合わせには「推陳致新」〔老廃物を除き，体を活性化する〕作用があるとされていますが，それは気滞・気鬱によって火が生じている状況に対し，苦辛通降法を使うことで気の正常な流れを取り戻し，体の状態を落ち着かせることができるからです。これは韓天爵の経験的な用法です。

　上記のもの以外にも，辛開苦降法に属する組み合わせとしては，半夏と厚朴による理気化痰作用，枳殻と桔梗による痞満（胸脇部）を治療する作用，枳殻と鬱金による理気止痛作用，枳実と官桂による胸痛・背痛を治療する

作用，枳殻と桂枝による肋骨痛を治療する作用などをあげることができます。どれも肝胃の不調和を治療するものです。

辛開苦降法は，後世になると，傷寒・雑病に限らず，温病の治療にも応用されるようになりました。例えば葉天士は『外感温熱病篇』で，杏仁・白蔲仁・橘紅・桔梗などの軽苦微辛薬を使い，気の流れを動かすことで，痞満を治療しています。薛生白は『湿熱病篇』で，黄連と蘇葉を組み合わせ，肺胃不和による悪心・嘔吐を治療しています。また王孟英は『霍乱論』で，連朴飲を使い，湿熱の内蘊による痞証や，湿温・湿熱ともに重い状態などを治療しました。

体表の寒邪が解消されず，同時に程度の重い裏熱がみられるような表裏同病に対しては，辛味薬による発散表邪作用と，苦味薬による清泄裏熱作用を使います。この方法は「辛開苦泄法」とも呼ばれるものですが，上述してきた用薬法の延長といえます。ただし厳密にいえば，この方法は「表裏双解」または「表裏分消」に属する方法です。詳しくはp.183の「分消法」を参考にしてください。

6 辛熱温中回陽［辛熱薬による温中回陽］

「辛熱温中回陽」という薬の組み合わせ方は「温中剤」に属し，陽気の衰弱による陰寒証の治療に使われます。乾姜・蜀椒・呉茱萸・生姜・附子・肉桂などの辛熱薬には，祛寒温経作用・回陽通脈作用があります。目的に応じて，これらの薬を組み合わせることで，効果をさらに高め，作用の方向性を絞り込み，特定の臓腑の陰寒証を治療することができます。

例えば，乾姜と白朮の組み合わせには温運脾胃作用があるので，中焦の寒邪を取り除くことができます。そこで脾胃寒盛による，口渇を伴わない下痢・嘔吐・腹痛・腹脹・食欲不振や，陽虚による出血証などの治療に使われます。乾姜と蜀椒の組み合わせには，温中下気作用があるので，脾胃寒盛による上腹部の激痛・気の突き上げ感・嘔吐（食事ができない）など

の治療に使われます。また呉茱萸と生姜の組み合わせには，温中祛寒作用があるので，裏寒飲盛による胃痛・嘔吐（胃液や粘度の低い痰・水を吐く）などの治療に使われます。ここで注意する必要があるのは，陰寒内盛証の多くは，臓腑の陽虚によって生じる「陽虚生寒」か，または寒邪によって陽気が損傷を受けた「陰盛陽衰」に分類されますが，これらの状況を治療する際には，常に正邪兼顧〔正気と邪気の両者に配慮した治療法〕を考慮する必要があるということです。正気の損傷を考慮せず，単純な祛寒法による治療を行うと，辛熱薬の熱性・燥性によって津液が損傷を受けるという弊害が生じてしまうからです。例えば，乾姜・白朮に人参・甘草を組み合わせた理中湯，乾姜・蜀椒に人参・飴糖を組み合わせた大建中湯，呉茱萸・生姜に人参・大棗を組み合わせた呉茱萸湯などはみな，温中祛寒に扶陽固本を加えた，正邪兼顧による方剤となっています。

　また乾姜と附子，乾姜と肉桂，附子と肉桂などの組み合わせには，温経祛寒作用・温腎回陽作用があるので，少陰病に属する各種の陽虚陰盛証を治療することができます。このうち乾姜と附子の組み合わせは，乾姜附子湯という方剤です。この方剤は，辛熱性が非常に強く，迅速に全身の経絡を通すことができるので，陽気が弱まり体が冷えている状態（陽虚陰盛）をすばやく回復させることができます。このような回陽救逆作用をもつ乾姜附子湯は，陰陽離決による危急の病証治療に応用されます。乾姜附子湯に葱白を加えると，通陽作用をさらに強めることができます。この方剤は白通湯と呼ばれ，陰盛格陽証〔体内の寒邪が強いために，陰陽間の連繫が失われ，孤立した陽気が体の上部に押しのけられている状態〕の治療に使われます。白通湯にさらに猪胆汁・人尿を加えると，その鹹寒苦降性が，辛熱薬に対する反佐となり，正治法では効果のない，危急の陰陽格拒を治療することができます。これは白通加猪胆汁湯と呼ばれる方剤です。また乾姜・附子に，甘草を加えると四逆湯になります。甘熱性による温陽祛寒作用をもつ四逆湯は，回陽救逆の代表的方剤の１つです。四逆湯は，辛熱薬である乾姜・附子の回陽救逆作用に，甘温薬である炙甘草の益気復脈作用を合わせたもので，四逆〔手足の冷え〕を主訴とする少陰病の諸証を治療することができます。四逆湯の附子・乾姜の用量を増やすと，通脈四逆湯となります。

通脈四逆湯は，大辛大熱性による温経通脈作用をもつ方剤です。特に乾姜を増やすことで，強力な通脈作用が生じます。乾姜の通脈作用について，甄権は「絡脈の気血を通し，五臓六腑を開く〔ここでは，主に体内の寒邪を除き，気血の流れをよくする意味〕作用がある」と述べ，張元素は「心陽を強め，胸部の陽気を通すと同時に，下焦を温め，冷えを取り除く作用がある」と述べています。通脈四逆湯に，さらに猪胆汁を加えると，通脈四逆加猪胆汁湯となります。ここでの猪胆汁は，白通加猪胆汁湯と同様，反佐の意味をもち，同じく陰陽格拒証の治療に使われます。乾姜・附子・甘草に，さらに人参を加えると，四逆加人参湯となります。人参の急固元気作用〔亡陽による脱証を緊急に治療する作用〕に，四逆湯の回陽救逆作用を合わせた方剤ですが，実際には陰陽の両方を守る作用があります。そこで四逆加人参湯は，陰陽ともに虚している証の治療に使われます。前述した数種の組み合わせは，すべて辛熱温経回陽作用があるので，少陰病による手足の冷え・嘔吐・下痢・体の冷え・横になりたがる・煩躁・脈沈微などの証を迅速に治療することができます。しかし使われている薬には，乾姜と附子，乾姜・附子と甘草，乾姜・附子・甘草と人参など，数種の組み合わせがあります。また乾姜の用量を増やしたり，葱白を加えたり，猪胆汁を加えたりするなどの違いもあります。こうした用薬法の違いは，弁証の違いによって生じるものです。弁証にもとづく細かな薬の使い分けは，中医の治療法にとって最も大切なことです。患者の状況を把握した後で，細かな分析・考察を行い，最もふさわしい薬を処方できるようにするためには，薬の組み合わせ方を正確に知っておく必要があります。

　ここで注意しておかなければならないのは，回陽救逆法は，主に亡陽証を救うための方法だということです。亡陽証と亡陰証は，それぞれ別の証ですが，しかし両者の間には，密接なつながりがあります。体が衰弱している状況では，一瞬の変化を機に，亡陽と亡陰とが入れ替わるという現象が生じることがあります。このような現象について，徐霊胎がすぐれた見解を示しています。例えば徐氏の『医学源流論』には以下のような論述があります。「『黄帝内経』は『血を失うと汗が出なくなり，また汗を大量に出すと血が不足する』といっている。血は陰に属すので，汗を出しすぎると亡陰が生じることになる。亡陰による汗を止める場合には，涼心斂肺作用

をもつ薬を使う。なぜ止汗に清心火薬を使うかというと，血を統括するのは心であり，また汗は心液だからである。そして肺は皮毛を統括し，汗は皮毛から出る。そこで亡陰による止汗には，斂肺気作用をもつ薬も使われる。これもまた正当な治療法である。このほか汗を出しすぎると，体の上部の陰液が枯渇する場合もある。すると腎火が，腎水とともに体の上部に昇ってくる。この火を鎮めるために亡陰治療のときのような寒涼薬を使うと，火の勢いを助長させてしまう。このような場合には，大量の人参・附子を中心に，さらに童便・牡蛎など鹹味による降下作用をもつ薬を合わせ，これを冷服〔冷やして服用〕する。このようにすると薬の作用は直接下焦に届き，上昇した腎火も薬の作用に引かれて元の位置に戻り，その結果，汗も止まる。このように亡陰と亡陽とでは，同じ汗でも病機が大きく異なるので，治療法もまったく違うものとなる。しかし亡陰亡陽の両者はまた，一瞬にして転換することもある。原則としては，陽気に変動の生じていない場合の止汗には陰薬を使い，陽気が動いている場合の止汗には陽薬を使う。竜骨・牡蛎・黄耆・五味子などの収斂作用をもつ薬は，状況に応じてどちらのタイプに対しても，使うことができる。このような亡陰亡陽の境界線をはっきりと認識したうえで治療を行えば，問題が生じることはない」

「亡陰と亡陽は，主に以下の点に注意して見分けることができる。亡陰では，手足も肌も熱く，悪熱〔熱いものを嫌う〕がみられる。また汗も温かく塩味がする。そのほか，口渇・冷たいものを飲みたがる・呼吸が荒い・脈洪実などの証を呈する。これに対し亡陽の場合，手足も肌も冷たく，悪寒を感じ，汗も冷たく無味である。そのほか，口渇は起こらない・温かい飲み物を好む・呼吸が弱い・脈浮数空などの証を呈する」

徐氏はまた『洄渓医案』でも，以下のように述べています。

「亡陰と亡陽は，似てはいるが異なる証である。亡陽では，脈微・汗が冷たい・手足の冷え・舌潤などがみられる。亡陰では，脈洪・汗は温かく粘度は低い・手足が温かい・舌乾などがみられる。しかし，亡陰によって汗が止まらない場合，体内の元気も汗とともに失われてしまい，元気散脱による亡陽が起こる。亡陰では，陽気の勢いが強くなっているので，陽薬を使って治療を行うことはできない。亡陰の治療には，陽気を収斂する作用のある薬を使わなくてはならない。つまり亡陰治療には涼薬を使い，亡

陽治療には熱薬を使うわけである。このように，治療法はまったく反対であるが，しかし両者を見分ける際には，ごくわずかな違いに注目して判断しなくてはならない。両者の細かい区別をきちんと認識していない者は，まったく反対の治療を行ってしまうことになる」

こうした徐氏の見解は非常にすぐれたもので，亡陰と亡陽，また両者が転換変化する状況，弁証による用薬法などについて，余すところなく述べています。

また乾姜と肉桂の組み合わせには，温中作用と補命門火作用があるので，陽虚を原因とする腹痛や気の上衝を治療することができます。常用される方剤としては，臍下の動気〔臍下を出発点とする気の突き上げ感〕を治療する理中去朮加桂湯，胃部の寒痛を治療する理中湯加肉桂，寒湿による腰痛を治療する甘姜苓朮加桂枝湯，陰寒内盛証による腹痛・嘔吐・下痢などを治療する大順散（乾姜・肉桂・甘草・杏仁）などがあります。すべて乾姜・肉桂の組み合わせを含む方剤です。

このほか附子と肉桂の組み合わせには，温腎作用と補命門作用があります。補火暖土〔温腎作用を通した温脾作用〕の目的で使う例としては，陽虚による下痢・悪寒・食欲不振・手足の冷え・脈沈などを治療する理中湯加肉桂があります。また温腎による化気の目的で使う例としては，陽虚による足の冷え・腰痛・呼吸が浅い・腹部の硬直・小便不利または多尿などを治療する腎気丸があります。

また厥陰寒証を治療する場合，暖肝法を使います。暖肝法も，辛熱薬の組み合わせによる治療法の一種です。多用されるものには，例えば，厥陰中寒による手足の冷え・下腹部の痛みなどを治療する呉茱四逆湯があります。また，呉茱萸と生姜を合わせた呉茱萸湯には，暖厥陰作用・散寒飲作用があります。肉桂と小茴香の組み合わせによる暖肝煎は，肝腎陰寒による腹痛や疝気〔各種外生殖器の疾患や，ヘルニアなどを含む広い概念〕の治療に使われます。厥陰寒証による疝・腹痛・脇痛などの治療には，当帰・生姜と羊肉の組み合わせも用いられます。当帰四逆湯に呉茱萸・生姜を加えた方剤は，厥陰沈寒による手足の冷えなどの治療に使われます。ここで注意する必要があるのは，同じ温陽による治療でも，脾腎陽虚による陰寒内盛証は気分治療が中心ですが，肝腎寒証を治療する場合，さらに血

分も考慮する必要があるということです。脾と腎の「水土」関係とは異なり，肝と腎の「乙癸同源」関係は陰血を含む概念である，という本質的な違いがあります。また脾腎陽虚による陰寒内盛証は，病状が急激に悪化する場合もあり，緊急の手当てが必要となります。特に少陰四逆証〔脾腎陽虚による手足の冷え〕や外寒直中〔外邪としての寒邪が直接中焦を侵す〕を治療する場合，すばやく体を温めることのできる辛熱性の薬を使い，寒邪を迅速に取り除き，陽気を回復させることで，陰陽の分離を防ぐ必要があります。各種四逆湯や，大順散などにみられる薬の組み合わせ方がその好例といえます。これに対し厥陰寒証では，脇痛・下腹部痛または厥気の上逆などの証候が多くみられます。病状が局部的であり，また気だけでなく血の問題も含むという特徴があります。そこで祛寒暖肝作用のある薬のほかに，理気薬や養血薬を加えて使うことになります。

　もう１つ注意する必要があるのは，温中回陽作用をもつ辛熱薬のほとんどは，非常に燥性が強いということです。少しでも不適切な使い方をすると，津液を損傷し，口渇・便秘・尿色が濃いなどの症候が生じてしまいます。このような事態をどのようにして防ぐかについては，王海蔵の論述が参考になります（p.450「海蔵已寒丸」参照）。

　辛熱薬による温中回陽は，数種の温熱薬を集中的に使う方法であり，温法の中でも最も作用の強いものです。しかし，これは温法全体についていえることですが，やみくもに強力な方法を使っても効果があがるというわけではありません。温法を使う場合には，まず人をみて，それから証をみて，さらに季節も考慮して，それらを総合的に判断して，ふさわしい使い方をするのが最も確かな，効果のある方法です。これについては，以下に『医学心悟』論温法からの引用を紹介しておきます。

　「まず『人をみる』というのは，例えば，もともと気虚で体内に内火の存在しないような人や，陽虚の人が外寒に侵された場合，温薬を多めに使っても問題はないということである。しかし反対に，もともと体内の火が強く熱性のものを拒絶する体質や，または陰虚による出血証がみられる人が外寒に侵された場合，温薬の大量使用は避け，また中病即止〔効果が現れた時点で即刻服用を中止する〕を守る必要がある。『証をみる』というのは，程度の重い寒邪に対して，少量の温薬を使ったのでは寒邪を除くことはで

きず，反対に軽度の寒邪に対して，温薬を使いすぎると温燥性の過多による弊害が生じるということである。また虚証と寒証が同時にみられる場合，温法と補法を併用するが，虚の存在しない単純な寒証の場合は，温法だけを使って治療を行う。朱丹渓は『寒邪の外侵による痛みを治療する際，食積が同時にみられる場合には，桂枝・附子を使うことはできるが，人参は使ってはならない。このような場合には補薬を使わず，温薬を使って温めること自体が補(陽)の意味をもつ』と述べている。私もこの方法を遵守し，まず生姜・桂枝を使って温め，次に本当に虚証かどうかを確かめてから人参・白朮を加えている。このように使えば安心であり，しかも確かな効果を得ることができる。『季節を考慮する』というのは，夏は温薬の用量を少なめにし，冬は多めにするということである。しかしこれはあくまでも一般原則であり，虚寒の程度が非常に重い場合には，夏であっても人参・附子などの薬を多用することができる。また清熱薬である白虎湯は，冬に使ってはいけないことになっているが，冬であっても典型的な陽明証がみられたので，白虎湯を使って治癒させたこともある。ただし冬に白虎湯を使用する場合，用量が多くなりすぎないように注意する必要がある」

7　辛熱除痺止痛［辛熱薬による除痺止痛］

　陰寒の邪気が体を侵すと，陽気の流れが阻害され，さまざまな「痛み」の症状が生じてきます。体内の場合，心痛や腹痛，寒性のヘルニアなどの各種疼痛がみられます。体表部の場合は，体や関節の痛みとなって現れます。どちらの状況であっても，治療には辛熱薬を使った，温陽散寒作用・除痺止痛作用のある方剤を使います。これは上記した温中回陽の用薬法と，方法としてはほぼ同じものといえます。しかし具体的な薬の組み合わせ方や用量には，それぞれの特徴があります。
　また，辛熱除痺止痛法を使う状況というのは，多くは緊急の処置を要するような場合か，または断続的に発作が続くような疾患の場合です。そこ

で短期間のうちに，頻繁に服用するような使い方が主となります。しかし，なかには比較的長期にわたって，用量を多めにして服用する場合もあります。例えば，心痛が後背部にまで及んだり，また後背部の痛みが心部にまで影響するようなタイプの胸痹には，烏頭・附子・乾姜・蜀椒などを使います。方剤としては，烏頭赤石脂丸・九痛丸・薏苡附子散などがあります。この3種の方剤は，辛熱止痛作用という意味では共通していますが，さらに細かくみると，それぞれに違いがあります。

　烏頭赤石脂丸では，辛熱薬に赤石脂を組み合わせています。これは辛熱薬による「通す」作用の中に，「渋性」を加えるという意味をもっています。つまり赤石脂の渋性が，辛熱薬を大量に使用することによる弊害を抑えるのです。また赤石脂は質の重い薬なので，その「抑え，まとめる」という作用を利用して辛熱薬の走散性を集中させ，薬の作用を長持ちさせることができます。

　九痛丸では，辛熱薬に巴豆を組み合わせています。この使い方は，形と気の両方面を考慮したもので「危急の用に備える」という意味をもっています。辛熱薬には，行気散寒作用がありますが，それだけでは有形の邪気を取り除くことはできません。しかし巴豆には，『神農本草経』に記されているように「五臓六腑の邪気を，きれいに取り除く作用」がありますし，また李時珍が述べているように「体内の乱を鎮め，病気を追い出す作用」があります。このことから九痛丸が治療する9種類の心痛とは，気だけの問題ではなく，形〔有形の邪気〕が関係している病証であることがわかります。『金匱要略』九痛丸の条文でも，主治のほかに，方後注では兼治として「外感を原因とする突発性の腹脹痛・言語不利」「慢性的な体の冷えを原因とする心痛・胸痛」「落馬や馬車からの転落による血証」などがあげられています。これらはどれも，有形の邪気が存在する病証とみることができます。

　また薏苡附子散では，辛熱薬に薏苡仁を組み合わせています。薏苡附子散の適応証として『金匱要略』は「胸痹緩急」〔重症の心痹証〕と述べています。李時珍は，この条文に「偏」の1字を加え「部位によって緩急の偏りがある胸痛」と解釈しています。薏苡仁は，『神農本草経』では「筋骨の痙攣による屈伸不利」を治療する薬とされています。これらを合わせて理解すると，薏苡附子散が止痛作用を発揮する部位や，具体的な形証がさらに明ら

かになります。

　前述した3種の辛熱止痛方剤の使い分け方には，非常に実用的な意義があります。

　また心腹痛に対しては蜀椒・乾姜・附子などを使います。方剤としては，大建中湯・附子粳米湯などがあります。この2種の方剤は，どちらも辛熱薬に中焦薬である，人参・膠飴・粳米などを加えることで，「補＋散」という構造の方剤となっています。寒性の疝による腹痛には，烏頭を使います。烏頭桂枝湯では，辛熱薬に解毒和営衛作用のある薬を組み合わせています。

　以上が辛熱薬の除痹止痛作用を臓腑病に使う場合の基本的方法です。

　また寒湿による体の痛みを治療する場合には，桂枝・附子・白朮・麻黄・防風などの薬を使います。方剤としては桂枝附子湯・白朮附子湯・甘草附子湯などがあります。歴節〔外感による関節部の腫れや痛みを主症状とする病証〕の痛みの治療には桂枝芍薬知母湯・附子湯〔この2種の方剤では，附子はいずれも炮附子を使う〕，烏頭湯などが使われます。これらの方剤の適応証は，どれも風寒湿の三気によって筋骨や体が損傷を受けたものです。治療は袪邪止痛が中心となるので，用薬法も比較的単純です。このほか全身の麻痺や痛み，または手足の麻痺や腰痛・膝痛を治療する場合には，生川烏に五霊脂・威霊仙を合わせ，これを丸薬にして酒で服用します。これは，仙桃丸という方剤です。また『宣明』の桃仁丸では，生草烏頭に五霊脂・桃仁霜を合わせ，これを酒で煮てドロドロにしてから丸薬を作り，青黛の衣をつけます。このほかに，胡桃5個をよく噛み，温めた酒で服用する方法もあります。これは除寒止痛作用に通絡活血作用を合わせた治療法で，風毒による体の痛みや手足の痙攣などの治療に使われます。また製川烏に全蠍を合わせ，これを粉にして酢を混ぜて丸薬を作り，酒で服用すると，風痹による手足や関節の痛みなどを治療することができます。このほか官桂・羌活・防風・烏頭・附子などの薬に羚羊角を合わせる方法も，行痹による筋肉や関節の痛み，筋肉の硬直などの治療に使われます。これらの方法は，除痹止痛作用に解痙舒筋作用を合わせたものです。さらにこのほかにも，辛熱薬による除痹止痛作用に清熱解毒薬を合わせて熱痹を治療する方法もあります。例えば『奇効方』の犀角散，『集験方』の小烏犀丸などがありますが，痹証の本質を正確に見抜いたうえで組成されている方剤といえます。風寒

湿熱という4種の気を病因とする熱痺証を治療する場合には，これら4方面をすべて考慮する必要があります。痺証の治療には，行経止痛作用のある辛熱薬は欠かせません。熱毒の存在する熱痺を治療する場合でも，この原則に変わりはありません。問題は，方剤全体のバランスのとり方にあります。しかしいずれにせよ，ここで紹介した辛熱薬を利用した除痺止痛法は，用量を多くしても，または長期的に服用しても，前項で紹介した温中回陽法のような即効性は望めません。また，たとえ効果があっても，断続的に再発します。このような病状の頑固さは，肌肉筋骨の損傷という中心病機によって決定づけられている痺証の特徴です。痺証治療における薬効と病状の関係は，非常に複雑であることを，知っておく必要があります。

もう1つ注意する必要があるのは，辛熱薬は，即効性がある代わりに，作用がすぐに消えてしまう薬でもあるということです。しかし辛熱薬に扶正薬を合わせ，標本兼顧の性質をもたせると，辛熱作用の効きめを長持ちさせ，作用を強めることができます。また辛熱薬には，寒邪を取り除く作用がありますが，長期服用をすると正気を損傷してしまうという弊害もあります。そこで辛熱薬を使用する場合は，長期服用を避け，効果が現れた時点で服用を中止する必要があります（除痺止痛の目的で使う場合は例外）。緊急の治療を必要とする寒証では，用量を多めにすることも可能ですが，病状の落ち着いている寒証治療では，用量は少なめにします。用量を増やす必要がある場合でも，徐々に増やすなど，細心の注意を払い，できる限り穏やかに使用することで弊害を防ぎます。

8 甘淡利湿［甘淡薬による利湿］

「甘淡利湿」という薬の組み合わせ方は，主に湿邪による諸疾患を治療する祛湿剤で多用される方法です。茯苓・猪苓・沢瀉・滑石・通草・薏苡仁・冬葵子など，甘淡薬の多くは，淡滲利湿作用があります。湿邪は下に沈んでいく特性があるので，甘淡薬の利尿作用を利用して，湿邪に出口を

与える方法は「因勢利導」に属する治療法といえます。そこで，これらの薬は湿病治療の基本薬とされています。

湿病といっても，湿邪の場所によって「表」「裏」「上焦」「中焦」「下焦」などの違いがあり，また「寒化」「熱化」の違いもあります。そこで実際に甘淡薬を使う場合には，それぞれの薬の特性を活かした使い方をするだけではなく，他の薬を組み合わせることで，こうした違いに適応した作用を作りだす必要があります。例えば，甘淡薬に苦温薬・苦寒薬・芳香薬・辛燥薬を組み合わせると，それぞれ寒湿・湿熱・湿濁・風湿による諸疾患を治療することができます。そして，実際に苦温燥湿薬・芳香化湿薬・温陽化湿薬・祛徐風湿薬などと組み合わせて使う場合，甘淡薬の役割は補助的なものにとどまります。

また湿は，「水」や「飲」とも一定の関係があります。三者の関係については「湿は水より発展したものであり，飲は水が溜まったものである」という言い方があります。甘淡利湿薬には，一定の利水作用・除飲作用があります。そこで甘淡薬は，水証や飲証の治療にも使われます。その場合，甘淡薬の作用は「通陽化湿」「通陽化水」「通陽化飲」などといわれます。これは甘淡薬が，陰邪である湿・水・飲などの邪気に対して滲利作用を発揮するとき，その背後で陽気の通行も改善されているからです。まさに葉天士も湿病治療に関して「陽気を通すために必要なのは温めることではなく，尿の出をよくすることである」と述べています。

具体例をあげると，通草・薏苡仁の組み合わせには，上焦の湿邪に対する利湿作用・清粛肺気作用があります。茯苓・薏苡仁の組み合わせには，中焦の湿邪に対する利湿作用・健脾助運作用があります。猪苓・沢瀉の組み合わせには，下焦の湿邪に対する利湿作用・通利膀胱作用があります。これらを合わせると三焦の湿邪に対する滲湿作用を通して，三焦の気化作用を回復させることができます。

温病治療で多用されるものには，例えば滑石と芦根，または通草・滑石・薏苡仁と杏仁・蔻仁などの組み合わせがあります。これらは湿邪が混在しているタイプの温病気分証を治療することができます。また滑石と甘草の組み合わせには，清利暑湿作用があります。このほか茯苓皮・滑石・通草と豆巻・藿香・蒼朮皮などの組み合わせは，湿邪が肌肉にとどまっている

ために汗法で治療することができない状況での体の痛みや，体が重いという自覚症状に対して使うことができます。

水腫の治療に多用されるものでは，茯苓皮・冬瓜皮・桑皮・姜皮などに陳皮を合わせた理気利水作用で，浮腫を治療する方法があります。このほか子腫〔妊娠中に現れる浮腫。多くは下肢に現れる〕を治療する場合には，冬葵子と茯苓の組み合わせによる利水作用を使います。

茯苓・白朮を中心とした加減法をあげると，沢瀉・白朮（沢瀉湯）の運脾瀉水作用は，水飲の上逆による眩暈治療に使われます。猪苓・茯苓・白朮（猪苓散）は，水飲の内停による嘔吐を治療することができます。茯苓・猪苓・沢瀉・白朮（四苓散）の健脾利水作用は，湿熱による下痢症状の治療に使われます。この四苓散に桂枝を加えた五苓散には，通陽化気作用があり，水飲による小便不利を治療することができます。劉河間は『宣明論方』で，五苓散に倍量の飛滑石を加え，湯で服用するという方法を提示しています。この劉氏の方法は，五苓散証の治療のほか，中暑や中湿による意識障害・煩燥・胸悶・口渇・不眠などの治療にも使われます。

また，蒲灰散（蒲黄・滑石），海金沙散（海金沙・滑石・甘草），猪苓湯（猪苓・茯苓・沢瀉・滑石・阿膠），赤茯苓湯（猪苓・赤苓・滑石・山梔子・甘草）は，どれも利水通淋作用のある方剤です。組成薬に少しずつ違いがあるので，作用もそれぞれ少しずつ異なりますが，甘淡清利によって熱淋・血淋・石淋を治療するという点は同じです。また，張子和は，小便淋渋治療に多用される葵子・滑石には「その滑性による養竅作用*」があると考えていました。

このように甘淡利湿薬には，三焦の気化作用を助け，体内の水液の流れをよくすることで飲や水腫を取り除く作用があるので，淋病〔各種泌尿器系の炎症や結石，腎結核・膀胱結核・膀胱がん・前立腺炎・前立腺肥大症などを含む概念〕や癃証の治療に使われます。この甘淡薬の作用を高く評価していた張子和は，甘淡薬の運用について独自の見解をもっていました。張氏は，五苓散・益元散などの甘淡剤を使用する際には，長流水〔距離の長い河の水〕を使って煎じるか，または灯心湯で服用させていました。このようにして，甘淡薬に降心火作用・益腎水作用・流湿燥湿による分利陰陽作用〔水と火をそれぞれ別の方法で取り除く〕を加えた方法を，張氏は「昇水降火法」と呼んでいました（『儒門事親』1巻）。この張氏の方法は，祛火

瀉実による治療を心腎から行うという観点を基礎としています。心と小腸は表裏の関係にあるので，甘淡薬には上部の火を下へ降ろす作用があるということです。そして韓飛霞もまた，甘淡薬のすぐれた使い手でした。韓氏は，灯心・赤苓・茯苓・猪苓・沢瀉・滑石・人参で作った丸薬に朱砂の衣をつけた天一丸を作り出しました。韓氏は『韓氏医通』で「小児の生理機能を向上させるには，天一生水**の法によるのがよい。病気を治療する際には，体内の水の通りをよくすることが治癒への近道である」と述べています。治療の際，副薬として甘淡薬を使うと，よりよい効果をあげることができます。以上のように，甘淡利湿の方法には利湿作用のほかに昇水降火作用・天一生水作用があります。ただし脾胃の元気虚によって中気が下陥し，体内の陽気が弱まったために内湿が生じているようなタイプの人は，温昇脾胃薬を使うべきで，淡滲利湿薬は向きません。李東垣も『脾胃論』用薬宜禁論で「陽気が不足し，相対的に陰気が強まっている状態のときには，助陰瀉陽作用のある薬や食物を与えてはならない。例えば淡味の食物や薬がそうである。これらのものは，気の昇発を妨げ，収斂作用を助長する作用がある」と述べています。このような見解は，脾胃や元気を守るという李氏の考え方によるものです。李氏は益気を重視し，昇陽法を多用したので，気を下げ，中気の上昇を妨げてしまう作用をもつ淡滲利湿法を避けたのです。また葉天士は『臨証指南医案』泄瀉門で「湿邪は，利尿作用を通して小便から排出させる必要があるが，その際，滲利作用の過剰による陰の損傷に注意する必要がある。特に老人の場合，この点に十分注意し，下焦の状況に注意を払う必要がある」と述べています。温病を深く研究していた葉氏は，このように常に陰気の損傷を防ぐことを念頭においていました。上で紹介したいくつかの論述は，理論の面でも実践の面でも，非常に価値のあるものです。さまざまな甘淡利湿法は，実証に対しては使うことができますが，正気虚に対して使うことはできません。淡剤は陽を傷め，利尿作用の過剰は陰を傷める弊害があるからです。

＊**養竅作用**：張氏は『儒門事親』で「大便燥結や小便淋渋には，どちらも滑剤を使うのがよい。(滑剤とは) 大便燥結に対しては麻子仁や郁李仁など，小便淋渋に対しては葵子や滑石などの薬をいう。前後 (大小便) ともに不通の場合も

あるが，それは前後の両陰がどちらも閉じているのである。これを三焦約という。約とは，束縛するというような意味である。まず滑剤を使って乾燥しているものを潤し，それから攻法を使えば，過失が生じることはない」と述べています。

＊＊天一生水：『周易』系辞では，数を「奇数は天」「偶数は地」に属するものとして分類しています。例えば1～4まででいうと「天一」「地二」「天三」「地四」となるわけです。これが「天一」という言葉のもとの意味です。

そして『周易』では，こうした数を組み合わせて得た「天池の総数」が，世界の森羅万象を演繹すると考えています。つまり「天一」とは，世界を読みとく数字の始まりなわけです。

そこで「天一」には，「太極」「太一」「大一」などと通じる言葉として「すべての始まり」「天池・陰陽など万物のもと」という意味もあります。

そして『周易』で使われる河図という図では，天一は水を生むものとされています。これが「天一生水」という言葉のもとです。そこで「天一生水」を，「すべての始まりである天一が水を生む」つまり「水は万物に先立って生まれる」と理解することができます。こうした認識は，古代の多くの文献に共通しているものです。

さて人間の中で，「陰陽を生み出す元の水」にあたるのは「腎水」「腎精」といえます。例えば宋代・銭乙の六味地黄丸は，小児の腎精不足を補うための薬です。これに対し韓氏の天一丸は，体内の水の通りをよくすることで小児の生理機能を向上させようとしています。これを「水を動かすことで腎水を活性化させ，陰陽が健全に生み出されるように働きかける方法」と理解すれば，韓氏がこの薬を「天一生水」になぞらえた意味がみえてくると思います。これはあくまでも訳者の個人的解釈です。

9 清熱利湿［清熱薬による利湿］

「清熱利湿」という組み合わせも，甘淡利湿法と同様「祛湿剤」で使われます。この方法には，苦寒清熱薬と甘淡利湿薬を合わせた清利温熱作用があるので，湿熱証による諸疾患に使われます。例えば，黄芩・黄連などの清熱薬に，茯苓・猪苓・通草・滑石などの利湿薬を合わせたものは，湿温

病の湿熱交蒸〔湿邪と結びついた熱邪による発熱・発汗など〕を治療することができます。黄連・黄柏などの清熱薬に、茯苓・沢瀉・白朮・防已・蚕沙などの利湿薬を合わせたものは、湿熱の邪気が肌肉に停滞していることで生じる関節の痛みや腫れ、小便不利などを治療することができます。茵蔯蒿・黄柏・山梔子などの清熱薬に、茯苓・猪苓・沢瀉などの利湿薬を合わせたものは、湿熱による黄疸治療に使われます。黄芩・黄連・赤芍などの清熱薬に、茯苓・猪苓・沢瀉・白朮などの利湿薬を合わせたものは、湿熱による下痢治療に使われます。山梔子・黄芩・竹葉・赤芍・生地黄などの清熱薬に、滑石・赤苓・蒲黄などの利湿薬を合わせたものは、湿熱下注による小便不利・淋病・血尿などの治療に使われます。上にあげたものは、すべて清熱利湿作用をもつ組み合わせですが、実際に使う場合には、湿熱証のなかでの湿と熱のバランスに注意する必要があります。状況に合わせて清熱薬と利湿薬のバランスを調節することで、症状に合った作用を発揮させることができます。また湿熱証の多くは気分証を呈するので、その場合、清熱利湿薬に行気薬や化気薬を合わせて使うと、効果をさらに高めることができます。例えば、柳宝詒は『柳宝詒医案』伏暑・許案で「昔の人の湿熱病治療は、まず気の通りを改善することから始めた。気を通し、水液の流れがよくなれば、湿邪は水とともに解消され、熱邪は気とともに解消される。その結果、湿熱の邪気は体内に停滞していられなくなる」と述べて、三仁湯・滑石湯と瀉心法の合方(例えば、白杏仁・白蔲仁・薏苡仁・滑石・厚朴・赤苓皮・豆巻・法半夏・黄連と乾姜を一緒に焙じたもの・陳皮・石菖蒲・姜竹筎など)を使いました。しかし熱が重いタイプの湿熱病では、熱邪が血分に影響することも多くあります。その場合は、清熱利湿薬に涼血薬や止血薬を合わせて使います。ただし、これを実際に行う場合には、薬の使い方は非常に複雑です。病状の変化に合わせて、薬も随時変えていかなくてはなりません。

10 芳香化湿［芳香薬による化湿］

「芳香化湿」という薬の組み合わせも「袪湿剤」で使われます。これは藿香・佩蘭・紫蘇・白蔲仁・石菖蒲・白芷などの芳香避穢薬に，淡滲利湿薬を合わせる方法で，湿濁内侵・阻滞気機・蒙蔽清陽証＊の治療に使われます。ただし「穢濁」といっても湿熱と寒湿の違いがあります。湿熱による穢濁の場合，発熱・倦怠感・意欲の低下・意識障害・胸部の閉塞感・腹脹・嘔吐・黄疸・口渇・尿色が濃い・舌紅・舌苔は膩で表面は灰色を呈し濁っている，などの症候がみられます。このような状況に対しては藿香・佩蘭・白蔲仁・石菖蒲・鬱金などの芳香化湿薬に，黄芩・連翹・滑石・木通・茵蔯蒿などの清熱利湿薬を合わせて使います。寒湿による穢濁の場合，頭痛・悪寒・発熱・胸部の閉塞感・心痛・腹痛・悪心・嘔吐・下痢・舌苔は白膩で表面は灰色を呈し濁っている，などの症候がみられます。このような状況に対しては藿香・紫蘇・白芷・石菖蒲などの芳香化濁薬に，厚朴・大腹皮・半夏・陳皮などの燥湿和中薬を合わせて使います。両者の違いをみてみると，湿熱治療の場合，主要な問題は気分の湿熱なので，用薬法も苦寒甘淡に近い清熱利湿になっています。これに対し，寒湿治療の場合，主要な問題は脾胃の湿滞なので，用薬法も苦温に近い燥湿になっています。ただし両者とも，芳香化濁という点では一致しています。常用される方剤としては，湿熱証の場合には甘露消毒丹，寒湿証の場合には藿香正気散などがあります。

＊蒙蔽清陽証：湿濁が気の流れを妨害し，意識の状態にも影響する病証。

11 苦温燥湿［苦温薬による燥湿］

「苦温燥湿」という薬の組み合わせ方も「祛湿剤」で使われます。これは脾胃の機能が弱まり，内湿が生じたために起こる病証を治療することができます。苦温燥湿とは「火で湿気をとばし乾燥させる」ような方法です。苦温薬による燥胃土・健脾運・理気化湿作用が中心なので，淡滲利湿薬はほとんど使いません。胃気が弱り，脾気が上昇できなくなると，飲食物は気化されて水穀の精微になることができず，湿濁となって体内に停滞し湿病となります。そこで用薬法も「平胃運脾」を中心としたものになります。胃気が回復し脾気が正常な運行を取り戻せば，内湿は解消され，病は治癒に向かい始めます。このとき，反対に気を下行させる作用のある淡滲薬を使うと，李東垣が述べたように「下行しているものを，さらに下行させる」ことになり，脾胃の気をさらに下行させてしまいます。その結果，祛湿作用が得られないだけではなく，脾胃の気の回復にとっても不利な状況を作り出してしまいます。これが苦温燥湿法の特徴であり，上で紹介してきた，いくつかの祛湿法と異なる点です。

具体的な方法としては，一般には蒼朮・白朮の除湿発散作用・健脾助運作用に，厚朴・陳皮・藿香の理気化湿作用を合わせます。例えば平胃散・不換金正気散などがあります。脾胃が弱り，内湿が生じ，気の流れが阻害されたために生じる胸～胃部の脹りや不快感・食欲不振・悪心嘔吐・噯気，または頭部の脹痛・身重［身体が重いと感じる自覚症状］・関節の腫れや痛み・断続的な発熱や悪寒・腹脹・下痢・舌苔白膩または厚膩，などの証候を治療することができます。内湿の程度が重く，気滞の重い場合には，さらに香附子・砂仁・川芎などを加え，行気化湿作用を強めます（例：六鬱湯）。また清濁不分によって，大便がゆるくなり，尿量も減っているような場合には，さらに半夏麹・藿香・茯苓などを加え，化気化湿作用・和中分清作用を強めます（例：除湿湯）。

このほか「苦寒燥湿」という方法もあります。これは黄連・黄芩などの苦寒薬を重点的に使った清熱利湿法で，熱が重いタイプの湿熱証に使いま

す。この苦寒燥湿と，ここで紹介した苦温燥湿とは異なります。苦寒燥湿法は，湿と熱による証で熱の重いものに使います。これに対して苦温燥湿法は，湿と寒による証で湿の重いものに使います（苦寒燥湿法については，p.12を参照）。

12 昇陽除湿［昇陽薬による除湿］

　「昇陽除湿」法は，一般に「風薬勝湿」と呼ばれる方法と同じものです。これは張潔古や李東垣の用薬法の特徴です。前述の苦温燥湿法と同様，胃虚によって内湿が生じるという病機観を基礎としているので，薬の組み合わせ方も苦温燥湿法と少し似ています。李東垣は『東垣試効方』婦人門で「胃を病むと，真気が弱まる。真気とは穀気のことである。胃が弱まると，飲食を正しく消化することができなくなり，体内に湿が生じる。つまり湿とは，胃の別名である」「脾胃の病は，少陽甲胆より治療することができる。甲は風であり，東方であり，春である。胃の穀気は，風によって起こる。そこで胃中の湿邪による下痢も，甲胆より治療し，風が湿邪を剋することで治癒させることができる。風による昇陽はまた，清気の上行を助ける作用もある」と述べています。そこで薬も，羌活・独活・防風・藁本・柴胡・升麻・白芷・甘草など，祛風作用・昇陽除湿作用のある辛苦温性の薬を使います。また方剤を組成する場合，薬の品目を多くし，全体の用量を少なくするという特徴もあります。これは辛散昇浮作用を保持し，脾胃の気をよりよく上昇させるための措置です。清気が上昇し，濁気が下降すれば，湿邪も解消されます。このような辛温薬の使い方は，発汗による解表作用とは異なるものです。また中気下陥によって内外に湿邪が存在する諸疾患を治療する場合には，上記の薬に，蒼朮・白朮・陳皮・神麴などの健中助運作用のある薬を加えます。例えば羌活勝湿湯（羌活・独活・防風・藁本・川芎・蔓荊子・甘草）の組成法がそうです。また中虚下陥と湿邪によって清濁が分化されない状態を治療する場合には，昇陽除湿湯（羌活・防風・

升麻・柴胡・蒼朮・陳皮・神麴・麦芽・炙甘草・猪苓・沢瀉）のような組成法を使います。両者は，風薬による昇清陽作用，つまり風薬によって湿邪を解消するという点では共通しています。

李東垣はまた『脾胃論』下巻で，身をもって体得したことについてこうも述べています。

「慢性的な脾胃の病気で，陽気が弱まり，6〜7カ月間も内湿が解消されない状態が続いたある日，体が重い・四肢や関節が痛い・下痢・小便不利という症状がみられた。『下痢を治療する場合，利尿が必要である』という言葉によって淡滲利湿薬を使おうと考えた。しかし，それでは下行しているものをさらに下行させてしまうので，湿邪を助長し，陽気をさらに傷めることになる。そこで治療には昇陽作用のある風薬を使うことにした。この考えにもとづいて，羌活・独活・柴胡・升麻・防風根・炙甘草を煎じ，熱いうちに服用させた結果，病気は治癒した。大法でも『湿寒証が顕著な場合，風を助長することで解消する』『下降しているものは，持ち上げる。陽気が上昇すれば治る』と述べている」

このような経験から得られた結論は，非常に多くの示唆を与えてくれます。

13 通陽化湿［通陽薬による化湿］

「通陽化湿」（温陽化湿・温陽利湿・通陽泄濁）という薬の組み合わせ方も，祛湿剤に使われます。主に寒湿・痰飲・浮腫など，陽気の通行不利によって水湿が停滞している病証を治療することができます。これは辛熱薬による温通陽気作用を中心に，さらに利湿薬を合わせ，陽気の通りをよくすることで水湿を解消する方法です。例えば乾姜と茯苓の組み合わせや，呉茱萸と茯苓の組み合わせには，脾胃の陽気に対する温通作用があります。方剤としては甘姜苓朮湯や，呉仙丹があります。また桂枝（または肉桂）と茯苓の組み合わせや，附子と茯苓の組み合わせには，腎と膀胱の陽気に対する温通作用があります。腎気丸などがその例です。

例えば寒湿によって陽気の流れが阻害され，体の痛み・関節痛・悪寒・腰が痛くて重いなどの症候（これは風邪が介在しないという点で，痺証とは区別される）がみられる場合，2つの原因が考えられます。1つは腎陽の不足によるもので，体の痛みや四肢・関節の痛みなどがみられます。治療には，附子と茯苓の組み合わせや，附子と芍薬の組み合わせなどによる温腎化湿作用・祛寒止痛作用を多用します。附子湯がその例です。もう1つは病機の中心が脾にある場合で，腰が痛くて重いなどの症状が現れます。治療には，乾姜と茯苓の組み合わせや，乾姜と白朮の組み合わせなどによる温脾化湿作用・除寒止痛作用を多用します。甘姜苓朮湯がその例です。

　また，体内に水飲が停滞しているために陽気の気化作用が弱まると，動悸・めまい・息切れ・喘息・体の冷え・四肢が重い・浮腫（眼瞼部や体）・腹痛・下痢・小便不利・舌苔水滑などの症候がみられますが，この場合も2つの原因が考えられます。1つは病機の中心が脾胃にあり，水飲が心下に停滞している場合です。治療には，桂枝と茯苓の組み合わせや，茯苓と白朮の組み合わせなどによる通陽化気作用・健脾利水作用を多用します。中焦の水飲を下行させ，尿として体外へ排出することで，湿邪に出口を与える方法です。苓桂朮甘湯などがその例です。もう1つは病機の中心が腎にある場合です。治療には，附子と茯苓の組み合わせや，生姜と茯苓の組み合わせなどによる温腎利尿作用・散水飲作用を多用します。真武湯などがその例です。

　このほか陽虚による内寒によっても気滞や湿阻は生じ，虚実が混在した状態が現れます。この病証では，胸部の閉塞感・心痛・腹脹（食後に悪化）・腹痛・脱力感・話をするのが億劫・食欲不振・手足の冷え・体のむくみ・脈沈遅（または沈弦）・舌苔厚滑膩などの症候がみられますが，この場合も2つの状況が考えられます。1つは脾胃の気滞・陽虚湿聚を中心病機とするものです。治療には，厚朴・陳皮・木香・草果など温中行気化湿作用のある薬を多用します。乾姜と茯苓の組み合わせによる昇降脾胃作用・通陽泄濁作用をもつ厚朴温中湯などがその例です。もう1つは脾腎陽虚による湿阻気滞を中心病機とするものです。治療には，附子・乾姜・茯苓など温陽化水（つまり通陽泄濁）作用のある薬に，厚朴・檳榔子・木香・草果など行気破滞化湿作用のある薬を合わせて使います。実脾飲などがその例

です。この両者は，陽虚としては脾と腎の違いがあり，気滞としては脾と胃の違いがあります。しかし，どちらも辛温性を利用した通陽作用・化気泄濁作用によって治療を行います。

　以上のような用薬法は，治療する病種の違いによって「温陽化湿」「温陽利湿」「通陽化水」「通陽泄濁」などいくつかの言い方があります。しかし，温陽化気を中心とした化湿泄濁という見方をすれば，ほぼ同じことです。ただし通陽泄濁だけは使う薬が少し違います。例えば附子と大黄の組み合わせ，または肉桂と大黄の組み合わせ（いずれも粉末にして散剤として服用する）は，水腫の末期に現れる尿毒症を治療することができます。乾姜・白朮と厚朴・椒目の組み合わせは，寒湿による腹脹を治療することができます。このような通陽泄濁法は，水腫・鼓脹〔腹水などを含む腹部の水腫〕など陽気が湿邪に抑えられ，正気が日増しに弱り，湿濁を解消できなくなっている状況に使うことができます。最後の手段としてこの方法を使い，多くの人が危急の状態を脱しました。使用に際しては，気分に作用する薬と，血分に作用する薬とを使い分ける必要があります。

14　淡以斂嗇［淡味薬による斂嗇］

　淡味による滲泄（「滲」は小汗法を指し，「泄」は利小便法を指す）は非常に多用される方法ですが，淡味薬には，もう１つ斂嗇作用があります。これは少し特殊な作用といえますが，きちんと認識しておく必要があるものです。この法の主要薬は蜜蠟です。李時珍は『本草綱目』で「万物の中で，蜜より甘いものはなく，また蠟より淡いものはない。蜜は気味が厚く，陰に属する薬で，養脾作用がある。蠟は気味が薄く，陽に属する薬で，養胃作用がある。蜜は質が柔らかく，緩やかな性質をもっているので，臓腑を潤す作用がある。蠟は，質が堅固で，嗇性をもち，下痢を止める作用がある」と述べて，淡味による収斂作用の意味を的確に説明しています。具体的な使い方としては，例えば『千金要方』の膠蠟湯があり，これは血や膿を伴

う長期的な下痢を治療する有名な方剤です。主要薬として将棋の駒2個分程度の大きさの蜜蠟を使い，さらに阿膠2銭，当帰2銭半，黄連3銭，黄柏1銭を合わせます。煎じる際には，まず3升の水に半升の古米を入れて煮ます。米が煮えて水が1升ほどになったら米を取り出し，残った汁に薬を入れて煎じ，温かいうちに服用します。この方剤には清熱養胃による止痢和営作用があります。このほか『続伝信方』の仲景調気飲も淡味収斂法による方剤です。黄蠟3銭に阿膠3銭を加えて溶かし，ここに黄連の粉末5銭を加えてかき混ぜ，温かいうちに3度に分けて服用します。これは血や膿を伴う下痢症で，さらに下腹部の激痛・顔色や手足が青いなどの症状を伴う，重症患者に使うことができます。程度の違いはありますが，2方とも蠟を主要薬として下痢を治療することのできる，すぐれた効果をもつ方剤です。

　また，癰疽・発背・瘰癧・漏瘡・悪瘡〔化膿性の炎症・甲状腺疾患などを含む各種外科疾患〕の治療に使われる蠟礬丸もあります。これは黄蠟1両2銭を溶かして液状にしたものに，明礬2両を加えてよく混ぜ，これを油桐の実ほどの大きさの丸薬にしたものです（黄蠟と明礬の用量を同じにしたものは黄礬丸と呼ばれる）。1回に15丸を白湯か冷酒で服用します。このように内膜を保護し，各種「毒」を駆除解消する方法は，外科疾患を治療する主要な方法の1つです。李時珍や張景岳も，この方剤を非常に高く評価していました。『外科鈴』は「この方剤には，止痛作用と生肌作用〔潰瘍を癒合させる作用〕だけでなく，さらに護膜作用を通して下痢を止める作用・消毒化膿作用，また内癰に対する排膿托裏作用などがある」と述べています。私はこの方剤を慢性非特異性潰瘍性結腸炎に応用し，確かな効果を得ています。黄蠟・明礬には，どちらも下痢や各種外科疾患を治療するすぐれた作用があり，2味を合わせて使うと，効果をさらに高めることができます。『医宗金鑑』の琥珀蠟礬丸は，蠟礬丸に琥珀・雄黄・朱砂・白蜜を加えたもので，やはり癰疽・発背など瘡に属する疾患を治療する方剤です。まだ内部に膿が生じていない段階のときに，早めにこの方剤を服用するのが最も効果的です。また『直迷方』には，外皮がはがれ内部の膿や液が漏出している時期の瘡を治療する茶蠟丸が載っています。これは溶かした蠟に良質の茶を混ぜ，これを先の尖った短い棒状にして瘡の穴につめ

る方法です。同時に牛角粉・天花粉・珍珠粉などを患部に塗布すると，効果を高めることができます。

　また『普済方』に載っている立効丸は，肺虚隔熱による咳嗽・煩悶・口渇・咽喉部の乾燥・嗄声・倦怠感・発熱・食欲不振などを治療する方剤です。黄蠟8両を溶かし，漿水〔米のとぎ汁を微発酵させたもの〕を加えて煎じ，これを120個の丸薬にし，蛤粉を衣につけます。服用の仕方は，薬１丸と胡桃半分をよく噛んでから白湯で飲み下し，横になり，口を閉じてしゃべらないようにします。１日に２回服用します。私はこれを，気管支の拡張による咳嗽・痰・喀血（膿血）などがみられるときや，または咳嗽はなく断続的に吐血がみられるときに応用し，確かな効果を得ています。これは護膜解毒作用・消瘡作用によるものです。

　丸薬を作るときにも蠟は多用されます。それは１つには，薬が簡単に溶けないようにするためです。服用後，蠟を用いた薬は体内で徐々に溶けるので，作用を穏やかにすることができ，また毒性によって脾胃が損傷を受けるのを防ぐこともできます。もう１つの理由は，蠟を使うことで，薬の気味や作用する力が保護されるので，薬の作用を下焦まで届けることができるようになるということです。

　黄宮繡は蜜蠟の作用を以下のようにまとめています。

　「蠟は蜜より作られる。蜜の本質は潤すことにある。そしてその性質は蠟においても変わってはいない。だから蠟には，臓腑経絡を潤し，傷跡を修復したり潰瘍を癒合させたりする作用がある。また蠟には，その嗇作用を通じて下痢を止める作用もある」

15　鹹以軟堅［鹹味薬による軟堅］

　この組み合わせ方は，鹹味のもつ浸潤作用・柔軟堅凝作用〔凝結を解消する作用〕を利用して，塊腫頑痰〔各種腫瘤など〕を治療したり，鹹寒性のもつ益腎水作用を利用して，虚火を下に降ろしたりする方法です。李時珍

は，この方法を以下のようにまとめています。「寒性は火を制し，鹹味は下部を潤すので，火を下に降ろすことができる。また寒性は熱を散らし，鹹味は血に入るので，血中の熱を去ることもできる。堅いものを軟らかくするには鹹味が必要である。鹹味は水に属し，潤す性質をもっているからである。湿邪を解消するには滲性のある薬が必要である。滲性薬には利尿作用があるからである」。この方法は，結核・瘻瘤〔各種甲状腺疾患〕・頑痰〔痰証の一類型。各種腫瘤の病機によくみられる〕などの治療に多用されます。具体的な組み合わせ方は，軟堅散結と軟堅化痰の2種に大別されますが，両者は厳格に区別されるものではありません。

1　軟堅散結（結核や瘻瘤などの治療）

　主に結核や瘻瘤など凝核のみられる疾患に使われます。これらの疾患は，いずれも腫塊がみられ，外証が顕著であるという特徴があります。しかしそれらは，一般の潰瘍性疾患の腫塊とは異なります。例えば結核について，劉河間は『原病式』熱類で「強い火熱の気が内鬱したために生じる鬱結であり，ちょうど果実の中の種のような状態である。治療で必要なのは，この熱気を散らすことである。熱気が散れば鬱結は自然に解消される。外に向かって潰発させる必要はない」と述べています。また朱丹渓は『瘍医準縄』結核で「結核は項部・頸部・臂部（上腕部）・軀体部などの皮の内側，膜の外側に生じる。赤くもならず，また腫れることもない。硬くなく痛くもない。多くは痰が凝結することで生じる」と述べています。これに対し瘻瘤の病機は，さらに複雑です。瘻瘤には五瘻六瘤と呼ばれる分類がありますが，そのほとんどは，寒邪と熱邪がからみあい，さらに気とも一緒になって少陽経または陽明経に凝結することが基本病機となっています。多くは，風・火・痰・瘀が凝結し，解きほぐすことのできない状態です。以上のことから，結核や瘻瘤を治療する場合には，鹹味による軟堅作用をもつ薬を多用します。一般には，これに散結清火薬を合わせ，さらに状況に応じてその他の薬を加えます。

　常用される軟堅薬には，海藻・昆布・海帯・海蛤・牡蛎・風化硝などがあります。散結清火薬には，連翹・夏枯草・玄参・黄薬子・射干・貝母・

柴胡・木通などがあります。程度の重い場合は，さらに青皮・三棱・莪朮などの破気削堅薬を使います。この中で，海藻・昆布・牡蛎に連翹・貝母，または三棱・莪朮を組み合わせる方法には消散作用があり，結核の治療に多用されます。ここにさらに半夏・南星・陳皮など理気化痰薬を合わせることもあります。また，海藻・昆布・海帯に玄参・連翹・夏枯草・柴胡・黄芩を組み合わせる方法は，瘻瘤の治療に多用されます。さらに理気薬・活血薬を加えることもよくあります。

このほか，軟堅散結薬を癥積・瘕母〔肝脾の腫大・その他腹腔内の腫瘤・腸梗塞などを含む病証〕などに使う場合には，さらに破気薬・破血薬・削堅薬を合わせる必要があります。

2　軟堅化痰（痰熱による咳嗽の治療）

これは主に痰熱による咳嗽の治療に使う方法です。上焦の鬱熱によって水液が痰になり，気の流れが阻害されることで咳嗽が生じます。多くは痰を伴わない乾いた咳嗽ですが，ときどき粘度の高い凝結した痰が出ることがあります。咳嗽は夜間に重くなりますが，甘味でのどを潤すものを与えると痰が出やすくなります。同時に胸部の熱感を伴う煩躁・口が乾燥する・便秘・脈弦数・舌紅・舌苔黄膩などの症候がみられます。治療する場合，鹹寒軟堅薬に清肺化痰薬を合わせて使います。多用される鹹寒軟堅薬には海浮石・蛤殻・蛤粉・海蜇・昆布・風化硝などがあり，清肺化痰薬には栝楼・貝母・陳胆星・法半夏・青黛・黄芩・枳殻・童便製香附・葶藶などがあります。そのうち，海浮石と栝楼，蛤粉と青黛，昆布と貝母，蛤殻と法半夏，海蜇と葶藶，風化硝と枳殻などの組み合わせがよく用いられます。海蜇と葶藶は同時に煎じ，海蜇が溶けたらその汁を飲みます。これは雪羹湯と呼ばれる方剤で，温病の熱邪によって陰が損傷し，さらに痰が生じて痰熱が体の上部を侵し，清竅を塞いでしまった病証か，または雑病のなかの痰火証の治療に使われます。

痰熱による咳嗽の根本的な原因は，肺に熱があり，その熱によって肺気が鬱し上逆することです。つまり「熱」と「気」が本となります。すると軟堅化痰薬による治療だけでは，有形の痰による気滞を解消するという治標

効果しか得ることはできません。治本効果を得るには，ここに必ず清熱粛肺作用のある薬を加えなくてはなりません。これは軟堅散結法と軟堅化痰法の違いの1つです。

　軟堅化痰薬は，さらに乳房の結核治療にも使うことができます。よく用いられるのは，牡蛎・昆布・土貝母と栝楼・石斛・橘葉などの組み合わせです。頸部の結核に使う場合には，海藻・昆布・牡蛎と半夏・貝母・夏枯草などの組み合わせを多用します。指や腕部の関節付近にみられる結核には，風化硝と枳殻・半夏・茯苓の組み合わせ（指迷茯苓丸など）が多用されます。

16　酸以収斂［酸味薬による収斂］

　「酸味薬による収斂」とは，酸味薬の収斂作用を利用して，津液や精気の泄脱証を治療する方法です。また，蝕瘡消腫作用〔潰瘍や腫瘤に対する治療作用〕もあります。さらに酸苦薬には泄熱作用があり，酸甘薬には化陰作用と開胃止渇作用があります。多用される薬としては，五味子・山茱萸・酸棗仁・烏梅・罌粟殻・訶子・金桜子・五倍子・石榴皮・芍薬・敗醤草・地楡・酢・礬石などがあります。具体的には，止咳・利咽・止汗・止痢・固脱肛・止遺精・止小便・開胃生津・蝕瘡消腫などに用いられます。

1　斂肺止咳（咳を止める）

　これは肺虚（または虚火）によって肺気が上逆したために起こる咳嗽を治療する方法です。朱丹渓は黄昏嗽〔黄昏時になると出る咳嗽〕の治療に，五倍子と五味子の組み合わせを多用しました。これは虚火を原因とする咳嗽を治療する場合，清火作用のある涼薬ではなく，収斂作用のある薬を使って気を下へ降ろす必要があるということです。慢性的な咳を治療する場合，朱丹渓は，五倍子・五味子の2味に，さらに甘草・風化硝を加える方法も

多用しました。この組み合わせには，酸甘化陰作用と軟堅化痰作用があるので，肺陰が損なわれ，虚熱によって痰が生じている状態を治療することができます。また，肺気虚を中心的な病機とする咳嗽を治療する場合は，『衛生宝鑑』にある五味子と粟殻の組み合わせのように，斂渋作用を強調したものを使います。このほか訶子も，斂肺止咳作用・降火化痰作用があるので，肺虚痰熱による咳嗽の治療に適しています。訶子を使う場合，烏梅・知母・貝母などと組み合わせる方法が多用されます。

　注意する必要があるのは，五味子・烏梅・罌粟殻など斂肺止咳作用のある薬は，痰湿の存在する場合には使えないということです。痰湿証に斂肺作用のある薬を使うと，痰湿も収斂されてしまい，気の流れがさらに悪化するので，咳嗽を悪化させてしまうからです。また肺の伏飲を原因とする咳嗽は，本虚標実の証です。この場合，五味子のような斂渋作用のある薬を使うこともできますが，それだけを単独で使うわけにはいきません。必ず乾姜か細辛と組み合わせて使う必要があります。そうすることによって，温肺化飲作用が生じるほか，肺の気機に対応した「開＋合」という用薬法になります。また吐血を伴う咳嗽や吐血後の咳嗽で肺虚を原因とする状況を治療する場合，五味子に紫菀・款冬花・茜草根など，止血作用のある薬を合わせて使います。

　また烏梅や五味子は，アレルギー性の喘息に対しても効果があります。例えば，急な喘息発作で横になることもできず，肩で息をし，額に発汗がみられ，恐怖感や煩悶感を伴い，痰はからまないという状態に対しては，用量を多めにすることができます。防風・荊芥などの祛風薬，または蝉退・地骨皮などの散風熱薬を合わせると，治療効果をさらに高めることができます。『神農本草経』は烏梅の作用として，まず第一に「気を下に降ろし，熱・煩・満などを解消することで心を落ち着ける」と述べています。『名医別録』は五味子の作用を「益気作用があり，咳嗽など気の上逆を治療する」と述べています。さらに王好古は「喘息・乾いた咳嗽の治療に適している」と付け加えました。この方法は古くから多用されてきたものなので，多くの用例をあげることができます。例えば，上膈熱や傷風冷による咳嗽・喘息を治療する『和剤局方』の人参訶子圓（砂仁・訶子・藿香・竜脳・薄荷・百薬煎・葛粉・甘草・烏梅・人参）や人参清肺湯（人参・地骨皮・阿膠・杏仁・

桑皮・知母・烏梅・甘草・罌粟殻）があります。このほかにも程度の重い咳嗽・痰を治療する『三因方』の丁香烏梅圓（烏梅・紫蘇・木瓜・茯苓・甘草・檀香・人参・丁香・蠟）や，暴嗽を治療する『是斎医方』の一服便効方（阿膠・生姜・烏梅・甘草・紫蘇・杏仁・罌粟殻・半夏）などがあります。

2 斂津止汗（汗を止める）

　自汗や盗汗によって津液が体外に排泄されてしまう場合，多くは酸味薬の斂津止汗作用を使って治療を行います。例えば酸棗仁の止汗作用に，人参・茯苓を合わせる方法は，特に盗汗や心虚による健忘症などの治療に適しています。汗は心の液なので，発汗過多は心虚を引き起こします。そこで酸棗仁のような，斂津止汗作用と養心作用を合わせもつ薬が使われます。また五倍子を粉末にしたものを臍部に外用薬として貼る方法もあります。これも，自汗や盗汗を治療する方法です。このほか山茱萸にも止汗作用があります。大量の山茱萸に，五倍子・人参などを合わせる方法は，発汗過多による陰虚欲脱証を治療することのできる応急方剤といえます。

　斂津止汗作用は，実際に使用する場合には，収渋薬と合わせて使います。収渋薬には麻黄根・防風根・浮小麦または牡蛎・竜骨などがあり，これらの薬を合わせると治療効果を高めることができます。また衛表虚弱証に使う場合は，黄耆・防風・白朮など益気固表作用のある薬を合わせます。

　陰虚火旺を原因とする発汗では，陰火による元気の損傷がみられます。これは虚実の入り混じった証なので，治療に際しては斂津作用による止汗法ではなく，養陰清火作用・固護元気作用のある薬を使う必要があります。当帰六黄湯の用薬法がその例です。また湿熱による汗は，自汗・盗汗とは別に考えます。

　発汗過多による亡陰や亡陽のような危急の状態を救うことも，斂津止汗法による治療の１つです。この方法については徐霊胎の『亡陰亡陽論』に示唆に富んだ経験談が載せられています（p.23「辛熱温中回陽」参照）。

3 渋腸止久瀉久痢（慢性の下痢を止める）

　慢性的な下痢（または出血を伴う下痢）を治療する場合，一般的な方法では効果がありません。このような病状が長引くと，腸虚による下陥・滑脱が生じます。これを治療するには，酸味のもつ収斂作用・固渋作用を利用した固腸法が多用されます。例えば慢性的な下痢，または腎虚による下痢を治療する場合，五味子2両に呉茱萸半両を合わせたものを炒して粉末にし，1回2銭〔約6g〕を重湯で服用します（五味子散）。これは五味子のもつ「陰気を収斂し」「腎気の固渋作用を回復させる」作用と，呉茱萸のもつ「暖肝温脾」作用を合わせたものです。この五味子散について『本事方』は，以下のように別の解釈を提示しています。

　「明け方に下痢をするという症状は脾腎両虚が原因である。脾虚によって生じた内湿が過多になれば下痢が生じる。また腎水が不足しているので下痢の症状は明け方に現れる。そこで腎水を強化し五臓を養う五味子と，脾湿を除くことで下痢を止める呉茱萸を合わせて使えば，下痢は止まる」

　一般の薬が効かない慢性の下痢を治療する温渋法には，このほかにも，罌粟殻と肉豆蔲を粉末にし酢を使って丸薬にしたもの（醋糊丸）や，酒に浸した乳香と肉豆蔲を丸薬にしたもの（乳豆丸）などがあります。どちらも重湯で服用します。このほかにも，腸鳴が顕著で排ガスが多く，排ガスと同時に便も出てしまうような下痢は「気痢」と呼ばれます。これは気陥や気滞を原因とする，虚実が入り混じった複雑な病証です。治療には訶子に陳皮・厚朴を合わせたもの，または罌粟殻に陳皮・檳榔子を合わせたものを使います。これは通渋兼顧法と呼ばれる方法です。

　烏梅は，下痢の治療に最も多用される薬で，特に血痢によく用いられます。単味での使用例をあげると，『肘後方』では，長期的な下痢で，腸内の便が出尽くしてしまった状況を治療する際，烏梅20個分の果肉を煎じ（1盞の水を加え，水量が6分になるまで煎じる），食前・食後に服用するとあります。また『聖済総録』では，膿や血を伴う下痢を治療する際，烏梅1両分の種を取り，炒したものを，重湯で1回2銭〔約6g〕服用するとされています。他の薬と組み合わせて使う方法は，さらに多くの例がみられます。『袖珍方』では，慢性的な下痢を治療する際，烏梅肉・白梅肉に少

量の乳香を加えて丸薬にしたものを茶で服用するとあります。また塩水に漬けた梅肉に蠟茶を合わせて服用する方法は，特に血痢の治療に使われます。このほか，同量の烏梅・胡黄連・竈心土を粉にし，茶で服用する方法もあります。こうした用薬法の薬理について『医説』は「血は酸味薬の作用を受けると収斂し，寒性薬の作用を受けると止まり，苦味薬の作用を受けると流れが緩慢になる」と述べています。ほかにも烏梅と黄連を合わせた方剤は，ほかの薬で治療しても治癒しなかった熱痢の治療に使われます。塩漬けの梅に益母草を合わせた方剤は，赤白痢の治療に使われます。烏梅に建茶・乾姜を合わせて丸薬にした方剤は休息痢〔ときどき発症する慢性の下痢〕の治療に使われます。どれも有名な方剤です。このほか五味子も下痢治療，特に血痢の治療に多用される薬ですが，烏梅を五味子と合わせて使う方法も多くみられます。

　罌粟殻も下痢治療に使われますが，罌粟殻を使うことができるのは，慢性的で腹痛がなく，積滞の存在しない証に限られます。罌粟殻は，酸味による強力な収斂作用をもっているので，服用後嘔吐を引き起こすことが多くあります。これを防止するために，一般には酢製にしますが，このほか烏梅と合わせる方法もあります。また罌粟殻と姜厚朴を粉にして米のとぎ汁で服用する方法や，罌粟殻に金桜子を合わせる方法は，どちらも慢性の下痢治療に使われます。また烏梅と大棗を合わせる方法は，水瀉の治療に使われます。これらの用薬法は，酸味薬を重ねて使うことで，収斂作用を強めるという共通点をもっています。ここに陳皮・厚朴・檳榔子などを合わせると，収斂作用と同時に，気を通す作用が含まれることになります。これは気滞がみられる場合に使われる方法です。また，生姜・大棗・重湯などと合わせると，酸味に対する中和作用が働き，脾胃を保護することができます。

　また石榴皮も，古い文献では慢性の下痢を治療する薬とされています。最近の研究では，慢性の下痢だけでなく，急性の下痢に対しても治療効果があることがわかっています。

　李時珍は『本草綱目』で「酸味薬の主要な働きは収斂作用である。この作用は疾患の初期段階においては使うことができない。しかし慢性的な下痢では気散不固による腸滑肛脱が起きているし，また慢性的な咳嗽でも，気

散不収による肺脹が起こり烈しい痛みを訴える。このようなときには，酸味薬による収斂作用が必要である」と述べています。非常に実用的な意義のある見解です。

4　斂渋脱肛（脱肛の治療）

　脱肛を治療する場合，益気昇陽法や補腎固摂法を使うのが一般的ですが，ここで紹介する酸収斂渋作用を使う場合もあります。多用する薬としては，五倍子・百薬煎・訶子・罌粟殻などがあります。例えば五倍子による脱肛治療は，内服薬として使用する方法と外用薬として使用する方法があります。外用法としては，五倍子と少量の明礬を煎じ，この薬液で患部を洗う方法があります。また，五倍子と百草霜を合わせたものに酢を加えて膏薬を作り，これを患部に塗る方法もあります。このほか五倍子の薬液を外用薬として使い，同時に人参・黄耆・升麻などの薬を内服する方法もあります。また罌粟殻も，脱肛治療に多用される薬です。罌粟殻の帰経は肺経と腎経で，斂肺による渋腸作用や，腎を通じての収摂後陰作用があるので，これを脱肛の治療に利用するわけです。そこで罌粟殻を使って脱肛を治療する際，多くの場合は肺経薬か腎経薬を組み合わせます。このほか訶子や赤石脂は，主に慢性的な出血や膿を伴う下痢を原因とする，激しい肛門の痛みを伴う脱肛の治療に適しています。赤石脂には生肌肉作用・厚腸胃作用・除水湿作用があるからです。石榴もまた，脱肛治療に使われます。『聖恵方』では，痔による出血を伴う脱肛を治療する場合，石榴と茜根を酒で煎じたものを温かいうちに服用させています。しかし，この方法は，現在あまり使われていません。

5　渋精止遺・止小便（夢精・遺精・尿を止める）

　渋精止遺法に多用される薬は，五味子・山茱萸・金桜子などがあります。どれも酸味による収斂作用のある補肝腎薬なので，固腎渋精作用があります。この３味を組み合わせることで作用を強める方法もよく用いられますが，１味ごとの特性を活かした使い方もされます。例えば，五味子と熟地

黄の組み合わせや，五味子と覆盆子の組み合わせには，補精堅陰作用があるので，腎虚を中心病機とする多尿を伴う遺精の治療に使われます。また金桜子と芡実の組み合わせにも，渋精止遺作用と止小便作用があります。金桜子と縮砂仁の組み合わせには，納腎気作用と補血益精作用があります。このほか罌粟殻にも，遺精を治療する作用があります。また石榴皮にも止小便作用がありますが，これはあまり使われません。

6　開胃生津作用（胃を潤し機能を回復させる）

　これは胃陰不足の証に多用される方法です。胃陰が損なわれると，食欲がなくなったり，食べ物の味がわからなくなったりします。また，口腔内が乾燥するので，潤す作用のある涼性の甘酸っぱいものを好むようになります。こうした状況は，熱病の後期や慢性の胃炎などによくみられます。また最近では，化学療法やＸ線の治療を受けた後にも舌苔光剝嫩紅，味覚の麻痺など〔胃陰不足の〕症状がみられます。

　多用される薬には烏梅・木瓜・白芍・五味子・五倍子・訶子・茘枝・青果などがあります。ここから１〜２味を選び，養胃薬と合わせたり，または調理脾胃法と併用すると，酸甘化陰による開胃作用・生津止渇作用が生まれます。特に烏梅・木瓜・白芍の３味には，すぐれた抑肝扶胃作用があります。例えば『千金要方』の消食丸にも烏梅は使われていますし，宋代の多くの脾胃病治療方剤でも，烏梅は薬引〔引経薬〕として使われています。葉天士もまた，酸甘薬による養胃陰法を多用しました。そしてこれらの薬の特徴は，平素から軽食・間食として摂ることができることです。例えば烏梅・茘枝・青果などを１〜２個口に入れて咀嚼することで，簡単に食欲を増進させることができます。このように食療と薬治を結合させた治療法の研究は非常に意義のあるものです。ただし，この酸甘化陰法は，脾胃虚寒証や湿熱証に対しては使えません。

7　清利咽喉（咽喉部を利す）

　酸味薬の中には，訶子・五倍子・青果などのように，清利咽喉作用をも

つものもあります。例えば訶子には消痰下気作用があるので，数個を口に含んで咀嚼するだけでも痰嗽気逆を治療する作用があります。ここにさらに陳皮や半夏を加えても，消痰下気利咽作用を得ることができます。桔梗・荊芥・麦門冬の組み合わせには，辛潤利肺作用・開合肺気作用・利咽清音作用があるので，失声症の治療に多用されます。五倍子には咽喉部の腫毒を治療する作用があります。五倍子に白僵蚕・甘草を合わせ，叩いた白梅の果肉を加えて作った薬を咽喉部に塗ることで，患部の外皮を破き，毒の排出を促進することができます。青果は，急性慢性の区別なく，咽喉が赤く腫れて痛む病証を治療することができます。痰が多くからむ場合には，青果と白萊菔を水で煎じて服用します。これは王孟英『王氏医案』2巻に青竜白虎湯という名で載っている方剤で，喉疹を治療する作用があります。

8　蝕瘡消腫（蝕瘡を治療する）

酸味薬のなかには，烏梅・芍薬・敗醤草・地楡・明礬・酢などのように，蝕瘡消腫作用をもつものもあります。これは外科・内科の区別なく使うことができる方法です。例えば烏梅には，蝕悪肉作用と消癰腫作用があります。『劉涓子鬼遺方』には，炒した烏梅の果肉を外用薬として悪肉〔腫瘤・変性組織・壊死組織などを含む概念〕の上に塗付する治療法が載っています。『簡便方』でも，これと同じ方剤を，長期的に化膿し，悪肉が生じている臂疽の治療に使っています。また『王氏易簡方』は「癧疽や瘡腫は，その進行状況にかかわらず一律に，塩白梅を使って治療することができる。炒した白梅を粉にし，ここに少量の軽粉・ごま油を加えて練り，患部に塗付する」と述べています。李時珍は「烏梅には，酸味による収斂作用の結果として，悪瘡や胬肉を治療する作用がある」と述べています。

芍薬には，和血脈作用・散悪血作用・消癰腫作用・蝕膿作用があります。内科・外科を問わず烏梅よりもさらに多用される薬です。芍薬は酸微寒薬なので，癰腫を治療する際，虚寒証には使えませんが，その他のものであれば組み合わせを工夫することで，ほとんどのタイプに対して使うことができます。蝕膿を治療する方法には，『金匱要略』の膿散方があります。これは芍薬に枳実・桔梗を合わせた方剤です。

敗醬草は苦酸平薬で，癰腫や浮腫を除く作用，清熱作用，また排膿作用や破血作用，膿を水に変えていく作用などがあります。例えば『金匱要略』の薏苡附子敗醬散は，すでに化膿しているタイプの腸癰を治療する方剤です。『聖恵方』の托裏排膿散も，同じ状況に対して使うことができます。これは敗醬草・黄耆・白斂・当帰・赤芍よりなる方剤で，癰疽や瘡腫を治療することができます。

　地楡は苦酸寒薬で，その気は下へ沈む特徴をもっています。そして悪肉・金瘡，各種瘻・悪瘡や熱瘡を治療し，膿や血を止める作用があります。例えば『簡易方』の柞木湯（地楡・柞木葉・萱草根・乾荷葉）は，発背や各種癰腫を治療することができます。また『千金要方』の猬皮散（地楡・猬皮・蜂房・藁本など）は，膿や血のみられる癰疽・各種漏敗壊〔潰瘍で，患部からたえず膿が出てくる状態〕・五痔を治療することができます。

　酸寒薬である明礬には，悪肉を除き，組織の新生を促進する作用があるので，癰疽・疔腫・悪瘡の治療に使われます。明礬と蜜蠟を合わせたものが，有名な蠟礬丸です。すぐれた止痛生肌作用・防毒内攻作用・護膜止瀉作用・托裏化膿作用をもつ方剤なので，老人や子供も含めて，広く癰疽発背の治療に使われます。また『衛生宝鑑』に載っている二仙散（太医李管勾方）は，等量の明礬と黄丹を合わせた方剤です。これは外用薬として疔腫悪瘡の治療に使う，非常に即効性のある方剤です。明礬は，悪肉や赤く腫れた悪瘡の治療に多用される薬です。例えば『普済方』は，飛明礬〔水飛を施した明礬〕には組織の新生を促進する作用があり，生明礬には膿を排出する作用があると述べています。半飛半生の明礬に同量の飛五霊脂を合わせ，唾液を加えて紐状にしたものを，冷瘡が漏を形成している病証の治療に使います。李時珍は明礬の作用を「明礬は，その酸味による渋性・収性，また解毒作用を利用して，癰疽や瘡瘍を治療することができる」とまとめています。ここで紹介した数種の薬は単独で使うだけではなく，互いに組み合わせて使うこともできます。

　酢は苦温薬で，消癰疽作用・殺悪毒作用があります。例えば『肘後方』では，初期の癰腫〔まだ表皮が破れず膿が外に出ていないもの〕を治療する場合，酢と雀屎を合わせ，これを小豆大にしたものを患部に塗付し，患部の穿破〔外皮が破れ，膿が体外へ排出される〕を促進させています。『食療本草』で

は，赤く腫れて痛む毒腫を治療する場合，大黄の粉に酢を加えて練り，これを患部に塗付しています。また慢性の口瘡や，断続的に発病する口瘡を治療する場合，酢漬けにした黄柏を口に含ませるという治療法があります。『千金要方』には，舌の腫れを治療する場合，酢と釜底墨を合わせ，これを舌の上下に厚く塗布し，剥がれ落ちたらまた塗付するという治療法が載っています。李時珍は，これらの作用を「酸味による収斂作用，そして散鬱解毒作用によるものである」と述べています。

　ここで紹介したように，酸味薬には，非常に多様な作用があります。それだけでも十分に研究価値のあるものですが，ここに他の薬との組み合わせを加えると，その使用範囲はさら広がります。例えば甘味薬と合わせると，酸甘による化陰作用が生じ，苦味薬と合わせると，酸苦による泄熱作用が生じます。苦辛薬と合わせると，苦酸辛による清熱安胃作用が生じるので，胃痛や回虫病を治療することができます。酸味は陰に属するので，酸味薬は陰薬ということになります。そこで酸味薬を含む組み合わせは，熱性疾患の治療に使われることが多く，陽気が虚弱なタイプにはあまり使われません。しかし，大量の発汗による気陰欲脱のような危急の状況を救う際には，酸味薬は必要不可欠な薬といえます。

17　香薬走竄［香薬による走竄］

　香薬には辛温走竄という特性があるので，多くの場合，開竅通関作用・走竄経絡作用・避穢袪腐作用があります。そこで，神昏竅閉〔竅閉による意識障害〕や腫れによる痛み，また瘡瘍腫毒などを治療することができます。多用されるものとしては，麝香・蘇合香・安息香・竜脳香・丁香・沈香・木香・青木香・檀香・蓽撥・乳香・細辛・菖蒲・鬱金などがあります。李時珍は，麝香・蘇合香・竜脳香などの効能について，非常にていねいな解説を残しています。例えば「麝香は，その走竄という特性によって，各種孔竅の閉塞や経絡の滞りを通す作用がある。そこで諸風・諸気・諸血・諸

痛・驚癇・癥瘕など，さまざまな原因によって経絡壅閉・孔竅不利が生じている場合，これを引導薬として用いることで経絡の壅閉を開き，孔竅の不利を通すことができる」「蘇合香は，気竄という特性によって，諸竅や臓腑を通す作用があるので，さまざまな種類の気の異常を治療することができる」と述べています。また，竜脳香についても「その気はまず肺に入り，次に心脾に伝わる。走散という特性によって経絡の通りをよくしたり，つまっている状態を通したりする作用があるので，驚熱や瘡毒の治療に使われる」と述べています。具体的な薬の組み合わせには，状況に応じたさまざまな方法があります。以下，そのうちのいくつかを紹介します。

1　開竅通関（竅を開く）

「開竅通関」とは，主に神志昏迷・孔竅閉塞証の治療に使われる方法です。例えば温病で邪気が心営に入り込んだ状態，小児の急驚動風〔意識障害を伴う痙攣を主症状とする病証〕，中風における急な竅閉，癲癇などの証に対し，心に入る香薬を使い，閉じていた心竅を開くことで危急を救う方法です。ただし，ここで注意する必要があるのは，先にあげた状態には一般に2種類のタイプが存在するということです。1つは「火化」に属するタイプで，火熱の邪気が心包を侵す（火熱内陥心包）ことで起こる，熱による神昏です。このような状況に対しては「涼開」と呼ばれる清心開竅法を使って治療を行います。もう1つは「寒化」に属するタイプで，寒邪痰湿によって気の流れが阻害されるために起こる厥証（気閉痰厥）などがそうです。このような場合は,温通気機作用・化痰開竅作用のある薬を使った「温開」と呼ばれる方法で治療を行います。また，このほか病状の緩急による分類も大切です。例えば温病・急驚・中風などによる神昏は急症に属するものなので，緊急の治療が必要で，治療が遅れると生命の危険があります。これに対し癲癇のような疾患は病状もまちまちで，断続的に発作が起きたり回復したりしながら，重いものになると一生続いていきます。このような状態を治療する場合の用薬法や服用法は，急症の場合とは異なります。

　涼開法は，香薬による開導作用を中心に，寒涼薬による撤熱作用を合わせ，さらに補助的に重鎮安神薬などを加える方法です。主薬としては，辛

香開竅作用をもつ麝香・竜脳・鬱金などを使います。佐薬としては，避悪通神作用をもつ朱砂・雄黄などを使います。また同時に涼心鎮驚・清熱解毒作用のある牛黄・真珠・犀角などを合わせ，さらに補助的に重鎮作用のある金箔を加えたり，苦寒瀉火作用のある黄芩・黄連・山梔子を加えたりします。このように組み合わせることで，開竅通神作用のうえに，さらに清熱解毒作用をもたせることができます。これは最も典型的な涼開法で，安宮牛黄丸は，この法による方剤です。安宮牛黄丸から苦寒瀉火薬を除き，玳瑁・琥珀・銀箔など重鎮安神作用のある薬を加えると至宝丹になります。至宝丹から，朱砂・雄黄・玳瑁・金箔・銀箔などの薬を除き，寒水石・石膏・滑石・玄参・升麻・甘草・朴硝・硝石・黄金・磁石・羚羊角など清熱解毒・鎮肝熄風作用のある薬を加えると紫雪丹になります。これらはどれも涼開法による方剤ですが，それぞれ薬の組み合わせ方が違うので，具体的な作用にも差があります。

　三者の違いは，安宮牛黄丸は「開竅＋清熱安神作用」，至宝丹は「開竅＋鎮心作用で，清熱作用は安宮牛黄丸より弱い」，紫雪丹は「開竅＋強力な清熱作用，さらに鎮逆熄風作用」とまとめることができます。ここでもう１つ注意する必要があるのは，現在の紫雪丹には，黄金の入っていないものや，さらに麝香の入っていないものがあるということです。さらにひどいものになると犀角や羚羊角も入っておらず，このようなものに原方のもっている効果は望めません。

　涼開法による方剤には，このほかに例えば諸葛行軍散もあります。これは辛香開竅作用をもつ麝香・竜脳に，清心解毒作用をもつ真珠・牛黄を合わせ，さらに重鎮作用をもつ黄金や，避穢解毒作用・瀉熱散結作用をもつ雄黄・硼砂・火硝を加えたものです。特徴は雄黄の用量が突出していることで，すぐれた避穢醒竅作用をもつ方剤です。

　また清心鎮驚安神作用をもつ牛黄・辰砂に，開竅作用をもつ麝香，避穢解毒作用をもつ雄黄を合わせ，さらに清熱化痰作用をもつ天竺・陳胆星を加えたものが『明医雑著』の牛黄抱竜丸です。このような清熱化痰・開竅安神法は，小児の急驚治療に多用される方法です。この牛黄抱竜丸から雄黄を除き，真珠粉・九節菖蒲を加えて開竅鎮驚作用を強め，礞石・半夏・川貝母・黄連・胡黄連を加えて清熱化痰作用を強めたものが『験方』の小

児回春丹です。これは牛黄抱竜丸の用薬法に沿って，さらに薬を補強した方剤で，程度の重い痰熱驚厥証の治療に使われます。

　これに対して温開法は，香薬による開竅作用に，さらに温薬による宣通三焦作用を加えたものです。最大の特徴は，蘇合香・安息香・麝香・竜脳香・丁香・沈香・乳香・白檀香・青木香・香附子・華撥などの辛香薬を大量に使うことで，強力な温通気機・走竄経絡作用を実現し，臓腑気血の突発的な壅閉状態を治療することです。そして，さらに犀角による清心解毒作用，朱砂による鎮心安神作用を合わせます。このように組み合わせることで祛寒避穢作用・行気化痰作用・開竅作用・安神作用などを，同時にもたせることができるようになるのです。『素問』六微旨大論が「内外の出入りが妨げられると，生命活動は終息し，上下の昇降が停止すると，気のさまざまな変化も存在しなくなる」と述べているように，突発的な中風・中気・中悪・客忤などは，非常に危険なものです。体全体の気の昇降を主っているのは脾胃です。また五臓はみな胃から気を受け取っています。そこで香薬の中に温胃健脾作用のある白朮を加えて使います。このように使うと，香薬が胃に入った後，上昇すべきものを上昇させ，下降すべきものを下降させ，薬の作用を中土（脾胃）から迅速に五臓に送り届けることができるようになります。これが『素問』のいう「執中洲以運四傍」〔中洲＝脾をコントロールして隅々に行き渡らせる〕の意味です。

　また体全体の気の出納を主っているのは肺と腎で，肺は出気を，腎は納気を，それぞれ主っています。「肺は気の主」「腎は気の根」といわれるのはこのためです。そこで香薬の中に訶子を加える方法があります。苦温渋薬である訶子には，温通作用と渋気作用があります。このように通す作用を主要作用とする方剤のなかに渋性の薬を入れることで，気の消耗や真気の散失という，大量の香薬による弊害を防ぐことができます。またこのように使うことで，昇降のバランスのとれた方剤を組成することもできます。これは温開法の代表方剤である，蘇合香丸の組成法です。蘇合香丸は，もともとはその避穢祛瘴作用を利用して，伝屍痓忤〔結核など慢性化する伝染病〕，卒心痛や霍乱による嘔吐下痢などの治療に使われていました。現在でも，もちろん同様の使い方をすることができます。蘇合香丸を緊急時の温通開閉薬として利用するという方法は，後世の発展的な使い方です。

また温開法による方剤は，外用薬として使っても即効性のあるものです。例えば中風の閉証では，口を開くことができなくなることが多く，薬を飲ませることができません。このようなときに，温開法による外用薬を利用して開関作用・通竅作用を生じさせ，治療を行うことができます。通気祛痰による開竅作用のある通関散がその例です。同量の細辛と猪牙皂角を細かい粉にし，これを鼻から吸い込ませてくしゃみをさせることで治療を行います。また開関散も，豁痰通竅作用・開関作用のある方剤です。同量の竜脳香と天南星を粉にして，これで歯を20～30回ほどこすります。

　また湯液による方法では，上で紹介したもののほか，牛黄と鬱金，犀角と菖蒲の組み合わせによる清心解毒作用・芳香開竅作用を使うこともできます。菖蒲と鬱金による避穢開竅作用を使うこともあります。また熱邪の強い温病で，邪気が心包に入り込んでいる病証を治療する場合は，鬱金と川貝母，鬱金と山梔子・豆豉などによる宣鬱清心作用，連翹心と巻心竹葉，石菖蒲と竹葉心による清透胞絡作用などが多用されます。このほか癲癇や痴呆，または健忘症などの治療に多用されるものには，鬱金と明礬（白金丸）による化痰開竅作用，細辛と桂心による祛寒通竅作用，菖蒲と遠志による開心益智作用などがあります。

2　通経止痛（経を通じさせる）

　辛香薬のもつ通経絡作用を利用して各種疼痛を治療する方法は，非常に多用されるものです。ただし，ここでいう疼痛の大部分は，寒気による卒痛のことです。つまり『素問』挙痛論で述べられている「正常な状態では，人体の経脈気血は休むことなく全身をめぐっている。しかし寒邪が経脈に停滞すると気血の流れは悪くなる。寒邪が経脈の外に停滞すると，血行が悪くなる。寒邪が脈の中に入り込むと，経脈の気は通らなくなり，突発的な痛みが生じる」という状況と同じです。辛香薬のもつ温通作用は，このような病状に対して即効性のあるものです。具体的な薬の使い方は，治療する疼痛が内の痛みか，外の痛みかによって違ってきます。内の痛みには心痛・胃痛・腹痛などがあり，外の痛みには体全体の痛みや関節痛などがあります。寒鬱内痺による心痛・胃痛・腹痛などの治療には蘇合丸を使う

のが効果的です。現在，狭心症の治療に多用されている冠心蘇合丸は，蘇合丸の組成を少し簡単にしたものですが，基本的な効果は同じです。また突発的な心痛の治療には，丁香の粉末を黄酒〔餅きびや餅米を主原料とする中国の醸造酒の総称〕で服用する治療法もあります。このほか鬱金と附子・乾姜の組み合わせ，乳香と胡椒の組み合わせ，乳香と茶葉の組み合わせなどは，みな厥証を伴う重度の心痛を治療する方法です。いずれの場合も，薬を粉にした後，丸薬を作り，これを酒または酢を入れた湯で服用します。このほか，木香と砂仁，檀香と砂仁，香附子と砂仁・甘草（快気湯），香附子と烏薬（青嚢丸），木香と烏薬，木香と茴香，香附子と高良姜（良附丸），香附子と艾葉（艾附丸）などの組み合わせは，みな寒凝気滞による心痛・腹痛（多くは胃痛）を治療する方法です。また，木香と乳香・没薬，烏薬と茴香・青皮・良姜，木香と荔枝核，荔枝核と茴香（荔香散），香附子と呉茱萸，烏薬と沈薬，炙甘草（小烏沈湯）などの組み合わせは，みな寒邪が三陰を侵した状況での腹痛・疝痛を治療する方法です。

　以上，非常に多くの組み合わせ方を紹介しましたが，これらを正確に使いこなす1つの方法は，邪気が体内のどこに存在するのか，その上・中・下・経・絡・臓・腑などの位置を正確につかんでから薬を選ぶことです。木香や香附子は，邪気の位置に関わりなく，気滞を原因とする三焦の冷痛であれば一律に使うことができる薬です。このような例外を除いて，一般には，その薬が主にどの経に作用するのか，どの臓に作用するのかという特性によって薬を選びます。例えば，麝香・蘇合香・安息香・竜脳香・乳香は，みな心経と脾経に入ります。このうち竜脳香は肺経にも入り，乳香は肝経にも入ります。また，木香・茴香・丁香・沈香・檀香は，みな脾胃経に入ります。さらに木香は大腸経に，茴香は肝経と腎経に，丁香と沈香は腎経に，檀香は心経と肺経にも入ります。このほか鬱金は心経・肝経・胆経に，胡椒・華撥は胃経・大腸経に，荔枝核は肝経・胃経に，烏薬は胃経・腎経・膀胱経に作用します。このような使い分けを行うことで，薬物の特性と病状とを符合させることができれば，さらにすぐれた治療効果を得ることができます。

　体表にある痛みを治療する場合も，病状の分類は複雑です。痛む部位による分類だけではなく，さらに寒熱虚実による分類も行うからです。体表

の痛みを治療する場合も，通経止痛作用だけについていえば，やはり薬の作用がどの臓に入るのかという分経による使い分けが基本となります。例えば頭痛の場合，頭痛・偏頭痛を治療する点頭散があります。これは川芎と香附子を粉にしたものをお茶で服用するものです。また風寒による頭痛を治療するものには小芎辛散があります。これは川芎と細辛に生姜を加え，煎じて服用するものです。また肩や背中の硬直による痛みを治療するものには星香散があります。これは木香と南星に生姜を加えて服用するものです。肩や腕が痛み，動かしにくくなっている状態を治療するには，丁香・木香に羌活・姜黄を合わせて使います。体全体の痛みには，麝香と地竜，麝香と水蛭，没薬と虎骨などの組み合わせを使います。どちらも，粉にしたものを温酒で服用します。みな止痛作用・活血作用・解痙作用があるので全身性の痙攣を伴う痛みや，持続する痛みによる痺れなどを治療することができます。腰痛の治療には，木香に官桂・杜仲を合わせ，粉にしたものを空腹時に温酒で服用する方法があります。これは治腰痛如神方と呼ばれる，行気活血作用のある方剤です。また腰から背にかけての硬直による痛みを治療するには，茴香に川烏頭・蒼朮を合わせたものを丸薬にし，温酒または食塩を入れた白湯で服用します。これは三仙丹という方剤です。打ち身や流産を原因とする腰痛の治療には，乳香・没薬に肉桂・川芎・当帰・赤芍などを合わせて使います。

　以上，ここで紹介した方剤は，どれもすぐれた臨床効果をもつ方剤です。ただし注意する必要があるのは，香薬のもつ走竄という特性は，通経止痛作用だけではなく，同時に気を消耗させ，陰を損傷するという弊害があることです。そこで香薬は，節度を保った使用を心がけるだけでなく，組成に際しても，養気養血作用のある薬と合わせることで弊害の少ない方剤にするなどの工夫が必要となります。

3　祛腐消腫（腐肉を去る）

　香薬による祛腐消腫作用は，中医外科における重要な治療法の1つです。宋代の陳自明は，この治法について以下のように述べています。「香薬のもつ芳香は，気血の流れをよくし，反対に臭味を帯びた薬は気血の流れを

悪くさせる。瘡瘍の多くは栄気が肉の中に逆行し，これが蓄積されて膿が生じたものである。このような病証に香味薬を使えば，気血の流れをよくすることができる。(中略)瘡は元来，生臭く汚いものである。ここに臭味薬を使うと病状をさらに悪化させてしまう。古人は香薬を使って瘡を治療したが，これは非常に理にかなったことである」。そこで麝香・乳香・木香・丁香・沈香などが多用されました。

　この5味よりなる方剤を五香湯といいます（麝香を藿香に替えたものを五香散という）。この五香湯に，連翹・射干・升麻・独活・桑寄生・甘草・大黄・木香などの解毒散風通絡薬を加えたものが五香連翹湯と呼ばれる方剤です。発熱・悪寒を伴う初期の各種瘡腫を治療する際に，最もよく使われる薬です。特に麝香・乳香・没薬・木香・鬱金・雄黄・蟾酥などの薬は，奪命丹・寸金丹・勝金丹・金粉散・解毒万病丸（玉枢丹と同方）・仙方活命飲などの方剤において使用されている薬です。方剤名に使われている「奪命」「寸金」「万病」「活命」などの語句からもわかるように，これらの薬には命を救うという重要な作用があります。また香附子1味よりなる独聖散は，瘡瘍の初期に，薬とお茶を混ぜて服用します。

　これらの方剤はみな『外科精要』に載っているものです。そしてこれらに共通する作用について，同書は以下のように述べています。「瘡瘍は気滞血凝により起こる。治療には香剤が適している。なぜなら香性には行気通血作用があるからである」。乳香と緑豆粉よりなる護心散は，祛悪気作用〔悪気とは，気滞血鬱によって生じる病理産物としての鬱濁〕，諸毒に対する解毒作用・消癰腫瘡瘍作用・托裏護心作用のある方剤です。木香・沈香・乳香に巴豆霜を合わせた一粒金丹は，さまざまな悪瘡癰腫や，無名腫毒の治療に使われます。丁香・乳香・没薬に針砂・糯米を合わせた替針丸は，化膿性の炎症で，患部の外皮がまだ破れていない状況に使います。まず丸薬を水でぬらし，これを患部に付着させると，針やメスを使わずに外皮を切開し膿を出すことができます。

　このほか麝香について，孟詵は「あらゆる癰瘡膿水を排除することができる」と述べています。これらの例からもわかるように，香薬のもつ祛腐消腫作用は，各種外科疾患に対して非常に有用なものです。

18 薬性の裁成［加工による薬性の変化］

　韓天爵の『韓氏医通』にみられる「薬有成性，以材相制，気味相洽，而後達夫病性」という論述は，薬の臨床応用に関する非常に重要な認識といえます。これは「薬の性能自体は不変だが，さらに特定の炮製加工を加えたり，または他の薬と組み合わせたりすることで，その薬のもっている多様な作用を引き出し，より病状に適したものに変えることができる」という意味です。韓氏は例えば，当帰・香附子・半夏・黄連などの薬について，具体的な炮製法を示しています。そこには塩や水に漬ける，酒や火を使った各種炒製，姜汁や礬水による泡炒などの加工法のほか，さまざまな病状に応じた薬の組み合わせ方などが載っています。こうした作業を通して，その薬のもつ作用を引き出すことで，気の昇降を調節したり，特定の臓腑に正確に作用させたり，さまざまな協調的作用を及ぼすことができるようになります。これが「薬性裁成」の大まかな意味であり，非常に広い範囲で使用されている方法です。

　徐霊胎はこの方法を重視し，以下のような言葉を残しています。「薬を使う場合，各種製薬法が担っている役割は大きく，それぞれに重要な意味を持っている。例えば，もともと備わっている気が濃厚で，作用も強いタイプの薬は，作用自体に必ず偏りがある。このような薬は，治療に必要な作用を及ぼすだけでなく，必ず弊害を生む。しかし，適切な方法を用いて処理することで，治療に必要な作用だけを残して，その他の有害な作用をなくし，薬性の偏りの少ない穏やかな薬に作り変えることができる。各種製薬法を，それぞれの意味からみると，相反によるもの・相資によるもの・相悪によるもの・相畏によるもの・相喜によるもの，などさまざまなものがある。さらに製薬の方法をみると，形に対する製薬，薬性に対する製薬，味に対する製薬，質に対する製薬などがある。これらはみな，薬を用いる際の有用な方法である」（以上『医学源流論』製薬論より）。これらの方法は，薬物の炮製加工だけでなく，さらに組み合わせによる運用法や，剤型の改良などを含む比較的特殊な用薬法といえます。そして，このような方法は，中医学の歴史を通じて非常によ

く用いられてきたものです。具体例をあげると，以下のようになります。

四治黄連丸

各種の痔や痢を治療する方剤です。1斤の黄連を4等分し，そのうちの1つは酒に漬けてから炒し，1つは姜汁を加えて炒し，1つは呉茱萸湯に漬けてから炒し，またもう1つは益智仁を加えて炒し，益智仁を除きます。最後にこれら4種の黄連を合わせて粉末にします。さらに酒で煮た白芍薬4両（切）を焙じたものと，使君子4両を焙じたものと，広木香2両を粉末にします。以上の薬をすべて合わせ，蒸したものを緑豆大の丸薬にし，1日3回，1回30丸を，食前に重湯で服用します(以上『本草綱目』黄連条にみられる『韓氏医通』方剤の引用より)。このように黄連を4等分し，それぞれに酒・生姜汁・呉茱萸・益智仁を加えて炒することで，作用を広げることができ，さらに昇降寒温を合わせて使うという意味も生じます。また芍薬・木香・使君子を合わせることで，さらに調肝脾を通じた治痔殺虫作用が生じるので，各種痔や痢の治療にも使われます。

四制香附丸

女性の生理不順や，生理不順にまつわる諸症状を治療する方剤です。1斤の香附子を4等分し，1つは酒漬けにし，1つは酢漬けにし，1つは塩水に漬け，1つは童便〔小児の尿〕に漬けます。次にこれらを日干しにし，乾いたら粉末にします。この薬粉を酢で煮てペースト状にし，梧（あおぎり）の種大の丸薬にします。これを1回に70丸，酒で服用します(以上『瑞竹堂方』)。ここで酒を使うのは行血作用を加えるため，酢を使うのは破血作用を加えるため，塩水を使うのは祛実作用を加えるため，童便を使うのは，顧虚作用〔滋陰作用〕を加えるためです。痩せ型の人には，さらに沢蘭・赤茯苓の粉を2両加えます。痩せている人は一般に体内の火が強く，火は血を傷めやすいからです。気虚の人には，さらに四君子湯を加え，血虚の人には，さらに四物湯を加えます。香附子は「血中気薬」と呼ばれる行気活血薬ですが，そのほかに虚実補瀉などの作用ももっています。四制香附丸にみられるように，香附子はさまざまな生理不順の治療に利用されます。

奪命丹

　この適応疾患は3種に大別されます。1つは，小腸疝気による陰部片側の下墜感を伴う痛みや，臍下の引きつるような痛みです。ひどい場合には痛みが精神状態に影響し，悶え乱れることもあります。もう1つは睾丸が硬く腫れ，日増しに悪化している状況です。もう1つは陰部が湿っていて痒く，これを掻きすぎたために生じた瘡です。奪命丹は，1斤の呉茱萸を4等分し，1つは酒漬けにし，1つは酢漬けにし，1つはお湯に漬け，1つは童便に漬けます。それぞれ1晩漬けた後，焙じて乾燥させます。これを沢瀉2両と合わせて粉末にし，酒で煮てペースト状にし，梧の種大の丸薬にします。これを空腹時，1回に50丸，塩水か酒で服用します(以上『和剤局方』)。このような加工をすることで，呉茱萸のもつ温中下気による疝気腹痛に対する止痛作用のほか，酒による行散作用の強化，酢と童便・沢瀉による肝腎に対する引経作用などが加わり，作用がすみやかに発揮されるようになります。呉茱萸1味による場合と比べ，その作用は格段によくなっています。そこでこの方剤には「奪命」という名が付けられているのです。

快膈湯

　冷膈気(臓気虚・内寒による腹痛・腹脹・噯気など)や飲酒後の飽満を治療する方剤です。1斤の青橘皮を4等分し，1つは塩水に漬け，1つは沸騰水に漬け，1つは酢漬けにし，1つは酒漬けにします。これらを3日間漬け，取り出したらきれいに洗い糸状に切ります。別に1両の塩を用意し，これを軽く焦げ目がつくまで炒めます。この塩と4種の青橘皮を合わせ，粉末にします。これを1回に2銭，茶葉の粉末5分と合わせて煎じ，温かいうちに服用します。薬を煎じないで，そのまま粉薬として服用することも可能です(以上『経験後方』)。蘇頌は，青橘皮には「気滞を散らし，食物を下行させ，積結や膈気を解く」作用があると述べています。酒・酢・茶は，気を通す作用を強め，消化を促進させる作用があります(行散消食作用)。沸騰水には，経絡を通す作用があります。陳蔵器は，塩には「臓腑を調和させ，体内に慢性的に存在しているものを取り除くことで，人を壮健にする」作用があると述べています。このように使うことで，青橘皮の作用を拡大し，冷膈気や飲酒後の飽満などの治療に使える

ようにしています。「快膈」という名も，こうした作用を表現したものです。

高良姜丸

　心脾の冷痛を治療する方剤です。高良姜４両を４等分し，１つは半合の古米を加えて炒黄し，米を除きます。１つは半両の古い壁土を加えて炒黄し，古い壁土を除きます。１つは34個の巴豆を加えて炒黄し，巴豆を除きます。１つは34個の斑蝥を加えて炒黄し，斑蝥を除きます。それらを呉茱萸１両と合わせて酒漬けにし，酒から取り出した後，生姜汁を加えて再び炒します。これらすべてを粉末にし，呉茱萸を漬けるのに使った酒を混ぜてペースト状にし，梧の種大の丸薬にします。これを空腹時に１回に50丸，生姜湯で服用します。高良姜はもともと，その温胃作用を利用して，長期にわたる冷えを原因とする腹痛（気痛）を治療する薬です。ここにさらに古米の気が加わると，暖脾調腸作用をもつようになります。古い壁土の気が加わると，補脾勝湿作用をもつようになります。斑蝥の気が加わると，利尿作用・引薬行気作用をもつようになります。巴豆の気が加わると，斑蝥の毒に対する解毒作用のほか，健脾開胃作用や，心腹痛や疝気に対する止痛作用をもつようになります。このようにして益脾胃作用や祛邪毒作用を加えることができます。また呉茱萸と合わせて酒漬けにし，酒から取り出した後，生姜汁を使って炒することで，行散沈寒諸気作用を強めることができます。この薬は心脾の冷痛治療に使われますが，そのすぐれた作用は，一般的な使い方をした場合とは比べものにならないものです。

四妙丸

　この薬は，その寛腸順気作用を利用して，老人や子供の腹脹，また血気凝滞による疾患の治療に使われます。４両の枳殻を４等分し，１つは１両の蒼朮を加えて炒し，１つは１両の蘿蔔子を加えて炒し，１つは１両の乾漆を加えて炒し，１つは１両の茴香を加えて炒黄します。それぞれ枳殻だけを取り出して粉末にします。ここに水を加えペースト状になるまで煮たら，梧の種大の丸薬にします。これを食後に50～70丸，米のとぎ汁で服用します（以上『王氏易簡方』）。枳殻には，もともと寛腸下気作用がありますが，同時に破気作用という弊害もあります。上のような加工を行うと，その弊害をなくすことができます。また

同時に運脾燥湿作用・消痰消食作用・行気活血作用などもあるので，老人や子供の腹脹，また血気凝滞による疾患の治療に使うことができます。

四蒸木瓜丸

　この薬は，肝経・腎経・脾経の気が弱まったため，風寒暑湿の邪気が経絡に侵入し，季節や感情の変化を誘因として起こる腫満・頑痺・憎寒壮熱・嘔吐・自汗・霍乱吐利などの症候を治療する薬です〔これらの症候は，同時にすべてが現れるのではなく，1つまたは複数が現れる〕。大きな木瓜を4個用意し，ヘタを取り中味をくり抜きます。1つには黄耆・続断の粉を半両ずつ入れます。1つには蒼朮・橘皮の粉を半両ずつ入れます。1つには烏薬・黄松節（茯神の芯になる木）の粉を半両ずつ入れます。1つには威霊仙・苦葶藶の粉を半両ずつ入れます。薬をつめた木瓜は，またヘタをもとに戻して酒漬けにします。これを蒸してから日干しにします。この「漬ける→蒸す→干す」作業を3回繰り返したら粉末にします。粉末に水を加えてペースト状にし，梧の種大の丸薬にします。これを1回に50丸，温めた酒と温塩水で服用します（以上『御薬院方』）。木瓜の作用について，陳蔵器は「筋骨を強め，嘔逆を止める作用がある」と述べ，王好古は「湿気を除き，胃を和し，肺脾を滋養する作用がある」と述べています。そこで木瓜は，湿痺・霍乱による吐き下し・転筋不止（筋肉のひきつり・痙攣）などの治療に使われます。さらに益気祛湿作用・通経活絡作用のある薬を組み合わせると，肝脾腎に対する作用を強めることができます。また「漬ける→蒸す→干す」作業を3回繰り返すことで，薬の気同士を和合させることができます。雑多な薬の作用が和合して1つにまとまるのです。このようにして治標顧本・通経治痺という特殊な作用を発揮する薬が作られます。

交加散

　これは，婦人科疾患に多用される薬で，経脈の不調による腹痛（腹中撮痛），または結聚癥瘕，産後の中風などを治療することができます。生地黄1斤を搾って薬汁を取り，絞り滓を残しておきます。生姜1斤も絞って薬汁を取り，絞り滓を残しておきます。次に，生姜の絞り滓に地黄の薬汁を加えて炒し，地黄の絞り滓に生姜汁を加えて炒します。最後にこれらを合わせて日に干し，

乾燥したら粉末にします。これを1回に3銭，温酒で服用します（以上『婦人良方大全』）。生地黄には，血脈を通し，血瘀を除く作用があるので，各種婦人科疾患に多用されます。生姜には，陳蔵器のいう「破血作用・調中作用・冷気を去る作用」や，風寒を散らす作用があります。両者を合わせると，血に作用させながら気を調え，寒性の中に温性がある薬が出来上がります。このような特徴を交加〔「2種類のものが同時に現れる」の意〕という言葉で表しているのです。この薬には，調和経脈作用・行血散邪作用があり，特に生理不順・腹中撮痛，また産後の中風などに多用されます。一般に，血病は血薬を使って治療し，風寒病は解散薬を使って治療します。つまり表証は表証として，裏証は裏証として治療し，両者を混同することはありません。しかし婦人疾患の場合，表裏を分けて治療するのではなく，まず先後緩急を明らかにし，それに従ってふさわしい用薬法を決定するのが普通です。この方剤には交加という特徴があります。つまり生地黄に生姜を合わせ，血を治療することで気に影響が及ぶことを防ぎます。そして生姜に生地黄を合わせ，気を治療することで血に影響することを防ぎます。交加散の交加とは，このような行血作用と散邪作用を互いに強めることができる特性を意味しているのです。交加散は，上記の証候のほかにも，この病機にあてはまるさまざまな病証の治療に使うことができます。

交加双解飲子

痰食・瘧疾・瘴気・虚寒などの証を治療する方剤です。肉豆蔻・草豆蔻を2個ずつ用意し，1つは生で使い，1つは煨製にして使います。厚朴を2寸用意し，半生半製にして使います。甘草も2寸用意し，半生半炙にして使います。棗大の生姜を2つ用意し，1つは生で使い，1つは煨製にして使います。これらを2服に分け，瘧疾の発作時に煎服します。症状が治まらないときは，もう1度服用します（以上『衛生宝鑑』）。豆蔻・厚朴には温中理気作用があり，瘧疾や瘴気の治療に使われます。甘草・生姜には益脾胃作用・散風寒作用・和中達邪作用があります。ここまでは簡単に理解できますが，この方剤の傑出した点は，4種の薬をそれぞれ生用・熟用〔炮製を施して用いる〕の併用にしていることです。生用すると薬の気は鋭くなり，熟用すると薬の気は鈍くなります。両者を併用すると，まずは生用薬の鋭利な気が先行し，後から

熟用薬の気が作用することになります。その結果，薬の効果を高めることができます。また，生用薬は作用が強く「瀉」性を発揮しますが，熟用にすると作用が穏やかになり，「守」性をもつようになります。つまり攻と守を併用するという意味もあります。韓天爵は「標病を治療する場合，薬は生用にするのがよい。薬の気が強いからである。本病を治療する場合，薬は製錬した調剤を使うのがよい」と述べています。交加双解飲子の用薬法にも，まったく同じ意味がこめられています。

交加丸

　これは，その昇水降火作用を通じて，百病〔さまざまな疾患〕を治療することのできる薬です。蒼朮1斤を4等分し，1つは米のとぎ汁（米泔）に漬けてから炒し，1つは塩水に漬けてから炒し，1つは蜀椒を加えて炒し，1つは破故紙を加えて炒します。次に黄柏1斤を4等分し，1つは酒を加えて炒します。1つは童便に漬けてから炒します。1つは小茴香を加えて炒します。1つはそのまま生用します。最後に加工のために使った薬はすべて除き，蒼朮と黄柏だけを粉末にします。ここに蜂蜜を加えて梧の種大の丸薬にします。これを1回に60丸，空腹時に塩水で服用します（以上『鄧才筆峰雑興方』）。このようにして蒼朮に，米のとぎ汁・塩・椒・破故紙の気味を吸収させると，運脾燥湿作用を強めるだけでなく，陰火を下へ降ろすこともできるようになります。また黄柏に，酒・童便・小茴香の気味を吸収させると，苦寒堅陰作用のほか，補腎昇水作用をもつようになります。この両者を合わせると，上昇下降作用・収斂陰火作用（体内で陰水が上昇し，邪火は下降する）を合わせもつ方剤となります。これを服用すると，中焦の運化機能は正常になり，下焦も落ち着きを取り戻します。つまり中焦を調えること（運脾）を通して，上下水火の交通を正常化させ（交済心腎），最終的に三焦全体を安定させるのです。交加が百病の治療に使われる理由はここにあります。交加丸を，ただ蒼朮と黄柏を合わせただけの二妙と比べると，その薬性も作用も大きく異なります。

坎离丸

　坎离丸の製造法も，交加丸と同類の意味をもっています。白朮・蒼朮各1斤を4等分し，1つは蜀椒1両を加えて炒し，1つは破故紙1両を加え

て炒し，1つは五味子1両を加えて炒し，1つは川芎1両を加えて炒します。最後に白朮・蒼朮だけを取り出して粉末にします。次に黄柏4斤を4等分し，1つは酥炙に，1つは乳炙に，1つは童便炙に，1つは米泔炙にします。それぞれの作業を12回繰り返した後，粉末にします。白朮・蒼朮と黄柏を合わせ，蜂蜜を加えて梧の種大の丸薬にします。これを1回に30丸，朝は酒で，昼は茶で，夜は白湯で服用します（以上『積善堂方』）。この方剤の君薬は黄柏です。苦寒薬である黄柏は下焦に作用し，補腎と昇水を行うことができます。ここに佐薬として蒼朮を合わせます。苦温薬である蒼朮は中焦に作用し，その燥湿作用を通して陰火をおさめることができます。両者を合わせると，昇水降火作用をもつようになります。しかし黄柏の用量は，蒼朮の4倍です。これは坎离丸の昇水降火作用が，堅陰・昇水を主としたものであることを意味しています。また蒼朮に，蜀椒・川芎・破故紙・五味子の気味を吸収させると，中焦の気の昇降を調え，下焦の陰陽の気を治めることができるようになります。このように，水を上昇させると同時に心火を収斂させ，坎离〔水火〕の相互交通を正常化することが坎离丸の目的です。そこで『積善堂方』も，本剤の作用を「滋陰降火・開胃進食・強筋骨・祛湿熱」と的確にまとめています。ここで注意する必要があるのは，交加丸・坎离丸の昇水降火作用は，主に中焦・下焦の湿熱性疾患を対象としているという点です。両方剤の作用と，補脾胃を通しての交通心腎作用は，理論的には近いですが，実際には邪気の有無，虚実の違いがあります。

　以上のように，薬性の裁成〔加工による薬性の変化〕には，卓抜した発想による多くの方法があります。なかでも薬の剤型を改良し，五味を調和させることで服用しやすくしたり，治療効果を高めたりする方法は，今後も研究を続け，発展させていく価値があると思います。このような薬の組み合わせ方は，唐代・宋代・元代・明代の書物に多くの記載があります。当時の中国は，新しいものを生み出す学術的気風に富み，さまざまな創意工夫をする学派が存在していたことがわかります。この学派は，経方を重んじる伝統的な学派とは異なる学派として非常に発展しました。その内容は現在でも十分に研究価値のあるものです。病人を苦しみから救うためには，より多くの方法を模索するべきで，1つの方法に固執してはいけません。

2章 昇降浮沈による薬の組み合わせ

薬には昇・降・浮・沈という作用特性の違いがあるので、この特性を考慮して治法を組み立てることもできます。具体的には昇・降・浮・沈を利用した因勢利導*や、2種の特性を同時に使う方法などがあり、非常に多くの治法を組み立てることができます。李東垣は「薬には、昇・降・浮・沈・化・生・長・収・蔵・成という特性があるが、これらの特性は四時と対応させることができる。つまり春には昇を、夏には浮を、秋には収を、冬には蔵を、それぞれ対応させることができる。土は中心に位置するので化を対応させる。味の薄いものは上昇し『生』の特性をもつ。気の薄いものは下降し『収』の特性をもつ。気の厚いものは浮かび『長』の特性をもつ。味の厚いものは沈み『蔵』の特性をもつ。気味の平らなものは『化・生』の特性をもつ」と述べています。李時珍は「酸味薬と鹹味薬に昇の特性をもつものはなく、甘辛薬に降の特性をもつものはない。寒性の薬に浮の特性をもつものはなく、熱性の薬に沈の特性をもつものはない。それが自然なことである。しかし昇性をもつ薬を鹹寒薬と合わせると、その作用を下焦に及ぼすことができる。また沈性をもつ薬を酒と合わせると、その作用を頭頂にまで及ぼすことができる。……このように薬のもつ昇降という特性は、人の体内でも変わることはない」と述べています（以上の2文は、いずれも『本草綱目』より引用）。ここに述べられている方法にそって薬を組み合わせると、上病下取・下病上取・軽可祛実・重以鎮逆・逆流挽舟・引火帰源など、昇降浮沈を応用したさまざまな治療方法を作り出すことができきます。要点をまとめると、以下のようになります。

　　＊**因勢利導**：邪気の部位に応じてふさわしい出口を与えたり、邪気の勢いに応じてふさわしい時期に治療を行う方法。

1 昇降気機［気機の昇降］

「昇降気機」については繆希雍が多くの論述を残しています。例えば『本草経疏』には次のような記述があります。

「昇とは春の気であり，風化するものであり，五行では木に属する。よって昇には『散らす』という意味がある。降とは秋の気であり，燥化するものであり，五行では金に属する。よって降には『斂める（収める）』という意味がある。食生活の偏りや過度の労働は，陽気の下陥を引き起こす。このような状況を治療するには，昇陽益気の治法が適している。下痢が止まらない場合には，昇陽益胃が適している。鬱火が体内にこもっている場合には，昇陽散火が適している。おりものが止まらない場合には，昇陽解毒・開胃除熱が適している。湿邪による洞泄〔主に冷たいものを食べたり飲んだりすることで起こる寒性の泄瀉〕を治療するには，昇陽除湿が適している。肝気鬱による少腹部の脹痛には，昇陽調気が適している。これらはみな，昇による治療の例である。陰虚の場合，水が火を制御できないので，体内で火が炎上することになる。その結果，咳嗽・多量の痰・吐血・鼻出血・歯茎出血・頭痛・歯痛・眼痛・めまい・目のかすみ・悪心・嘔吐・口苦・舌乾・不眠・発熱悪寒・体のほてりなど，上盛下虚の症候が現れてくる。これらの症候を治療するには降気作用をもつ蘇子・枇杷葉・麦門冬・白芍・五味子などを使うのがよい。気が下降すれば，火も自然に下降する。気がもともとあるべき場所に戻っていくのである。また同時に滋陰補精作用のある薬を使うことで，陰虚という本を治療すれば，諸症状は自然に消えていく。これらはみな，降による治療の例である。降による治療が必要な場合に，間違って昇の治法を使ったり，昇による治療が必要な場合に，間違って降の治法を使うと，病気を悪化させ，取り返しのつかない事態を引き起こすことになる」

　これは昇降による治療法の概要を述べたものです。こうした「昇降気機」法による処方は，気の鬱滞を原因とする種々の病証治療に多用される理気剤（理気法）として扱われています。臨床で実際に応用される場合には，昇降肺気・昇降脾胃・昇降肝肺・昇降水火など多くの方法に分かれます。しかしそれらは，三焦の気機を通すことで上焦・中焦・下焦における気の鬱滞をなくし（または軽減し），臓腑表裏の気を通すという点で共通しています。具体的な応用法には，以下のようなものがあります。

2 昇降肺気［肺気の昇降］

「昇降肺気」（宣降法・開降法）の「昇」は宣通気機作用を指し，「降」は肺の気を粛降させる作用を指しています。そこで，この方法は「昇降肺気」のほか「宣降法」「開降法」とも呼ばれます。昇降肺気は，宣通作用を利用して，肺気が鬱滞したため気機の昇降が妨害された状態を治療する方法です。これは咳嗽や胸痺などの治療に多用されます。例えば麻黄と杏仁，または紫蘇と杏仁，という組み合わせは，肺の気に対する宣散作用と降気作用の両者を具えたものです。また桔梗と枳殻，桔梗と蘇子，厚朴と杏仁なども「開＋降」の対薬です。これらの組み合わせはみな，寛胸利気作用・止咳祛痰作用があるので，肺気の鬱滞が気機の昇降を妨げた結果生じてくる，痰を伴う咳嗽（痰は切れが悪い）・胸部の痞悶感などの症候を治療する際に多用されます。ただし，肺気の鬱滞には表裏寒熱の区別があるので，薬を使う際には，具体的な状況に見合った薬を選ぶ必要があります。また，いまあげた例は，主に実証の治療に使われるものです。

例えば外邪が体表にあると，肺気の宣通が悪くなり，気の上逆が起こり，体の冷え・咳嗽・喘息などが現れます。このような状態に対する用薬法を，葉天士は「辛味で邪気を散らし，佐薬として微苦味の薬を使い気を降ろす」とまとめています。例えば，薄荷・嫩蘇梗に枳殻を合わせる，紫蘇梗に杏仁・桑白皮を合わせる，前胡・橘紅に枳殻を合わせる，などの組み合わせはみな咳嗽を伴う外感の治療に多用されるものです。さらに鬱熱を伴う場合には，麻黄・杏仁に射干を合わせて使います。この組み合わせは「寒包火」〔外寒＋鬱熱〕による咳嗽・嗄声に対して確かな効果があります。肺火が強い場合には，さらに石膏・甘草を加えます。これは，麻杏甘膏湯に射干を加えるという，葉天士の方法と同じです。私は，麻黄・杏仁・甘草・桔梗に，清肺泄熱作用をもつ黄芩・赤芍を合わせ，昇降を助ける方法を多用しています。『千金要方』には，升麻に射干・大黄を合わせて，小児の咽喉部の腫れ（腫毒）・壮熱・妨乳〔母乳が飲めない〕などを治療する方法が載っています。このように昇降気機に，さらに清熱解毒の作用を加えた方法は，小

児だけでなく大人でも使うことができます。劉河間の芎枳丸という方剤があります（『宣明論方』）。これは同量の川芎と枳殻に蜂蜜を加え，桐の種大の丸薬にしたものです。毎食後に10丸ずつ服用すると，労風による咳嗽・肺熱の上壅による唾液の過多・咽喉部の不快感・めまいなどを治療することができます。これも散風降気法の一種です。

また『金匱要略』の厚朴麻黄湯は，厚朴・杏仁・石膏に，麻黄・細辛・乾姜を合わせることで，咳・脈浮を治療する方剤です。『局方』の金沸草散は，旋覆花・半夏・赤芍に，麻黄・荊芥・生姜を合わせることで，肺感寒邪による鼻塞・声重・咳嗽を治療する方剤です。どちらも昇降肺気の元祖といえる名方剤です。

3 昇降肝肺［肝と肺の昇降］

「昇降肝肺」は，主に脇痛や咳嗽の治療に使われる方法です。「左右者，陰陽之道路也」とあるように，肝気が左から上昇することで，木気は行き渡り（条達），肺気が右から下降することで，金気は正常に運行（清粛）します。このような左右の気の昇降が正常に運行していれば両脇に異常は起きません。もし，ここに滞りが生じると，気の昇降が阻害され，気機痞塞・肝肺不和の症状が現れます。具体的には，脇部の痛み，または咳嗽，咳嗽による脇部の痛みの増加などの症候が現れます。同時に寒熱往来がみられる場合もあります。昇降法は，このような症候の治療に使われます。つまり肝胆の気を上昇させることで，清陽の気を行きわたらせ，肺気を下降させることで，肺の粛降機能を回復させます。こうして気の昇降が正常化すれば，気はスムーズに流れるようになり，脇部の痛みなどの症候は消えるのです。多用される薬としては，柴胡と枳殻，川芎と枳実・甘草（枳芎散），青葱管・新絳と旋覆花（旋覆花湯）などがあげられます。どれも「昇＋降」による疏肝理気作用のある組み合わせです。このほか白蒺藜と枇杷葉，桔葉と川貝母，鬱金と杏仁などの組み合わせにも，疏肝理気作用はあります

が，前者に比べると作用が軽くなります。そこで，気分が塞ぎやすく憂うつになりやすい，というタイプの肝気不舒にみられる脇脹や咳嗽（断続的にみられる）を治療するのに適しています。

　昔の人はよく「両脇の病」という言い方をしましたが，実際には単純にまとめられるものではありません。左脇が痛む場合，多くは留血〔血の停滞〕を原因とします。これは肝に蔵血作用があるという理由によります。右脇が痛む場合，そのほとんどは痰積によるものです。これは肺に主気機能があるからです。ときには痰気が左脇に流れ込み，痛みを生じさせることもあります。しかしその場合は気だけではなく，必ず血がからんでいるので，右脇痛のような血と関係しない痛みとは異なります。そこで脇痛の治療法には，蘇木・当帰尾・水蛭・柴胡・羌活・防風など（破血散疼湯）を使った破血法のほか，南星・枳実・二陳湯などによる導痰法があります。前者は破血作用で肝気を通し，後者は導痰作用で肺気を粛降させる方法です。この2種の治療法は，いずれも気滞血鬱という実証を治療する方法ですが，脇痛にはこのほか虚証も存在します。肝の血が不足し，絡脈が収縮することで生じる痛みには，柔肝養血法や辛潤通絡法で治療を行います。これは当帰鬚・桃仁泥・柏子仁・枸杞子・炙甘草・小茴香・降香など養肝通絡作用のある薬を使って，気の流れをよくする方法です。また胃の絡脈が損傷し，肺金虚が生じたことで起こる右脇痛を治療するには，甘緩理虚法を使います。例えば炙甘草・炮姜・人参・茯神・大棗に，佐薬として当帰・肉桂を組み合わせたりします。これは甘味薬による緩中作用を通して肺気を活気づける（肺気の清降機能を復活させる）培土生金による方法です。このような補法や瀉法による方法は，前項で紹介したような対証治療と比べると，一段深いものといえます。

　また懐抱奇の見解も臨床で広く応用されています。例えば氏は「左は肝である。肝には蔵血作用があり，その性は浮である。よって肝気はよく行き渡り（条達），上昇しようとする。この性質が抑えられると，木鬱だけでなく火鬱による痛みも生じてくる。これを治療するには疏肝清火理血法を使うのがよい。具体的には，左金に桃仁・紅花・鉤藤・青皮（丸）などを合わせて使う。虚している人の脇痛で，痛みが脇下にまで及ぶときは，滋水作用のある六味湯を使って潤すのがよい。これは乙癸同源理論にもと

づく治療法で，房労〔過度の性交〕による虚証にも有効である。右は肺である。肺には主気作用があり，その性は沈である。よって肺気は清く澄み渡り（清粛），下降しようとする。この性質が逆行すると，肺気は上逆し，痛みが生じる。これを治療するには降気消痰法を使うのがよい。具体的には，前胡・桔梗・枳殻・陳皮などを使う。虚証の場合，帰脾湯より黄耆と白朮を除き，延胡を加えた方剤を使う。これは補母による治療法である。この状況に香燥薬を使うのは適切ではない。中州〔中焦〕に有形の障害物はないので，これを攻めてはならないし，また外感でもないので，発散作用のある薬を使ってはならないからである。これを知らず，香燥薬を使えば，発汗や喘息を起こすことになる」と述べています。

また『医徹』脇痛には以下のような記述がみられます。

「王宇泰は竜胆瀉肝湯などを使って，紅丹〔熱性腫瘍の一種。赤く腫れ，熱感と痛みを伴う〕のある左脇痛を治療しようとしたが効果がなかった。先生は『肝が（乾）燥し急性の病変が生じた場合には，甘味薬を使ってこれを緩めるのがよい。2両の栝楼を粉末（研霜）にし，これを煎じて服用すれば，その甘味による緩急作用と潤下作用によって紅丹はたちどころに治癒する』といわれた。そして，先生のいわれた通りの結果になった。私も，煩躁・顔が赤い・脈数・緑色の痰などの症候を伴う左脇痛を治療する場合，処方に必ず栝楼を加え，確かな効果を得ている。また，ある友人に右脇の痛みが起こったとき，この友人は医学を学んでいたため，自分で発散薬を処方し，これを服用した。その結果，病状は悪化し，呼吸が困難な状況になった。その後，私がこの友人を診察した。脈が微弱であったため，補薬を受けつけない可能性があることを考慮し，貝母1両を粉末にして服用させた。結果，痛みは消えた。貝母で肺気を保護し，気を下行させることで痛みを消したのである」

4 昇降脾胃［脾胃の昇降］

　葉天士は「脾は清気を上昇させ，胃は濁気を下降させる働きがある」「脾気は上昇するのが健全な状態であり，胃気は下降するのが調和のとれた状態である」と述べています。気の昇降が正常であれば，脾胃の納穀運化機能も正常に働き，栄衛気血の生成も旺盛となります。脾気が正常に上昇せず，胃気が正常に下降しないと，中焦気機の痞塞が起こります。すると食欲不振・消化不良・腹部の痞脹・大便がすっきり出ないなどの症候が現れます。

　この病証の核心は「痞」と「脹」です。このような状態を治療する際には，白朮と枳実の組み合わせを多用します。これは脾気を正常に運行させる薬と，胃の濁気を正常に下降させる薬の組み合わせです。清気を上昇させ，濁気を下降させることで，脾胃の機能を回復させるわけです。同時に食欲不振がみられる場合は，さらに佩蘭・穀芽を加え胃を活性化させます。食後に食物の停滞感がみられる場合は，神麴・麦芽を加え消化作業を助けます。脾胃の気滞による食欲不振と痞脹が顕著な場合は，木香・砂仁を加え気がよく通るようにします。また胃が弱ると，胃虚を原因とする痰が生じ，唾液が多いという症状が現れることがあります。この場合には，半夏・茯苓を加え，中焦を調和させることで痰を解消します。ここにあげたものは張潔古や李東垣らの用薬法です。このほか葉天士は，益智仁・乾姜に半夏・茯苓を合わせて脾胃の機能を活性化させる方法をとっています。また葉氏は，扁豆・甘草・粳米に沙参・麦門冬・石斛を合わせることで，脾気の上昇を助け，胃陰を潤すことで胃気を下降させるという用薬法も多用しました。

　柴胡・升麻・羌活・独活・防風などの薬にも，清気を上昇させ胃気を鼓舞する作用があります。李東垣は，これらの薬に枳実・厚朴・茯苓・沢瀉・黄連・黄柏などを合わせることで，理気除湿作用・瀉陰火作用・降濁気作用を実現させました。このような李氏独特の方法も，「昇降脾胃」を行う際には多用されます（p.40「昇陽除湿」，p.86「昇陽瀉火」，p.142「甘温益気」参照）。

　朱丹渓も，すぐれた方法を残しています。朱氏は「気血が互いに和して

いれば，病気は起こらない。しかし，いったん鬱が生じると，さまざまな病気が起こる」と述べています。また，さまざまな鬱はみな中焦で起こり，それは「上昇すべきものが上昇せず，下降すべきものが下降せず，変化すべきものが変化しない状態である。これを伝化失調といい，六鬱の病のもとである」と考えました。そこで朱氏の治療法は，昇降中焦が柱となりました。例えば朱氏の多用した薬に蒼朮や香附子があります。蒼朮は気味の強烈な陽明薬で，脾胃を強め，水穀の気を正しく発散させるには最高の薬です。香附子は「陰血の中の快気薬」といわれる薬で，その下気作用は諸薬の中でも最も早いといえます。両者を合わせると「昇＋降」という組み合わせになります。これは鬱を解消し，中焦を調和させることで，気血の和を取り戻す方法です。六鬱湯や越鞠丸などは，この考えにもとづいて作られた方剤です。

　臨床では，昇清法は降濁法よりも複雑なものです。そして望ましい治療効果をあげたり，その効果を持続させることも昇清法の方が困難です。その原因は２つあります。１つは両者が治療する病証の違いです。降濁法で治療する病証は実証です。つまり降濁法とは，邪気を追い払うことで正気を回復させるという比較的単純な方法といえます。これに対し，昇清法で治療する病証は虚証です。虚証にはさまざまな変化があり，昇清薬を使っても，下陥している気は簡単には上昇しません。症状が反復して現れたり，治療効果がゆっくりと現れる場合が多いのです。もう１つは用薬法の違いです。降濁薬の作用は，どれも比較的類似しています。そこで黄芩・黄連・山梔子などの苦味薬や，芒硝・大黄・枳実などの泄薬をうまく選んで使えば，望ましい効果を得ることができます。これに対し昇清薬を使う場合には，さまざまに変化する病状に合わせてふさわしい薬を選ぶ必要があるので，用薬法も複雑になります。

　気を上昇させる薬として，まず最初にあげられるのは柴胡と升麻で，この２味の作用は確かなものです。また，このほかにも防風・葛根・羌活・独活・白芷・藁本・川芎・荊芥・蔓荊子などの風薬に属する上昇薬があります。これらの薬は生長する気を帯びていて，どれも昇陽作用があるので，升麻・柴胡と合わせて使うと，さらに効果を強めることができます。ただし風薬は，効き目が現れるのが早い代わりに，また効き目が消えるのも早

いという特徴があります。そこで風薬を使う場合には，益気補血作用をもつ薬と合わせ，この欠点を補う必要があります。このように散薬と収薬を併用すると，作用を強め，効き目を長持ちさせることができます。また気虚の場合，多くは血虚も存在するので「補気昇陽方剤に和血薬を加える」必要があるという意味もあります。補中益気湯で，黄耆・人参のほか当帰が加えられているのも，この考え方によるものです。脾虚によって生じた湿邪を治療する場合，滲利薬を使う必要はありません。滲利薬を使うと，さらに陽気を傷めてしまうからです。ただし湿邪と同時に気陥がみられる場合，茯苓・沢瀉などの滲利薬を1～2味使ったほうがよいこともあります。これは滲利薬と昇陽薬を合わせ，上と下に分けて湿邪を解消する方法です。また湿邪が生じると，気滞も生じます。つまり気虚と気滞が同時に存在するという，複雑な病証となります。この場合には，陳皮・木香などの理気薬を1～2味加える必要があります。また脾虚の場合，湿が生じるだけでなく，痰も生じます。この場合は，半夏・陳皮・茯苓などの化痰薬を加える必要があります。また脾虚を原因とする食欲不振や消化不良がみられる場合もあります。このように気虚と同時に食滞の存在する証を治療する場合は，神麹・麦芽などの消導薬を加えるのが一般的です。以上のように益気昇陽を基礎として，さらに理気・化滞・消痰などの法を組み合わせた複方を作り出すことができます。

　気虚下陥に乗じて内風（虚風上擾）が生じた場合，防風・蔓荊子・川芎などの捜風薬を加える必要があります。また，気が虚すと血も瘀滞しやすくなります。このような気虚血瘀の証を治療する場合には，紅花・桃仁・蘇木などの活血化瘀薬を加える必要があります。陽気の下陥が，陰火の上衝を引き起こし熱証が現れた場合には，黄柏・黄芩・黄連などの瀉陰火薬を加えます。中陽虚による内寒が生じた場合には，附子・乾姜・官桂などの温中扶陽薬を加えます。また，このような中焦を舞台とした気虚・昇降失調による疾患は，1年を通じてどの季節にも起こります。治療を行う場合には，四季の変化に応じて昇降浮沈の薬を選ぶ必要があります。『内外傷弁』にも四季変化に応じた用薬法が載っています。以上のような，さまざまな薬の使い分け方をみても，気虚下陥という病証の多様性が理解できると思います。昇挙薬を使う場合には，その兼変証に応じて，ふさわしい

薬を合わせて使う必要があります。そうすることによってはじめて，陽気を上昇させることができるのです。李東垣はこのことを深く理解していました。そのため李氏が処方した方剤は，どれも多くの薬からなっています。それはさまざまな方面に周到な配慮がなされている結果なのです。

尤在涇は『医学読書記』で次のように述べています。

「薬を選ぶのも，方剤を処方するのも，すべては昇降浮沈が基本である。『易』は，天道は下降することで万物を救済し，地道は卑いところから上昇すると述べている。これは上と下の気が昇降することで気の調和が得られることを説明したものである。古人はただ昇降浮沈の理に従って薬を選び，処方を行っていたのであり，寒熱補瀉によっていたのではない。宋代・元代以後，このことを知っていたのはただ東垣1人である。四季の気というものは，春は昇，夏は浮，秋は降，冬は沈というように，それぞれに特徴がある。人体の気もまた，同じである。昇降浮沈とは気のことである。中焦は人体を運営する中心的存在であり，昇降浮沈と深く関わっている。過度の飢えや満腹，過度の労働などを通して，人の中気は傷つけられる。そうすると上昇すべきものが上昇しなくなり，下降すべきものが下降しなくなる。その結果，発熱・困倦・喘促・痞塞などの症候が生じてくる。このような内傷による熱は，寒薬を使って冷ますものではない。また気陥による痞も，攻邪薬を使って解消するものではない。ただバランスを失っている陰と陽の間を通しさえすれば，寒も熱もおのずから解消するのである。そして上と下の交通が復活すれば，痞もまた消える。東垣の残した学問は，大いに学ぶべきものである」

これは非常に深い内容を含んだ言葉です。

5 昇降腸痺［昇降法による腸痺治療］

この方法は，主に腸痺便秘の治療に使われるものです。大腸は伝導の府と呼ばれます。大腸が大便を排泄するためには，府の気がきちんと通って

いなければなりません。腸腑の気が滞ると（腸腑痺阻），大便も通らなくなります。その結果，気の昇降も阻害され，濁気は下降できなくなり，清気は上昇できなくなります。こうして梗阻〔梗塞〕が生じます。これを治療するには，昇降法を使います。腸道の気を通し，気が正常に下降できるようにすることも，便秘を治療する1つの方法です。具体的な用薬法には，さまざまなものがあります。昇清陽＋寛腸下気による方法では，升麻と枳殻，升麻と檳榔子などの組み合わせを使います。昇清陽＋開泄腎邪による方法では，升麻と沢瀉，升麻と牛膝などの組み合わせを使います。昇清陽＋通降府気による方法では，升麻と大黄，羗活と大黄などの組み合わせを使います。昇清気＋滋潤腸道による方法では，升麻と当帰，升麻と桃仁などの組み合わせを使います。これらの組み合わせは，通幽湯や済川煎などにみられ，さまざまな状況に応じて使い分けることができます。ただしここで述べた薬の使い方は，どれも気の昇降を回復させることで府の気を通す方法で，一般の攻下大便法とは異なります。

　また老人の風秘〔肺を侵した風邪が大腸に移り，津液を乾燥させることで生じる便秘〕を治療するには，消風順気による方法を多用します。この消風順気法も，昇降腸療法の一種です。用薬法としては，羗活・独活・防風などに枳殻を合わせる方法，炙皂角（種は除く）に枳殻を合わせる方法，消風薬＋檳榔子，消風薬＋杏仁・桃仁などの方法があります。方剤としては疏風散（羗活・防風・独活・威霊仙・白蒺藜・白芷・枳殻・檳榔子・麻子仁・杏仁・炙甘草），枳殻丸（枳殻・大黄・皂角・桑白皮・木香・橘紅・羗活・白芷）などがあります。

　また，例えば急性腸閉塞のような突然の腹痛・便秘を治療する方法もあります。臍の周囲の絞痛・圧痛を伴う腹脹・食欲不振・便秘・煩躁による不眠・脈弦滑・舌紅・舌苔厚濁膩という症候は，重度の気滞による実証としての腹痛（大実満痛）です。しかしこのとき，攻下法を使うわけにはいきません。攻下法を使っても，重度の気滞によって阻まれてしまうので，便通は得られず，逆に嘔吐・しゃっくりなどを起こしてしまいます。昇降による治療法は，このような場合にも使うことができます。腸痺を緩和させることで，治療効果を得ることができるのです。用薬法としては，柴胡と枳実，または升麻と檳榔子などの組み合わせを使います。どちらも胃腸

の気を昇降させる方法です。ここにさらに，黄連と木香による辛開苦降，石菖蒲と蜣蜋による開竅通腸痺，莱菔子と檳榔子による破気導滞などを加えると，さらによく気を通すことができます。このような方法によって気が通ると排気〔排ガス〕が活発になります。気が通ったら，さらに芒硝による破結通府，または羌活・大黄による因勢利導などを行います。こうすれば大便も排出され，脹りも痛みも消え，腸痺は治癒します。これらの方法は，四逆散・小柴胡加芒硝湯・通幽湯などの用薬法を変化させたものです。

また大腸の腸痺のほか，小腸の腸痺もあります。多くは，のどが渇いて水分を多く摂るが尿量は少ないという証になります。また，ときに下痢を伴う場合や，水分を摂ると吐いてしまうこともあります。先人は，これを治療するのに五苓散を使いました。これは化気を通して利水を促進する方法です。昇降によって腸痺を治療する方法と比べると，どちらも有形のものを通すことで無形のものを治療するという共通点があります。手段は異なっても，得られる結果は同じということです。

6 昇陽瀉火［昇陽法による瀉火］

「昇陽瀉火」とは，内傷発熱を治療する方法として，李東垣が作り出したものです。脾胃の内傷によって，中気が下陥すると，清陽が上昇できなくなります。すると脾湿が下流〔脾がさばくべき湿が体内で正常に運行されず下行する〕します。この内湿が鬱すると熱が生じます。こうして生じた陰火が再び上昇（上衝）してきた状態が，内傷発熱と呼ばれる証候です。この発熱は「躁熱」の一種です。具体的には「普段は衛表の陽虚による体の冷えや悪風がみられ，重い場合は自汗もみられる→陰火が上衝してくると全身が発熱し，顔は酔ったように赤くなり，皮膚も熱くなる→しばらくして陰火が下降すると躁熱はおさまる（または少量の汗をかいておさまる）」という現れ方をします。この熱型の特徴は，寒と熱が同時には現れないことです。普段は体が冷え，悪寒もみられますが，発作時には熱が出て悪寒

は消えます。外感のように，発熱と悪寒が同時にみられるものとは明らかに違う病証です。内傷発熱証では，元気不足が本で，躁熱は標ということになります。この病証を治療する場合，昇陽散火法を使います。これは補脾胃・昇陽気によって本を治療しつつ，同時に堅陰瀉火によって標も治療する方法です。補脾胃作用・昇陽気作用をもつ薬としては，黄耆・人参・炙甘草・白朮・升麻・柴胡などを使います。この基礎のうえに，堅陰瀉火薬として，黄柏・黄連・黄芩・生地黄などの中から1～3味を加えて使います。このように，標と本の両方に対応する薬を合わせて使うと，元気は回復し，躁熱は自然と解消されます。代表的な方剤としては，補脾胃瀉陰火昇陽湯（黄耆・人参・炙甘草・蒼朮・升麻・柴胡・羌活・黄連・黄芩・石膏）や，補中益気湯に黄柏・生地黄を加えたものなどがあります。

　ただし，飲食労倦〔不適切な飲食・過度の労働・過度の休息〕が原因で脾胃の元気が損傷し，その結果，中気が下陥し，陰火の上衝を招いた病証には注意する必要があります。中医学には「火と元気は両立しない。一方が勝れば，もう一方は必ず衰える」という言葉があります。そこで治療に際しては，補脾胃昇陽気薬を主として，瀉火薬は補佐的に使う必要があります。この関係を崩して使用してはなりません。苦寒薬は，堅陰作用のほか，陽気を損傷してしまう働きもあるからです。瀉火薬を多用すると，熱が解消されないばかりか，さらに寒による中焦の損傷を招いてしまいます。

7　昇陽散火［昇陽法による散火］

　「昇陽散火」も，内傷発熱を治療する方法の一種です。内傷によって陰火が上衝し，脾土を侵すと，形気の不足による倦怠・悪寒が現れます。また，躁熱による体表や四肢の発熱，肌肉や筋骨の発熱（手で触ると熱い）などの症候が現れることもあります。これは脾胃の気が弱り，体表を覆う皮毛肌肉に元気が行き渡らず，さらに陰火が上衝してきた状態です。昇陽散火法は，この状態を治療するのに使われます。具体的には，甘温益気薬

で陽気を昇発させ、皮毛腠理に行き渡らせます。これには人参・炙甘草に升麻・柴胡・葛根を合わせたものを使います。ここに羌活・独活・防風などの風薬を加え、陽気の上昇を助け、脾土の内鬱を解消し、肌表の陰火を発散させます。これが昇陽散火法です。昇陽散火湯の用薬法をみてみると、まず生甘草を多用しています。ここに芍薬を合わせ、さらに補脾胃作用のある人参を加えます。これは酸甘化陰作用と斂陰作用を合わせた用薬法です。構造は「収斂＋発散」となっていて、一般の辛温解表とは異なります。このほか薬味の少ない方剤としては、火鬱湯（甘草・升麻・柴胡・葛根・防風・白芍）があります。

　また昇陽散火法には、もう1つ別の意味があります。それは張景岳が論じた昇陽散火弁のことです（『伝忠録』参照）。張氏は、外感による病証は、風寒・外閉・鬱熱生火を原因とすることが多く、「散」と「昇」による治療が適していると考えました。風寒外閉という、鬱によって火が生じる病証では、風寒が本で、火熱は標となります。この場合、まず風を治療することが先決です。解表によって風寒を解消すれば、鬱熱は自然となくなります。つまり外感風熱証の治療は、昇陽散火法によるべきであり、清降による治療はふさわしくありません。ここで張景岳が述べている昇陽散火は、李東垣が述べたものと言葉は同じですが、内容は異なります。李氏のいう昇陽散火は内傷であり、張氏のいう昇陽散火は外感です。具体的な用薬法も異なります。混同しないように注意が必要です。

8　昇降相因［昇と降の相因関係］

　『素問』六微旨大論は「天の気と地の気は、上下で互いに感応している。上昇と下降とは、相互に因果関係にある」と述べています。これは、自然界における運気の正常な昇降は、万物の生長変化にとって有利なものであることを述べたものです。臨床でも、邪気の侵入によって気の昇降に異常をきたすことがあります。そうすると清濁がきちんと分別されず混ざり合

い，気血が滞っている状態が生じます。この状態を治療する場合，昇降相因法によって薬を組み合わせることができます。上昇させる作用と下降させる作用の両方を合わせもつ方剤を使えば，昇降相因によって気の乱れは正されます。この方法は，特に急性の疾患に対して，すぐれた効果を発揮します。清濁を分別し，鬱滞を解き，気の昇降を回復させることで，邪気を排除するのです。

　例えば，昇降散という方剤があります。『傷寒瘟疫条弁』では瘟疫熱毒の治療に使われている方剤です。瘟疫熱毒では，憎寒〔重度の悪寒〕・壮熱〔重度の発熱〕・頭痛・めまい・全身の関節の酸痛など，傷寒と似た症状が現れます。しかし，これは実際には，熱毒が内鬱し，営気や脈絡の流れを滞らせている状態です。そこでこのような症候のほかにも，さらに強烈な口渇（煩渇引飲）・嘔吐・しゃっくり・焦燥感・言語の乱れ〔狂乱状態を含む〕などがみられます。重症の場合，精神障害がさらに進んで，自分や人のやっていることがわからなくなったり，体内にある強烈な熱による手足の冷えなどが現れることもあります。また，このほか体が火のように熱くなり，顔面部が大きく腫れたり，全身が赤く腫れて腫瘤・発疹・咽痛・目の充血がみられたり，各種出血症（吐血・鼻出血・歯茎出血・皮下出血・血尿・血便）がみられたりもします。脈は洪滑数実，舌は赤，舌苔は白が一般的です。昇降散では，質が軽く上に浮かぶ性質をもつ上行薬として白僵蚕・蟬退が使われています。白僵蚕は，上昇して清熱解鬱作用を発揮します。蟬退は，上昇して清熱解毒作用を発揮します。両者を合わせると，気を上行させる作用と清熱解毒作用をさらに強めることができます。下降する薬としては，姜黄・大黄が使われています。姜黄には，行気散鬱作用・祛邪避疫作用があります。大黄はさらに，瀉火解毒作用・下気破血作用があります。両者を合わせると，邪気を下に導き，瘟疫を排除する作用をさらに強めることができます。また昇降散には，米酒が使われます。これは薬の作用を行き渡らせるのを助け，臓腑経絡の通りをよくし，気血が滞りなく流通できるようにするためです。このほか清熱潤燥作用をもつ蜂蜜も使われています。蜂蜜はまた，諸薬を和合させ，邪気を下へ導く役割も担っています。こうした組成をもつ昇降散は，昇（清陽上行）と降（濁陰下降）の両方の作用を合わせもつ方剤となっています。気の昇降が正されると，内

と外の流れもよくなり，瘟疫雑気の邪気は解消され，諸症状も消えます。昇降散は，独特の用薬法によって，非常にすぐれた治療効果を発揮する方剤です。『血証論』では昇降散の涼血作用・活血作用・止血作用・解毒作用を利用して，瘟毒の上擾による吐血・鼻出血を治療しています。これも実際には，昇降相因による清瘟敗毒作用によるものといえます。

　また急激に起こった胸腹部の刺痛・重度の胸悶などを呈する飲食中蠱毒（食中毒を含む）は，緊急に吐かせる必要があります。この場合，升麻と鬱金を粉にし，重湯で服用させると，吐かせるか，または下させることにより蠱毒は体外に排出されます。升麻は「蠱毒を吐かせる」ことができ（『名医別録』），鬱金には膈下にある不良なものを便から排出させる作用があります。両者を合わせると，やはり昇降相因による用薬法となります。李巽岩も，この方法を使って多くの蠱毒患者を救っています（『本草綱目』鬱金）。

　また中焦の気滞によって肝胃不和が起こると，胸悶・脘痞・噯気〔げっぷ〕をしたいが出ない・腹部の脹満・排気〔排ガス〕が起こらない，などの上下痞塞不通証が現れます。『経効済世方』ではこの病証を，藿香1両・炒香附子5両を粉にし，1回に1銭ずつ白湯で服用させることで治療しています。藿香は手と足の太陰に作用する薬なので，上昇して肺に作用することも，下降して脾に作用することもできます。香附子は気鬱血滞の治療には欠かせない薬です。生香附は上行して胸膈に至り，熟香附は下降して肝腎に作用します。両者を合わせると，やはり昇降相因による用薬法となります。上下を開通させ，諸気の昇降を正常に戻すことで，鬱を解き，痞を消すことができます。『聖恵方』でも，これと類似した方法（二香散）で，婦人の胎気不安を原因とする昇降不利（酸味のある液体を吐く・起居が不便・食欲不振）を治療しています。二香散は，香附子1両，藿香葉2銭，甘草2銭を粉にし，沸騰水と塩を加えて服用する方剤です。気の昇降を回復させることで安胎作用を得ることができます。

　また中気下陥・気滞不通の証では，下痢による脱肛・しぶり腹・強烈な腹痛などの症候がみられることがあります。これは上昇すべきものが上昇せず，下降すべきものが下降せず，中焦と下焦の気機がほとんど閉塞状態にある病証です。治療するのが非常に困難な状況といえます。杜文燮は『薬

鑑』で，升麻・柴胡に檳榔子・木香を合わせて治療することを主張しています。升麻・柴胡には，清気を上昇させる作用があります。檳榔子・木香には，濁気を下降させて排出する作用があります。4味を合わせると，やはり昇降相因による用薬法となります。上下の気の流れが正常化すれば，下痢は自然と治癒し，脱肛も，しぶり腹も解消します。杜氏は，自然界の薬には，それぞれに固有の作用があり，それらをうまく使いこなすことが大切であると考えていました（『医学正伝』医学或問）。

　また小腸疝気による強烈な腹脹・腹痛・深く息を吸えないという症候を治療する際にも，昇降法を使うことができます。例えば『孫天仁集効方』には，烏梅と升麻を合わせる方法が載っています。やはり「昇＋降」の組み合わせで気を通す方法です。気の流通を正常化すれば，鬱滞も解消し，腹部の堕脹や痛みは自然になくなります。これは理気によって疝を治療する，非常に巧みな方法です。

　また，この方法は頭痛の治療にも応用することができます。例えば風熱による病証では，強烈な頭痛・目が充血して痛い・血尿・便秘などの症状が現れます。この病証の治療には，川芎に大黄・甘草を合わせて（芎黄散）使うことができます。散風止痛作用・瀉火下行作用のある方剤で，この用薬法もまた昇降相因によるものです。大黄に川芎を合わせると，その散風瀉火作用を頭頂部にまで至らせることができます。川芎に大黄を合わせると，苦寒薬のもつ下沈作用・瀉火作用のほか，熄風作用ももつようになります。ここに甘草を加えて全体を調和させると，治療効果をさらに高めることができます。『保命集』の大芎黄湯は，この方剤から甘草を除き，羌活・黄芩を加えたものです。これは邪気が表裏の間にある破傷風を治療する方剤です。汗法と下法を併用することで，昇降作用を強めています。これも昇降相因による用薬法です。昇降相因法を頭痛の治療に使う場合，最も適しているのは風火相煽によるものです。例えば瀉青丸（川芎・羌活・防風・大黄・竜胆草・山梔子・当帰）は，肝火が強まったために起こる頭痛・目の充血・精神状態の変化（焦燥感または短気になる）・小児のひきつけなどを治療する方剤です。ここでは昇降相因による用薬法がさらに拡大されています。

　繰り返しお話してきたように，昇降相因とは昇降法に属する重要な治療

法の1つです。邪気によって経絡臓腑が不通になっている病証や気瘀などの治療に，広く応用することができます。

9 昇水降火［昇水法による降火］

　昇降法の中には「昇水降火」という方法もあります。これは水火，昇降の失調を治療する方法です。坎离が正常に交通しているということは，異常がないということです。しかし水が上にある火を抑制できなくなると異常が生じます。昇降水火とは，このような水火未済の状態を治療する方法です。水火未済といっても，その現れ方はさまざまです。劉河間はこれについて，非常に深い研究を残しています。劉氏は，六気のなかの風寒暑湿燥はすべて火と化すことができると考えました。また五志の病も，みな熱と深い関わりがあると説きました。そこで劉氏は，寒涼薬を使った瀉火除熱による治療を重視しました。これはつまり「水を養い，火を瀉する。これに必要なのは寒薬である」という意味での昇水降火法です。劉氏は『原病式』で，以下のような理論を唱えています。
　「水と火の陰陽，心と腎の寒熱，栄と衛の盛衰，これらはみな天秤のようなものである。一方が上がれば，もう一方は必ず下がる。そして上がりすぎるものは下げ，下がりすぎるものは上げなければならない。それがバランスを保つ方法である」
　そして劉氏は，病気は火熱によるものが多いと考えました。火が盛んになれば水は衰えます。劉氏はこれを，昇水降火法によって治療しようとしたのです。具体的には神芎丸（牽牛子・滑石・大黄・黄芩・川芎・黄連・薄荷），大金花丸（黄連・黄柏・黄芩・大黄），黄連清心湯（涼膈散加黄連）などを使いました。これらはみな，离〔火〕を坎〔水〕に入れることで火を降ろし，水を上昇させる方法です。
　張子和は，劉河間の方法をさらに発展させました。張氏は，疾患の発生は，外来のものであっても，体内で生じたものであっても，どちらも邪気

2．昇降浮沈による薬の組み合わせ

によるものであると考えました。そして邪気とは，人体にもともとあったものではありません。そこで張氏は，疾患の治療は攻邪が基本であると考え，汗法・吐法・下法を多用しました。薬は寒涼薬を常用しました。この張氏の理論は，劉河間の火熱論に対して，攻邪論と呼ばれています。両者の内容は，基本的には同じものですが，具体的な用薬法が異なります。張氏は，攻邪とは降火のことであり，降火ができれば，水を上昇させることができると，繰り返し主張しています。例えば宋子玉という人の暴痿〔突発性の痿証〕を治療する際，張氏はまず吐法を使い，次に下法を使っています。これは心降腎昇による方法です。また別の人の口眼歪斜を治療する際には，先に下法を使い，次に吐法を使っています。これもまた昇降水火による方法です。また常仲明という人の寒熱往来・断続的な咳という証候を治療する際には，まず湧吐剤で痰を吐かせ，次に柴胡飲子を使っています。これも降火益水による方法です。またある婦人の生理不順（月経が来ない）を治療する際には，まず湧吐剤で痰を吐かせ，次に下法で水を排出させています。これも抑火昇水による方法です。これらの例からもわかるように，張氏の治療法は非常に独特なものでした。そして張氏は比喩を使って，自らの治療法について以下のように説明しています。

「病気とは，かまどの火のようなものだ。そこに煤（すす）や埃（ほこり）がつもると炊き口を塞いでしまい，煙が通らなくなる。煤や埃を取り除き，さらに上から水を注げば，上から下まできれいに洗うことができる。そうしておけば翌日かまどを使っても，煙がこもることはない」

つまり，まずは寒下薬や汗法・吐法・下法によって火熱という実邪を取り除く。熱実が取り除かれれば水はおのずと生じる，ということです。これが昇水降火の大略です。

もちろん昇水降火法には，交加丸や坎离丸などのような別の方法も含まれます（p.65「薬性の裁成（加工による薬性の変化）」参照）。これらの方剤からもまた，違った用薬法を学ぶことができます。

10 交通心腎［心腎不交の治療］

　「交通心腎」は，主に心腎不交による諸病の治療に使われる方法です。心は神を蔵し，また血を主ります。腎は志を蔵し，また精を主ります。心腎間の交通が正常であれば，神志は平穏です。精と血の相互作用によって精神は充実し，血気も盛んな状態が続きます。しかし病理状態になると，心気が下降して腎と交わることができなくなり，腎の陰精も上行して心と交わることができなくなります。その結果，神は落ち着いて存在できる場所を失い，精もきちんと保護されなくなります。すると心悸・失眠・健忘・恐ろしいことを思い浮かべて怖がる・遺精・滑精などの症候が現れます。交通心腎法で薬を組成するときには，一般に上焦・中焦・下焦の3部に分けて考えます。具体的には，心肺は上，肝腎は下，そして中間に位置する脾胃は，心腎水火による昇降の要であると考えます。心火を腎まで下降させる方法や，腎の陰精を上昇させて心を養う方法，また中焦を補うことで上下の交通を回復させる方法などがあります。

　心火を腎まで下降させる方法としては，交泰丸（黄連・肉桂）が有名です。交泰丸は，心煩・失眠〔不眠〕を治療する方剤です。生の黄連を君薬として使い，ここに少量の肉桂を佐薬として合わせます。これをよく煎じ，少量の蜂蜜を入れ，空腹時に服用します。服用後ほどなく心腎間の交通を回復させることができます。これは火を下降させ陰と交わらせる方法です（『韓氏医通』）。また石蓮肉と肉桂を合わせる方法もあります。健忘・怔忡・夢精・滑精などの症候を治療する方剤です。石蓮肉を主とし，少量の肉桂を佐薬として合わせます。これを1日の間煎じ，肉桂を取り除いてから蜂蜜で練り，丸薬にします。石蓮肉には安心養心作用があり，君火を下降させることで相火を落ち着かせることができます。また，肉桂には引火帰原作用があります。この方法でも，服用後ほどなく心腎間の交通を回復させることができます。これは綺石が虚労を治療する際に使った方法です（『理虚元鑑』）。この2つの方剤の違いは，前者は苦寒を主とし，後者は甘渋を主としている点です。両者は降火という点は共通していますが，病状や用

薬法の点では虚実補瀉の違いがあります。

　また椒苓丸は，蜀椒を主として茯苓を合わせた方剤です。2味を粉にしてから蜂蜜で練って丸薬を作り，これを空腹時に服用します（『邵真人経験方』）。方剤全体としては補益心腎作用があります。これは「蜀椒は下行する性質があるので，火熱を上燻させずに下に導くことができる」（『呉猛真人服椒訣』）という作用を利用したものです。また茯苓は上行する性質があり，津液を生み出し，水源を潤してから下降します。この椒苓丸の用薬法も，降火就陰〔火を下降させ陰と交わらせる〕によるものです。李時珍もこの方剤を高く評価し，脾胃および命門の虚寒で，さらに湿鬱のある病証を治療するのに最適であると述べています。

　これよりさらに巧みな用薬法がみられるのが朱雀丸です。ここでは沈香に茯神を合わせています。2味を粉にしてから蜂蜜で練って丸薬を作り，食後に人参湯で服用します（『百一選方』）。心神不定によって意識がぼんやりしている状態や，健忘・意欲の低下などの症候を治療することができます。これは火が下降せず，水が上昇しない状態です。沈香は，気を下に沈め腎に収める作用があります。人参・茯苓には養心安心作用・交通心腎作用があります。ここで紹介した方法は，用薬法はそれぞれ異なりますが，どれも同様の効果をもつものです。

　また滋水養心による交通心腎法もあります。例えば亀板に竜骨を合わせて使います。朱丹渓は，亀板は金水に属し，すぐれた補陰作用があると述べています。李時珍も亀板の作用を「補心腎」と述べています。竜骨には，安心神作用・定魂魄作用・益腎鎮驚作用があり，睡眠中に夢を多く見て落ち着かない病証などを治療することができます。またこの2薬は，どちらも質が重く収斂作用があります。つまり補陰作用だけでなく，上に浮かんだ陽気を下に沈める作用もあるということです。そこで陰虚陽浮による，心悸・不眠・健忘・遺精などを治療することができます。また遠志に竜骨を合わせる方法でも，健忘を治療することができます。ここに朱砂を加えると，心虚を原因とする夢精を治療することができます。李時珍は遠志について「すぐれた強志益精作用をもち，健忘を治療することができる。精と志は，どちらも腎経が蔵しているものである。腎精が不足すると，志気も衰える。すると心腎不交によって精神障害や健忘が生じる」と述べてい

ます。遠志と竜骨を合わせると，腎を強め，腎と心のつながりを回復させることができます。また遠志に菖蒲を合わせても，ほぼ同じ意味になります。ただし菖蒲は水の精華であり，同時に心孔を開き，五臓を養い，九竅を通す作用があります。つまり益心智作用を通して，健忘を治療することができます。前者の竜骨と比べると，竜骨は鎮摂〔気を下降させることで鎮める〕，菖蒲は辛通〔辛味によって気の通りをよくする〕という違いがあります。『千金要方』も定志小丸でこの方法を用いています。遠志・菖蒲に人参・茯苓を合わせ，心気不定・五臓不足による精神障害（憂うつで，ものごとを悲観しやすいなど）・健忘を治療しています。また孔聖枕中方でもこの方法が使われ，遠志・菖蒲に亀甲・竜骨を合わせて，やはり健忘を治療しています。この方剤は，補腎を通して心腎間の交通を回復させます。草薬と動物薬を併用することで，作用はさらに確かなものとなります。

　このほか，補脾胃を通した心腎交通法もあります。例えば『和剤局方』の妙香散がそうです。方剤中の人参・黄耆・炙甘草・茯苓・木香には，補脾胃作用・益気作用があります。茯神・遠志は，交通心腎作用のある薬です。桔梗には，ほかの薬の作用を上行させる働きがあります。辰砂は心火を下降させることで心を鎮めます。このように桔梗の「昇」と辰砂の「降」を併用することも正常な昇降の回復を助けます。そして山薬には補脾益腎作用があります。またその固摂性は，下部の気が散らないように守る働きもします。麝香は脾に作用します。また通経作用・開竅作用があり，薬が人体に作用するのを助けます。このようにして脾胃の運行が正常化されると，心腎（水火陰陽）の上下の交通も正常になります。その結果，驚悸・恐怖感・悲観的になる・ぐっすり眠れない・味覚の減退などの症候も解消します。また『霊枢』邪客篇の半夏秫米湯のように，和胃を通じて陰陽を調和させる方法もあります。半夏と秫米には和胃化痰作用があり，甘瀾水（降）と葦薪火（昇）は，補佐的に作用します。方剤全体では，経絡を通し陰陽を調和させることで，不眠を治癒させる作用があります。

　また磁朱丸にも，補脾胃を通しての交通心腎作用があります。磁朱丸について李時珍は以下のように述べています。

　「磁石は腎に作用する。真精を鎮め，これを養い，神水（眼房水）がほかの場所に移動しないようにする働きがある。朱砂は心に作用する。心血を

鎮め，これを養い，邪火が上炎しないようにする働きがある。神麴は佐薬で，気滞を解消する。生熟を併用することで脾胃を温め，気を養う作用がある。これは黄婆媒合嬰姹*という道家の理によるものである」

磁朱丸は明目作用が有名ですが，実際には内傷による心煩・不眠・驚悸・健忘などに対しても確かな効果を発揮します。李時珍はまた，蓮子の作用を高く評価していました。李氏は「蓮子は，気味は甘温で渋性をもつ薬である。清芳の気を生まれもち，土の味を得て育つ蓮子は，脾の果実といえる。黄宮である脾は，水と火，金と木を和合させるものである。土は元気の母である。母の気が和せば，津液も満ち，神も健常となり，目も容易に疲労・老化しなくなる。心腎不交による労傷白濁〔尿が白濁する〕を治療するのに，先人は清心蓮子飲（黄芩・麦門冬・地骨皮・車前子・炙甘草・石蓮肉・茯苓・炙黄耆・人参）を使った。また補心腎作用・益精血作用のある方剤には瑞蓮丸（茯苓・石蓮肉・竜骨・天門冬・麦門冬・柏子仁・紫石英・遠志・当帰・酸棗仁・竜歯・乳香）もある。方意としては，みな同じである」と述べています。以上，交通心腎のさまざまな方法についてお話しました。内容は多いですが，大まかな意味はおわかりいただけると思います。

> *黄婆媒合嬰姹：この言葉全体の意味はわかりません。ただし「黄婆」という言葉をもとに，ここでの意味を推測することはできます。
>
> 　道家では，万物の母である「土」は，四象（春夏秋冬）や五行をまとめ，陰陽を調和させる力があると考えました。そして「黄婆」とは，この「土」（「真土」とも呼ばれる）の別名です。「陰陽を調和させる土の力」と言い換えてもよいかもしれません。
>
> 　さて人間の中の土は「脾土」です。そこで道家では，内丹を行うときにも，脾土を中心に，五臓の気が融合し「1つのもの」になると考えました。そしてこの「全体を融合させる力」を，やはり「黄婆」と呼んでいます。
>
> 　また道家の内丹では，人間の精・気・神を融合させるのだという言い方もあります。この場合も，三者を融合させるのは，やはり「黄婆」の作用です。
>
> 　さてここであげられている磁朱丸には，本文にあるように腎・心・脾の3方面に対する作用があります。そしてこの3方面の作用全体を支えているのは，「脾胃を温め，気を養う作用」です。
>
> 　この3方面，つまり「腎・心・脾」を「精・神・気」と言い換えると，内丹における精・気・神の融合と共通点が出てきます。そして全体を支える「脾

胃を強め，気を養う作用」は，「土を中心として全体を融合させる力＝黄婆」と共通するものです。

　このようにとらえると，「磁朱丸の作用」と「内丹のプロセス」が重なってきます。あくまでも訳者の個人的解釈ですが，李氏のいう「道家の理」は，このように理解することもできるのではないでしょうか。

11 開上通下［気滞による便秘・無尿・少尿の治療］

　「開上通下」（腑病治臓・下病上取）は，気機の不通による便秘，または無尿・少尿の治療に使われる方法です。この種の病証では，一般の便秘薬（通便薬）や利尿剤は使えません。それは気滞という無形のものが原因だからです。治療法は気を通す方法（宣通気機）しかありません。特に肺気は，気を下に降ろす働きがあるので，正常な排便・排尿を回復させるときには重要なものです。この開上通下法は「腑病治臓」または「下病上取」とも呼ばれます。腸療による便秘は，実熱による便秘に比べると程度は軽いですが，大便はやはり乾燥して固くなります。開上通下法が向いているのは，腸中の蓄熱があまり強くなく，津液の損傷も軽度な場合です。このような状況では，便秘（排便は5〜10日に1度程度。突然便秘になる場合もある）・食欲不振・食物がなかなか消化されない・上腹部の脹満感・全身性の気が停滞している感覚などの症候が現れます。ときには特定の部位の皮膚が痒かったり痺れたりします。また気持ちがふさぎ，気分がすぐれないという症候が現れることもあります。肺気を開き大腸を通す方法で治療効果が得られるのは，臓腑表裏の関係によるものです。具体的には，杏仁・蘇子・紫菀・枇杷葉・栝楼皮などに，枳殻汁・紫蘇梗汁・桔梗汁などを合わせる方法が多用されます。このように使うと，肺の気が通り，大便は正常に排出されるようになります。病状が重い場合は，咳・乾嘔・噯気など気逆の症候が現れます。これは気が正常に下降できないために上逆してきた結果です。この場合，さらに磨檳榔汁や磨鬱金汁を少量加え，穏やかに気を下降させます。葉天

士の医案を見ると，葉氏がこの方法を非常にうまく使っているのがわかります。

華玉堂は「腸痺はもともと便秘と同類の病証である。現在両者が区別されているのは，腑病治臓・下病上取法を知らせるためである。腸痺による便秘は，乾屎による便秘よりも緩やかである。そこで葉天士は，上焦の肺気を開き，降ろすことだけでこれを治療し得たのである。上竅の開泄が正常になれば，下竅はおのずと通じるからである。ただし燥屎による便秘には，三承気湯のような方剤を使う必要がある」（『臨証指南医案』腸痺門）と述べています。

石震は「虚損を原因とする大便の乾燥には，杏仁・枳殻・蘇梗などを使う。これらの薬は宿便を出す作用がある」と述べています（『慎柔五書』）。これをみると，開上通下法は，昔から虚損便秘の治療に使われていたことがわかります。

また肺気を通す方法は，肺痺による咳・喘息・胸悶・煩躁・口渇・小便不利の治療にも使うことができます。肺痺の証候が顕著ではなく，ただ小便不利・下腹部の急激な脹りなどが現れている状況にも使うことができます。肺は水の上源であり，また全身の気を主る存在でもあります。気が正常に流れれば，水も正常に気化されます。したがって肺気を通すことで，尿が排出されるようになるのです。具体的には，杏仁・紫菀・桔梗・通草に升麻などの薬を合わせて使います。同時に表証がある場合，麻黄や甘草，または柴胡や前胡などの解表薬を加えます。熱邪が存在する場合，黄芩・山梔子などの清熱薬を加えます。こうすると多くの場合，分利という方法によらずに自然と尿を出すことができます。これらの薬を吐法と併用したものは「堤壺掲蓋法」と呼ばれます。

また一般の治療法で効果のなかった下痢に対しても，下病上取法は効果を発揮します。例えば『姚仲和延齢方』では奶疳〔脾経の湿熱による疾患。多くは黄疸・腹脹・下痢・体重減少などを呈する〕による小児の下痢を治療する際，粉にした少量の椒紅を油で練り，これを1日3回頭頂部に塗ることで治癒させています。また蓖麻子9個を粉にして，頭頂部に塗る方法でも，効果はあります。前者は除湿＋温脾補腎による方法，後者は邪気を外に引き出す方法によるものです。蓖麻子はこのほか，子宮下垂の治療に

も使われます。同量の蓖麻子と枯礬を粉にし，紙の上にのせて子宮の中へ送り込みます。『摘玄方』には，蓖麻子14個を粉にして子宮の上部に塗ることで，下垂した子宮を元に戻した治例が載っています。これらの用薬法は，すべて上病下取法によるものです。

12 堤壷掲蓋［吐法による排尿障害の治療］

「堤壷掲蓋法」（以昇為降）とは，吐法を使って尿の不通を治療する方法です。これは朱丹渓が最初に始めたものです。上竅を開くことで下竅を開く方法なので，開上通下法の一種といえます。ここでいう尿の不通とは，気機の閉塞を原因とする昇降の失調によるものを指し，鬱熱や津液の損傷によるものは含めません。創始者である朱氏は，堤壷掲蓋法について以下のように述べています。

「私は吐法を使って排尿を正常にさせる。水を注ぐ器も，上の穴を塞いだら水は出なくなる。下竅から水が出るためには，上竅が開いていなければならない」

朱氏はまた「私はこの開竅法をよく使うが，今までに多くの病人を治癒させた」とも述べています（『証治準縄』雑病第6冊）。この方法は，後に堤壷掲蓋法と呼ばれるようになりましたが，以昇為降と呼ぶ人もいます。また張景岳も「気実などの証を治療する場合，吐法に優るものはない。……上昇すれば必ず下降もある。上昇がなければ下降することもない。それが自然の理である」という言葉を残しています。尿の不通に加えて気虚がみられる場合は，人参・白朮・升麻などを使います。まず薬を煎服し，それから吐かせます。または吐剤の中に人参・黄耆などを含ませる方法もあります。血虚がみられる場合は，まず四物湯を服用し，それから吐かせます。または芎帰湯を使う場合もあります。痰が多い場合は，まず二陳湯を服用し，それから吐かせます。痰気の閉塞がみられる場合は，二陳湯に香附子・木香を加えた方剤を服用し，それから吐かせます。吐法を使って気が上昇

すると，水は自然と下降します。気が流れれば，水は気化するということです。この方法を行うときに注意する必要があるのは，薬を飲んでから吐くまでの間は10分程度にし，あまり長く開けないということです。吐く際には，胸部から腹部がすっきりした感じがあったら停止します。患者が疲労するまで吐かせる必要はありません。吐法を使った結果，効果が得られなかった場合，2～3時間ほどしてから，再び行うことができます。また実熱による尿の不通には，八正散のような方剤を使います。これは大便を通すことで尿を通す，つまり後竅を開くことで前竅を開くという方法であり，ここでお話している堤壷掲蓋法とは異なります。

13　上病下取［瀉火通腑薬による上部実火証の治療］

「上病下取」（臟病治腑）とは，主として瀉火通腑作用のある薬を使い，上部の諸証を治療する方法です。ここでいう上部の諸証とは，主に実火による頭痛・目の充血・舌が腫れて痛いなどの症候や痰火による喘息などを指します。例えば肝火風熱が上部を侵すと，頭痛・目の充血・めまい・耳鳴り・目がチカチカする（火花が飛ぶ）・便秘・脈弦数実などの症候が現れます。これを治療するには，酒製大黄・黄連・竜胆草などを主薬として使い，直接火邪を攻撃し，下降させます。火が下降すれば，風も鎮まり，頭痛は消えます。方剤としては青麟丸・瀉青丸などがあげられます。また風温時毒が上部を侵すと，大頭瘟と呼ばれる病証が起こります。これは顔面部が真っ赤になって大きく腫れ，痛むものです。そのほか咽喉部の腫痛・煩熱・口渇・便秘などがみられます。これを治療するには清熱解毒法を使います。実熱を下に降ろせば，腫れも痛みも消えます。方剤としては漏芦湯があげられます。これは大黄・黄芩に漏芦・升麻・玄参・蘭葉を合わせたもので，重症の場合は，さらに芒硝を加えます。また心胃の火が上逆すると，舌の腫痛・息が臭いなどの症候が現れます。重症の場合には咽喉部の腫れによる呼吸困難・口腔内のただれ・心煩・尿色が濃い・便秘などの症候も現れ

ます。これを治療するには，大黄・黄連・黄芩などを主薬として使うことで心火・胃実を瀉し，下降させます。火が降りれば，舌の腫れも口腔内のただれも消えます。方剤としては三黄丸があげられます。また痰火が上部を侵し，肺気が押さえ込まれると，痰が溜まることによる喘息（呼吸困難のため横になれない）・顔が赤い・口渇・尿量が少ない・排尿がスムーズではない・舌苔黄・脈滑などの症候が現れます。これを治療するには，大黄・青礞石などを使って，痰火を除き，肺気が下降できるようにします。そうすれば諸症は解消します。方剤としては礞石滾痰丸があげられます。

　上にあげた治法は，清火法と瀉下法を結合させたものです。特徴としては，清火法では苦寒薬が使われ，邪気を直接攻撃していることです。そして瀉下法でも，下実に対する治療というよりは瀉火に重点が置かれていることです。この種の病証は，もともと陽気が盛んで，火の起こりやすい体質の人に多くみられます。そして腑実証を伴うことも多いので，瀉火による治療が有効になります。ただし，なかには断続的に発作を起こすタイプの人もいます。もし同時に臓気不足の証がみられた場合，この治療法を使うことはできません。

　盛寅は『医経秘旨』で「膈間に痰熱があり，その熱気が上部を侵すと，脈道は塞がってしまい，人はめまいを感じるようになる。これを治療するには酒蒸大黄を使う。頂に止まっている鳥を撃って落下させるように，上から抑えるのである。この病証では，さまざまな症候が現れる。そこで腕の悪い眼科医などは，この病気の本質が見抜けず，寒涼薬を使って治療してしまう。そうすると寒が体内に潜伏し，そのために視力障害が起き，長引くと目が見えなくなってしまう」と述べています。教えられることの多い言葉です。

14　軽可袪実［軽薬で実を去る］

　ここでいう「軽」とは，軽宣理気薬（薬味を少なく用量は軽く，という方

法も含む)を指しています。「実」とは，邪実・気実を指しています。つまり「軽可祛実法」とは，軽い性質の薬を使って，邪実・気実の証を治療する方法です。この方法は，非常に多くの局面で応用が可能ですが，その中心は上焦の病変です。例えば，この法を風寒外感の表実証に使う場合，薬は辛温性の軽宣発表作用のあるものを使います。具体的には，麻黄や桂枝に杏仁・甘草などを合わせて使います。肺の気を通すことで，汗を出させる方法です。すると風寒の邪気は汗とともに解かれ，表実証もなくなります。李東垣は「寒邪という実は，麻黄の軽さを利用して治療することができる」と述べています。この方法と辛甘発散による方法とは，説明する際の論点が違っているだけで，内容はほとんど同じものです。辛甘発散法とは，薬の気味からみた言い方で，軽可祛実とは，薬の昇降軽重からみた言い方です。

また風邪が肺を侵すと，のどが痛んだり声が嗄れたりします。これは喉痹・肺閉と呼ばれる病証です。治療には，辛味による散邪，苦味による降気が必要となります。具体的には，牛蒡・薄荷・馬勃・金銀花などに射干・山豆根・杏仁・桔梗などを合わせます。葉天士はよく「無形の邪気が，鼻や口から侵入し，上竅が塞がった場合，軽清宣肺によって治療をするほかはない。清火法は，薬の作用（寒性）を直接胃腸に入れるもので，のどとは関係ないからである」と述べていました。また強い寒性によって熱が抑え込まれ，熱鬱証が生じた場合，麻黄や嫩蘇梗などを使って，寒邪を散らすことができます。鬱熱が重い場合，さらに馬兜鈴・黄芩など清泄肺火作用をもつ薬を少量加えます。

また肺痹と呼ばれる病証では，喘息・痰がからむという上部の症候と，小便不利という下部の症候が現れます。治療は宣肺化気法によります。麻黄・桑白皮・桔梗・薏苡仁・茯苓などを使い，肺気が正常に通るようにします。肺の気化作用が回復すれば，水も正常に運行されるようになり，喘息や尿の不通も解消します。

また怒りによって気が上逆すると，肝の疏泄機能も，肺の粛降機能も異常をきたします。その結果，喘息・胸部から脇部の脹り・大小便の不利などという症候が現れてきます。これは「肝気犯肺」と呼ばれる肝・肺の実証です。これを治療するには，軽清宣利・疏降逆気によります。薬は枇杷葉・旋覆花・桑白皮・栝楼皮・杏仁・貝母・蘇子・降香・甘草などのなか

から何味かを選んで使います。煎じる時間は短めにし，ゆっくりと服用します。肝の気化作用が回復し，肺気が正常に下降するようになれば，諸症は解消されます。このような使い方には，理気作用はあっても芳香薬のような燥性の弊害はなく，また降気作用と同時に解鬱作用もあります。このように，正常な気機を回復することで気実証を治療する方法は，葉天士が最も得意としていたものです。軽可袪実も，そのなかの1つです。疾患の本質を正確に見抜くことが，この方法を使いこなす要となります。

15 逆流挽舟［汗法による下痢治療］

「逆流挽舟」とは，昇散性のある薬を使って，下痢を治療する方法です。喩嘉言は，「暑・湿・熱の三気による夏季・秋季の下痢は，邪気を外から出さなくてはならない」と考えていました。これは，まず汗法によって外邪を解き，次に内を調えるという意味です。具体的には，まず辛涼薬による解表を行い，次に苦寒薬による清熱（清裏）を行います。解表を行わないと，外邪が体内に入り込んでしまい，下痢は治癒しにくくなります。痢疾は手足の陽明経（胃と大腸）の病証です。しかし，下痢によって水穀の気が胃から腸へ入り，急激に下降するという状態は，まず少陽生発の気が正常に作用していないという要因によって引き起こされます。そこで下痢を治療する際には，少陽生発の気を上昇させることが大切となります。気化作用が回復すれば，水穀は精微へと化生し，全身に運ばれます。そうすれば下痢が起こることもなくなります。このように水穀が下へ流れてしまうという状態を，気を上に引き上げ，表邪を解くことで治療しようというのが逆流挽舟法です。水流に逆らって舟を進めるような治療法なので，この名があります。具体的には，羗活・独活・柴胡・前胡などの昇陽達表薬に，枳殻・桔梗などを合わせて気機の昇降のバランスをとります。さらに扶正達邪作用のある人参を加えて，気を引き上げる作用を助けます。方剤としては人参敗毒散があげられます。

また喩嘉言は，慢性の下痢で陽邪が陰の中に入り込んでいる病証を，厚着をさせて汗を得ることで治癒させています（『医門法律』5巻）。これも同じ法による治療法です。この治療法は，あまり一般的ではない下痢を治療するのに適しています。特に初期の痢疾で，表証を兼ねる場合に効果があります。私は，熱象のみられる下痢を治療する際，羌活・独活を金銀花・地楡に替えて使用しています。気滞が重い場合は，黄連を木香に替えます。どちらも確かな効果のある方法です。逆流挽舟法は，気滞を解消することで下痢を治療するのに適した方法です。熱毒による下痢には向きません。

16 散風止利［昇陽止瀉］

　「散風止利」とは，上行作用のある昇散性の薬を使って下痢を治療する方法です。ここでいう下痢は，泄瀉も痢疾も含みます。この方法は，『素問』生気通天論にみられる「洞泄」〔主に冷たいものを食べたり飲んだりすることで起こる寒性の泄瀉〕，『素問』風論にみられる「飧泄」〔未消化の飲食物が排泄される下痢症〕，『霊枢』論疾診尺篇にみられる「腸澼」〔痢疾または血便を指す〕などの疾患を治療するための方法として生まれました。臨床でも非常に多く使われています。例をあげるときりがないのですが，以下にその概要を紹介します。

　この方法は『傷寒論』にもみられ，例えば厥陰病で下痢が止まらない状態には，麻黄升麻湯が使われています。厥陰病とは風木の病で，ここでの邪気は外来のものです。さらに下法による治療を経て，風は強まり土は弱まっています。その結果，下痢が止まらないという状況が引き起こされています。これはまさに『霊枢』論疾診尺篇がいう「春，風による損傷を受けると，夏に下痢を起こし腸澼となる」という状況と一致するものです。そこで麻黄升麻湯では，まず昇散風邪作用のある麻黄・桂枝・升麻を使って病の本を治療しています。そこに培土守中作用のある白朮・茯苓・炙甘草・乾姜を合わせ，風木と脾土の関係を調整しています。これは土が風に負け

ないように支えるということです。厥陰病にはまた，熱と厥が両方現れる寒熱錯雑による病もあります。これを治療するには，その熱を解決する知母・石膏・黄芩などに，さらに桂枝・乾姜を合わせます。こうして寒性薬と温性薬を同時に使うことで，調和をはかっています。また厥陰の邪熱が肺を侵すと，咽喉部が腫れ，膿や血を吐くようになります。このように気分の邪気が血分に及ぶ状態は，臨床でも多くみられます。ただし症状としてみた場合，一方は上から出るもの，もう一方は下から出るものという違いがあります。そこでさらに，和営作用のある当帰・芍薬を合わせています。また肺を守るために，補肺陰作用のある天門冬・麦門冬も合わせています。肺と大腸は表裏の関係にあるので，この用法には下痢の治療に肺薬を使うという意味もあります。このように周到に組成された麻黄升麻湯は，散風法による下痢治療の元祖というべき方剤です。

『和剤局方』に載っている痢聖散子も，同様の病証を治療する方剤です。ただし『傷寒論』の方剤と比べた場合，治法は同じでも，寒と熱の違いがあります。痢聖散子は，寒毒痢を治療するすぐれた方剤です。まず昇散風邪作用のある麻黄・独活・藁本・防風・柴胡が使われています。そして三陰の寒邪を除くため，祛寒作用のある附子・細辛・呉茱萸が使われています。ここに温中扶脾作用のある草果・良姜・白朮・甘草を合わせます。これらの温脾薬には，すべての薬を1つにまとめ，下痢という気の下陥を治す作用もあります。さらに蒼朮・厚朴・藿香・枳殻・菖蒲・半夏・赤芍・薤白・茯苓・猪苓・沢瀉を加えることで，胃苓湯の意味もそなわります。このような理気化湿作用・調和腸胃作用のある薬も，下痢治療では多用されます。以上の薬をすべて合わせたものが痢聖散子です。風寒による下痢を，昇散和中によって治療する有名な方法です。この方剤には3つの特徴があります。1つは，散風薬として独活・藁本・防風・柴胡などを使っている点です。もう1つは，調和腸胃薬として胃苓法を使っている点です。この2点は，いずれも宋代の用薬法の特徴を反映したものです。そしてもう1点は，下痢の治療に菖蒲・薤白を使っていることです。これは革新的な用薬法です。

劉河間は『病機気宜保命集』で，厥陰病（前述した『傷寒論』の厥陰病）による下痢を治療する方剤として，升麻湯をあげています。これは劉氏による発展的用法です。升麻湯は，升麻・葛根・甘草・芍薬よりなる銭仲陽の

方剤です。病状が重い場合は，小続命湯を使って汗を出させます。劉氏はこれについて「（厥陰病は）表邪が内に入り，その結果，下痢が止まらなくなったものである。治療の核心は表邪を散らすことにある。四肢の絡脈から邪気を追い出し，外に邪気が存在しなくなれば，臓腑も正常な状態に戻る」（『病機気宜保命集』瀉論）と述べています。

喩嘉言もまた，後世に影響を与えた発展的用法を提示しました。喩氏によって，この治療法の価値は，さらに証明されました。頭がよく，機転のきく人物であった喩氏の本領が，ここでも発揮されています。

また飧泄の治療に関していえば，第一にあげられるのが張子和です。張氏は，発汗法を使って飧泄を治療しました。張氏は「飧泄で，未消化の飲食物を昼夜の別なく下している状況には，発汗法を使うことができる」と述べています。『内経』も「春，風による損傷を受けると，夏に腸澼となる。この病気の根本原因は風である。風を解決するには発汗法によるしかない」と述べています。張子和は『儒門事親』2巻で，以下のように病例をあげて自分の経験を紹介しています。

「腸鳴が顕著で未消化の飲食物を下し，尿の出も悪いという病人がいた。みなは脾胃虚によるものであると考えた。そこで豆蔲・烏梅・罌粟殻・乾姜・附子を処方したが，効果はなかった。また臍の下に，数十にも及ぶ灸をしたが，かえって燥熱を強めてしまった。その結果，尿は枯渇し，体は痩せ衰え，力もなくなり，食欲もなくなった。しかし脈は左右とも浮大長であった。これは身表に微熱があるということである。そこで用量を多くした桂枝麻黄湯を処方した。続けて3日服用すると，毎日汗を出し，下痢は治癒するに至った。そこで方剤を胃風湯（人参・白朮・茯苓・官桂・川芎・当帰・白芍・粟米）に変えた。これは腸腑を落ち着かせ，陰陽を養い調和させることで食欲を回復させ，完全な治癒に導くための措置である」

また李東垣は，内傷の角度から，別の説明を加えています。李氏は，散風止利を昇陽止瀉と言い換えました。そして『東垣試効方』毎日水泄三両行米穀有時不化論で，以下のように述べています。

「泄痢で，未消化の飲食物を下すものを飧泄という。これは清気が下にあり，胃気が上昇しない病証である。古代の聖人は，胃気を扶け上昇させる薬を使い，これを1服で治癒させた。彼らは，これが中焦脾胃の病である

ことを知っていたのである。また湿が過剰になると五泄*となる。湿とは胃の別名である。飲食物を正常に消化できなくなると，湿が生じるからである。つまり病の根本は胃にあり，脾胃の機能が弱まったことが問題なのである。真気が弱いという際の真気も穀気を指している。書は，湿を治療する要点は利尿にあるという。また，下焦は排水溝のようなものであると同時に，下に落ち込んでいるものは，上に引き上げることで治療するともいう。しかし，この病証に対してだけは，これらの言い方は当てはまらない。この病証は，胃気が下流し，清気が上昇しないことが原因である。つまり気を上昇させることで治療すべき状態であり，利尿による方法はふさわしくない。頭の病証に対して足を治療することがあるが，これは陽病が陰にあるということである。また足の病証に対して上部を治療することがあるが，これは陰病が陽にあるということである。中に病証がある場合は，傍を治療する。傍とは，少陽甲胆のことである。中とは脾胃のことである。脾胃の病証では，足の少陽甲胆を治療する。甲は風であり，東方であり，春である。胃中の穀気は，この風によって気化されるのである。胃中に湿が溜まると泄瀉を引き起こす。甲胆を補助し，風の作用を強めることで，この湿は解消される。同時に昇陽作用もあり，清気の上行を助けることもできる。泄は5種類とは限らないが，それらの原因はみな清気が上昇しないことによる。これを治療する方法は，益胃を通じて清気の上昇を助けるよりほかにない。また一説では，中焦の元気が不足すると，尿に異変が生じ腸が鳴るという。これも春気が上昇しない結果である。やはり甲風を上昇させることで治療を行う。これもまた風勝湿の原理による方法である」

　そして李氏は，自らの体験もふまえて，羌活・独活・柴胡・升麻・防風・炙甘草などの薬を湯薬にして服用する方法を多用していました。李氏の方剤中における風薬の占める割合は，上に紹介したどの人物のものよりも多くなっています。また，このほか調中益気湯（黄耆・人参・甘草・蒼朮・橘皮・木香・升麻・柴胡）や昇陽除湿湯（p.460参照）なども状況に合わせて使用していました。李氏の用薬法の基本的な考え方は，上に紹介した各大家とほぼ同じものです。しかし李氏の特徴は，風薬を使う目的が昇陽挙陥や勝湿（除湿）にあることです。そして李氏は，この病証に利尿による治療はふさわしくないことを，繰り返し説明しています。あくまでも脾胃虚弱を

原因とする清気不昇によるものであると説きました。これも李氏の大きな特徴です。こうして各大家の方法をみてみると，散風止利法に対する認識をいっそう深めることができます。また彼らの用薬法から，それぞれの人物の思想や風格を感じ取ることもできます。

＊五泄：胃泄・脾泄・大腸泄・小腸泄・大瘕泄，5種の泄瀉の総称。

17 釜底抽薪［瀉下法による熱証の治療］

「釜底抽薪」とは，瀉下法によって熱証を治療する方法を比喩的に言い表したものです。この治療法は，主に中焦に強い熱が存在する証に使われます。例えば傷寒や温病では，持続的な高熱・口渇・煩躁・多汗・便秘・舌赤・舌苔黄燥・脈実有力という陽明熱盛証がみられます。その熱の勢いは，まるで煮えたぎる釜のようです。この状態はすでに，単純な清熱法によって解決できる時期を過ぎています。このように邪気の出口がなくなってしまっている場合は，瀉下法を使って治療しなくてはなりません。邪気に出口を用意し，下から排出することができれば，まるで釜の下の薪を取り除いたかのように，熱は自然と退いていきます。具体的には，大黄・芒硝に甘草を合わせる方法が多用され，通腑泄熱によって邪気を追い出し，病気を治癒させます。方剤としては，調胃承気湯加味があげられます。胃熱が強く斑点がみられる場合，調胃承気湯に清営解毒作用のある薬を加えて使います。ただし，この治療法の重点は瀉熱であり，実積を除くことではありません。実用に際しては，まだ結実の存在していない邪熱散漫の証であることを，正確に見分ける必要があります。

また上焦・中焦に強い邪熱があり，中上部の気の宣泄が妨げられると，心胸部の煩熱・口乾・舌焦・顔が赤い・頭痛・舌の腫れ・咽喉部の痛み・吐血・鼻出血・便秘・血尿などの症候が現れます。小児においてはひきつけを起こす場合もあります。これは胸膈鬱熱証です。これを治療するには，

大黄・芒硝に薄荷・竹葉・黄芩・山梔子などを合わせて使います。下焦を通せば，上中焦の熱もそれとともに排泄されます。方剤としては，涼膈散があげられます。

18 行気降気［行気法による降気］

「行気」とは，気を通して気滞を解消することで，「降気」とは，気を下に降ろすことです。この行気降気による用薬法は，理気剤の範疇に含まれます。繆希雍は理気を，降気・調気・破気の3種に分類しました。1つ目の降気とは，下気のことです。虚して気が上昇している状態に用います。軽い薬としては，蘇子・橘皮・麦門冬・枇杷葉・芦根汁・甘蔗などを使い，重い薬としては，降香・鬱金・檳榔子などを使います。2つ目の調気とは，和のことです。和すことで病の状態を調えるのです。薬は，木香・沈香・白豆蔻・縮砂仁・香附子・橘皮・烏梅などを使います。3つ目の破気とは，損なうということです。実しているものは破る必要があります。それは若者が怒り狂い，気が急激につまった状況が生じたとしても，長続きしないのと同じことです。薬は，枳実・青皮・枳殻・牽牛子などを使います。これが繆氏の経験から生まれた方法です。行気法と降気法とは，それぞれに適応証があります。しかし両法は，併用することで効果を強める場合もあり，はっきりと区別できるものではありません。

行気法は，肝気の鬱滞によって胃の和降機能が失調した状況に使います。症候としては，胸脘部の痞悶・脇肋部の脹り・気が溜まったことによる不快感があるが噯気や排気によって減少する・食欲不振・食後の腹脹などがみられます。治療には，理気解鬱作用・舒肝和胃作用のある薬を使います。具体的には，川芎と香附子，柴胡と枳殻，鬱金と貝母などの対薬を使います。どれも理気作用と止痛作用を合わせもつ組み合わせです。このほかにも，仏手と白蒺藜，枇杷葉と橘葉，蘇梗と厚朴などの対薬があります。これらは質の軽い薬による理気解鬱作用を主とした組み合わせです。また，

柴胡と薄荷，柴胡と牡丹皮は，舒肝作用と清熱散鬱作用を合わせもつ組み合わせです。肝胃の気病を治療する場合は，ここにさらに，姜半夏・橘皮・茯苓・神麹・砂仁・穀芽・麦芽などの和胃薬を1～2味を加えて使います。こうしてみると，この種の疾患の治療には，理気作用のある辛香薬を使うのが主流であることがわかります。これはまさに朱丹渓が「気が長期にわたって鬱滞している場合，香熱薬を使わなければ，これを通すことはできない」と述べた通りです。ただし肝胃を中心とした気滞では，ときに気機の逆乱を引き起こすことがあります。その場合，上記したような薬では，あまり効果がありません。このような状況に対しては，葉天士が述べた「泄厥陰，和陽明」の方法を検討してみることができます。肝は疏泄を主り，また胃の主要な機能は順降です。理気＋和降による治療法は，実際と符合した治療法といえます。この方法で多用されるのは黄連温胆湯に川楝子・栝楼仁・少量の元明粉などを加えた方剤です。気を通すことで，病を治癒に導きます。この方法も，やはり行気＋降気による方法です。また，ここには「腑は通すことをもって補とする」という意味もあります。

　また肺気鬱滞証では，咳嗽・咳嗽による胸の痛み・胸悶・痰がからむ，などの症候が現れます。治療には，理気利肺作用・化痰止咳作用のある薬を使います。具体的には，荊芥と前胡，前胡と仏耳草，嫩蘇梗と杏仁など，理気＋疏表の組み合わせが用いられます。このほか理肺＋化痰の組み合わせとしては，桔梗と枳殻，礬玉金と法半夏，姜半夏と橘皮などがあります。理肺＋潤肺化痰の組み合わせとしては，杏仁と貝母，栝楼皮と法半夏，枇杷葉と冬瓜子，杏仁と薏苡仁などがあります。これらはみな，肺気不宣の治療に多用される方法です。

　また気滞が厥陰に起こった場合，下腹部の脹りや下墜感を伴う痛み・大小便の不利・生理不順（周期の乱れ・量や質の異常など）・各種月経随伴症（乳房が脹る・乳房にしこりができる・生理痛が重い）などが現れます。治療には，疏泄厥陰作用・理気調経作用のある薬を使います。具体的には，青皮と木香，香附子と烏薬（烏薬散），川楝子と小茴香など，疏肝理気作用を主とする組み合わせを用います。このほか，荔枝核と橘核，荔枝核と香附子（蠲痛散）など，理気＋散結の組み合わせもあります。また『宣明論方』に載っている香殻散は，さらにすぐれた効果を発揮する方剤です。これは

塩炒を施した舶上茴香・枳殻に没薬を合わせたものです。小腸の気が突然乱れたことによる，臍周辺部の痛みや痙攣・陰部から内股部分の痛み・意識障害などを治療します。散薬として酒で服用し，乱れている気の流れを正すことのできる，即効性のある薬です。またこのほか，理気＋活血止痛の組み合わせとして，川楝子と延胡索，小茴香と当帰，桂枝と白芍，川芎と当帰などがあります。これらの薬も，肝気鬱滞の治療に多用されるものです。しかし，ここで注意すべきなのは，肝気鬱滞は陰血を傷めやすいだけでなく，火を生む原因ともなるということです。その場合，理気薬に清肝養血薬を合わせる必要があります。また寒性の気滞の場合には，理気薬に温通薬を合わせます。これについては「通経止痛」(p.61)の項を参照してください。

　次は降気法です。降気法は七情による気逆，なかでも肝気上逆証の治療に使われます。肝気が上逆し，胸や肺に至ると，胸膈部の悶脹・気の突き上げ感や喘息・気が溜まっているがげっぷが出ない・落ち着いて横になれない・煩悶・食欲不振などの証候が現れます。この状況を，前述の「軽可祛実」法で治療することはできません。緊急処置の必要な，急激な発作による病証は，治本よりも治標を優先するという治則に従って，まずは破気降逆による治療が必要となります。薬は，檳榔子・木香・烏薬・沈香などを使います。これは四磨飲・五磨飲の組成を利用したものです。葉天士は，降香汁・香附汁・鬱金汁・枳殻汁などを中心に，さらに正気を扶助する薬を合わせる方法を多用しました。

　また，吐き気・嘔吐・胸脘部の痞悶・食欲不振・食後の腹脹などを呈する胃気上逆証を治療するには，和胃降逆法を使います。薬は，最も基本的な組み合わせとしては，半夏と生姜，橘皮と竹筎があげられます。また同時に湿邪による気滞がみられる場合，砂仁と藿香，藿香と蘇梗を使うのが最適です。このほか，枇杷葉と芦根による清潤，旋覆花と代赭石による鎮逆などの組み合わせも使われます。これらは，二陳湯・橘皮竹筎湯・旋覆代赭湯の用薬法によるものです。

　胃気の上逆が，しゃっくり・げっぷとして現れている場合にも，同様の薬を使うことができます。特に，半夏・生姜・橘皮・竹筎などが適しています。後世には，丁香・柿蒂を主薬とする降気止呃法も生まれました。

石震は，この治療法について多くの見解を示しています。石氏は，長期にわたって断続的に続く嘔吐には，補脾和胃作用のある下気薬を使うのがよいと考え，最良の薬として当帰をあげました。当帰の滋潤下枯作用を高く評価していたからです。嘔吐は，上部における気逆です。このような気が下に降りない状態が長く続くと，下部の津液が枯れてしまいます。そして下部に生じた乾燥が，さらに上部の気逆を促進します。このようにして嘔吐が止まらなくなるのだと，石氏は主張しました。この見解は『慎柔五書』にみられるものですが，非常に意義のあるものです。ここで注目すべきは「病久」〔長期にわたる病証〕という語です。葉天士も，病証が長期にわたると，邪気は必ず奇経衝脈に及ぶと述べています。そして治療には，麻子仁・阿膠・肉蓯蓉・当帰などの薬を使いました。名医たちの方法には，どこか共通するものがあるようです。

　また肺気が上逆すると，喘息・咳嗽・痰が多い・胸部の痞悶・咽喉部の不快感（痒み・気のつまった感じ・重症では咽喉部が鳴るなど）・悪心・嘔吐などの症候が現れます。これを治療するには，降逆平喘法を使います。薬は，射干と麻黄，厚朴と麻黄，蘇子と杏仁などの組み合わせを使います。これらは温肺作用をもつ対薬です。清肺作用をもたせる場合は，桑白皮と黄芩，桑白皮と杏仁などを使います。このほか，蘇子・厚朴に当帰を合わせたり（蘇子降気湯の用薬法），麻黄・炙甘草に銀杏を合わせる方法（圧掌散）もあります。これらは降気＋潤燥斂散による用薬法です。また『元和紀用経』には，呉茱萸と桑白皮の組み合わせよりなる降気湯が載っています。この2味を，酒と水を使って煎じ，1匙の生姜汁を加えて服用します。この降気湯も，気を下げることで喘息を治療する薬です。寒熱昇降を同時に使うことで降気という目的を実現させます。これらの用薬法は，一般的な治療法とは異なり，喘息を引き起こす複雑な状況に対し，少し違った角度から治療の方法を導き出したものです。しっかり学び取っていただきたいと思います。これらの方法の共通点は，病証の寒熱虚実の変化に応じて方剤が組成されているということです。

　また，繆希雍が唱えた吐血三要法には「宜降気，不宜降火」（気を降ろすのがよく，火を降ろすのはよくない）という論が含まれています。繆氏は「気に余りがあれば，それがすなわち火である。つまり気を降ろすことは，

火を降ろすことと同じである。火が降りると，気は上昇しなくなる。血は気とともに流れるものなので，気が上昇しなければ，血も上竅から外に出ることはなくなる」と述べています。そして用薬法としては，韭汁・降香・蘇子などの下気薬に，制肝作用のある白芍・炙甘草，清肺作用のある枇杷葉・麦門冬・薄荷葉・橘紅・貝母，養脾作用のある薏苡仁・山薬，養心作用のある酸棗仁・茯神などを組み合わせて使う方法を提唱しています。繆氏の言葉は，もともとは気逆や血逆に対する見解です。しかし，これは，降気を行う場合，臓腑間の生克制化関係を考慮しなければならない，ということも教えてくれます。ただ証に合わせて薬を使うだけでは足りないということです。

19 引火帰原［格陽・戴陽の治療］

「引火帰原」とは，真陽が浮き上がってしまい，本来の居場所に戻れなくなった証候を治療する方法です。この証候を火不帰源と呼ぶ場合もあります。ここでいう「火」とは真陽，つまり水中の火としての腎陽を指しています。この真陽が上浮した状態を「虚陽」「浮陽」または「格陽」「戴陽」などと呼びます。「虚火」「陰火」と呼ぶこともあります。このように名称は多数ありますが，意味は同じです。またここでいう「原」は，腎を意味しています。腎は原気のもとであり，また水火が収まっている場所でもあります。火不帰原が起こる原因は，3種に大別することができます。1つ目は陰虚によって，陰と陽の結合力が弱まり，浮陽を起こすもの，2つ目は真陽自体が弱まり，自らの居場所に止まる力をなくして浮かび上がってしまうもの，3つ目は体内に強い寒邪があり，陽気を上に追いやってしまうものです。

このうち1つ目では，陰虚が本となります。『黄帝内経』は「陰は内にあり，陽を守護するものである」と述べています。陰が虚し，陽を守護できなくなると浮陽が起こります。これを「陰浮蔵陽」ともいいます。この状況で

の引火には，養陰斂陽（つまり「従陰引陽」）が適しています。2つ目では，陽虚が主となります。これは真陽が虚し，陽気の固密機能が失われ，浮陽が起こるものです。『黄帝内経』は「陰陽が調和する根本は，陽気の堅固さにある」と述べています。この状況での引火には，温補扶陽が適しています。ここで注意する必要があるのは，1つ目と2つ目は，実際にはどちらも陰陽両傷，内外皆虚であるということです。単純な陽虚による浮陽ではなく，真陰もまた虚しているのです。つまり引火帰原とは，陰と陽両方の問題を解決する方法だといえます。これはまさに張景岳が「補陽の名手は，必ず陰中に陽を求める」「補陰の名手は，必ず陽中に陰を求める」と述べた通りです。

3つ目は，これらとは異なり，寒熱真仮と呼ばれる状況です。つまり「内に真寒があり，外に仮熱がある」「下に真寒があり，上に仮熱がある」という病証です。この状況での引火には，破陰回陽が適しています。前二者と比べると，補正と袪邪の違いがあります。

次は，それぞれのタイプの所見と用薬法についてお話します。第1の証では，まず陰虚が起こります。そしてその後，顔が赤い（赤い部分が一定せずに移り変わる）という症候が現れます。このほか，頬骨の部分が赤い（午後に顕著となる）・身熱と煩躁（多くはめまいや耳鳴りを伴う）・口腔内や舌のびらん・咽喉部の痺痛・喘息・吐血・鼻出血などの症候が現れることもあります。また同時に，腰や膝がだるい・遺精・夢精・手足の中心部が熱い，などの症候もみられます。このほか足先が冷える・血尿・大便が乾燥するなどの症候がみられることもあります。この状況に対しては，附子や肉桂のような直接下焦に入る薬を使って，引火を行います。このほか熟地黄・山薬・呉茱萸・五味子・女貞子など，塡補真陰作用のある薬を使って，陰陽両気の調和をはかります。方剤としては，桂都気丸・附都気丸・鎮陰煎（熟地黄・牛膝・炙甘草・沢瀉・肉桂・製附子）などを使います。

第2の証は，多くは虚労や，または傷寒を患った後に現れる陽気の衰弱が原因となります。意識がぼんやりする・悪寒・声が低く力がない・手足の冷えなど虚陽の症候が現れます。また，口腔内や舌にびらんがみられるが舌は赤くなく脈も実脈ではない・咽喉部の疼痛（痺痛）・咽喉部は赤くならず淡い紫色を呈する・吐血や鼻出血がみられるが実火証はみられない，

という現れ方をすることもあります。薬は八味丸や右帰丸などを多用します。このほか咽喉部の疼痛には細辛，口腔内や舌のびらん・吐血や鼻出血（特に脾胃虚寒による陽気の衰弱で，虚火が上炎している状態）には乾姜という使い方もされます。また多量な発汗の後で陰陽両虚が起こり，浮陽が生じた証では，緊急な措置が必要となります。この場合は，大用量の参附竜牡湯に枸杞子・五味子・炙甘草を加えた方剤を使います。これは温陽補陰によって緊急に元気を救う方法で，導竜帰海法といいます。

　第3の証は，陽熱の証が顕著で，また病状の変化が急激に起こります。重い場合は，その燥熱に耐えられず河や井戸に飛び込もうとする人もいます。これは，格陽於外証でも戴陽於上証でも，どちらの場合にもみられる特徴です。ただし，これは仮象です。体の表面は熱くても，少し力を入れて筋肉を押して温度を感じてみると，さほど熱くはありません。のどがひどく渇くという患者に水を与えても，多量に飲むわけではありません。それどころか冷たい飲みものを嫌い，温かいものを欲しがる人もいます。このようにして注意深く観察すると，この証が強烈な陰寒による虚陽欲脱証であることがわかります。脈は浮数ですが，力を入れて押すと少し散漫な脈象になってしまいます。また指全体に感じられる浮大な脈が，力を入れて押すと忽然と消えてしまう場合もあります。これはまさに『傷寒論』317条の証（格陽於外＋戴陽於上）と一致します。このように陰寒内盛によって格陽於外が起こり，内寒外熱証や下寒上熱証が現れますが，その本質は真寒仮熱証です。これは，回陽通脈法によって治療しますが，この方法を引火帰原に含める場合もあります。具体的には，附子を主として，乾姜・甘草・葱白などを補佐的に加えて使います。通脈四逆湯がその例です。第2の証で使った方剤と比べると，附子が主薬であることは共通していますが，組み合わせる薬が違っています。前者では補陰薬を加えたのに対し，ここでは温熱薬を加えます。ただし，ここで温熱薬を加える目的は，浮遊してしまっている陽気を元の場所に帰らせることです（「納陽」と呼ぶ）。以上の3種の治療法は，補腎，つまり元陰元陽のもとを補益するという点では一致しています。違いは前二者は温潤薬を使い，第3の証では剛燥薬を使っている点です。この違いは，補正と祛邪による違いです。

　引火帰原の用薬法には，このほかにも多くの資料が残っています。例え

ば『摘玄方』には，虚火が上行し，背中がまるで火で炙られているように熱い，という証が載っています。治療には附子が使われています。粉にした附子を唾液で練り，湧泉穴に塗ることで，火は下降し，背中の熱も消えています。張景岳も，この方法を使って格陽咽閉によるのどの不通（飲み込むことも吐くこともできない）や，臓寒閉塞の証を治療しています。また『経験方』でも，粉にした生附子を酢で練り，足裏の中心部に塗る（男は左足，女は右足。1日1回薬を換える）ことで，虚火を原因とする慢性的な口瘡〔口腔内の腫瘤〕を治療しています。『普済方』では，鼻淵によって慢性的に鼻から膿・血・鼻水が出るという状況を治療する際にも，附子を使っています。葱の絞り汁と混ぜ，ペースト状にした生附子の粉を，湧泉穴に塗るという治療を行っています。また咽喉部・口腔内・舌などの部位に生じた瘡を治療する場合，虚火上浮によるものに対しては，粉にした呉茱萸を酢で練り，両足の裏の中心に塗るという方法もあります。これは李東垣が紹介している方法で，一晩寝ればよくなると書かれています。李氏は，呉茱萸は「熱性の薬ではあるが，熱を下に引き降ろす作用もある。この方法には，その特性に従って治療を行うという意味がある」と述べています。また張景岳は「口瘡の患者で六脈がすべて虚弱な者，または長期的に寒涼薬を服用しているが効果がない者は，無根虚火によるものである。治療には，理陰煎（熟地黄・当帰・炙甘草・乾姜，肉桂を加える場合もある）を使うのがよい。理中湯類を使っても治療することができる。また官桂を口に含む方法でもよい」と述べています。火不帰原による格陽喉痺に対しても，密炙附子を口に含み，その汁を飲み込む，という治療法を提示しています。『衛生家宝』では，虚火による口瘡を，粉にした細辛を酢で練り，臍の上に塗る方法で治療しています。こうしてみると，虚火による証を引火帰原の用薬法で治療する場合にも，多くの方法があることがわかります。

20 介類潜陽［介類薬による潜陽］

　「介類潜陽」（養陰潜陽・潜陽熄風）とは，主に肝腎陰虚・虚陽上浮証の治療に使われる，平肝熄風に属する用薬法です。陰と陽は互いに協調し，相対的なバランスを保っています。それが「陰平陽秘，精神乃治」ということです。しかし陰が下部で不足すると，陽をとどめておくことができなくなり，虚陽上浮を引き起こします。浮かび上がった陽気は頭頂に至り，めまい・体の浮遊感・午後になると頬が赤くなる・顔色が絳色になる・体がほてる・鼻息が熱い・口や舌が乾き熱い・気分が落ち着かないなどの症候を引き起こします。躁熱と呼ばれる状態です。しかし，これはあくまでも虚陽によるもので，実火によるものではないため，目は赤くない（浮火によって赤くなるときもある）・頭痛はない・舌は赤くないという特徴があります。この状況の治療に沈潜作用のある介類の薬物が使われるのは，鹹味＋寒性による沈降作用によって，陰気を養い，浮陽を降ろすことができるからです。この方法は，介類潜陽と呼ばれ，薬は，鼈甲・亀板・牡蛎・淡菜・珍珠・珍珠母などが使われます。薬味の数は，病状の程度に応じて決められ，一甲（牡蛎のみ）・二甲（牡蛎・生鼈甲）・三甲（生牡蛎・生鼈甲・生亀板）の呼び名があります。また珍珠や珍珠母などには，潜陽作用のほか，さらに鎮心安神作用があります。亀板・鼈甲には，補心作用・補腎作用・補血作用があります。鼈甲は，特に肝に作用し，補血作用・軟堅下瘀作用があります。牡蛎は，補腎安神作用・軟堅清熱作用があります。そして介類薬のすべてに共通しているのは，補陰作用です。

　虚陽の上浮は，肝腎の陰虚によって陽気をとどめておけなくなった結果，起こります。そこで治療に際しては，潜陽薬だけでなく，多くの場合，滋腎涼肝作用のある薬を加えます。この用薬法は「養（滋）陰潜陽」と呼ばれます。多用されるのは，生地黄と生白芍，天門冬と麦門冬，玄参と生地黄，淮牛膝と石斛などの組み合わせです。養陰を通して陽に作用し，潜陽を通して陰に作用させます。つまり陽気の問題を，陽気にだけ働きかけて解決するのではなく，陰への作用を通して解決する方法です。

浮上した陽気はまた，容易に風と化します。そうなると風と陽とが一体となって虚している体をさらに侵していくことになります。この状況では，めまい・四肢の痺れ・両手の顫動・筋肉の痙攣・吐き気・嘔吐・煩躁（睡眠にも影響）・心悸・驚きやすい，などの症候が多くみられます。治療には，潜陽薬と平肝熄風薬を併用します。これは「潜陽熄風」と呼ばれる方法です。薬は，首烏・芝麻・桑葉・菊花・天麻・白蒺藜・穭豆衣・釣藤鈎・女貞子・旱蓮草・淮牛膝・生白芍などを使います。このほか阿膠・鶏子黄が使われることもあります。これは潜陽降逆と平肝熄風を同時に行う方法です。こうすると浮上している陽気と虚風を分離させ，陽気を元の場所へ帰し，風を自然消滅させることができます。そして，このような潜陽熄風を行う場合，たいていは養陰薬も同時に使います。つまり1つの方剤の中に，養陰・潜陽・熄風が集まっていることになります。この用薬法は，実質的には陰陽両虚証を治療するものです。なぜなら浮陽が生じる原因は陰虚であり，また浮陽も虚陽に属するからです。ただし，この証と陰虚火旺証とは異なる証です。陰虚火旺証の治療に，上に紹介したような薬を使うこともありますが，それは一般的な方法ではありません。また，養陰潜陽薬と苦寒瀉火薬を併用することもありますが，それは標本兼顧による用薬法です。

21 重鎮摂納［重薬による鎮逆・摂納］

　「重鎮摂納」とは「十剤」〔薬物や方剤を，その効能によって10種に分類する方法〕の中の重剤に属する方法で，降法の中で最も重いものです。多用される薬には，竜骨・牡蛎・玄精石・磁石・代赭石・禹余粮・礞石・丹砂・赤石脂・紫石英・白石英・金・銀などがあり，いわゆる金石の薬と呼ばれるものです。これらの薬には，重鎮安神作用・鎮逆降火作用・納気固渋作用があります。「重可祛怯・渋可固脱」の剤〔重い薬を使って精神を安定させ，渋性の薬を使って脱証を治療する〕とも呼ばれます。風・火・痰・気の上逆による証や，滑脱〔重度の下痢〕・崩漏〔月経が止まらない〕・帯下〔おり

ものの異常]などを治療することができます。具体的な方法は，以下の7種に分類することができます。

1　鎮肝熄風（肝風の治療）

「鎮肝熄風」は，主に肝火生風・肝風肝火上逆の証に使われる方法です。この証では，頭痛（閉塞感を伴う脹痛）・頸部のこり・耳鳴り・めまい・発熱・心煩・顔が赤い・舌赤・脈弦長などの証候がみられます。薬は，竜骨・代赭石に牡蛎・亀板を合わせて使います。これは鎮逆を主として，補佐的に潜降を加えることで，上逆を抑え込む方法です。病状が重く，風火が気血を上行させ中風の恐れがあるときには，必ず瀉火熄風作用・平降気血作用のある薬を加えます。瀉火熄風薬は，石決明・羚羊角・玳瑁・犀角・地竜・釣藤鈎・天麻・蝎尾などを使います。また，竜胆草・黄連・黄芩・山梔子などの苦寒薬を使って，邪熱を直接攻撃することもできます。これは「実証は，その子を瀉すことで治療する」ということであり，いわゆる緊急処置の必要な，急激な発作による疾患は，本治よりも標治を優先する方法です。風火上逆証は，肝腎陰虚によって陽が支えを失うという，本虚標実の証です。そのため治療の際には，一般に涼肝滋腎作用のある薬を加えます。淮牛膝・生白芍・牡丹皮・玄参・天門冬・生地黄・熟地黄・山茱萸などを配合します。これは鎮肝熄風湯にみられる用薬法です。

2　鎮心安神（心腎不交の治療）

「鎮心安神」とは，邪気が心を侵し，心火が乱れることで生じた心腎不交を治療する方法です。心腎不交では，驚狂・心悸・不眠・健忘などの症候が現れます。薬は，鎮驚安神作用をもつ竜骨と竜歯，重鎮摂納作用・交通心腎作用をもつ竜骨と牡蛎，竜骨と亀板，補腎鎮心作用・明目安神作用をもつ磁石と朱砂，安神定悸作用をもつ竜骨と珍珠母などの組み合わせが使われます。このほかにも状況に応じて，養血薬・滋陰薬・益気薬・寧心薬・清火薬などを加えます。方剤としては，枕中丹（竜骨・亀板・菖蒲・遠志）・磁朱丸・珍珠母丸・朱砂安神丸などがあげられます。

3　重鎮降胃（胃気上逆の治療）

「重鎮降胃」とは，嘔吐や反胃〔昨日食べた物を今日吐くなど，食べてから吐くまでに時間のあく嘔吐〕を治療する方法です。薬は，代赭石・赤石脂・伏竜肝など，鎮逆作用・順降胃気作用のあるものが中心となります。胃気虚寒による嘔吐や吐血を治療する場合は，伏竜肝に白朮を合わせ温中作用を強めます。痰飲を兼ねる場合は，半夏・生姜を加えます。また胃虚による嘔吐・反胃・唾液が多いなどの症候を治療する場合には，代赭石と旋覆花の組み合わせを使います。胃気虚が顕著な場合は人参を加えます。赤石脂もまた，反胃による嘔吐（食物を吐く），痰飲による嘔吐（水を吐く）を治療することができます。その場合，赤石脂を粉にして，酒か生姜のスープで服用します。これらの組み合わせには，それぞれの長所があります。ただし，胃虚気逆を治療する場合，必ず和中益胃薬と組み合わせなくてはなりません。また胃気の上逆，反胃による嘔吐といっても，その状況はさまざまです。重鎮降胃薬は胃虚による気逆にのみ使うもので，実証・火証・積飲不化などの証には使えません。また病状に応じた選薬をしたつもりでも，効果がなかったり，病状を悪化させてしまうこともあります。その場合，すぐに治療の基本構想を見直す必要があります。鎮逆薬を長期服用することはできないからです。

4　重鎮納気（腎不納気の治療）

「重鎮納気」とは，腎虚を原因とする腎の納気機能の失調（腎不納気）を治療する方法です。腎不納気では，喘息（動くと悪化する）・呼吸困難（起坐呼吸，横になれない，横になると胸やのどがつまる）・額部の大量の発汗・咽喉部で痰のからむ音がする（痰を吐き出すことはできない）・下肢の冷え・脈細弱（または浮で無力）という症候が現れます。薬は，紫石英・磁石・黒錫・硫黄・竜骨・青塩などに補腎薬を合わせて使います。多用されるのは，紫石英と臍帯，紫石英と熟地黄，竜骨と熟地黄，磁石と熟地黄，磁石と臍帯などの組み合わせです。このほか補腎作用を強めた用法として，熟地黄と補骨脂，臍帯と熟地黄・山薬，山茱萸・山薬・熟地黄と重鎮薬など

の組み合わせがあります。また温渋作用を強める場合は，青塩に胡桃肉（または補骨脂）を合わせたものを使います。黒錫に硫黄を合わせると，温陽鎮摂作用を強めることができます。陰陽兼顧による最も強力な組み合わせとしては，人参・附子に熟地黄・枸杞子を合わせる，附子・肉桂に熟地黄・山薬を合わせる，という方法があります。たくさん紹介しましたが，これらはすべて，重鎮納気による用薬法です。方剤としては，黒錫丹・六味地黄丸・腎気丸加磁石・青塩などがあげられます。

また，ここで紹介した薬には，壮陽暖宮作用があります。そこで陽痿や男性不妊症，宮寒による不妊症などを治療することもできます。例えば紫石英・陽起石・竜骨・牡蛎などに補腎添精薬（または調補衝任薬）を合わせて使います。

5　固渋止遺・止汗（腎気不固および自汗・盗汗の治療）

重鎮固渋薬は，腎気虚による遺精・滑精・尿の白濁，また陰虚による自汗・盗汗などの治療にも使うことができます。薬は，竜骨・牡蛎・磁石・赤石脂などが多用されます。腎気虚による遺精・滑精・尿の白濁などを治療する場合は，これらの薬に補腎固精薬を合わせて使います。方剤としては，金鎖固精丸や桑螵蛸散などがあります。また陰虚による自汗・盗汗などを治療する場合は，益気薬か養陰薬を合わせて使います。方剤としては，牡蛎散や当帰六黄湯などがあります。このほか，五味子・烏梅・金桜子・山茱萸など，酸味の斂渋薬と組み合わせる方法もあります。方剤としては，東垣安胃湯（五味子・烏梅肉・黄連・生炙草・升麻）があります。食事をすると過度の発汗がみられる，という状態を治療することのできる方剤です。

6　渋腸止瀉（下痢の治療）

重鎮固渋薬は，下焦陽虚・肛腸虚寒冷滑〔腸が冷えることによる機能失調〕による慢性の下痢にも使うことができます。例えば，赤石脂・禹余粮・代赭石・紫石英・硫黄・竜骨などに，温中昇陽・温腎補渋作用のある薬を組み合わせて使います。方剤としては，桃花湯・赤石脂禹余粮湯・赤散（赤

石脂・代赭石・桂心)・竜骨散(竜骨・赤石脂・代赭石・黄柏・艾葉)・震霊丹(禹余粮・赤石脂・代赭石・紫石英・乳香・没薬・五霊脂・朱砂)などがあります。陽虚だけでなく陰も損傷している場合や，慢性の下痢によって陰血が損なわれた場合は，重鎮固渋薬に五味子・樗根皮・烏梅肉・石榴皮・山茱萸・罌粟殻など酸味の斂陰収渋薬を合わせて使います。

7 固崩止帯(婦人科疾患の治療)

　重鎮固渋薬は，衝任虚寒による崩漏，帯脈不固や脾気下陥による白帯などの治療にも使われます。多用されるのは，代赭石・赤石脂・禹余粮・竜骨・牡蛎などです。崩漏を治療する場合，衝脈・任脈の気血を補い，二脈を調える作用のある薬を合わせて使います。方剤には竜骨散(竜骨・当帰・香附子・棕櫚)があります。瘀滞がある場合は，震霊丹を使います。帯下を治療する場合，固摂帯脈作用・補気健脾作用のある薬を合わせて使います。方剤には，固衝湯(白朮・黄耆・竜骨・牡蛎・山茱萸・白芍・海螵蛸・茜草・棕櫚・五倍子)があります。

　ただし崩漏や帯下で，気陥湿勝のタイプのものに対しては，李東垣の提示した昇陽法で治療を行います。方剤には，昇陽除湿湯(黄耆・炙甘草・升麻・防風・藁本・羌活・独活・蔓荊子・蒼朮・当帰)があります。湿熱下注による場合，傅青主の提示した清経法で治療を行います。方剤には，清経散(牡丹皮・地骨皮・白芍・熟地黄・青蒿・茯苓・黄柏)，清海丸(熟地黄・山茱萸・山薬・牡丹皮・五味子・麦門冬・白朮・竜骨・地骨皮・桑葉・元参・沙参・石斛)，易黄湯(山薬・芡実・黄柏・車前子・銀杏)があります。

　以上のように，固渋法とは，泄・脱という状態を固める〔せき止める〕方法です。張景岳は『景岳全書』で固渋法について，以下のようにまとめています。

　「慢性の嗽や喘息など，気が上から泄れている者は，肺(気)を固めるのがよい。慢性的な遺精のように，精が下から泄れている者は，腎(精)を固めるのがよい。失禁する者は，膀胱を固めるのがよい。大便を泄らす者は，腸蔵を固めるのがよい。汗が止まらない者は，皮毛を固めるのがよい。出血が止まらない者は，営衛を固めるのがよい。泄れの原因が寒である場合

は，熱をもって固め，原因が熱である場合は，寒をもって固める。泄れが上・表にみられる場合は，気を固める。そして気は肺が主っている。泄れが下・裏にみられる場合は，精を固める。そして精は腎が主っている。虚証には固渋法を使用できるが，実証には使えない。固めるべきではないものを固めてしまうと，侵入者を門を閉ざして迎え入れることになる。注意して見分けなくてはならない」

　この張景岳の言葉は，固渋法の用薬法を考える際の，1つの基準ととらえることができます。

　昇降浮沈による論治は，『素問』蔵気法時論が述べている「治療の方法は，自然界の四時五行の運行や，人体の状態と照らし合わせて決めなければならない」という精神にのっとったものです。そしてこの方法は，金元時代に大きく発展しました。以上に紹介した方法は，臨床で多用するいくつかの方法をあげたにすぎません。昇降浮沈法については，繆希雍が『蔵気法時併四気所傷薬随所感論』で以下のようにまとめています。

　「四時の気は，天地の間を運行している。人は，この気の交わりの中にいる。だから人は四時の影響を受けるのである。春の気には生・昇，夏の気には長・散，長夏の気には化・耎，秋の気には収・斂，冬の気には蔵・沈，という特徴がある。人体の気も，これと呼応する。生とは順うことであり，長とは敷く〔広げる〕ことであり，化とは堅めることであり，収とは粛むことであり，蔵とは固めることである。これは天にもとづいた用薬法である。春は温かく，夏は熱い（暑い）。だから春夏には，元気が外に泄れ，陰精が不足する。薬は養陰薬を使うのがよい。秋は涼しく，冬は寒い。だから秋冬には，陽気は表に出ずに潜入し，体内に蔵される。このとき，陽気をいたずらに通してはならない。薬は養陽薬を使うのがよい。これは四時にもとづいた用薬法である。足りないものを補い，気を調和させるのである。しかし一気においても，さらに初期・中期・末期の違いがある。また一日のうちにも，寒暖の違いがある。暑い季節のときには，人は暑邪の影響を受ける。突然寒くなれば,今度はさらに寒邪の影響を受ける。寒邪を受けると，寒病となる。暑による病の治療には暑薬を使い，寒による病の治療には寒薬を使う。これは時に応じた用薬法である。このように

状況に合わせて用薬法も変えていく。それが変化に応じた正しい方法である。例えば陰虚の人は，陰精や水が不足しているため，火を制御することができない。すると陽気は拠を失い外に泄れ始める。その結果，発熱や発汗がみられるようになる。これを治療するには，たとえ季節が冬であっても，地黄・五味子・鼈甲・枸杞子などの益陰薬を使う。もし季節に合わせて，辛温薬を使ったら，状況をさらに悪化させてしまう。

反対に陽虚の人は，衛気が体表を守れないので，悪寒・悪風・震え・温かいものを食べたがる・厚着をするなどの症候が現れる。これを治療するには，たとえ季節が夏であっても，人参・黄耆・桂枝・附子などの温補薬を使う。もし季節に合わせて苦寒薬を使ったら，状況をさらに悪化させてしまう。これは時を捨て，証に従った用薬法である。

また，例えば平素より血虚の人には，苦寒薬は向いていない。胃を損ね，血を傷める恐れがあるからである。しかし暑気にあたり，霍乱が生じた場合には，血虚の人であっても，黄連・滑石などの薬を使わなくてはならない。そしてこれらの薬は，もともと気を上昇させる機能が弱いので，さらに葛根を加えて発散作用を強める。これは証を捨てて，時に従った用薬法である。このように何を捨て，何に従うのかは，主に病状の重さによって判断する。

また四気による病は，それぞれの特徴に従った治療法が必要である。経が述べているように，春，風邪にあたったものは夏に飧泄になる。これを治療するには，升麻・柴胡・羌活・防風のような昇燥性の薬を使う。夏，暑邪にあたったものは秋に痎瘧になる。これを治療するには，石膏・知母・乾姜・麦門冬・橘皮・人参・茯苓・白朮のような清暑益気薬を使う。邪気（暑邪）が体内に入り込むと，便に血や膿が混ざるようになる。これを治療するには，黄連・滑石・芍薬・升麻・蓮実・人参・白扁豆・甘草のような祛暑消滞作用・保胃気作用のある薬を使う。秋，湿邪にあたったものは冬に咳嗽を生ずる。これを治療するには，桑白皮・石膏・薄荷・杏仁・甘草・桔梗・蘇子・枇杷葉のような燥湿清熱作用・和表降気作用・保肺作用のある薬を使う。冬，寒邪にあたったものは春に温病になる。初期は邪気がまだ表にあるので，辛寒・苦温・甘温・苦寒薬を使って表邪を解く。内熱を除くには，羌活・石膏・葛根・前胡・知母・竹葉・柴胡・麦門冬・

荊芥・甘草などを使う。
　このように治療は，できる限り早期に行うのがよい。治療が遅れると，邪気は体内に入り込み，上では結胸病，中下では燥結証を引き起こす。この場合，陥胸湯や承気湯を使って治療をすることができる。ただし，薬の飲ませすぎには十分な注意が必要である。過度の使用は，病を悪化させてしまう」

3章

虚実補瀉による薬の組み合わせ

3．虚実補瀉による薬の組み合わせ

「邪気が盛んな状態を実といい，精気が消耗した状態を虚という」「虚しているものは補い，実しているものは瀉す」これは『黄帝内経』が繰り返し述べていることです。『霊枢』百病始生篇はさらに「病んでいる場所を観察し，その病が余剰によるものなのか，不足によるものなのかを知り，補うべきものは補い，瀉すべきものは瀉す。自然界の摂理に背いてはならない。それが正しい治療というものである」と述べています。これらの言葉からも，虚実補瀉が，臨床における重要な問題であることがわかります。そこでこの虚実補瀉という角度から，薬の組み合わせや使用法について考察することには，きわめて実用的な意義があるといえます。

張景岳は『景岳全書』で「病気を治療する際には，正気と邪気の状況をよく知っていなくてはならない。正気と邪気のバランスや，病状の重さなどを考慮しなくてはならない。実証を治療するには攻法を用いる。ただし，攻法は目的にそって正しく使うべきであり，過度に用いてはならない。虚証を治療するには補法を用いる。ただし，補法は虚の程度に応じて適切に使うべきであり，観察を怠って用いてはならない」と述べています。この言葉は，虚実補瀉法によって治療を行う場合，病状を的確に把握し，節度を保って薬を使うべきであることを表しています。

虚実補瀉法について，古いものでは朱丹渓がすぐれた見解を示しています。朱氏は『局方発揮』で「腕の良い医者は，病気を治療する際，まず原因を調べる。虚が原因である場合，その母を治療する。実が原因である場合は，その子を治療する。微邪が原因である場合，〔五行学説の〕所勝〔自分が克すもの〕を治療する。賊邪〔六淫邪気〕が原因である場合，その所不勝〔自分を克すもの〕を治療する。正邪の治療は，その本経に対して行うべきである。いくつかの邪気が合わさっている場合，一経を治療するだけでは足りない。そこでまず，邪気が単独のものなのか，複合しているものなのかを見きわめ，さらに病状の重さをはかり，標と本の緩急の度合いを調べ，それから具体的な治療法を定めなければならない」と述べています。

また張隠庵は『侶山堂類弁』で，具体的な用薬法について以下のように述べています。「病気を治療する際には，寒薬・熱薬・補薬・瀉薬を単独で使う場合もあるが，これらを兼用する場合もある。例えば『傷寒論』の附子瀉心湯は，大黄・黄芩・黄連・附子よりなる。これは寒熱併用の方剤

である。また柴胡加竜骨牡蛎湯は，人参・大黄・黄芩・生姜・桂枝よりなる。これは補瀉寒熱併用の方剤である。そのほか『金匱要略』の大黄附子細辛湯，大黄・乾姜・巴豆の備急丸などもあげられる。みな先人の知恵によって生み出された方法である。その用薬法を分析すれば，そこから法を体得することができる」

　この言葉からもわかるように，寒熱虚実補瀉による治療法には，それぞれ特徴があり，それぞれの複雑さをもっています。この方法を使いこなすには，それらの内容を深く学び，正確に分析を行うことが必要となります。

　周学海は，これらの方法をさらに発展させ「補法を行う前には，まず瀉法を施す。補法の中に瀉法を含ませるという意味である」と述べました。あらゆる手を尽くして補法を行っているといえます。周氏は『読医随筆』で次のように述べています。

「人参・白朮・黄耆・地黄などを服用した結果，中満が生じるのは，中焦に邪気があるからである。これらの薬を服用する人は，一般に虚弱な人たちである。虚弱で，中気が正常に運行しないと，胃腸に湿熱痰水などが生じる。これらの邪気が正気を妨げ，気が正常に運行できなくしてしまう。補薬には，中焦を穏やかに保護する性質がある。このような状況に補薬を服用すると，薬は邪気を追い出すことができず正気と結びつく。このようにして邪気による影響を増大させてしまうのである。そこで補薬を服用する者は，必ず先に邪気を追い出す薬を服用し，補薬が効果を発揮できる環境を整えなければならない。または補法を行う合間に，攻邪を行うという方法をとる。その場合，攻邪薬の作用は，補薬の作用を上回っていなくてはならない。そのことで補薬の性質を損なうことはない。例えば，人参・白朮に檳榔子・厚朴を合わせて用いると，補薬の力は大きく損なわれる。しかし黄柏・茯苓・桃仁・木香などを合わせて使うと，補薬と攻邪薬はそれぞれに作用を発揮するので，正気を強めつつ，清湿熱作用ももつようになる。また胃の中に痰水がある場合，まずこれを洗い流さなくてはならない。先に健脾補気薬を使うと，体内に気をみなぎらせると同時に，痰水まで体中に溢れさせ経絡に深く入り込ませてしまう。すると，体や関節が痛んだり，桃や李（すもも）大のしこり（腫瘤）ができたり，関節が突然動かしにくくなったり，皮膚の一部分が腫れ，痺れて痛んだり（凍ったような冷痛・刺

すような痛み・裂けるような痛み)，伏結脈が現れたり，さまざまな結果を生じる。補薬の力で痰を抑え込むことができるという人もいるが，それは正しくない。そうではなく補薬の力で,痰を追い出すのである。張石頑は，肥満して痰の多い体質の人は，一日中労働しても疲れることがないが，静かにしているとかえって体が痛み始めると述べている。これは労働によって気のめぐりがよくなり，気が痰を動かせるようになるからである。静かにしている状態では，痰は気血の運行を阻害する。痰飲が経絡に入り込むと，正常な気化作業が行われなくなり，精微物質を生み出せなくなってしまう。このような敗痰が体内の各所に流れ込み，鬱して腐敗すると，癰瘻〔化膿性の炎症による運動障害〕・癱緩〔「癱疾＝四肢の運動障害」の軽症〕・痹痛・偏枯不遂〔半身不随〕などを引き起こす原因となる。無知の輩は，これを補薬の弊害だと誤解し，攻泄の弊害であるとは認めない。また喩嘉言は，痰の多い人は，普段からよく休むべきだと主張している。そうすることで経絡中の痰を胃へ戻し，体外へ出て行かせる道すじをつけることができると考えたのである。そして辛温剤を常用してはいけないと戒めている。辛温剤は，いたずらに痰を体内に溢れさせるばかりで，痰を排泄することはできないと考えたからである。しかし喩氏は辛熱剤を禁止しただけで，苦渋沈降剤の使い方については知らなかった。少量の苦渋沈降剤を頻繁に服用すると，膜絡に溜まった濁悪を吸いだし，下へ降ろすことができる。そうすると胃は常に空のままであり，温補剤や辛温剤を使うことができるようになる。辛味薬は，よく経絡を通る性質をもっているので，痰を経絡に引き込みやすいのである」

　これらはすべて実践経験をもとにまとめられた貴重な見解です。こうした周氏の方法は，ぜひ，学んでおくべきものだと思います。

　文献資料をみてみると，虚実補瀉に関する研究は多く，先人がこの方法を重視していたことがわかります。また，それらの内容は非常に実用性に富むものです。ここでは,そのなかから代表的なものを選んで紹介します。

1 苦寒瀉下［苦寒薬による瀉下］

「苦寒瀉下」とは，実証の裏熱を治療するのに使われる「攻下剤」に属する方法です。適応証には，以下のようなものがあります。

①原因は傷寒でも温病でもかまわないが，邪熱が裏に入り，陽明熱結を引き起こし，持続的な発熱が生じたもの。または，午後の潮熱・手足の中心部からの発汗・意識障害・うわ言を言う・腹満（押すと腸に便が溜まっている）・頻繁に排気〔排ガス〕が起こる・便秘などの症候を呈するもの。

②熱結傍流—臍を中心とする腹部の絞痛（押されるのを嫌がる）・ときに便意があり臭いの強い水〔水様便〕を排出する・口や舌が乾く・重度の場合は嘔吐もみられる・体が緊張状態にある（急性腸梗塞のような状態を含む）。多くは突然発病する。

③時病〔急性で流行性の強い疾患〕による高熱・高熱による厥〔手足の冷え〕。または強い熱による発驚・発狂など。

これらの病変はみな裏熱実証です。そして苦寒瀉下法は，こうした裏熱実証の治療に非常に適しています。苦寒薬を使わなくては熱を排除することはできませんし，攻下薬を使わなくては実を治療することができないからです。具体的な用薬法としては，苦寒による瀉下通腑作用のある大黄，鹹寒による軟堅潤下作用のある芒硝に，行気破結作用のある枳実・厚朴などを合わせる方法が多用されます。これは実熱を迅速に除くことができる方法であり，1～2服で，病状を危急の状態から救うことができます。この方剤は大承気湯です。燥結が重く，気滞が顕著でない場合は，枳実・厚朴を除き，甘草を加えます。これが調胃承気湯です。熱実も気滞も比較的軽く，燥結も重くない場合，芒硝を除き，枳実・厚朴の用量を減らします。これが小承気湯です。気滞が重く，実熱の閉結がみられる場合，厚朴・枳実の用量を増やし，破気下泄作用を主とした方剤に作り替えます。これが厚朴三物湯です。劉河間は，大承気湯に甘草を加え，和中作用をもたせました。これが三承気湯です。劉氏はこれを，傷寒熱実証の治療に使いました。

通下泄熱作用によって急性熱病を治療することのできる方剤です。劉氏がいう傷寒熱病とは，急激に発病し，病状の変化も大きく，6〜7日ほどで死にいたるという病です。このような状況では，薬の使用を迷っている猶予はなく，また状況に応じて加減を行う時間もありません。こうした急性の大病では，強力な薬をためらわずに使う必要があるのです。これは劉氏による経方の発展的用法ですが，その実用性は現在でも十分に通用するものです。上に述べたいくつかの方剤は，どれも苦寒瀉下を行う際の用薬例です。そして「寒下法」と呼ばれる方法の主要な方剤でもあります。これらの方法には「亢則害，承則制」という言葉にあるように，臓にある邪気を腑を出口として体外に排出するという共通の目的があります。

ただし『医学心悟』論下法が以下のように述べている点には注意しなくてはなりません。「下法とは攻法である。下法には，①下すべきなのに用いない誤り，②下させてはならないのに用いる誤り，③また下すべきではあるが下法が使えない状況にあり，これを下させてしまう誤り，④下すべきであるが下法は使えない状況にあり，それでも下さねばならず下法を用いたが，方法が適切ではない誤り，⑤下すべきものを下させたが，病理の深さを知らず，また大小便と蓄血を区別せず，湯液・丸薬など剤型の選択にも注意を払わずに用いる誤り，⑥寒熱・積滞痰水・虫血癥膿などを区別しない誤りなど，種々の誤りがある。下法を用いる場合，これらのことを明確に把握しておかなければならない」〔文中の番号は訳者による〕。この言葉からわかるように，攻下法を使うことははっきりしていても，病状には寒熱気血・新久浅深などの違いや，兼証の違いなどがあり，具体的な使用法も，それに応じて変化させる必要があります。また下法を使ってもよいのか，使う時期が早すぎたり遅すぎたりしないか，下すべきだが下すことができない，下法を単独で使うのかほかの法と併用するのかなど，さまざまな問題があります。これら多方面の問題を考慮したうえで下法を使わなければ，邪気を追い出し，治癒に導くことはできません。承気湯類による下法だけしか知らず，そのほかのことを考慮しないと，誤った治療を行うことになります。そこで攻下法を使う際には，正確な弁証論治を行わなくてはなりません。また特に用薬法には細心の注意が必要となります。

また心肝火旺証の人では，体表の発熱はみられません。しかし五志によ

る内傷が起こり，鬱を原因とする火が生じます。この火熱が津液を損傷し，腸道を乾燥させると便秘が起こります。これが慢性の便秘へと発展してしまう場合もあります。このタイプの便秘では，同時に心煩・怒りやすい・安眠できない（夢が多い・刺激の強い夢を多く見る）・脈弦滑有力などの症候が現れます。これは承気湯証のような危急の処置を必要とする証ではありません。しかし治療法としては，同じように苦寒瀉下法を用い，瀉火通腑によって邪気を排泄します。薬としては，苦寒による清肝瀉火作用・潤腸通腑作用をもつ芦薈が中心的な役割を果たします。芦薈に，寒涼性による清心鎮驚作用・重墜下降作用をもつ朱砂を合わせると，更衣丸となります。この方法も，寒下法に属する用薬法の一種です。主に内傷雑病による火証や実証の治療に使われます。

　裏熱による実証は，苦寒瀉下法を使って治療を行います。しかし，なかには，実証と同時に，正気虚が存在する場合があります。このような場合，寒下法による薬のほかに，さらに状況に応じた薬を合わせなければ，瀉下という本来の目的を達することはできません。例えば温病では，熱による津液・陰液の損傷が起こり，陰傷と実熱が同時に存在するという状況も生じます。この状況では，実熱を解決しないと津液の涸渇を起こし，病状をさらに悪化させてしまいます。しかし単純に下法を用いて治療したのでは，陰液や津液をさらに傷めてしまいます。また陰液を補うだけでは，実熱を取り除くことはできません。この状況に適しているのは，増液によって下法を助ける方法です。例えば，大黄・芒硝に玄参・生地黄・麦門冬などを組み合わせて使います。これは呉鞠通が「増水行舟」と名づけた方法で，代表方剤は増液承気湯です。このほか津傷と実熱が並存していても，病状は比較的穏やかな場合もあります。また体質的に平素より腸内の津液が不足している慢性的な便秘も存在します。『金匱要略』は，これらの状況を「脾約」と呼んでいます。そしてその病機を「趺陽脈浮而渋」，つまり胃腸熱盛による津液渋少が起こり，大便が固まっているのだと説明しています。治療には，麻子仁・杏仁・芍薬に大黄・枳実・厚朴を合わせた，潤腸通便による方法が使われています。麻子仁丸がその例です。ただし，ここで注意する必要があるのは，劉河間がいっているように，燥の原因は火であるということです。上に述べた病証では，問題の核心はあくまでも火熱です。

治療を行う目的も，通下にあります。増液法を用いることはあっても，その役目はあくまでも補助的なものであることを忘れてはなりません。また熱病において，下法を使うべきときに使わないと，裏熱実証が解決されないばかりか，気血の損傷を起こしたり，熱血傍流証を起こしたりします。このような状態を治療する場合，承気湯に人参・当帰などの補気血薬を合わせて使います。これは「攻補兼施」と呼ばれる方法で，代表方剤は黄竜湯です。しかし，ここでの補益気血も，通下をよりよく行うための補助的な措置となります。

2 温経通下［温経薬による通便］

「温経通下」も，裏実証を治療するための方法です。「温経」とは，三陰経の陽気を温めて通りをよくする作用を指しています。「通下」は，陽明腑実を開通させることを意味しています。この証は，経と腑の両方にまたがる病証なので，薬も寒薬と温薬を併用します。ただし治療の重点は，あくまでも大便の不通にあります。例えば，もともと沈寒が存在していて（陽虚を兼ねる場合もある）そのうえに大便の不通が生じた場合，一時的に実積と沈寒が同時に存在することになります。この場合，実積を解決しないと，陰陽が否塞してしまう危険があります。また単に実積を下しただけでは，陽脱を引き起こす恐れもあります。そこで治療では，祛寒温経薬と通下薬を併用する必要があります。陽気を元気づけながら攻下法を行うことで，よりよく攻下の目的を達成することができるのです。例えば「寒積」と呼ばれる病では，寒疝による腹痛（痛みは脇下に及ぶ，または腰部に及び脹痛を呈する）・腹痛が重くなると手足が冷える・便秘・脈緊沈弦など，腸疝痛が便秘を兼ねている症候がみられます。治療には，大黄に附子・細辛などを合わせる方法が使われます。ここでの温経は，散寒止痛作用だけでなく，大便を通す作用も発揮します。この方法をうまく使うと，迅速に病状を好転させることができます。陽気が回復すると，腸が活発に動き始め，

頻繁に排気が起こり，大便は排泄され，腹痛もなくなります。これは「温下」と呼ばれる方法で，代表方剤は大黄附子湯です。また「冷積」便秘と呼ばれるものもあります。これは寒積とほぼ同じような状況ですが，違いは発作が反復して起こり，容易に完治しないことです。また，血や膿を伴う下痢・積滞による腹痛（下痢の前後で変化はない）・四肢の冷え（病状が重い場合にみられる）・脈沈弦などを呈する場合もあります。これらの症候を治療するには，大黄に人参・附子・乾姜を合わせる方法を使います。これもまた，温陽補気の力を借りて積滞を解消することで，通下という目的をよりよく実現させる方法です。代表方剤は，温脾湯です（p.424参照）。

　また寒積や冷積とほぼ同じような状況でも，腹痛があまり重くなかったり，または腹痛はみられないという場合があります。大便の不通による苦痛も，あまり重くはありません。その場合，脈は沈弦ではなく，沈弱または沈緩となります。これは多病の人（特に老人）によくみられる虚冷便秘に属する病証です。治療には半硫丸を使い，温陽泄濁作用によって大便を通します。この虚冷便秘と寒積・冷積は，緩急・軽重などの点で大きな違いがあります。両者の用薬法の違いは，きちんと理解しておくべきことです。

　お話してきたように，通裏攻下法では寒下・温下にかかわらず，大黄が主要な薬となります。大便が乾燥している場合，芒硝を合わせます。気滞がある場合，枳実・厚朴を合わせます。胃を調える場合は，甘草を合わせます。陰液・津液の損傷がみられる場合は，玄参・生地黄・麦門冬，または麻子仁・杏仁・芍薬を合わせます。気血の損傷がみられる場合は，人参・当帰を合わせます。寒象がみられる場合は，附子・細辛，または人参・附子・乾姜などを合わせます。これらはみな，状況にふさわしい薬を合わせることで，大黄の通下作用をよりよく発揮させるための方法です。このほかにも，牽牛子・続随子・巴豆など強力な通下薬があります。しかし，これらの薬が臨床で使われることは，あまり多くありません。

3 攻下逐水［攻下薬による逐水］

「攻下逐水」とは，主に甘遂・大戟・芫花などの運用法を指します。適応証は，懸飲・水腫・鼓脹などの水飲結実証です。これは胸水・腹水の実証（がんによる胸水・腹水，心臓疾患による水腫，腎不全による水腫は除く）のことです。また寒性の膿瘍に応用されることもあります。用薬法としては，十棗湯や控涎丹などがその例です。

裏熱証と同時に水飲の結実があると，「熱与水結」（または飲熱結実）と呼ばれる状態になります。この水飲の結実は，胸部の陽気の正常な運行を妨げます。すると胸部の痞痛・押すと痛みが増す，という症候が現れます。これは「結胸」という病証です。治療には，大黄・芒硝のほか，甘遂・大戟・芫花などを使います。両薬群を同時に使うことで，一気に邪気を攻撃します。大陥胸湯や大陥胸丸がその例です。また飲熱の結実が肝脾の間にあり，中焦の気機を阻害すると，胃腸の通降機能が損なわれます。すると，腹部が堅く脹る・呼吸が荒くなる・口渇・便秘・少尿などの症候が現れます。これは鼓脹熱実という証です。治療には舟車丸の用薬法を使います（鼓脹熱実証の大部分は肝腹水ですが，この用薬法は末期の肝硬変や，病状が特に悪化している状態には使いません）。上述した2つの方法は，いずれも瀉熱実と逐水飲を同時に行う治療法で，的確に用いれば，危急の状態を救うことができます。ただしこの2つの方法は，下法の中でも強力な作用をもつ治療法なので，運用に際しては，細心の注意が必要です。

以上に紹介したものは攻下逐水の主要な方法です。臨床における具体的な運用法については，このほかにも多くの資料があります。そのなかで最も有名なのは張子和です。張氏は，汗法・吐法・下法の3法を使い邪気を攻撃しました。上記のような薬を使って邪気を攻撃する方法は，張氏の最も得意とするところでした。張氏が多用したのは神佑丸・通経散・除湿丹などで，どれもあらゆる逐水薬を集めたような方剤です。運用法は，まず薬を服用させて吐かせます。吐かせた後に，下させます。下させた後に，また吐かせます。これが基本ですが，張氏の吐法は，単純な吐法ではなく

汗法を兼ねたものでした。また下法も単純な下法ではなく，攻補兼施によるものでした。張氏は，たびたびこのような治療を行い，すぐれた成果をあげていました。『黄帝内経』は，気血は正しく流通することが大切であるといっています。張氏は，自分が行っている攻邪法こそが，『黄帝内経』が述べている言葉を実現する方法であると考えていました。邪気が去らなければ，病状は一新されないと考えたのです。これは一般的な下法についての論述を超えた，張氏独自の理論です。張氏は，この理論にもとづいて，強力な薬を巧みに使いこなしました。具体的な運用方法は『儒門事親』に詳しく載っています。張氏の独自の発想法や手法には，学ぶべきものが多くあります。

　また『済生方』には遂心丹という方剤が載っています。癲癇心風を治療する方剤です。これは，甘遂粉2銭を豚の心臓の血で練り，それを再び豚の心臓内に入れてから煎じるものです。煎じた後，甘遂粉を取り出し，辰砂1銭を合わせ丸薬を4個作ります。1回に1丸，豚の心臓を煎じたスープで服用します。悪物〔体の中の毒〕が大便として排出されるまで，これを飲み続けます。『聖済総録』には，水腫と喘息の治療法として，大戟2両と炮乾姜半両を粉にし，生姜のスープで1回に3銭服用する方法が載っています。やはり大小便の通りがよくなるまで飲み続けるという指示があります。『仁存方』には，各種気痛の治療法として，酢で煮た芫花半両と炒延胡索1両半を粉にし，1回に1銭服用する方法が載っています。男子の元臓痛を治療する場合，これを葱酒で服用します。瘧疾を治療する場合，烏梅湯で服用します。婦人の血気痛を治療する場合，当帰酒で服用します。各種気痛を治療する場合は，香附湯で服用します。小腸の気痛を治療する場合は，茴香湯で服用します。また『孫真人食忌』には，あらゆる腫毒を治療する方法として，商陸根に少量の塩を加えて搗き，これを外用薬として使用する方法が載っています（1日1回取り替える）。『千金要方』には，癰を治療する方法として，粉にした芫花に膠を加え，粥状に煮たものを外用薬として使う方法が載っています。『直指方』には，癰疽や発背などを治療する万病解毒圓（紅芽大戟・続随子などよりなる）という方剤が載っています。これらの例をみても，逐水薬・逐水法にはさまざまな運用法があることがわかります。1つの方法だけに偏らない，幅広い理解が必要とな

ります。また有毒で強力な作用をもつこれらの薬は，的確に使うことで特殊な効果をあげることができます。さらに研究を続け，その発展的用法を模索していくべきだと思います。

4 滑潤通便［潤腸薬による通便］

「滑潤通便」とは，主要な役割を果たす滋膩潤腸薬に少量の理気薬を合わせ，腸道を潤し，気の流れを改善することで，便の通りをよくする方法です。これは「潤下法」に属する方法です。この潤下法と苦寒薬による瀉下法との違いは，主に以下の3点に集約されます。①瀉下法では，通下作用をもつ薬を直接使うが（主要な薬として使う），潤下法では間接的に使う（補佐的な薬として使う）。②瀉下法は，相対的に急激な病証に使われ，潤下法は，緩慢な病状に使われる。③瀉下法の適応証は，熱を原因とする実証で，病歴は短く，病状の変化が大きい。潤下法の適応証は，津液の消耗によって腸道が乾燥した病証で，病歴は長く，病状の変化はあまり顕著ではない。以上3つのうち，最も重要なのは③です。潤下法の適応証の多くは一種の腸燥便秘であり，熱病の後期，体質的に肝腎陰虚の人，または産後の血虚時などにみられます。

潤下法に多用される薬は，麻子仁・杏仁・桃仁・柏子仁・松子仁・芝麻・蕤仁・郁李仁・栝楼・当帰・何首烏・牛膝・肉蓯蓉などです。これらの中からいくつかの薬を選び，さらに陳皮・枳殻，または升麻などの薬を合わせます。熱病後期の患者の場合，単純な潤下ではなく清潤〔清熱＋潤下〕を行う必要があります。また一般的な腸燥を治療する場合，重点は脾胃にありますが，肝腎の病証を呈する場合は，滋填〔滋補肝腎〕も必要となります。産後の患者には，養血も大切です。このように状況に合わせて，重点をはっきりさせた用薬法が必要です。方剤としては，五仁湯（丸）・済川煎などがあります。どれも補剤としての性格を合わせもつ方剤です。

潤下法については，張従正も独自の方法を提示しました。張氏は，慢性

の便秘や痔を伴う大便燥結の患者に，大量の菠棱・葵菜・猪血などを服用させ，すぐれた効果をあげました。張氏は，この治療法について「滑薬で竅を養えば，大便は自然と通る」と説明しています。この治療法の源泉は『千金要方』養性にみることができます。

また潤下法については，李東垣も重要な言葉を残しています。『湯液本草』には，以下のような李氏の言葉が載っています。

「杏仁が喘息に効くのは，気を治すからである。桃仁が狂証に効くのは，血を治すからである。桃仁も杏仁もともに便秘に効くが，両者には気血の別がある。日中，大便の出が悪い場合，陽気を通せばよい。夜間，大便の出が悪い場合，陰血を通せばよい。大腸は陽に属するが，昼夜の別からみた場合，やはり気血に分けるべきである。虚人の便秘に対して，下法を使いすぎてはならない。脈浮は気の脈象であり，治療には杏仁・陳皮を用いる。脈沈は血の脈象であり，治療には桃仁・陳皮を用いる。どちらに対しても陳皮を用いるのは，手陽明と手太陰はどちらも表裏の関係にあるからである。賁門より上は往来を主り，魄門より下は収閉を主る。すべては気の通り道である。よってどちらに対しても佐薬として陳皮を用いるのである」

5 辛甘扶陽［辛甘薬による扶陽］

「辛甘扶陽」（辛甘化陽）とは，補益剤や温裏剤で多用される用薬法で，上中焦の陽気虚弱証を治療する際に使われます。辛味薬には温通扶陽作用があり，甘味薬には補気養栄作用があります。両者を合わせると，辛甘扶陽作用が生まれます。辛甘扶陽法で使われる辛味薬には，桂枝・乾姜・炮姜・煨姜などがあり，合わせる甘味薬には，甘草・人参・南棗などがあります。これら辛味薬と甘味薬を合わせて方剤を組成しますが，両者のバランスは状況に応じて変える必要があります。例えば補益剤は甘味薬を中心に，温裏剤は辛味薬を中心に組成します。桂枝甘草湯は，桂枝に甘草を合わせたものですが，桂枝の用量は甘草の倍になっています。これは扶陽を

主として，益気作用を兼ねた用薬法です。心陽を活気づけ，心気を補益することで，心陽不振による多汗・心悸（手で胸部を触ると心地よい）・脈遅緩という病証を治療することができます。また甘草に乾姜を合わせた甘草乾姜湯では，炙甘草の用量が乾姜の倍になっています。これは益気を主として，扶陽作用を兼ねた用薬法です。上中焦の気を補益し，肺胃の陽気を通すことで，肺痿や胃虚による嘔吐を治療することができます。張景岳は，人参・炙甘草に炮姜（または煨姜）を合わせて参姜飲を作り出しました。これは甘草乾姜湯を発展させたもので，やはり益気を中心とした用薬法です。肺脾を温め胃気を養うことで，脾肺胃気虚寒による咳嗽・呼吸時に息が短い，または胃虚による嘔吐（乳児では乳を吐く）などの症候を治療することができます。また葉天士が，その効果を高く評価していたのは煨生姜に南棗（大棗でもよい）を合わせる方法で，これも微辛＋微甘による組成法です。脾胃虚弱・営衛不和，虚寒・虚熱などの証を治療することができます。これらはみな温裏作用のある方剤ですが，温中回陽剤とは異なります。両者の区別の第一は作用する部位の違いです。つまり重点が中下焦（特に脾腎陽虚）にあるのか，または上中焦（特に心と肺胃の陽気不足）にあるのかという違いです。第2は用薬の比率の違いです。前者は「辛温薬＞甘薬」という組成になっています。ときには回陽救逆を行うために，さらに強力な辛温剤を組成することもあります。後者は「甘薬＞辛温薬」という組成になっています。状況によっては甘薬の用量を，辛温薬の倍にする場合もあります。

　辛甘扶陽は「辛甘化陽」と呼ばれることもあります。辛味薬には陽気を通す作用があり，甘味薬には補気作用があるので，両者を合わせると陽気を生み出す（化生陽気）効果があるからです。化陽の「化」とは化生のことで，扶陽の「扶」とは扶助のことです。ここではほとんど同じ意味として使われ，どちらも陽気虚によって生じた微寒の症候を治療する方法です。ただし陽虚と同時に強い寒邪が存在する場合や，気虚と同時に血虚がみられる場合は，この方法は使いません。

　先人が実践を通して残した経験的方法は，実用的な価値の非常に高いものです。例えば王晋三は『絳雪園古方選注』で「甘草乾姜湯と桂枝甘草湯は，どちらも辛甘化陽の方剤である。しかし，さらに詳しくみると，両者には

はっきりとした違いがある。桂枝は表に作用するので，太陽表虚の治療に使われる。乾姜は中焦を保護するので，太陰裏虚の治療に使われる。桂枝甘草湯では，桂枝4両と甘草2両が使われている。つまり辛味が甘味に勝っている。甘草乾姜湯では，甘草4両と乾姜2両が使われている。つまり甘味が辛味に勝っている。辛味が勝ると，作用は表に向かい体表の陽気を保護する。甘味が勝ると，作用は内に向かい，中焦を保護し，陽気を回復させる。用量の違いには，このような意味があるのである」と述べています。

また四川の範中林氏は，大用量の甘草乾姜湯を使って少陰証による寒厥を治療し，すばらしい効果をあげました。その医案をみてみると，患者は王さんという中年の方で，来院したときは重度の寒厥によって，すでに死の床についたかのようでした。範氏が診察したところ，まだかすかに息があり，胸部にもわずかな温もりが残っていました。病状は危急を告げていましたが，範氏は助かる可能性に賭け，大用量の甘草乾姜湯を処方しました。用量は炙甘草30ｇ，炮乾姜15ｇでした。辛味と甘味を合わせることで，胸中の陽気を回復させようとしたのです。薬を服用すると，肺気が温められ，呼吸が正常になってきました。範氏は次に，大用量の四逆散加人参湯を処方しました。回陽益陰による治療法です。ここにさらに童便を加え，陰の中へ陽薬の作用を引き込ませる措置をとりました。陽気が回復すれば，陰も和を取り戻します。服用後，患者は回復しました。これは辛甘扶陽法の，すぐれた応用例といえます（以上『範中林六経弁証医案選』）。

6 甘温益気［甘温薬による益気］

「甘温益気」（補中益昇陽・甘温除熱）とは，主に益気剤に使われる用薬法で，各種気虚証を治療する際に使われます。甘味薬には補気作用がありますが，ここに温薬を合わせると，甘味薬の作用を強め，治療効果を高めることができます。『黄帝内経』は「形が不足している場合は，気で温める」「気には温める作用がある」と述べています。これは甘温益気法の理論的

根拠とされている言葉です。具体的には，黄耆に人参を合わせて使います。黄耆の補気作用に人参を合わせると，その甘温益気作用はさらに強められ，脾肺の気を強力に補益することができます。そこでこの対薬は，脾肺気虚による倦怠・気が足りないので呼吸が浅い・動くと汗をかきやすい・めまい・心悸などを治療することができます。

　また黄耆・人参・炙甘草の3味を合わせると，李東垣の黄耆湯となります（『蘭室秘蔵』）。これも甘温による補元気作用のある方剤で，小児の漫驚風〔ひきつけの一種〕治療に使われます。黄耆・人参・甘草に，温腎陽作用のある肉桂を合わせると，三焦の元気を補益することができるようになります。脾胃は生化の源であり，営衛の気が生ずる場所でもあります。肺は気を主り，腎は気の根です。そしてこの脾胃・肺・腎は，1つの気で通じ合っています。源は1つで，3つに枝分かれしているのです。黄耆・人参・甘草・肉桂を合わせて使うと，これら元気の根本を保護することができます。そこで『博愛心鑑』は，この方剤を「保元湯」と名づけました。虚損や元気不足，病気がなかなか治らない状態を治療する方剤です。また痘瘡や瘡瘍で，邪気が体内に入り込み，陰証を呈するようになった場合にも使うことができます。

　また人参・炙甘草・茯苓・山薬・白扁豆に炒乾姜を合わせたものは，養中煎と呼ばれています。補脾温胃作用のある方剤で，脾胃虚寒・運化不及による，吐きやすい・下しやすい・疲れやすい・寒くなりやすい・体調を崩しやすいという状態を治療することができます。この養中煎では，人参・茯苓・甘草と山薬・白扁豆という2組の補気薬が併用されています。これによって脾胃の気を補益する作用は強められます。さらに乾姜を加えることで，中焦の陽気を活気づけ，脾胃の正常な運行を回復させる作用も加わります。また乾姜に人参・茯苓・甘草・山薬・白扁豆を合わせることで，乾姜の辛温は甘温に変わり，強い燥性も弱められ，純粋な温薬に変わります。このようにして，中焦気虚という病証に適した方剤が作られています。これも張景岳の経験から生まれたすぐれた方法です。

　上で紹介した用薬法は，すべて甘温益気によるものです。ただし具体的な組み合わせ方や作用には，それぞれ違いがあります。例えば黄耆と人参の組み合わせは，脾肺の気に重点を置いたものです。ここに甘草を加える

と，脾胃の元気を補益する作用が加わります。肉桂を加えると，三焦の元気を補益できるようになります。また人参・茯苓・甘草・山薬・白扁豆に乾姜を合わせたものは，脾胃の気を温め補益する作用が中心となります。共通して言えることは，気虚は寒を生じやすいので，治療の際には補気薬に温薬を加える必要があるということです。温薬を加えてはじめて確かな治療効果が得られるのです（ただし薬味の数や用量について，両者の比率を反対にしてはならない）。また気虚の場合，運化機能も弱っています。そして甘味薬には，気の流れを阻害しやすいという弊害があります。この問題も，温薬を加えることで解決することができます。これが甘温益気による用薬法の特徴です。

　甘温益気には，もう1つ重要な内容が含まれています。それは李東垣が提示した補脾胃・昇陽気による方法，つまり「補中昇陽」と呼ばれる方法です。この方法は，脾胃気虚・中気下陥証の治療に使われます。李氏は，補中益気作用のある黄耆・人参・甘草・白朮に，昇陽作用のある升麻（陽明の清気を上昇させる）と柴胡（少陽の清気を上昇させる）を合わせて使いました。または防風・藁本・羌活・独活などの昇発性のある辛温薬を使い，陽気の上昇を鼓舞する方法を使いました。これが李氏による各種補中益気方剤の組成法です。適応証は，労倦〔過度の労働・過度の休息〕による肢体の倦怠感・呼吸が浅い・話をすることが億劫になる・顔色が黄色い・食欲不振・軟便・悪寒・断続的に体が熱くなる・カゼを引きやすい・脱肛・子宮下垂などです。

　この方法を使って気虚による発熱を治療する方法のことを「甘温除熱」と呼びます。気虚発熱について解説するのはとても難しいことです。ただし李東垣の論述をもとに，私の臨床経験を照らし合わせてみても，気虚発熱証というものは確かに存在します。脾胃気虚の人には，2種類の状態が多くみられます。1つは後天的に気血を生み出す「生化之源」としての機能が弱いため，営衛の気が不足し，陽気が体表を保護できない状態です。この場合，脾虚気陥の証となり，体温が一定しない（全体的には低体温の傾向にある）・普段から疲れていて体も冷えている・自汗・温かいものを好むなどの症候がみられます。しかしいったん疲労したり食生活が乱れたりすると，躁熱が起こります。躁熱の現れ方は，高熱の場合も，低熱の場

合もあります。これは李東垣が「陰火上衝」と呼んだ虚性の亢進現象です。李氏は『脾胃論』で「過度の労働や過度の休息は，脾の病を生む。脾が病むと，怠惰になり，常に臥していたくなる。四肢の動きも活発さを失い，大便はゆるくなる。また脾が病めば，胃も津液を運行できなくなり病むことになる」「胃が病むと，呼吸時に息が短く〔浅く〕なり，精神状態も精彩を欠くようになる。高熱を出し，その熱によって顔が真っ赤になることもある」と述べています。この状態を治療するのに使われるのが補中益気湯です。脾胃の気を旺盛にし，清気を上昇させることで，元気に満ちた状態を回復し，営衛の気が調和を取り戻せば，熱は自然と退きます。これが甘温除熱法と呼ばれるものです。補中益気湯では，補気昇清作用のある薬のほか，退熱作用もある柴胡・升麻，そしてさらに和血作用のある当帰が使われています。これは陰と陽の両面に考慮し，気血の調和をはかったものです。つまり補中益気＋調和営衛気血という用薬法です。営衛気血が調和すれば，熱は退きます。これはつまり身体の体温調節機能を改善する治療法です。李氏自身の言葉によれば「過度の労働や過度の休息を原因とする発熱は，表証に似ている。これを治療するには補中益気湯を１～２服飲めばよい。うっすらと汗をかくようになれば，すでに治っている。これは汗法による発汗とは異なる。陰陽の気が調和した結果，自然と汗が出るのである」ということになります。

　もう１つの状態は，中虚気陥です。脾胃の運化機能が弱ると，飲食物を体内で気化して精微物質を作り出すことができなくなります。そればかりか体内で湿濁の邪気が生まれ，これが下焦に流れ込んでしまいます。この湿濁が停滞し熱を生んだ結果，陰火上衝が起こります。この状況に対し，李東垣は「甘寒除火熱」という治療法を提示しました。それは甘味薬による益気昇陽作用を基本として，さらに黄柏・黄連・黄芩などの苦寒堅陰薬を１～３味加えることで「陰火」（その実質は，脾胃または下焦の湿熱）を消すという方法です。または平胃・四苓・麦芽・神麴などを合わせ，脾の運行機能を回復させ湿邪を取り除きます。中気が旺盛になれば，湿熱は気化され，虚熱も退きます。これが甘寒除火熱による用薬法です。これは益気昇陽＋苦寒瀉火，つまり「昇陽瀉火」による治療法といえます（p.81「昇降脾胃」，p.86「昇陽瀉火」参照）。ただしこの「甘寒除火熱」は，「甘寒清熱」

や「甘寒養陰清熱」とは異なる方法なので，混同しないようにしてください。

　甘温益気法は，陽気の暴絶を緊急に治療するための方法として使われることもあります。このような緊急の救命措置としての用法も知っておかなくてはなりません。朱丹渓の方法は，その代表的なものです。『局方発揮』には以下のような医案が載っています。患者は60歳にほど近い浦江の鄭兄という人です。この人は平素より，周りからの孝養を受けすぎていました。そして夏に長期にわたって下滞〔痢疾のこと〕を患いました。さらに過度の性交をしたため痢疾は悪化し，一晩中トイレに行くようになってしまいました。その結果，両手は力が入らずだらりとし，両目は開いていてもまったく光がなく，尿は失禁し，汗も雨が降るように出てくるようになりました。のどは鋸で引かれたようで，呼吸も絶え絶えの状態でした。脈象は大ですが，拍動や部位は一定していませんでした。これは緊急の手当を必要とする，非常に危険な状況です。朱氏は急いで人参膏（党参を大用量で使用する）を煎じさせました。同時に，もぐさを使って，気海穴に小指大の灸をしました。灸が18壮に至ったとき，患者は右手を動かせるようになりました。さらに3壮すえると，唇がかすかに動きました。このとき，人参膏を煎じ終えたので，まず1杯飲ませました。その後，夜半までかかって合計3杯飲ませました。すると目が動くようになりました。引き続き人参膏を煎じ続け，合計2斤の人参を使い終えると，患者は話ができるようになりました。そこで粥を食べさせました。その後も人参膏を煎じ続け，合計5斤の人参を使い終えると，下痢が止まりました。10斤の人参を使い終えると，精神状態も落ち着き，病気は治癒しました。こうした朱氏の知識に裏づけられた大胆な実践によって，危急の状態を救う際の，甘温益気法の重要性が明らかにされました。甘温益気法を使って急証・危証を治療し，命を救うためには，ためらわずに大用量の薬を使う必要があるということです。

　ただし忘れてはならないのは，甘温益気薬は中焦の気虚を治療するために使う薬であるということです。上記の例のように適切に使えば，顕著な効果が得られます。しかし使い方が不適切な場合，さまざまな副作用が生じます。例えば甘味薬には，機能を弛緩させてしまう弊害があるため，痞満・食欲不振などが生じやすくなります。また気虚の人は脾胃が弱く，湿

を生みやすいため，甘味薬を服用すると腹脹・嘔吐などが起こることもあります。王綸は『明医雑著』で以下のように述べています。

「泄瀉の患者に，誤って人参・黄耆などの甘温薬を服用させると，病気が治らないばかりか，黄疸となってしまう。泄は湿に属する疾患である。甘温薬は湿熱を生む作用があるので，邪気を助長してしまうことになる。これが長期に及ぶと，湿熱が強まり黄疸が生じるようになる」

「酒を飲みすぎると，その湿の影響で脾腎の真陰が損なわれる。すると咳嗽・痰・鼻出血・吐血・咳血・喀血などが生じる。このような患者に，誤って人参・黄耆などの甘温薬を服用させると，病状は悪化し，ついには不治の病となってしまう。甘温薬には気を助長する作用がある。気は陽に属する。陽が盛んになりすぎると陰を消してしまうのである。陰血が不足し，陽火の盛んな患者に対しては，生血降火作用のある苦甘寒薬を使わなくてはならない。これを知らない人は，人参・黄耆を使って補益しようとする。このような誤用によって命を落とす人のなんと多いことか」

歴代の医書や医案には，このような記載は数多くみられます。ここでは注意を促すために一例を紹介しました。

7　補気生血［補気薬による生血］

甘温益気薬には，もう1つ別の作用があります。それは補気を通した生血作用です。血は気から生まれ，「気は血を統率する」ともいわれます。気が虚せば，血も虚し，気が旺盛だと，血も正常に生み出されます。そこである種の血虚病の治療には，「補気生血法」（補気摂血・益気生津）が多く用いられます。例えば労倦〔過度の労働・過度の休息〕によって中焦が弱り，その結果血虚が生じると，顔色が萎黄〔艶がなく，枯れた様相を呈する黄色〕・口唇や舌が淡白・頭痛・めまい・目がかすむ・口が乾くが飲みものを欲しがらない，などの症候が現れます。このほか胃病による出血後，月経の出血量が多い場合，産後の血虚が回復しない場合，瘡瘍の傷口が破れ

た後おさまらない場合，寄生虫の感染などでも，気虚・血虚はみられます。また午後になると顔がほてって赤くなり，体や掌の中心も熱くなるという症候も現れます。このような発熱は「血虚発熱」と呼ばれます。また考え事や心配事が過ぎると心脾が損傷を受けます。すると，心悸・眠りが浅い・食欲不振・大便がゆるくなることがあるなどの症候が現れます。これら数種の病証すべてに，補気生血法を使うことができます。薬は，人参・黄耆・炙甘草・白朮を主として，当帰・熟地黄・枸杞子・竜眼肉などを少量で合わせます。方剤としては，当帰補血湯・帰脾湯・黄耆当帰建中湯などがあげられます。李東垣はよく「血虚の治療には人参を用いる。それは補気作用を通した生血作用があるからだ。これが陽生陰長という言葉の意味である」といっています。教えられるところの多い言葉です。

また「気不摂血」と呼ばれる気虚失血証の治療には，「補気摂血」法が使われます。これは例えば吐血・鼻出血・血尿・血便・膣出血・外傷・出血が止まらないなどの原因で，突然大量の血を失った場合に起こる病証です。このときの対処法は「有形のものである血は，すぐには生み出されないが，無形のものである気は，すぐに生み出される」という言葉の通り，益気摂血法が中心となります。危急の場合は，独参湯や理中湯を使います。病状が比較的穏やかな場合は，保元湯や帰脾湯などを使います。どちらも非常に多用される方法です。

一般的な補気摂血法を使う状況よりも，もう一段重症のものには「血脱補(扶)陽」と呼ばれる方法を用います。大脱血の後，陰が尽きると，陽は拠を失います。すると四肢の冷え・冷や汗・顔色が灰白色・意識がうつろ・脈微欲絶などの症候が現れます。この場合，まずは人参・附子を濃く煎じ，急いで服用させます。これは緊急に陽気を回復させるための措置です。陽気が回復してから補血を行います。また出血と同時に各種虚寒証がみられる場合は，気血を同時に補います。ただし『洄渓医案』腸紅が述べている「血脱扶陽法は，一時しのぎの緊急措置である。血脱とは亡陰である。したがって陽気を回復させた後は，補陰を行わなくてはならない。補陰を行わずに補陽を続けたら，陰血をさらに傷め，陽気の亢進を招いてしまう」という点には注意する必要があります。

また『洄渓医案』吐血は，血脱の後，やみくもに「人参を大量に使うと，

気を上昇させ，火を助長させてしまう」と述べています。このほか「滋膩性の強い薬も多用してはならない。胃に痰が溜まりやすくなるからだ。補血を行う際には，陰陽の調和をはかることが大切である。陰陽が調和すれば，食欲は少しずつ増し，元気も回復する。補剤を服用したからといって，それが腹中で気血に変わるわけではない。大量の補薬を服用させ胃をふさいでしまったら，気血が生まれる道を永遠に閉ざしてしまうことになる。温熱薬を大量に服用させるにいたっては，強烈な陽熱によって陰を枯渇させ，人を死に追いやるようなものである」と述べ，注意を促しています。

　このほかにも「益気生津」と呼ばれる方法があります。これは時病・雑病を問わずに使用できる方法です。時病としては，熱邪によって元気が損なわれ，津液が消耗された状態に使われます。例えば『傷寒論』で，白虎湯に人参を加えている方法がこれに当たります。李東垣が，清暑益気湯に生脈散を合わせて使ったのも，その例です。また葉天士は『外感温熱篇』で，舌苔が白厚で乾燥している場合，胃がすでに燥邪に侵されている証拠であり，その場合「滋潤薬に甘草を加え，甘味で津液を保護する」必要があると述べています。これらはみな，時病における益気生津法の用例として有名なものです。雑病としては，自汗・盗汗・消渇などに，益気生津法の適応証は多くみられます。汗をかきすぎると津液を損傷し，気を傷めます。また消渇も，気や津液を損傷します。そこで汗証や消渇の治療にも，益気生津法が多用されるのです。具体的には，黄耆・人参・炙甘草など保元気作用のある薬に，麦門冬・五味子，または白芍・枸杞子・山薬・石斛などを合わせて使います。病状に応じて，これらの中からふさわしい薬を選び，方剤を組成します。

8　甘薬守中 ［甘薬による守中］

　「甘薬守中」とは，主に補益剤に使われる用薬法で，陰陽気血虚を治療する際に使われます。一般に，虚損証とは五臓が虚している状態であり，

治療する場合，臓の違いに応じて，それぞれにふさわしい薬があるといわれています。しかし実際には，こうとは言い切れず，この病気にはこの薬といわれているものを使っても，効果のないことが多くあります。これは1つには，時間をかけて形成されていった虚損を，そんなに短時間で元に戻すことはできないということがいえます。もう1つは，虚損が一定のレベルを超えると頑証となってしまい，普通の補薬では効かなくなってしまうということです。また体が弱りすぎたせいで，補薬の作用を受けつけられないという状況もあります。このような場合には，治療は中焦に的を絞る必要があります。「土は万物の母」といわれます。甘味薬で中焦を守り，生化の源が枯渇しないようにすれば，営衛気血は基盤を取り戻し，虚損も少しずつ回復していきます。また慢性的な虚損患者では，病位の上下に関係なく，甘いものを食べないと，大便がゆるくなってしまうような人もいます。このように脾胃が極度に弱っている場合も，中焦を治療することが先決となります。つまり「中焦をきちんと機能させることで，体全体を調える」ということです。これは「すべての病気は，胃気が根本である」という言葉と同じ理屈です。虚損治療においては，常に脾の重要性に注意を向けている必要があります。

　甘薬守中法によって薬を使う際には，気血両虚をさらに細かく分ける必要があります。気虚を中心とする気血両虚の場合，治療の中心は脾となります。これには異功散の用薬法を使います。陰虚を中心とする陰陽両虚の場合，治療の中心は胃となります。これには麦門湯の用薬法を使います。

　また陰陽両虚では，陰虚によって熱が生じ，陽虚によって寒が生じ，熱象や寒象が時によって現れるという状態もみられます。そして同時に脾胃の運化機能が弱っているため，食欲はなくなり，大便はゆるくなっています。この場合，陰を治療すると陽を害してしまい，陽を治療すると陰を害してしまいます。つまり葉天士がいう「寒薬や熱薬を使うべきではない」状況です。この場合も，中焦を治療し，営衛を調和させることが先決となります。中焦が正常な機能を取り戻せば，寒象も熱象もおさまります。具体的には，小建中湯・黄耆建中湯・当帰建中湯などの用薬法を使います。

　また気血両傷証では，自汗・体が冷える・呼吸が浅い・話をするのが億劫・食欲不振・軟便などの症候のほかに，掌が熱い・断続的な心煩・めま

い・口が渇く，などの症候がみられることもあります。この場合の治療は，滋膩性を抑えた補血と壅滞性を抑えた補気が必要となります。中焦を保護し，肝脾を調和させることだけが目的となります。具体的には，帰芍異功散の用薬法を使います。

　また神と精が損傷を受けている心腎不交の証でも，心悸・不眠・夢が多い・遺精などのほか，食欲不振・軟便という消化不良の症候がみられることがあります。ここで心を治療すると腎がおざなりになり，腎を治療すると胃を阻害してしまいます。この場合「上下にまたがる病気では，まず中を治療する」という言葉に沿った治療が必要となります。葉天士も，「精は穀より生じる。また穀は神を養うこともできる」「元気が損傷を受けている場合は，甘薬を与えるべきである」と述べています。具体的には，甘麦大棗湯・帰脾湯・生脈散合四君子湯などの用薬法を使います。

　上記の諸証は，どれも比較的重い病証です。しかもどのような措置をとるかによって，その後の病状に決定的な影響を与えてしまうという，猶予の許されない状況です。しかし使用する方剤としてあげたものは，どれも比較的穏やかな作用をもつものばかりです。患者は危急な状態にあるのに，このような穏やかな薬で対処できるのかと思われるかもしれません。しかし病気がこのようなレベルに至ったときには，補虚薬を使う必要があるのです。ここで甘苦薬を使ってしまうと効果は現れません。補虚によって中焦を死守することこそが危急を救う道なのです。それは中焦を守り，体の中心的機能を立て直すということです。中焦の運化機能に負担をかけないため，薬もできる限り軽いものを選ぶ必要があります。これは穏やかな薬で危険な状態を救い，軽い薬で重い病気を治すという巧妙な方法です。また退くことで進むということもできます。このような作用の穏やかな薬がもたらす劇的な効果についても，きちんと知っておく必要があります。

9 甘涼濡潤［甘涼薬による滋陰・潤燥］

「甘涼濡潤」（養陰生津）とは，滋陰潤燥剤に使われる用薬法で，胃陰不足証や肺胃津傷証を治療する際に使われます。胃は陽土であり，柔潤を好む性質があります。また肺と胃の気は，下行しているのが正常な状態です。そして甘涼濡潤法には清養肺胃作用があり，また気が下降するのを助ける作用もあります。上述した病証の治療に，非常に適した用薬法であるといえます。この方法を最も得意としていたのは葉天士で，葉氏がこの方法の創始者であるということもできます。胃陰が不足すると，空腹を感じない・食欲不振・または空腹感はあるが少ししか食べられない・または食べても味がしない・声が低くなる・気力がなくなる・口が苦い・飲食物は冷たいものを好むようになる・大便が乾燥して硬い・脈細やや数・舌嫩で津液が少ないなどの症候が現れます。肺虚気燥を兼ねる場合はさらに，咽喉部が乾燥し熱い・のどが痒い・咳嗽・痰がからむ・呼吸が浅い・口渇・汗をかきやすい，などの症候が現れます。これらは多くの場合，熱病の後に現れ，またはもともと胃病で，相対的に陽気が旺盛な体質の人にみられます。治療には，濡潤胃陰作用のある麦門冬・北沙参・天花粉・石斛・白扁豆・甘草・粳米・糯稲根鬚・蔗漿などの薬を使います。咳嗽がみられる場合は，桑葉・玉竹・茯神・栝楼皮・川貝母・甜杏仁・梨肉などから，数味を選んで加えます。これは甘涼濡潤・清養肺胃による用薬法です。方剤としては，麦門冬湯・沙参麦冬湯などがあります。

葉天士はまた，滋陰薬を使うことのできないタイプの肝胃陰傷証や肝腎陰虚証に対しても，この方法を使いました。これは甘涼濡潤法の特性を存分に活かした応用法です。『臨証指南医案』には，この用法に関する葉氏の豊富な経験が収められています。

またこのほか「養陰生津」と呼ばれる方法もあります。これは甘潤滋陰と甘涼濡潤を合わせた用法で，陰虚と津傷が同時に存在している証に使われます。しかし，例えば重度の津傷は陰虚と同義であり，軽度の陰虚は津傷と同義です。両者には違いもありますが，密接な関係にある状態といえ

ます。薬を選ぶ際にも，それぞれの特徴に応じた重点的な用薬法のほか，両者を総合した運用法も必要となります。

10 甘膩滋填［厚味の甘潤滋膩薬による滋陰］

「甘膩滋填」（甘潤滋陰・甘柔育陰）とは，主に補陰剤で使われる用薬法で，陰精虧損証を治療する際に使われます。これは，張景岳や葉天士が最も得意とする方法で，両氏によって一定の成果があげられています。例えば熟地黄・生地黄・天門冬・麦門冬・山薬・山茱萸肉・枸杞子・当帰・阿膠・鶏子黄などに人参・甘草を合わせるというような，多数の厚味薬を大量に使った，甘潤滋膩・填補真陰による用薬法です。腎水損傷・陰精不足による，腰がだるい・遺精・咽喉部や舌が乾燥する・喘息・潮熱などの症候を治療することができます。方剤としては，人参固本丸・左帰飲などがあります。

腎陰が足りていれば肝・肺・心を養うことができます。つまり「滋水生肝」「養陰補肺」「滋陰養心」と呼ばれる状態です。これは甘膩滋填による用薬法に応用することができます。甘膩滋填による基本的な薬のほかに，状況に応じた薬を合わせることで，中心となる補腎添精作用だけではなく，ほかの臓の陰虚に対しても作用を発揮するようになります。ただし，このような使い方をする場合には，「填」ということに注意する必要があります。つまり厚味を多用することで脾胃を傷めないようにしなくてはなりません。質の重い薬は，用量を軽くするなどの工夫が必要となります。この点を怠ると，濃厚な薬によって脾胃の運行機能は阻害され，痰濁を生み出してしまうことになります。

甘膩滋填による用薬法は「甘潤滋陰」または「甘柔育陰」と呼ばれることもあります。呼び方は違っても，主な内容はどれも同じです。違いは前者よりも後者の方が，薬の種類や用量が少ないということです。

11 調補奇経［奇経の治療］

「調補奇経」（昇陽固本・固摂奇脈・通陽納気）とは，主に男性の虚労による精傷，女性の月経の病・おりものの病・そのほかの膣出血などを治療する方法です。奇経には衝脈・任脈・督脈・帯脈・陰維・陽維・陰蹻・陽蹻の八脈があります。ここではその中の，衝脈・任脈・督脈・帯脈に関する用薬法について話をします。例えば鹿角は督脈に作用します。鹿角膠は督脈の血分に対する温補作用があり，鹿角霜は時に督脈の気に作用します。また鹿茸は督脈の精室に作用します。このほか羊脊骨・黄耆・肉桂・附子・細辛・藁本・茴香・銀杏なども，督脈に作用する薬です。枸杞子や鹿銜草は，衝脈と督脈の精血を同時に補う作用があります。巴戟天・香附子・川芎・木香・檳榔子・呉茱萸・白朮・鼈甲・黄柏などはみな，衝脈の病を治療する薬です。当帰・甘草は「衝脈の逆」と「帯脈の急」を治療する薬です。艾葉・川断・竜骨・升麻・白芍は，帯脈の病を治療する薬です。こうした認識は，どれも薬物帰経理論にもとづいたものです。

最も基本的な用薬法は，血肉充養・調補奇経による方法です。例えば，亀・鹿・牛・羊・豚の骨髄・羊の腎臓・羊肉・魚膘膠・淡菜・海参・紫河車・臍帯・人乳などの血肉有情の品から2〜4味を選び，さらに甘膩滋填薬を合わせて使います。肝腎の精血虧虚が奇経に及んだ病証の場合，一般的な草薬では作用が届かないので，このような用薬法が必要となります。これもまた補虚を行う1つの方法です。ただし，この方法で薬を組成するときには「通」ということに留意しなくてはなりません。補剤の中に「通す」作用を含ませるのです。強力に血肉を補益する温養精血薬を大量に使う場合，どうしても薬のもつ膩滞性が問題になり，中焦の運行が妨げられてしまうのです。そこで茯苓・陳皮・半夏麹・炮姜などを1〜2味加え，方剤の作用に流動性をもたせることで，気血の調和をはかります。これが補剤の中に「通す」作用を含ませるということです。もう1つ留意する必要があるのは「涼」ということです。精血が虚すと，陰が陽を抑えられなくなり，虚火が生じます。そこで精血虚を治療する際には，補薬のほか，さらに涼

肝清泄薬を加えます。具体的には,生地黄・黄柏・白芍・麦門冬などから１～２味を選んで加えます。これは「補腎の際には,必ず涼肝作用を補佐的に用いる」という意味で,水と火,陰と陽の調和をはかる方法です。ただし,この方法は,下焦の精血は極度に枯渇していても,中焦の運化機能はまだ失われていない状況に使われるものです。中焦の運化機能が失われていないからこそ,下焦は薬の作用を受け取ることができるのです。中焦が弱っているときに,このような薬の使い方をしたら,真っ先に中焦の機能を弱らせてしまいます。それでは効果があるどころか,かえって体を害してしまいます。

このほかにも,昇陽固本法という大切な方法があります。これは下焦の真陽を持ち上げることで,腎が精血気を納める機能を強化する方法です。薬は,鹿茸・鹿角霜・鹿角膠・または丸ごとの鹿(毛・皮・内臓を除いたもの)に,巴戟天・肉蓯蓉・補骨脂・鎖陽・牛膝・杜仲・沙苑子・菟絲子・枸杞子・熟地黄・山薬・山茱萸・当帰・五味子・茴香・沈香・木香・人参・茯苓・茯神などを合わせて,７,８味～10数味程度で１つの方剤を作ります。精血を養い,根本を固め,真気を培い,元陽を上昇させる作用があります。五労七傷によって精気が衰え,インポテンス・不妊症などが現れた状況を治療することができる方法です。方剤としては,全鹿丸・斑竜丸などがあります。

また固摂奇脈法を行うに際には,鹿角霜・鹿角膠・紫河車・烏賊骨・茜草・魚膘膠・桑螵蛸などに,人参・肉桂・艾草・茴香・杜仲・川断・香附子・沙苑子・柏子仁・竜骨・紫石英・禹余粮などを合わせて使います。前群・後群から,それぞれ２～４味を選び１つの方剤にします。これは大補精血＋固摂奇経による用薬法です。月経やおりものが止まらない状態や,虚労・慢性の下痢などを治療することができます。

また「昇陽」による用薬を一段軽くしたものは「通陽」と呼ばれます。通陽法では,薬の種類も用量も,少なめにします。これは奇脈の凝滞を温めて通す方法です。多くは,先天的に虚弱な発育不良,慢性的な虚証で体が極度に衰えている状況,男性のインポテンスや不妊症・女性の閉経・老いるのが早いときなどに使われます。これらの病証はみな,奇経虧虚によって八脈の気が通らないために生じるものです。温めながらゆっくりと脈を

通し，全体を調和させていくことで治療を行います。

　このほか通陽と納気を合わせた「通納」と呼ばれる方法もあります。多くは，虚労で臍の下で何かが動くような（跳ねるような）感覚があり，ひどいときには上に向って突き上げてくるという症候に使われます。慢性的な咳や喘息・遺精などがみられることもあります。薬は，紫石英・茯苓・肉桂・補骨脂・沈香・五味子・胡桃肉・青塩・青鉛などに，少量の通陽薬を合わせて使います。この方法を使う目的は，血肉有情の品を使って，極度に弱っている陽気を回復させることです。もう1つの目的は，重鎮固摂作用・納気帰原作用によって，気の固精作用を回復させることです。

　さらに血肉有情の品による補養作用に，清熱化瘀薬を合わせる方法もあります。前述した方法と同様，月経やおりものが止まらないときに使われる方法です。この方法は「止まらない月経やおりものは，清法と通法の併用によって治療するのがよい」という考えによる用薬法です。月経やおりものが止まらないという奇経虧虚だけでなく，さらに瘀血が停滞し新しい血が生まれなくなっている，しかも瘀血によって熱も生じているというときに使われます。この場合，月経は多くは紫黒色になり，ときに量が多いこともあります。おりものの色は黄赤色になります。薬は，血肉有情の品に，亀板・牡蛎・阿膠・柏子仁・天門冬・女貞子・旱蓮草・牡丹皮・生地黄・琥珀・山楂炭・沢蘭・青蒿・黄芩・黄柏・椿根皮などから3～5味を選んで合わせます。ただし，これは治療の難しい状況です。特に中年以降の女性では，予後について細心の注意が必要です。

12　酸甘化陰［酸甘薬による化陰］

　「酸甘化陰」もまた，補陰剤で使われる用薬法です。主に陰虚陽浮で，さらに陰虚による急迫の症（詳細は下述）がみられる状態の治療に使われます。烏梅・芍薬・木瓜・山茱萸肉・五味子・金桜子など酸味で収斂作用のある薬の多くは，程度の違いはありますが養陰斂陽作用をもっています。

また甘草・石斛・麦門冬・白扁豆・芡実・枸杞子・地黄など多くの甘味薬には，程度の違いはありますが補虚緩急作用，甘潤増液作用があります。両者を合わせると，陰液を生んで臓腑に潤いを与え，浮かび上がった陽気を収斂し，危険な状態を落ち着ける作用が生まれます。そこでこの方法は「酸甘化陰」と呼ばれています。

　陰虚による急迫の症は，五臓のすべてにみられるものです。例えば肝では痙攣，心では虚煩や不眠，肺では気の不足による浅い呼吸や喘息，腎では遺精や盗汗などがみられます。また胃の急激な痛みとして現れる場合もあります。そこで酸甘化陰による用薬法も，広い範囲で使われることになります。例えば肝を治療する場合は白芍に甘草を合わせます。これは芍薬甘草湯で,酸甘化陰の元祖といえる方剤です。成無己は『注解傷寒論』で「酸味には収斂作用があり，甘味には緩急作用がある。酸味と甘味を合わせると，陰血を補うことができる」と述べ，芍薬甘草湯を使って脚の痙攣などの急症を治療しています。後世になると，柔肝緩急作用をもつ芍薬甘草湯の応用範囲はさらに広げられ，肝脈の虧虚による脚の痙攣などのほか，急激で引きつれるような胃の痛み・脇部の痛み・押すと気持ちのよいタイプの腹痛・筋肉の痙攣による痛みなどにも使われるようになりました。営衛不和の治療にまで使われた例もあります。『傷寒論』が提示したすぐれた方法は，今日の臨床でも広く使われています。

　心を治療する場合には，五味子を中心に，太子参・酸棗仁・柏子仁・茯苓・甘草などを合わせます。これは斂陰和陽・養心安神による用薬法です。虚煩・安眠できない（夢が多い）・心悸・健忘などを治療することができます。天王補心丹や生脈散の組成にも，この方法は含まれています。王晋三は『絳雪園古方選注』で「『傷寒論』をみると，反煩・更煩・心悸而煩などさまざまな煩のすべてを，芍薬を使って治療していることがわかる。体内の気が調和を失い，陰気がなくなってしまいそうな場合は，補営作用のある白芍を中心に，甘草を補佐的に合わせる方法で治療を行う。これは酸甘化陰によって煩を治療する方法である」と述べています。

　肝胃を治療する場合，木瓜または烏梅・芍薬に，甘草・石斛・麦門冬・白扁豆などを合わせて使います。柔肝養胃作用によって，肝胃の陰傷による胃痛（ひきつれるような痛み）・食欲不振などを治療する，葉天士が得

意としていた用法です。『臨証指南医案』木乗土門に，その具体的な成果が記されています。これもまた芍薬甘草湯の用法を拡大したものです。しかし『千金要方』には，さらによい方法が載っています。例えば烏梅と大棗を搗いたものを杏子大の丸薬にし，これを口に含んでその汁を飲むという方法があります。これは傷寒による熱病の後，口が乾く・眠気・咽痛でものを食べたくない，という状態を治療する方法です。記述によれば，すばらしい効果のある治療法だということです。また『千金翼方』には，胸部の熱感・口が乾くときに使われる含消丸という方剤が載っています。五味子・炙甘草・茯苓それぞれ1両に，烏梅・大棗各27枚を合わせ，搗いたものを丸薬にし，口に含んでその汁を飲むというものです。日中3回，夜は2回服用します。これは前者の方法を発展させたものです。また脾胃兼治の方剤には消食丸という，数年にわたる食欲不振を治療するものがあります。小麦芽・麹・乾姜に烏梅を合わせ，粉にしたものを蜜と和えて服用します。酸甘化陰＋辛甘化陽による用薬法であり，甘味薬のもつ柔性を利用して脾胃を調和させる方法です。これは軽い薬で脾胃を治療することのできる，非常に利用価値の高い方法といえます。

　これらの用薬法はまた，消渇治療にも応用され効果をあげています。『本草綱目』草豆蔲には，胃冷気滞による虚性の食欲不振を治療する，寇宗奭の方法が載っています。ここでは木瓜・烏梅・甘草と，生姜・草豆蔲・縮砂・益智仁・麹蘖を合わせて使っています。酸甘＋辛香によって胃を開き（食欲を回復させ），冷気を散らす治療法です。この例からも，酸甘＋辛温による用薬法で，脾胃虚弱による複雑な病証を治療できることがわかります。これは法外の法といえる方法です。

　肝腎を治療する場合，烏梅と生地黄，女貞子と旱蓮草（二至丸）という対薬を使います。これは養陰斂養作用・滋腎平肝作用によって，陰虚陽浮による虚熱・盗汗や，虚風内動によるめまいなどを治療する方法です。また山茱萸と熟地黄，五味子と枸杞子という対薬もあります。これは滋陰養血作用・填精補髄作用によって，肝腎陰虚精傷による目が暗い・涙目などの症候を治療する方法です。さらに五味子と熟地黄，五味子と蓮子，金桜子と芡実（水陸二仙丹）という対薬もあります。これは補腎固精作用によって，腎虚精虧による遺精・男性不妊症などを治療する方法です。

肺腎を治療する場合，五味子と麦門冬，五味子と百合という対薬を使います。これは滋腎斂肺作用によって，肺腎虧損による喘息・呼吸が浅いという症候を治療する方法です。上に紹介した酸甘化陰による用薬法は，主に内傷雑病に多用される方法です。外感病の場合には，桂枝湯に芍薬・甘草を合わせる調和営衛による方法が，最も一般的なものとなります。

13 養陰清熱［養陰薬による清熱］

　「養陰清熱」（甘寒養陰・鹹寒清熱）とは補陰剤に属する用薬法で，陰虚陽旺証の治療に使われます。陰虚証というのは広い概念で，それはさらに，肺腎陰虚・肝腎陰虚・心腎陰虚などに細分化することができます。しかし，陰が虚せば陽が盛んになり虚熱が発生するという点は，共通しています。これを治療するには，養陰作用のある甘潤薬に，清熱作用のある寒涼薬を合わせて使います。これが「養陰清熱」と呼ばれる方法です。また，「甘寒養陰」と呼ばれることもあります。陰虚を治療することが根本的な目的なので，薬も養陰薬が主役となります。陰が回復すれば，陰と陽のバランスも回復します。寒涼薬はあくまでも補佐的な使用にとどめ，量が多くなりすぎないように注意しなくてはなりません。虚火の強い陰虚火旺証に対して，苦寒堅陰薬を使って清火を行うことがありますが，これは別の話です。

　肺腎陰虚には，養肺腎陰作用のある百合・麦門冬・玄参・生地黄・熟地黄などを中心に，さらに滋潤内燥作用のある当帰・白芍を合わせて清虚熱作用をもたせる方法を使います。清肺止咳作用のある貝母・甘草・桔梗などを加えることもあります。これは肺腎陰虚を治療する際に，最も多用される用薬法です。方剤としては，百合固金湯があります。肺腎陰虚・虚火による咽喉部の乾燥と痛み・咳嗽・喘息・血痰・舌紅少苔・脈細弦数などの症候を治療する方剤です。

　肝腎陰虚には，補肝腎陰精作用のある地黄・山茱萸・山薬などに，肝腎の邪気を排泄する作用のある牡丹皮・沢瀉・茯苓を合わせ，同時に清虚熱

作用をもたせる方法を使います。これは肝腎陰虚を治療する際に，最も多用される用薬法です。方剤としては，六味地黄丸があります。肝腎両病・陰虚陽旺による腰膝の弱り・体のほてり・体がだるく痛い・めまい・耳鳴り・盗汗・遺精・口や舌が乾燥する・かかとが痛い，などの症候を治療する方剤です。

　心腎陰虚には，滋陰養心作用・清虚熱作用のある生地黄・天門冬・玄参・丹参・当帰などに，交通心腎作用・安神定志作用のある人参・茯苓・遠志・酸棗仁・柏子仁・五味子などを合わせる方法を使います。これは心腎陰虚を治療する際に，最も多用される用薬法です。方剤としては，天王補心丹があります。心腎不足・虚火上炎による心煩・不眠（夢が多い）・驚きやすい・心悸・健忘・夜間の発熱・盗汗・遺精・大便が乾燥する・舌紅少苔などの症候を治療する方剤です。これらの用薬法は，雑病の治療で多用されるものです。

　養陰清熱法は，このほか温病の後期にみられる陰傷虚熱証に対しても使われます。温病には，津液や陰が損なわれやすいという特徴があります。そこで温邪の大勢は過ぎ去っても，陰血の消耗が激しいために虚熱が起こり，なかなか治らないという状態が多くみられます。これには2つの場合があります。1つは温熱の邪気がまだ完全にはなくなっていない状態です。残っている邪気が陰血に入り込むと，夜に発熱し朝に熱が退く，熱が退く際に汗はかかない，という症候がみられます。これは陰虚で邪気を外に追い出す力がないために起こります。そこで陰が盛んになる夜間に発熱し，熱が退く際に汗をかかないという状態が慢性化してしまいます。もう1つは陰虚が回復せず，陽気を抑える機能が弱った状態です。午後に微熱が出る・手足の中心部が熱い・精神状態がふるわない・力が入らない，そしてこれらの状態がなかなか改善しないという症候がみられます。この2つの状態は，どちらも養陰清熱法を使って治療することができます。薬は，滋陰養液作用のある生地黄・白芍・麦門冬・知母・玉竹・阿膠などに，養陰潜陽作用のある鼈甲・牡蛎などを合わせて使います。これは陰を強めることで陰陽のバランスを回復させ，虚熱を解消する方法です。この方法に使われる潜陽作用のある介類薬は，その性味が鹹寒なので「鹹寒清熱」と呼ばれることもあります。前者の状態を治療する場合，さらに残っている邪

気を粛清する薬を加えます。青蒿鼈甲湯がその例です。後者の状態を治療する場合は，純粋に養陰薬だけを使います。具体的には，一甲復脈湯（炙甘草・乾生地黄・生白芍・麦門冬・阿膠・牡蛎），二甲復脈湯（さらに麻子仁・鼈甲を加える）などの用薬法を基本として使います。ただし，この場合の養陰薬は軽剤を使わなくてはなりません。熱病のあとは胃気がまだ回復していないので，運化機能が十分ではないからです。

14 滋陰瀉火［滋陰薬による瀉火］

「滋陰瀉（降）火」（苦寒堅陰瀉火・鹹苦泄熱）も，補陰剤に属する用薬法で，主に陰虚火旺証の治療に使われます。これは陰虚に加えて火旺も存在するという，虚と実が混在している病証です。そこで薬も，甘潤滋陰または甘寒養陰薬に，苦寒瀉火薬を合わせて使います。ここでは両者は，同等の重要度をもっています。

例えば滋潤養陰薬に知母・黄柏などを合わせたものは，補肝腎陰作用・瀉相火作用があるので，肝腎陰虚火旺証を治療することができます。潮熱・ほてり・夢が多い・遺精・足や膝が熱く痛い・尺脈弦数有力などがみられる証候です。方剤としては知柏地黄丸・大補陰丸があります。また養陰薬に馬兜鈴（または地骨皮・黄柏）を合わせたものは，肺腎陰虚・虚火刑金証を治療することができます。潮熱・頬が赤くなる・のどが乾燥する・喘息・出血を伴う咳・脈細数（または浮数）などがみられる証候です。方剤としては補肺阿膠湯・大造丸があります。また養陰薬に黄連・黄芩などを合わせたものは，心腎陰虚・心火上炎証を治療することができます。心煩・懊憹・不眠・遺精・舌紅・脈細数などがみられる証候です。方剤としては黄連阿膠湯・朱砂安神丸があります。前述した諸証は，心・肺・肝・腎・火旺など，それぞれに特徴がありますが，陰虚と同時に虚火が存在しているという点は共通しています。この虚火は，虚陽上浮による「浮陽」とは異なるものです。虚火の治療には苦寒薬を使うことができます。それは苦寒

薬には瀉火作用のほか，堅陰と呼ばれる作用もあるからです。また陰虚火旺証では火が存在しているだけで，胃の機能に問題はありません。そのため補陰薬の作用も，瀉火薬の作用も，両方受け入れることができるのです。証に適した法には，このような特徴があります。

　王倫は，滋陰瀉火法による陰虚火旺証の治療を非常に重視していました。王氏は『明医雑著』補陰丸論で次のように述べています。

　「人体では，陰は常に不足し，陽は常に余っている。それなのに多くの人は性欲を貪るばかりで，これを抑えようとする人はまれである。すると精血が消耗され相火が盛んになる。そして盛んになった相火によって，陰はさらに損傷を受ける。その結果，労瘵〔伝染性のある癆病。結核などに見られる病証〕・咳嗽・喀血・吐血などが生じてしまう。平素より補陰を心がけ，陰陽の調和をはかり，水が火を抑制し，水が上昇し火が下降する状態を保っていれば，病気にならずにすむのである。丹渓先生が補陰論を主張され，腎水を補益することを説かれたのもそのためである。古方の滋陰法をみると，どれも水だけでなく火も補ってしまっている。水と火をともに補ったのでは，火が水に勝っている状況を変えることはできない。水を補益し，火を抑制できるようにすることが，水火の調和をはかる方法なのである。補火による治療は，火が衰えているときにだけ行うことができる。しかし病の8〜9割は火旺によるものである。火衰による病は，100人に2人か3人ほどしかいない。若者は腎水が満ちているので，これを補益しなくてもよいように思われる。しかし若いうちに性欲にまかせて陰を消耗すると，中年になり性欲が衰え陰をあまり消耗しなくなっても，すでにたくさん消耗しているので，結局は病気になってしまう。また老人になると，陰は枯渇し陽だけが残ってしまうことになる。つまり補陰とは，若者にとっても老人にとっても不可欠なことなのである。丹渓先生がいわれたことには，大きな意味があるのである」

　「堅陰」とは，主に腎陰を指し，つまり「腎は堅を欲しているので，苦味薬を服用することでこれを堅める」という意味です。しかし陰虚火旺証は，腎に限らず，肝・肺・心などにもみられるものです。そこで「堅陰」法は，肝・肺・心の陰虚火旺証に対しても使うことができます。苦寒薬には瀉火作用があります。苦寒薬によって陰を脅かしている火が消えれば，陰は堅固に

なります。これが「苦寒堅陰」の意味です。つまり「瀉火」と「堅陰」の間には因果関係があります。「瀉火」は手段であり、「堅陰」は目的または効果であるということです。

また滋陰降火法に、さらに平肝潜陽薬を加える方法もあります。葉天士は、この方法を「鹹苦泄熱」と呼んでいました。陰虚陽亢・火旺生風証、つまり中風に発展する危険のある病証を治療する方法です。頭痛・目の充血・筋肉の痙攣、または偏頭痛・心煩・口渇・ときに顔がほてる、または突然口が歪んで話ができなくなる・肢体に力が入らなくなる・尿色が黄色い・大便が出にくい・舌は赤色で唾液が不足している・脈弦滑数などがみられる証候です。薬は、鹹寒平肝作用のある犀角・羚羊角・牡蛎・鼈甲・石決明などに、苦寒瀉火作用のある黄連・黄芩・夏枯草・苦丁茶などを合わせて使います。このほか滋腎涼肝作用のある生地黄・白芍・牛膝・牡丹皮・天門冬なども併用します。これは先人がいった「鹹味で軟化させ、苦味で堅め、滋水涼肝で水を養う」という方法です。この種の陰虚火旺証は、肝陽が強く、強い火によって風が生じている病人（多くは血圧が高い）によくみられます。この鹹寒＋苦寒という用薬法も、危急の状態を救う場合には、標治を優先するという考えにもとづくものです。もし火旺によって生じた風動の症が顕著な場合は、熄風鎮肝薬を使います。これは滋陰瀉火に属する方法のなかでも、最も強力な方法です。急証の治療には、大薬を使う必要を示した例ともいえます。

15 苦辛酸清熱安胃（蛔）［苦辛酸薬による清熱安胃（蛔）］

苦辛酸による用薬法は、2種の病証に多用されます。1つは肝陽犯胃証です。もう1つは蛔厥（胆道蛔虫症を含む）です。前者は、肝陽が強まり、同時に胃気が上逆している状態です。頭痛・めまい・煩躁・口が苦い・安眠できない・驚きやすい、また吐き気・すっぱい液が口に溜まる・涎を垂らす・横になるとなかなか起きられない・起きるとめまいがし吐き気が

強まる，などの症候がみられます。「顔が熱く足は冷たい」と表現される肝胃上逆証では，体の気がすべて上逆しています。治療には，牡丹皮・山梔子・秦皮・沢瀉・夏枯草・苦丁茶・青菊葉・桑葉など，苦味による清泄肝陽作用のある薬が多用されます。酸味による泄肝斂肝作用のある白芍・烏梅・木瓜なども同時に使われます。このほか黄連・枳実・半夏・陳皮・茯苓・竹筎など，苦辛通降・和胃降逆作用のある薬も使われます。この用薬法は，葉天士の医案に多くみられるもので「内火召風，苦降辛泄，少佐微酸」法と呼ばれています。また「泄厥陰，和陽明」法とも呼ばれます。この病証の根本は肝胆にありますが，症状としては肝胃のものが現れます。そこで用薬法も，清泄に偏ったものになります。

　後者の蛔厥では，心部が熱く痛い・胃部から脇にかけて突発的に痛みが生じる・痛みが激しいときには手足が冷たくなる・涎を吐く・重度の場合は蛔虫を吐き出すなどの症候がみられます。これは虫が動いて胃を乱しているもので，寒熱錯雑に属する病証です。治療には苦辛酸法を使い，烏梅・蜀椒・黄連・黄柏・桂枝・附子などを合わせて方剤を作ります。この方法の元祖は，烏梅丸の用薬法です。これは「蛔虫は酸味に会うと静まり，辛味に会うと伏し，苦味に会うと下る」という言葉の意味に沿った用薬法です。この病証の根本は蛔虫ですが，症状としては脾胃のものが現れます。そこで用薬法も，寒薬熱薬の併用によって，蛔虫を制御し，胃を落ち着ける方法をとります。

16　斂散同用［収斂薬と発散薬の併用］

　「斂散同用」は，収斂正気作用と解散邪気作用という，異なる作用の薬群を同時に使う方法です。相反する薬群が，邪気と正気の双方に対応することで，総合的な効果を生み出します。つまり正虚邪恋による複雑な病状に対応できる方法なので，非常に広い範囲で応用されます。例えば肺気虚に加えて伏飲が存在する喘息を治療するには，五味子と乾姜，五味子と細

辛，五味子と紫苑・款冬花，銀杏と麻黄などの組み合わせを使います。どれも酸斂＋辛散という斂散同用による用薬法で，正気と邪気の双方に対応することができるものです。また慢性の嗽を治療するには，訶子と甘草・桔梗（訶子甘桔湯），訶子と荊芥，訶子と烏梅・乾姜などが使われます。慢性の嗽で声が出ないときには，訶子と砂仁・川芎・薄荷などを合わせて使います。これらもすべて斂散同用による方法です。この用薬法は「開合肺気」とも呼ばれます。つまり辛散薬で居坐っている邪気を追い出し，酸渋薬で肺気を収斂し気の消耗を抑えるということです。このような正虚邪恋の証を治療する場合，温散薬だけを使ったのでは肺気を損ねてしまいます。また斂肺薬だけを使うと，邪気も一緒に抱え込んでしまいます。全面的な解決のためには，両者を合わせて使うのがよいわけです。そうすれば散寒作用によって肺が損なわれることもなく，斂肺作用によって邪気を足止めしてしまうこともなくなります。特に慢性的な疾患で，断続的に症状が現れるようなときには，理想的な治療法といえます。

　またこの方法は，正虚邪恋による表証や，正気虚でカゼを引きやすく，カゼを引くと治りにくいという状況にも使うことができます。薬は，桂枝・羌活・防風の中の1～2味に，人参・黄耆・芍薬・甘草などを合わせて使います。これらを目の粗い粉薬にして，少しずつ服用します。これは補気実表＋疏散邪気による用薬法ですが，やはり斂散同用に属するものです。正虚邪恋による表証に対して発表薬だけを使ったのでは，正気が邪気と一緒に外へ出て行ってしまう危険性があります。また補正薬だけを使うと，邪気を体内に抱え込んでしまうという弊害が生じます。扶正祛邪・斂散同用による方法を使えば，正気を強め，邪気を追い出すことで，営衛の調和をはかることができます。ほかの疾患に応用するときも，この基本原理は変わりません。

　周学海は，斂散同用法について，非常に意義のある独自の見解を提示しました。『読医随筆』には，以下のような論述がみられます。

　「汗法を使う場合，まず汗の源を養わなくてはならない。これを怠ると陰を傷め，津液の不足を引き起こしてしまう。すると汗を十分に出すことができず，邪気もまた完全には出て行かなくなってしまう。桂枝湯に芍薬が入っているのも，または黄耆を加えるのも，麻黄湯に杏仁が入っている

のも，または石膏を加えるのも，みなこの理由によるのである。『傷寒論』は発熱自汗で病気が治らないときに，桂枝湯を使って先に汗を出させることで治療している。これは，営を充実させることで，衛の機能を正常化し邪気を追い払う方法である。張石頑は，温熱病で顕著な口渇が続く場合，水を与えるか，または黄芩・石膏などの寒薬を与えることで汗を出させ，これを解決している。腸胃が燥熱に侵され，正気が邪気を追い出す力を失っている場合，寒薬による清熱作用が胃を助け津液を生み出す効果をもつのである。辛散薬に甘酸薬を合わせる方法も，同じ意味である。小青竜湯の五味子，大青竜湯の石膏，桂枝湯の芍薬などには，みな深い意味があるのである」

17 剛柔相済［剛薬と柔薬の併用］

「剛柔相済」による用薬法は，多用されるものとして2種類の使い方をあげることができます。1つは温陽薬に補陰薬を合わせる方法です。陰と陽の両方に働きかけることで調補陰陽作用を発揮します。これは「補益剤」を組成する際に，最も多用される方法です。もう1つは，辛香苦温薬の剛燥性を抑えるために陰柔薬を合わせる方法です（陰寒内傷証に対する緊急措置としての辛温回陽や，痰湿による気機阻滞を治療する際の辛燥理気は，これに含めない）。辛熱性の強い薬には温陽駆寒作用があり，辛香苦燥薬には気機を通す作用があります。しかし，それだけを使ったり，長期的に使ったりすると，気陰を消耗し，治療効果が得られないばかりか，正気をさらに傷めてしまいます。すると病状はさらに複雑になり「寒病が治らないうちに，熱病がまた起こる」というようなことになってしまい，治療はさらに困難になります。しかし，あらかじめ甘柔性の顧陰薬をほどよく加えておけば，このような弊害は防ぐことができます。そればかりか辛熱薬や辛香薬とあいまって，方剤全体の治療効果をさらに上げることができます。そのためには，病状にふさわしい陰柔薬を選ぶ必要があります。しか

し陰柔薬の使用は，必ずこのような華々しい効果を生むわけではなく，辛熱薬に対する単純な制御であることもあります。これを先人は「薬中の薬」といいました。しかし全体としては，剛柔相済による用薬法は，性質の異なる2種の薬（群）が互いに作用を助長し合うことで効果を発揮するものです。

調補陰陽による用薬法について，厳用和は『済生方』1巻補益門で以下のように述べています。

「虚損の病は，できるだけ早くこれを補益することが大切である。そして治療には，なるべく作用が単純で穏やかな薬を使うのがよい。方剤の組成は，剛柔相済の法により，また佐薬・使薬も適宜合わせるのがよい。そのように使えば，よい効果が得られる。前賢の書では，附子を単味で使うことを戒めている。これは燥を嫌う腎の性質を考慮してのことである。剛薬を使う場合，必ず柔薬を合わせ，剛薬を抑える必要がある。このような剛柔相済による方法は，ただ効果が早く現れるだけではなく，薬による弊害も少ないのである。……それは穏やかに慎重に薬を使っているからである」

例えば，附子・肉桂に熟地黄・山茱萸などを合わせる方法は，八味丸に使われています。この方剤は腎気丸と呼ばれますが，補陽丸とは呼ばれません。また破故紙・杜仲に胡桃肉・熟蜜を合わせる方法は，青娥丸に使われています。この方剤は壮陽丸とは呼ばれません。これには剛柔相済による総合的な作用を重視し偏った用薬法を避ける，という深い意味が隠されています。張景岳による右帰丸の用薬法にも，この考えが色濃く反映されています。

また巴戟天と肉蓯蓉，沙苑子と枸杞子，続断と枸杞子・沙苑子，菟絲子と五味子，菟絲子と熟地黄，杜仲と牛膝，巴戟肉と牛膝（巴戟天酒），鹿角と牛膝（鹿角丸）などの組み合わせもあります。使っている薬が少しずつ違いますが，どれも温潤補腎作用のある組み合わせです。これらは葉天士が「温柔」と呼んでいた用薬法で，主に下焦陽虚，または陰精不足を兼ねる下焦陽虚に使われる方法です。

このほかにも破故紙と胡桃肉，破故紙と熟地黄，桂心と熟地黄，沈香と熟地黄などの組み合わせがあります。これらも剛柔相済による用薬法で，どれも温納腎気作用があります。腎気不帰原による喘息・足膝の冷痺など

の治療に使われる方法です。

　剛薬を組み合わせて使う場合，肉豆蔲・破故紙・呉茱萸に五味子を合わせる方法があります。これは四神丸という，陽虚による晨泄〔夜明けになると下痢をする〕を治療する方剤です。また蜀椒に生地黄を合わせる方法もあります。これは椒紅丸という，元臓の損傷による目暗・耳聾などを治療する方剤です（蜀椒は搗いて赤い部分を取り出す。これに生地黄汁を合わせて梧の種大の丸薬にする。1回に30丸，空腹時に温酒で服用する）。

　また陳皮・青皮・香附子・木香・烏薬・降香などに，当帰・白芍または柏子仁・麦門冬などを合わせる方法もあります。これは疏肝理気作用のある組み合わせです。また砂仁・白蔲仁・藿香・佩蘭などに，北沙参・石斛を合わせる方法もあります。これは理気和胃作用のある組み合わせです。さらに茴香（または丁香）と当帰，茴香と北沙参・蓽撥，丁香と山茱萸などを合わせる方法もあります。これは温潤性による通気作用（流利気機作用）によって疝気による腹痛などを治療する方法です。これらもみな剛柔相済による用薬法です。特徴は，辛香薬による理気作用を使いながら，燥性が強くなりすぎることも，陰液を損傷することもないということです。

　『太平聖恵方』には心気疼痛の治療法として，海蛤粉と香附子粉を合わせ，白湯で服用する方法が載っています。これも鹹寒薬の柔性に辛苦薬の剛性を合わせた剛柔相済による用薬法です。消痰飲作用・理気作用によって，胃痛・胃液の逆流を治療する理想的な方法です。このような使い方を覚えれば，剛柔相済による用薬法をさらに深く理解することができます。

18　消補兼施［消薬と補薬の併用］

　「消補兼施」（攻補兼施）は，主に食積や癥塊〔腹部に有形で移動しない塊が現れる病証〕があり，体も虚している証に使われる用薬法です。消積薬は，積聚を解消する過程で，どうしても正気を消耗させてしまいます。また補益薬は，正気を扶助する過程で，どうしても気の流れを鈍らせてしま

います。このように両者は，まったく相反する作用をもっています。積聚＋体虚の証を治療する場合，消薬を使わなければ積を除くことはできませんが，正虚を攻めるわけにもいきません。このような状況では，本来矛盾している消薬と補薬を合わせ，それぞれが作用を発揮する統一された方剤を作ることができます。この方法は，非常に研究価値の高いものです。例えば枳実と白朮，厚朴と白朮，人参と厚朴，人参と枳実などの組み合わせも，一方では中焦の痞満を解消し，もう一方では補脾健運作用を発揮するという祛邪顧正によるものです。これらは張潔古や李東垣が好んで用いた方法です。また四君子湯に麦芽・神麴・山楂子・木香・黄連などを合わせると，慢性の脾虚積滞を治療することができます。これも補脾益気＋理気消積による用薬法です。

　消補兼施によって薬を使う場合，主要な薬と補佐的な薬を区別し，それによって用量を使い分けることが必要となります。例えば『金匱要略』には枳朮湯という方剤が載っています。これは枳実に白朮を合わせたものですが，ここでは枳実が重用されています。つまり「消＞補」という関係が設定されています。そして張潔古は，枳朮湯をもとに枳朮丸という方剤を作りました。ここでは白朮が重用され，さらに荷葉で炊いた米を使って丸薬にしています。つまりここでは「補＞消」という関係に設定されています。張子和もまた，枳朮丸という方剤を作りました。ここでは枳実と白朮が同量とされています。つまり「消＝補」という関係に設定されています。このような操作を通して，薬のもつ多様な性質をうまく活かし，ねらいを明確にすることができます。学ぶべきところの多い用例であり，ほかの薬を組み合わせるときにも，この例を応用することができます。また李東垣は，さらに橘皮枳朮丸・麴糱枳朮丸・木香枳朮丸・半夏枳朮丸などを作り出しました。これらは食積を引き起こしたさまざまな原因に応じて，ふさわしい薬を加えたものです。臨床における弁証論治の模範的な実例といえます。

　また大黄䗪虫丸では大量の地黄が使われ，鼈甲煎丸には人参・阿膠が使われています。これは「消の中に補を含ませる」方法です。つまり消積を主として，補佐的に気血を補う薬を使うということで，邪気を攻撃するときに，正気まで傷めてしまわないようにする措置です。また，これとは反対に「補の中に消を含ませる」方法もあります。例えば補中益気湯・八珍

湯などを主に，さらに消積化瘀薬を合わせて使います。体が弱っているために攻邪薬を使えないときに使われる方法です。このように扶正を主として，ゆるやかな消積化瘀を行う方法も，臨床で多用されるものです。

消補兼施法は，一般に進行の緩やかな慢性の疾患に使われます。このほかに「攻補兼施」と呼ばれる方法もあります。これは主に，急激に生じた実証で，同時に正気虚がみられるときに使われるものです。例えば実積があり，すぐにこれを解消する必要があるのに，同時に気血津液の損傷がみられるような状態です。このように攻邪が必要でも，ただ攻めるわけにはいかないというのは，予断を許さない危急な状況であり，判断を誤ると生命の危険さえあります。しかし，この法を知っていれば１〜２服の薬で，危急を脱することができます。温脾湯・黄竜湯・増液承気湯などは，攻補兼施に属する方剤です。『金匱要略』にも，大黄４両と甘草１両を合わせる方法が載っています。これは，胃火の上衝によって食べた物を吐き出してしまう状況を治療する方法です。『衛生家宝』には，附子の粉を生姜汁を使って丸薬にし，それをさらに大黄で包むという方法が載っています。これは慢性的な冷えによる反胃〔食べたものを長時間経過してから吐く〕を治療する方法です。『危氏得効方』には，大黄・人参それぞれ半両ずつを合わせ，煎じて服用する方法が載っています。これは，傷寒と熱による霍乱・突然喘息になり，呼吸困難で話ができない，という状況を治療する方法です。これらもすべて，攻補兼施による治療法です。

攻補兼施法は，このほか内傷を伴う外感や，外感を伴う内傷の治療にも使われます。この用法については，虞搏が『医学正伝』ですぐれた論述を残しています。

「過度の労働や不適切な飲食によって体がバランスを崩し，そのうえで風寒に侵された場合，悪寒・発熱・頭痛・体の痛み・右手の気口と関脈が左の人迎や関脈の２倍強い・両手の陽脈はともに緊で力があるなどの症候がみられる。これは内傷が重く，外感が軽いもの，つまり内傷挟外邪の証である。これを治療するには，李東垣の補中益気湯を主とし，防風・羌活・柴胡の類を加える。また秋冬に風寒に侵され，邪気が停滞し，発病しそうで発病しない状況にあり，そのうえで不適切な飲食や過度の労働などが引き金となって発病する場合もある。この場合，強度の悪寒・強度の頭痛や

体の痛み・左の人迎と関中脈が右の気口や関脈の2倍強い・両手の陽脈はともに緊で力があるなどの症候がみられる。これは外感が重く，内傷が軽いもの，つまり外感挟内傷の証である。これを治療するには，仲景が『傷寒論』で提示した六経見証の薬を主に，少量の補中健脾薬を加える。また外感が重い場合，先に攻め，それから補う。内傷が重いものは，先に補い，それから攻める。両者ともに重い場合は，攻補兼施による。例えば，労倦や飲食の影響がともに強く，さらに高熱が出ている証がある。ここに補法を使うと，飲食物の停滞を悪化させてしまう。消導法を使うと，元気をさらに傷めてしまい，病気を悪化させることになる。王安道はこれを『不足中之有余証』といった。これを治療するには，攻補兼施の法を使う。まず補中益気湯を服用させ，間に朱丹渓の導痰補脾飲に神麹・麦芽の類を加えたものを服用させる。重い場合は，李東垣の実導丸の類を，補中益気湯と交互に服用させる。このようにすれば食積は消え，虚もなくなる。これが攻補兼施の法である。医者が病状に合わせた適切な処置をすれば，不安はないのである」

　徐霊胎は，このような用薬法を高く評価し，自らもすぐれた見解を示しています。『医学源流論』で徐氏は，以下のように述べています。

　「虚証には補法を使うのがよい。実証には瀉法を使うのがよい。これは誰もが知っていることである。しかし人は虚しているが，証は実の場合がある。虚弱な人が風に侵されたり，不適切な飲食によって調子をくずした場合などがこれに当たる。また人は実だが，証は虚の場合もある。強壮な人が，労倦によって亡陽を起こした場合などがこれに当たる。また，もともとは虚していなくても，邪気が深く侵入し，なかなか治癒しない場合もある。またすでに非常に虚していて，外邪が潜伏している場合もある。このようにさまざまな違いのある証に，単純な補法による治療を行ったら，邪気を固定させてしまう。単純に攻法を使えば，正気の亡脱を招くことになる。どちらにしても病気は治癒せず，さらに悪化することになる。よって古方には，攻補同用の法があるのである。これを疑う者は，両者は性質の異なる薬であり，これを一緒に煎じたら，互いが互いの作用を消してしまうという。つまり攻薬も補薬も，その作用を失ってしまうので，そのような薬は服用すべきでないと主張する。また両者を一緒に煎じるのではな

く，分けて服用するのでもいけないという。分けて服用すると，攻めるべきものを補益し，補益すべきものを攻めてしまうので，益がないばかりか害があるというのである。このような考えは誤りである。薬の性質は，その求めに応じて作用すべきところに作用するのである。攻薬は必ず強いものを攻め，補薬は必ず弱っているものを補益する。これは水が高いところから低いところへ流れるのと同じことである。水が高いところへ向って流れるなどということはない。例えば大黄と人参を併用すると，大黄は必ず堅積を攻める。正気を攻撃することはない。そして人参は必ず正気を満たす。邪気を補益することはない。古人の方剤は，経や臓を正確に分けたうえで作られている神妙なものなのである」

19 寒熱併用［寒薬と熱薬の併用］

「寒熱併用」（温清併用）とは，主に寒熱錯雑の証に使われる用薬法です。これは，臨床においてはよくある証で，主に肝胃病・脾胃病・心腎病・肺病などにみられます。また頭痛・咽痛・口瘡・下痢・下血〔下部からの出血証〕・陰黄〔陰証の黄疸〕・瘧疾などにもみられます。薬は，苦寒薬としては黄連・黄柏・山梔子・大黄，辛涼薬としては石膏などが，また温熱薬としては附子・乾姜・桂枝・肉桂・細辛・蜀椒・呉茱萸などが使われます。状況に応じて，これらの中からふさわしい薬を選び，組み合わせます。この法は「苦辛通降」法と似ていますが，両者には違いがあります。苦辛通降法の重点は，気機を開通させ，痞満を解消することです。寒熱併用法は，寒熱錯雑証の状況に合わせて内容が決められます。病種・病位・病状の違いに応じて，寒薬と温薬の組み合わせ方もさまざまに変化します。具体的には，以下のようなものがあります。

　まずは頭痛の治療です。『孫兆口訣』には，同量の炮附子と煅石膏を粉にし，ここに少量の竜脳香・麝香を加え，1回に半銭，茶か酒で服用する方法が載っています。これは頭風頭痛に効果のある方法です。『御薬院方』に

は，炮附子と煆石膏それぞれ半斤に，朱砂2両5銭，竜脳1銭を加えて粉にし，粟飯で小豆大の丸薬を作り，1回に30丸，食後に茶か酒で服用する方法が載っています。これは頭風頭痛・気鬱によるめまい・胸部の不快感〔気が通らない感じ〕を治療する方法です。この2つの例はどちらも，辛熱による止痛に辛寒による清降を合わせた方法です。ここでは質の重い石膏の沈降作用が，辛香薬と協力し，頭痛を解消しています。

また眉棱骨痛〔眉の上の部分を中心とした頭痛〕を治療するには，羌活・防風・甘草に黄芩を合わせる方法（東垣選奇湯），白芷に黄芩を合わせる方法，川烏・草烏・細辛・羌活・甘草に黄芩を合わせる方法（羌烏散）などがあります。どれも祛風散寒＋瀉火による止痛作用のある用薬法です。黄芩について，張元素は「上の熱を治療することができる」と述べ，李時珍は「風熱や湿熱による頭痛を治療することができる」と述べています。辛温薬をどの程度使うかは，痛みの程度や病程の長さに応じて決められます。

咽痛を治療するには，肉桂に黄柏を合わせる方法があります。辛熱薬の桂枝には，火を降ろす作用があります。また苦寒薬の黄柏には，補腎作用があります。両者を合わせると堅陰引火による治療方となります。これは虚火上浮による咽痛（咽喉部は赤くなったり腫れたりしない）を治療する方法です。また東垣桔梗湯は，冬季の咽喉部の腫れや痛み，声のかすれ（寒包熱に属する咽痛）などを治療する方剤です。これは麻黄・桂枝による辛熱散寒作用，黄芩・馬勃による苦寒泄熱作用，甘草・桔梗・白僵蚕・当帰の利咽和栄作用を合わせたものです。この2種類の治療法は，どちらも寒熱併用によるものです。しかし治療する証に内傷・外感の違いがあるので，具体的な用薬法は違うものになっています。

口舌の瘡を治療するには，黄柏に細辛を合わせる方法（『三因方』赴筵散），黄柏に乾姜を合わせる方法，黄連に細辛を合わせる方法（兼金散）などがあります。どれも粉末にして患部に擦り込みます。丸薬や湯薬として服用しても効果はあります。このような寒熱併用の方法は，慢性で断続的に発病する病証に向いています。黄柏・黄連・細辛・乾姜などは，口舌の疾患を治療するのに多用される薬です。『普済方』には，粉にした黄柏と檳榔子をラードと和えて，鼻の中にできた瘡に塗る方法が載っています。これも同じ法による方法です。

肝胃病を治療する方法としては,『傷寒論』には,苦寒薬の黄連・黄柏に,附子・桂枝・乾姜・細辛などの辛熱薬を合わせる方法(烏梅丸)が載っています。烏梅丸は,厥陰病の陰陽勝復〔厥証と発熱が交互に現れる〕や肝胃両病を治療する方剤です。どちらも寒熱錯雑の証です。現在でも烏梅丸は,蛔厥(特に胆道蛔虫症)や,寒熱錯雑による胃病の治療に多用され,すぐれた効果をあげています。また『保命集』には,慢性で断続的に起こる熱厥心痛を治療する,金鈴子散という方剤が載っています。これは同量の金鈴子と延胡索を粉にして,1回に3銭,温酒で服用するものです。『袖珍方』には,炒小茴香1両と枳殻5銭を粉にして,1回に2銭,塩酒で服用することで,脇痛を治療する方法が載っています。『全幼心鑑』には,金鈴子に呉茱萸を合わせる方法が載っています。『太平聖恵方』には,金鈴子に茴香を合わせた茴香散が載っています。これらは疝気による疼痛を治療する方法です。このほか腎消〔下消のこと〕を治療する作用もあります。『統旨方』の清中湯は,二陳湯に黄連・山梔子・草豆蔲を加えたものです。火邪による上腹部痛を治療する方剤です。同じくこれを治療する方法として,朱丹渓は,焦山梔子の粉を生姜汁で服用する方法を提示しました。これらもまた,寒薬で熱を治療し温薬で通りをよくするという方法です。

　朱丹渓はこのほか,六一散に呉茱萸の粉1両を加え,米飯を使って丸薬にする方法を考えました。これは参萸丸という方剤で,湿阻気滞・寒熱錯雑証による,呑酸嘈雑(胃液の逆流による,口がすっぱい・胸がムカムカするなどの症状)や下利を治療することができます。これらはみな,寒熱併用の方法で,寒熱不和による肝胃病を治療する方法です。

　脾胃病を治療する方法としては,黄連に同量の乾姜を合わせる方法があります。これは胃寒鬱熱による心下の痞痛を治療するものです。『杜任方』の姜連散は,乾姜に倍量の黄連を合わせたものです。粉にして,空腹時に酒または重湯で服用します。これはしぶり腹を伴う気痢または下泄を治療する方法です。

　また黄連に生姜を合わせて,鬱熱による胃痛(寒くなると発病する),吐きやすいという症候を治療する方法もあります。『博済方』の姜黄散も,同じく黄連・生姜からなる方剤で,生姜4両に黄連1両を合わせ,炒製を施してから粉にし,1回2銭,空腹時に白湯で服用します。これは水瀉脾

泄や痢疾を治療する方剤です。

　また黄連6両，附子1銭，生姜3片，大棗1枚を煎じて服用する，連附六一散という方剤があります。ほかの薬が効かなかった上腹部痛を治療することができる方法です。虞天民は，これは寒因熱用による方剤であると考えました。つまり鬱熱を治療する主役は黄連であり，附子はここでは補佐的な役割を果たしているにすぎないということです。また山楂子の粉を生姜と合わせて煎じ，服用する方法があります。これは寒熱諸気の不調や，上腹部痛を治療する方法です。朱丹渓には，山梔子・川烏頭1両ずつを粉にし，生姜汁と混ぜて服用する方法があります。もともと湿熱があり，寒鬱を誘因として起こる心痛・疝気〔各種外生殖器の疾患や，ヘルニアなどを含む広い概念〕を治療する方法です。朱氏はまた「山梔子には湿熱を下降させる作用があり，烏頭には寒鬱を破る作用がある。両者を合わせて使えば，作用が不必要に胃中にとどまることはない」と考えていました。『博済方』でも，この方剤を使って，冷熱気の不和による心腹部の冷痛を治療しています。また越桃散という方剤があります。これは同量の山梔子と高良姜を粉にして，1回3銭，酒か重湯で服用するものです。寒熱不和による胃痛・腹痛・痢疾を治療する方剤です。

　また胡椒14粒と緑豆21粒を粉にして，白湯で服用する方法もあります。温中下気作用・和胃止痛作用のある用薬法です。李時珍は，この方法を自ら試した後で「強烈な辛熱性をもつ胡椒は，純粋な陽薬である。胃腸に寒湿がある場合に適している。……これに緑豆を合わせることでよく効く方剤となるのは，緑豆の寒性と胡椒の熱性を併用するという陰陽のバランスがとれた使い方をしているからである。また緑豆には，胡椒の毒性を抑える作用もある」と述べています（『本草綱目』胡椒）。前述したように，寒熱併用による用薬法は，実にさまざまです。李時珍もこの法を高く評価し「これはみな，冷＋熱，陰＋陽によって組成されている。つまり寒があるので温薬を使い，熱があるので寒薬を使う。それと同時に君臣佐使の構成も考慮されている。このようにしてできた陰陽のバランスのとれた方剤は，組成法の妙味を最大限に利用したものである。したがって治療効果をあげることができ,しかも薬の偏りによる害がないのである」と述べています（『本草綱目』黄連）。

痢疾を治療する方法としては『李絳兵部手集』に，同量の黄連・青木香を粉にし，蜜で梧の種大の丸薬を作り，1回に20〜30丸，空腹時に服用する方法が載っています。慢性的に冷えている場合，煨蒜を搗いたもので丸薬を作ります。これが有名な香連丸です。赤白痢疾・しぶり腹・腹痛などを治療することができます。『済生方』秘伝の香黄丸は，黄連4両，広木香2両，生姜4両からなる方剤です。作用は前者とほぼ同じですが，寒薬の用量も，温薬の用量も，ともに増やされています。『和剤局方』の戊己丸は，同量の黄連・呉茱萸・白芍に炒製を施してから粉にし，これを丸薬にして，重湯で服用するものです。湿邪によって脾胃の機能が失調し，下痢・腹痛・消化不良が起こったときに使うことができます。また肝脾不和による，胃痛・腹痛などにも使うことができます。

　『太平聖恵方』には，同量の百草霜と黄連を粉にし，1日3回，1回2銭，酒で服用する方法が載っています。これは湿熱による膿血を伴う下痢を治療する方法です。『衛生家宝』には，同量の益母草・烏梅炭を粉にする方法が載っています。これも赤白雑痢〔膿血を伴う下痢〕を治療する方法です。白痢の場合，乾姜湯で服用し，赤痢の場合，甘草湯で服用します。これは二霊散という方剤です。益母草と烏梅には，痢疾を治療する確かな効果があります。ほかの薬を使って効果がなかった赤白痢に対して，益母草を使うと効果を得ることができます。これは広く知らせるべき方法だと思います。単味で服用する場合，用量は多めにし，1匙の黒砂糖を加えます。効果はすぐに現れます。

　『婦人良方』には，蜜炙黄柏に炒焦を施し，少し火を通してから搗いた大蒜を使って丸薬を作り，重湯で服用する方法が載っています。これは妊婦の赤白下痢を治療する方法です。大蒜は下痢の治療に多用される薬です。例えば『済生方』には，よく火を通した独頭蒜と黄連を搗いて丸薬にし，重湯で服用する方法が載っています。これは蒜連丸という方剤です。また『博済方』には，蒜と豆豉を合わせる方法が載っています。どれも寒＋熱の用薬法によって，下痢を治療する方法です。下痢の多くは，寒熱挟雑によるものなので，このような方法が考えられたのです。

　『勝金方』には，炒焦山梔子を粉にして，空腹時に温酒で服用する方法が載っています。これは臨月の妊婦の下痢を治療する方法です。『全幼心鑑』

には，同量の姜製肉桂・黄連・炒呉茱萸を粉にし，これを紫蘇・木瓜を煎じた薬汁で服用する方法が載っています。これは小児の赤白痢を治療する方法です（成人にも使える）。また生姜茶で下痢を治す方法も載っています。これはとても便利で，効き目も確かな方法です。まず良質の茶1両を使い，茶碗に茶をいれます。ここに細切りの生姜を加え，好きなときに少しずつ飲んでいきます。熱性の下痢の場合，生姜の皮は剝かずに使います。寒性の下痢の場合，皮は除きます。楊士瀛は「生姜には陽を助ける作用がある。茶には陰を助ける作用がある。このほか両者には，悪気を消散させ，陰陽を調和させる作用，また湿熱・酒食・暑気の毒に対する解毒作用がある。したがって赤痢・白痢にかかわらず，一律に使うことができるのである」と述べています。これらの方法も，みな寒熱併用によるものです。どれも下痢を治療する有名な方剤です。

　下血の治療法としては『三因方』に烏連湯という，同量の黄連と炮烏頭を煎じて服用する方法が載っています。これは寒熱錯雑の証を治療するものです。熱象が強い場合は，黄連の用量を増やし，寒象が強い場合は，烏頭の用量を増やします。『宣明論方』には，地楡・炙甘草に砂仁を合わせ，下血・腹痛を治療する方法が載っています。『活法機要』には，蒼朮と地楡を合わせて，腸風下血〔風邪や湿熱が腸を侵すことで生じる血便〕を治療する方法が載っています。これらはみな，寒熱併用によって下血を治療する方法です。特に腸風下血の治療によく使われます。

　また黄疸は本来湿熱による病証なので，治療には苦寒薬が多用されます。しかし，なかには，寒湿や脾腎陽虚が存在するものもあり，これらは陰黄と呼ばれています。陰黄の病状は複雑で，治療には寒熱併用法が多用されます。『千金要方』には，早くもそのような用例がみられ，例えば秦椒と瓜蒂を粉にし，水で溶いて服用する秦椒散という方剤があります。これは，黄疸・水をあまり飲まない・尿量が多いという症候を呈する，陰黄に属する病証を治療するものです。『傷寒槌法』には，茵蔯に生姜を合わせて服用し，同時に全身を摩擦する方法が載っています。韓祇は，茵蔯に附子・炙甘草を合わせた小茵蔯湯で，黄疸・脈沈細・四肢を含む全身の冷えという病証を治療しました。また少陰証を呈する黄疸患者に，四逆湯を服用させたところ，全身の冷や汗が止まらなくなったので，茵蔯に附子・乾姜

を合わせた茵蔯附子湯を使った例があります。これは乾姜附子湯の意味をもった用薬法で，緊急の回陽作用を黄疸の治療に使ったものです。羅天益は，茵蔯・枳実に附子・乾姜・生姜・白朮・草豆蔲を合わせ，茵蔯附子乾姜湯と名づけました。黄疸・四肢が重く感じる・背部の悪寒・皮膚が冷たい・心下（胃部）の痞鞕・自汗・排尿は正常・大便は出るがすっきり出ない，という病証を治療する方剤です。これは寒涼薬を服用しすぎたために中陽を損傷した証です。寒湿に属する陰黄の一種です。これらの方法は，どれも陰黄を治療する有効な方法です。軽重緩急の違いに応じたさまざまな治療法があり，黄疸治療全体のなかでも重要な内容を含むものといえます。

　瘧疾の治療には，草豆蔲に知母を合わせるという，有名な方法があります。これは寒＋熱の組み合わせで，瘧疾の寒熱往来を治療する方法です。李時珍もこの方法を高く評価し「草豆蔲と知母を併用すると，瘴気〔中国南方の山林地帯に多発する特殊な瘧病〕・瘧疾の寒熱を治療することができる。これは陰と陽の組み合わせによる方法なので，薬性の偏りによる弊害がないのである。草果は太陰の寒証を治療する作用があり，知母は陽明の火証を治療する作用がある」と述べています（『本草綱目』豆蔲）。瘴瘧・寒熱瘧の治療によく使われている方法です。

　このほか寒熱併用の法を，救急措置として使う方法もあります。『丹渓心法附余』は「中風・中暑・中気・中毒・中悪・乾霍乱のような，急激に起こる重い病気には，生姜汁に童便を合わせたものを服用させることで，これを救うことができる。生姜には痰を解消し，正常な気機を回復させる作用があり，童便には火を降ろす作用があるからである」と述べています。これは確かに，非常に簡便な方法です。

　以上に紹介した方法は，すべて寒熱併用によるものです。しかし臨床での具体的な用例は，まだ多くのものがあります。寒熱併用法の適用範囲は，非常に広いものだからです。さまざまな病証の違いや薬の性質の違いを考慮して設定される具体的な用法は，非常に多彩なものとなります。このことからも寒熱併用法の重要性を知ることができます。注意するべきことは，頭痛・口瘡・肝胃病・脾胃病などは，その多くが邪気によって昇降の気機が阻害され，その結果として寒熱の不和が生じたものであることです。つまり寒熱併用法は，標治を中心として，寒熱の不和を調整する方法です。

陰陽気血が不足している場合には，祛邪顧正が必要なので，さらに扶正薬を加える必要があります。正気が回復しなくては，寒熱が調和することもありません（方剤中，寒薬や温薬が佐薬として使われている状況については，ここでは述べません）。

　『傷寒論』をみると，張仲景がすでに寒熱併用法の見本を示していることがわかります。例えば『薬治通義』は「半夏瀉心湯・生姜瀉心湯・甘草瀉心湯は，中焦の冷熱不調に使われる。梔子乾姜湯・黄連湯・烏梅丸・乾姜黄芩黄連人参湯は，上熱下冷に使われる。柴胡桂枝乾姜湯は，水熱による証に使われる。これらはすべて，寒熱同用による治療法である。どれも寒と熱が錯雑している証なので，攻補寒熱の薬を，それぞれの状態に応じて使っているのである。このほか寒邪のみの病証や熱邪のみの病証に対しても，寒熱併用法を使っている場合もある。大青竜湯・桂枝加大黄湯・大黄附子湯・備急丸などが，その例である。これらの方剤は，その性質を利用する薬＋その作用を利用する薬という組成法で作られている。性質と作用を合わせ，1つの方剤に作り上げているのである」と述べています。このことからもわかるように，後世の寒熱併用によるさまざまな用薬法は，張仲景が提示した学説を継承し発展させたものです。そしてまた，その継承発展のなかから，多くのものが創造されています。

　また「温清併用」と呼ばれる用薬法もあります。これは寒熱併用法と基本的な精神は同じです。寒温が錯雑している具体的な状況に応じて，温薬と寒薬を選ぶ際に，少し違いがあるだけです。ここでは具体的な話はしませんので，p.65「薬性の裁成」の内容を参照してください。

20 潤燥互用［潤薬と燥薬の併用］

　「潤燥互用」とは，辛香苦燥薬に陰柔滋潤薬を合わせる用法です。これも「相反相成」に属する用薬法です。この方法は，時病にも雑病にも，使うことができます。時病としては，湿邪の混在する温病・湿熱病・伏暑病

の中〜後期などが対象となります。これらの疾患では，さまざまな要素が混在する複雑な症候がみられます。

　湿邪が停滞し，気化作用が阻害されている場合，理気化湿作用のある辛香苦燥薬を使う必要があります。しかし苦燥薬は，陰津の損傷に対してはふさわしくありません。また邪気が去った後，陰気が損傷し，内湿が残っているという場合もあります。このようなときには，苦燥薬と滋潤薬を併用することになります。苦燥薬としては，蒼朮・厚朴・半夏・橘皮・大腹皮・白蔻仁などを，陰柔薬としては，麦門冬・石斛・生地黄・当帰・白芍・知母などを使います。

　湿邪の停滞と，陰津の損傷が同時に存在する場合，燥湿薬を中心として，数味の陰柔薬を合わせます。陰気が損傷し，内湿が残っているときには，反対に陰柔薬を中心として，数味の燥湿薬を合わせます。このように使うと，理気化湿が陰を傷めてしまうことはなく，しかも陰を守ることができます。これは温病学が到達した，用薬上の成果です。

　湿熱病の治療には，理気化湿薬を使うのが一般的な方法です。ただし，舌の先端部や周囲が嫩紅である場合や，または舌苔が乾き気味で目が粗い場合，また，ときに汗をかく・皮膚が乾燥して熱い・歯や唇が乾燥するという症候がみられた場合，これは気陰が損なわれている証拠です。この場合は，生津護陰作用のある石斛・麦門冬・芦根・当帰身などの薬を1〜3味加えます。病状を回復させるために，このような措置は非常に重要な意味をもっています。また陰傷が顕著で，同時に湿邪が胃に停滞していると，食欲不振・味覚の減退などの症候がみられることもあります。この場合，養陰薬だけでなく，さらに少量の橘皮・厚朴・半夏・藿香梗・佩蘭などの薬を1〜3味加えます。気の流れを促進し，湿邪を解消すれば，胃の機能は回復します。また辛香苦燥薬と陰柔滋潤薬を，分けて服用する方法もあります。主要な役割を果たす薬を煎服し，もう一方は熱湯に漬け，水代わりに飲みます。熱病の回復期には，薬をできるだけ軽い状態で使うことで，胃に負担をかけないようにする措置が大切だからです。

　雑病としては，脾湿・腎虚・陰傷による食欲不振・便秘（大便乾燥）・眼光に精彩がないとき，または腎虚で水が増し，痰が生じているときなどに潤燥併用法が使われます。例えば『孫氏集効方』では，泔製を施した蒼

朮5斤を，すり胡麻2升半を絹ごしにしたものと合わせ，日干しにし，これを1回3銭，空腹時に重湯か酒で服用する方法が載っています。これは補脾滋腎作用・生精強骨作用のある方剤です。また丹渓神朮丸という方剤があります。脾虚湿勝による慢性的な痰飲病で，同時に気鬱化燥もみられる複雑な病状を治療することができる方剤です。これはまず，蒼朮1斤を米のとぎ汁に漬けます。生胡麻5銭は水を加えてすり，ペースト状にします。大棗15枚は果肉がクタクタになるまで煮ます。次に蒼朮を焙じて乾かし，粉にします。これを胡麻ペーストと煮込んだ大棗と合わせ，桐の実大の丸薬を作り，1回に50〜70丸，ぬるま湯で服用します（『医学正伝』）。脾湿と陰傷が同時にみられる状況に，胡麻と炒蒼朮（または白朮）を合わせて使う方法は，今日でも多用されています。こうした潤燥併用による方法は，これらの用法が源泉であると考えられます。

　また『普済方』には，蒼朮4両と熟地黄2両を粉にし，これを酒で練って梧の種大の丸薬にし，1回に30〜50丸，酒で服用する方法が載っています。補虚明目作用・健骨和血作用のある薬です。また『済生抜萃方』には，黒地黄丸という方剤が載っています。これは蒼朮・地黄それぞれ1両に，炮姜1両を加えたものです。顔色に血色がなく，食欲が減退し，横になってばかりいる状況を治療する方剤です。『保命集』にも，同様の方法が載っていて，ここではさらに，五味子半斤と棗肉が加えられています。血虚を治療する，腎気丸という方剤です。そして「方剤中の炮姜は，腠理を開き，津液を行き渡らせ，気を通す働きをしている。これは腎が乾燥しているときは，辛味薬を使って潤す，という意味である。五味子は，酸味による収斂作用をもっている。その益血収気作用で，五臓が虚している状況において，燥熱の発生を防ぐ働きをしている」という解説が添えられています。

　また『劉松石保寿堂方』には，少陽丹という方剤が載っています。製蒼朮1斤を粉にし，ここに熟桑椹20斤分の絞り汁を入れて練り，ペースト状にします。これを乾かし，蜜で小豆大の丸薬を作ります。そして1日3回，1回20丸，酒で服用するものです。これを服用すると，白くなった髪を再び黒くすることができるとされています。また3年服用すれば，子供のように若返るとも書かれています。強力な補脾養血作用をもつ方剤です。

　また蒼朮と知母を合わせる方法や，蒼朮と白蜜を合わせるものもありま

す。どちらも燥＋潤によって，脾湿腸燥を治療する方法です。『十便良方』には，燥湿理気作用のある厚朴と「潤腸治燥」（李時珍の言）作用のある猪腸を搗いて，梧の種大の丸薬にし，１回30丸，生姜湯で服用する方法が載っています。これは大腸乾結を治療する方法です。また『瀕湖経験方』には，燥性の蒼朮に，潤性の山薬を合わせ，脾虚と湿熱が同時に存在する慢性の泄瀉を治療する方法が載っています。これは，潤燥併用によって脾腎の機能を調え，泄瀉を治療する方法です。つまり潤燥併用法は，大便の異常に対して双方向の作用をもっているといえます。それは燥結も治療することができますし，また泄瀉も治療することができるということです。ただし，どちらの場合でも病機は一致しています。具体的な現れ方は違っても，病機が一致しているので，１つの法で治療することができるのです。これも異病同治の一種です。

　また蒼朮に桑椹・生地黄・何首烏などを合わせると，養血除痺作用が生まれます。血虚を伴う慢性の痺証や，目暗・めまいなどを治療することができます。また熟地黄・当帰に半夏・陳皮・茯苓を合わせた金水六君煎は，腎虚によって腎の摂納機能が低下し，水が増し，痰が生じた証を治療することができます。『金匱要略』には，焼礬石に杏仁を合わせ，蜜で棗の種大の丸薬を作り，これを膣内に挿入する方法が載っています。これは礬石丸という方剤です。潤燥併用によって，女性の無月経や，おりものが止まらない状態を治療することができます。『直指方』には，蜀椒と杏仁で膏薬を作り，これを掌に塗り，手で陰嚢を包んで寝る方法が載っています。潤＋燥によって，腎風による陰嚢の痒みを治療する方法です。この２つの方法を，私は湿痰証に属する慢性的に咳嗽・痰が多いという病証の治療に応用したことがあります。痰が多く津液も損傷している気鬱内燥の証で，胸悶・心煩・大便が出にくいという病証に，丸薬として使い，よい効果を得ることができました。これも異病同治の例といえます。以上に紹介した方法は，すべて潤燥併用による治療法です。この法が使われる病証は複雑で，治療の困難なものばかりです。しかし要点を把握しておけば，満足する効果を得ることができます。

21 表裏上下分消 ［分業による邪気の解消法］

　「表裏上下分消」とは，邪気が三焦全体に満ち，気病と血病が混在している状態に使われる方法です。「表裏分消」「上下分消」「三焦分消」「前後分消」「気血分消」「分消湿熱」のように，邪気を分散させ，さまざまな角度から解消をはかる方法です。これは「消法」に属する方法で，積聚・腫脹・瘡瘍，または湿熱が気機を阻害している病証などの治療に多用されます。

　例えば表裏分消は，「五積」と呼ばれる証候に使われます。これは風寒に侵され，さらに冷たい飲食物による内傷が生じたため，寒・食・気・血・痰湿が体内に停滞し，気化されなくなった状態で，表裏気血分消法によって治療する必要があります。薬は，麻黄・白芷・生姜などの発散風寒薬，乾姜・蒼朮・厚朴・陳皮などの温中理気薬，半夏・茯苓などの開化痰湿薬，枳殻・桔梗などの昇降気機薬，肉桂・川芎・当帰・芍薬などの和血活血薬を使います。そしてさらに，調和中焦作用のある甘草を加えます。これは五積散の用薬法で，表裏気血分消法の見本といえる方剤です。また傷寒による内外の損傷，瘡瘍腫毒などによって，劉河間が「風熱」と呼んだ病証が形成されていきます。これは表証による悪寒と，強い裏熱が同時に存在する病証で，ここでは風が標で，熱が本であるということになります。これを治療するには，表証を解く作用のある麻黄・川芎・防風・荊芥・薄荷・滑石などと，清瀉裏熱作用のある大黄・芒硝・石膏・連翹・黄芩・山梔子などを一緒に使います。防風通聖散の用薬法がその例です。これは祛風＋瀉火による組み合わせで，祛風による治標と瀉火による治本で，表裏寒熱分消法が行われています。この２つの方法は，ともに寒熱に重点をおいたものです。そして前者は温化を，後者は清泄を主とする用薬法になっています。

　また例えば湿温病で，邪気が三焦全体に満ちている場合，上焦の証としては舌苔白・頭脹，中焦の証としては胸悶・食欲不振，下焦の証としては小便不利という全身の気が滞っている症候が現れます。これを治療するには，三焦分消法を使います。薬は，上焦の気を通し肺気の運行を回復させ

る杏仁に，中焦の気を通し脾胃を調和させる白蔲仁・半夏・厚朴などを合わせ，さらに下焦に対する滲泄作用のある薏苡仁・滑石などを加えます。このように使うと，湿熱を分けて解消することができます。三焦の気化作用を回復させれば，湿も気化され，湿がなくなれば熱もおのずと退く，という治療法です。方剤としては三仁湯があげられます。

　また吸い込んだ穢邪が募原に至り，発熱・頭脹・意識が朦朧とする・体が痛い・小便不利などの症候がみられるのも，三焦の気機が阻害されている病証です。これを治療するには「芳香通神・淡滲宣竅」法を使い，薬は，牛黄に通草・薏苡仁・茯苓皮・猪苓・大腹皮・竹葉などを合わせて使います。これも湿熱穢濁の邪気を，分けて解消するための用薬法です（『臨証指南医案』湿門）。この2つの方法は，どちらも三焦分消法です。前者は化気に重点を置いた用薬法で，後者はさらに辟穢・通神を兼ねたものとなっています。夏季の湿熱病を治療する場合，2つの方法を知っていた方が備えは万全といえます。

　表裏前後分消は体内に水が停滞し，内も外も閉塞状態になり，水腫・喘息・大小便不利などがみられる証に使われる方法です。薬は，腠理を通し，汗を出させることで邪気を排出させる羌活・秦艽などに，行気導水作用で邪気を大小便として排出させる商陸・檳榔子・腹皮などを合わせ，さらに淡滲利湿作用・化気利尿作用で内部の閉塞状態を解消する茯苓皮・沢瀉・木通・椒目・赤小豆・生姜皮などを加えて使います。全体としては「汗を出させ，大小便を出させることで，体内に溜まっているものを排出する」という表裏前後分消による治療法です。これは疏鑿飲子の用薬法です。

　中満分消は腹満腹脹を治療する方法です。湿熱中満を治療する場合，李東垣の中満分消法があります。苦寒泄熱作用の黄芩・黄連・知母に，淡滲利湿作用の猪苓・茯苓・沢瀉を合わせ，さらに行気消脹作用の厚朴・枳実・陳皮・姜黄・乾生姜・砂仁や，調和中焦作用のある人参・白朮・炙甘草を加えて使います。これが中満分消丸です。これは，運脾和胃作用・苦辛通降作用に重点を置いた，熱脹を治療するための方剤です。寒湿による中満を治療する場合には，散寒祛湿作用のある川烏・麻黄・乾姜・生姜・呉茱萸などに，行気消脹作用のある厚朴・木香・青皮・草豆蔲・華澄茄・益智仁などを合わせて使います。これは中満分消湯です。祛寒通陽作用に重点

を置いた，寒脹を治療するための方剤です。

　葉天士は，李氏の方法をさらに発展させました。葉氏は，中満治療に分消太陰（脾・肺）太陽（小腸・膀胱）法を使うことを提示しました。そして理気運脾作用のある杏仁・陳皮・厚朴・大腹皮・青皮・香橼・白蔲仁などに，開通太陽作用のある海金沙・通草・木通・椒目・茯苓・猪苓・沢瀉などを合わせる方法を多用しました。これは非常に巧妙な，行気滲湿による用薬法です。ただし，これは病状が比較的軽い場合にしか使えません。

　また気鬱を治療するには，上下分消導気湯があります。気鬱とは，三焦の気が通らなくなり，湿邪が停滞し，熱が生じたものです。鬱結・喘息・痞満などがみられます。方剤では，主要な薬として，昇降気機作用のある川芎・香附子・桔梗と，辛開苦降作用のある半夏・黄連・栝楼（小陥胸湯）が使われています。そしてさらに，泄肝降逆作用のある青皮・厚朴・檳榔子，瀉肺泄熱作用と手足太陽の気を通す作用のある桑白皮・赤茯苓・沢瀉・木通，昇発作用のある麦芽，諸薬を調和させる甘草が加えられています。全体では，上下分消作用・導気下行作用のある方剤です。気鬱・気逆などを治療する場合，この方法をもとに加減を加えて使うことができます。

22 進退法・倒換法・変通法

　薬の組み合わせや使用法には，このほか「進退法・倒換法・変通法」などがあります。どれも過去の貴重な臨床経験をまとめたものです。これらの内容を学ぶと，思考回路を増やし，薬の巧妙な使い方を覚えることができます。治療効果をあげるためには，ぜひとも覚えておきたいものです。以下，それぞれについて簡単に紹介します。

進退法

　この方法は『病機気宜保命集』『活法機要』の中にみられ，進退承気湯がその例です。これはおそらく進退法が使われたはじめての例だと思いま

す。進退承気湯は，五泄（主に痢疾）の治療に使われる方剤です。五泄を論じる場合，太陰証と陽明証の2つが重視されます。そして食欲のある泄痢の場合は陽明証であり，食欲のない泄痢の場合は太陰証であるとされます。食欲がなく泄痢がみられるということは，虚象のみられる実証であるということです。治療は「先に補，次に泄」という順で行います。進薬法は，ここで使われます。これは少しずつ薬を増やしていく方法です。まず厚朴半両を煎じ，2～3服飲みます。これで治らない場合，宿食があるということです。そこでさらに枳実2銭を加えます。これも2～3服飲みます。下痢が止まらず，少し食欲が回復してきた場合，まだ熱毒があるということです。そこでさらに大黄3銭を加えます。下痢が止まるまで服用を続けます。下痢が止まらない場合，胃腸に慢性的に粘性の強い塵垢（宿垢）が溜まっているということです。そこでさらに芒硝半合を加えます。宿垢がなくなれば，病気は治ります。

　例えば陽明証で，食欲があり，泄痢がみられるということは，まったくの実証であるということです。治療は「先に泄，次に補」という順で行います。退薬法は，ここで使われます。これは少しずつ薬を減らしていく方法です。まず大承気湯五銭を服用します。下痢が止まらない場合，芒硝を除いて服用します。熱が少し退いたら，大黄の量を半分に減らします。こうして2～3服飲み，熱が退くと必ず腹満が生じます。そうしたら大黄と枳実を除き，ただの厚朴湯を2～3服飲みます。こうして腹満が消えると，下痢も止まります。最後にさらに何服かの厚朴湯を飲みます。ここでの進退補泄は，主に泄痢の病状の違いによって，用薬法の緩急が決められています。食欲があるということは，胃気が盛んであるということです。そこで用薬法も急→緩（つまり泄→補）という順になります。食欲がないということは，胃気が損なわれているということです。そこで用薬法も緩→急（つまり補→泄）という順になります。どちらの場合も，使われている方剤は大承気湯です。つまりここでの「補」や「泄」は，緩急や軽重を表す語として使われています。また，ここでは，病理の核心は「湿」と「積」にあります。湿が強まると気滞が生じます。そこでまず厚朴を使い，湿邪を除くことで腹満を解消するのです。この方法で効果がない場合は，枳実・大黄を加えています。これは宿垢を取り除くための措置です。これに対し，

積滞による不通が生じている場合，まず大承気湯を使い，積滞をきれいに洗い流します。積はなくなっても，湿がまだ残っている場合は，行気作用のある厚朴を使い，病の根本を取り除きます。このような考え方は，非常に道理にかなったものだと思います。

　また喩嘉言の進退黄連湯にも，深い意味が込められています。『傷寒論』の黄連湯は，胸中に熱があり，胃中に邪気があり，腹中に痛み，吐き気がする証を治療するものです。喩氏はこれを，寒と熱の邪気が，それぞれ上と下にある証だと考えました。そこで黄連湯の目的は，上と下を調和させることにあるととらえました。黄連湯の人参・甘草・半夏・乾姜・大棗には和中開胃作用があります。桂枝と黄連には，上下の気を交通させる作用があります。これは中焦の機能を掌握することで，上下の気の流れも正常化させようとする方法です。したがって黄連湯は，上熱下寒証も上寒下熱証も，どちらも治療することができます。そして喩氏はこの方剤を，関格の治療に使いました。「格」とは「格拒」〔隔絶する〕という意味で，これは嘔吐・食べることができない，という症候を指しています。治療には進法を使います。すなわち黄連湯を用い，どの薬にも炒製は施しません。そして喩氏は特に，桂枝の作用に注目しました。太陽経薬である桂枝には，太陽経の気化作用を促す作用があります。こうして太陽経が開くと，営衛の気が正常に機能し，胸中の陽気も通りがよくなり，食事ができるようになります。また，「関」とは「関閉」〔閉じる〕という意味です。これは大小便の不通，または小便不利を指しています。つまり門が閉じている状態です。治療には退法を使います。「関」は胃気より下の病で，すでに陰分に影響しているので桂枝は使いません。さらに黄連の用量を半分に減らします。また肉桂を加えることもあります。そして朝，空腹時に腎気丸を服用します。これは「腎は胃の関である」という意味によるものです。腎は開閉を管理しています。腎気が上行して胃と交わると，門が開きます。また上行して心と交わると，上逆していた火が下降します。門が開き，火が降りると，自然な排尿が行われるようになります。黄連湯は，和中を通して上下の気を交通させるものです。これを利用し，進法では，上部の太陽経を開くことで「格」を解消し，退法では，下部の少陰の機能を回復させることで「関」を解消しています。すばらしい発想だと思います。

倒換法

『宣明論方』の倒換散は，この法による代表的な方剤です。これは尿が出ない・下腹部の激しい痛み・肛門が腫れて痛い，という病証を治療するものです。慢性的なものでも，新しいものでも，どちらにも使えるとされています。これも関格に属する病証です。『諸病源候論』は「関格とは，大小便の不通である。大便の不通を『内関』といい，小便の不通を『外関』という。大小便ともに不通のものを『関格』という」と述べています。関格の病因は，陽明の気の不和による営衛の不通です。または風邪が三焦を侵し，三焦の気が通らなくなったことによります。倒換散は，荊芥と大黄をそれぞれ粉にし，分けて保存しておいたものを，服用するときに合わせ，1回に3銭，温水で服用するものです。小便不通の場合は，大黄：荊芥を1：2の比率で使います。大便の不通の場合は，荊芥：大黄を1：2で使います。張潔古は両薬の作用を「荊芥は辛苦で，気味の薄い薬である。その作用には浮・昇という特徴がある。陽に属する薬である」「大黄は寒性の苦味薬で，気味の厚い薬である。その作用には沈・降という特徴がある。陰に属する薬である」と述べています。そこで両者を合わせると，陰陽昇降の気を調整し，三焦の気を通す作用をもつようになります。小便不通の場合，荊芥を重用し，大黄を減らすということは，昇を主とするということです。すると昇を中心としながら，降の作用を合わせもつという，開上通下法に類似したものとなります。よって小便を通すことができるのです。また大便不通の場合，大黄を重用し，荊芥を減らしています。これは降を主とするということです。降を中心として，昇を合わせもつという構造には，昇降腸療の意味が含まれることになります。よって大便を通すことができるのです。2薬を同時に使ってはいますが，このように重点の置き換え（倒換）が行われています。そしてこの置き換えを通して，それぞれ小便不利や大便不利を治療しています。倒換散という名称は，このような理由によるものです。

また『医宗金鑑』雑病心法要訣方には，顛倒木金散という方剤が載っています。気血鬱滞・肺脾不和による胸痛を治療する薬ですが，ここでも重点を置き換える用薬法が使われています。方剤の組成薬は，木香と鬱金です。疏肝和血作用・理気粛肺作用をもつ，木金2臓に重点の置かれた方剤

となっています。気機の鬱滞を中心とする胸痛の場合，木香：鬱金を2：1の比率で使います。血絡鬱滞を中心とする胸痛の場合，鬱金：木香を2：1にして使います。気と血は，流れは違っても源は同じです。そして両者は，互いに協力しながら流れています。痛みという症状についても，気と血に分けることができます。しかし両者の間には，気は血を統率し，血は気の本であるという関係があります。実際には，気と血が互いに作用し合っていることが多いのです。また肝と肺の間にも，相互に影響する関係があります。木が旺盛になれば，金の機能を抑制しますし，金が旺盛になれば，木の機能に影響します。両者を，はっきりと区別することはできません。顚倒木金散は，このような関係をふまえたうえで，胸痛を治療する方剤です。そして使用するときには，気を治療するときも血のことを忘れず，血を治療するときも行気を行うというように，重点の置き換えが行われます。気血の重点を絞り，肝肺を調和させることで，変化の多い複雑な病変に対処することができるのです。木香と鬱金を粉にして，1回に2銭，黄酒〔餅きびや，餅米を主原料とする中国の醸造酒の総称〕で服用します。黄酒で服用するのは，薬の作用が体に行き渡るのを助けるためです。体の虚弱な人は，少量の人参を加えると，よい効果が得られます。『医林改錯』でも，前面の痛みが顕著な胸痛に，この方剤を使用しています。これは顚倒木金散の気血を通す作用を利用したもので，やはり重点の置き換えを行って使用しています。

変通法

　この方法による方剤はたくさんあるので，ここでは2つの例を紹介します。1つは『百一選方』の変通丸です。これは重度の赤白痢や，腸風による下血を治療する方剤です。まず黄連2両と呉茱萸2両を，湯に7回漬けます。漬けたら取り出して，両者を一緒にして炒製を施します。次に両者を分け，それぞれ粉にして，粟飯を使って梧の種大の丸薬を作ります。これを1回に30丸服用します。赤痢の場合，甘草湯で黄連丸を服用します。白痢の場合，乾姜湯で茱萸丸を服用します。赤白痢の場合，それぞれを15丸ずつ，重湯で服用します。これは非常に効果のある方剤だと記載されています。黄連と呉茱萸は，どちらも痢疾を治療する作用のある薬です。ま

た両者を一緒にして炒製を加えることで，寒と熱の気が融合します。このような加工を施すことで，痢疾を治療する作用を高めることができます。しかし赤痢と白痢は，痢疾としては同じですが，白痢は寒性で，赤痢は熱性であるという違いもあります。黄連と呉茱萸を一緒に炒製にした後で，別個に用いて治療を行うところが「変通」の意味です。ここには深い意義があります。両者を一緒に炒製にすることで，両者の気味を融合させ，効果を高めることができます。また両者を別個に用いることで重点をはっきりさせ，状況にふさわしい治療を行うことができます。

　もう１つは『鄧筆峰雑興方』の二色丸です。これは痢疾や水泄，腸風を治療する方剤です。まず呉茱萸・黄連を２両ずつ，一緒にして炒製を加えます。取り出したら別々にして，それぞれ粉にします。そして黄連の粉は，百草霜の粉２両と混ぜて丸薬にします。呉茱萸の粉は，白芍の粉２両と混ぜて丸薬にします。丸薬にする際には，それぞれ米飯を使って梧の種大に作ります。これを１回に50丸服用します。赤痢の場合，連霜丸を烏梅湯で服用します。白痢の場合，茱芍丸を重湯で服用します。赤白痢の場合，それぞれを25丸ずつ服用します。この方剤の意味や効能は，変通丸と同じです。ただしここでは，用薬法が拡大され，複方の様相を呈しています。百草霜と黄連の組み合わせは，痢疾を治療する方剤として『太平聖恵方』に載っているものです。そして白芍と呉茱萸の組み合わせは，『和剤局方』の戊己丸と同類のものです。どちらも有名な方剤です。この両者が組み合わされているので，二色丸の適用範囲は広くなっています。痢疾だけでなく，水泄や腸風の治療に使っても，確かな効果を得ることができます。

23　服食方法

　「服食方法」もまた，薬の組み合わせと使用法に含まれる内容の１つです。歴代の文献にも，この方法に関する記載は多くみられます。それは主に，普段からの病気の予防法として，または病気のときの治療法としての用法

3．虚実補瀉による薬の組み合わせ

となっています。特に慢性病患者の体調を調整する方法として，すぐれた効果を発揮します。このほか神仙にいたる一種の修行法として，断食という方法もありますが，これは特殊なものです。ここでは予防法・調整法としての内容について，話をします。

地髄煎

　地髄（地黄のこと）煎には，強力な補益作用があります。まず生地黄10斤をよく洗い，圧搾して汁を取ります。このほか鹿角膠１斤半，生姜半斤の絞り汁，蜜２升，酒４升を用意します。地黄の汁を中火で煮ます。少し煮つめたら，酒を加えてすった紫蘇の実４両を加えます。そこに鹿角膠を加え，ドロドロになるまで煮たら，生姜汁・蜜を加えます。これをペースト状になるまで煮つめ，器に取ります。１回に１匙，空腹時に酒で服用します（『千金要方』）。地髄煎のもつ強力な補益作用は，確かなものです。『名医別録』によると，地黄には「五臓内傷の不足を補い，血脈を通し，気力を益し，耳目を利す」作用があります。ここに酒を加えると，胃に対する負担が減り，効果を高めることができます。また李時珍によると，鹿角膠には「虚労を補い，肌を生長させ，髄を益し，人を太らせ健康にさせ，顔色をよくさせる」作用があります。地髄煎では，この２味が中心的な薬となり，腎の命門を補益し，陰陽を調和させる作用があります。ここに紫蘇の実を加えると，中焦を調和し，胸腹部の気の通りをよくすることができます。生姜汁を加えると，胃を開き，運化機能を助けることができます。さらに蜜で潤し，酒で通すことによって，地黄・鹿角膠が補益作用を十分に発揮できるようになります。厚味薬による補益剤の組成法として，非常に完成度の高いものです。

地仙丹

　地仙丹には，補虚作用・袪邪熱作用・明目軽身作用があります。使う薬は枸杞子だけです。春に枸杞の葉を採り（天精草という），夏に花を採り（長生草という），秋に実を採り，冬に根を採ります。これらを合わせて陰干しにし，無灰酒に１晩漬けます。それから49日間，外に干し続けます。こうして太陽の精と，月の気を薬に取り入れます。これを粉にし，蜜で丸薬

にします。1日2回（朝晩），1回に1丸，よく咀嚼してから白湯で飲み込みます（『保寿堂方』）。李時珍は「枸杞の苗は天精である。味は苦甘，性は涼であり，上焦の心肺に邪熱がある状況に適している。根は地骨である。味は甘淡，性は寒であり，下焦の寒腎に虚熱がある状況に適している。両者は，三焦の気分薬である。どちらの作用も，内に熱がある場合は甘寒をもってこれを瀉すという用法に属するものである。枸杞の実は，気味は甘平潤で，滋補性のある薬である。清熱作用はなく，補腎潤肺作用・生精益気作用がある。これは平補薬である。精が不足しているものは，味をもってこれを補うという用法に属するものである。別々に用いれば，それぞれの作用を発揮する。合わせて用いれば，両者の作用を同時に得ることができる」と述べています。この方剤で使われている薬は枸杞子1味ですが，葉・花・実・根を同時に用いることで，それぞれの気味を総合的に得ることができます。したがって下部に対しては補肝腎作用をもち，上部に対しては潤頭目作用をもち，全体として補虚袪邪作用・明目軽身作用をもつ方剤となっているのです。

四神丸

　四神丸は，腎経の虚損による目のかすみ・目の濁り〔白内障など〕を治療する方剤です。まず枸杞子1斤を酒によく漬けてから4等分します。1つは蜀椒を加えて炒製にし，1つは小茴香を加えて炒製にし，1つは芝麻を加えて炒製にし，1つは川楝子を加えて炒製にします。炒製を加えたら，それぞれから枸杞子だけを取り出し，熟地黄・白朮・白茯苓それぞれ1両ずつを加えて粉にします。ここに蜜を加えて丸薬にし，1日1回服用します（『瑞竹堂方』）。この方剤は，枸杞子の補肝腎作用・益精気作用を中心に組成されています。さらに蜀椒・小茴香・川楝子肉という苦辛温の気を取り入れることで，降濁陰作用・暖肝腎作用が加わります。また芝麻・熟地黄の味を取り入れることで，補肝腎作用・滋陰作用が加わります。これによって補下焦作用だけでなく，さらに陰陽を調和させる作用も生まれます。白朮・茯苓には，健脾和胃作用・調理後天作用〔後天の本である脾の機能，または広く中焦の機能を調整する作用〕があります。これは「精は穀から生まれる」という意味です。このように使うと，補陰と同時に陽に

ついても考慮し, 滋填作用だけでなく流動性もあるという, 完成度の高い方剤になります。全体としては補腎滋肝作用・明目祛翳作用〔目の濁りを取り去る〕をもつ方剤です。ここでいう目の濁りとは老人性の白内障などによくみられるもので, 四神丸は, 老人の目暗を治療するのに, 非常に適した薬です。

固真丹

固真丹は, 燥湿養脾作用・助胃固真作用をもつ方剤です。まず蒼朮4斤を4等分します。1つは青塩1両を加えて炒製にし, 1つは蜀椒1両を加えて炒製にし, 1つは川楝子1両を加えて炒製にし, 1つは小茴香と破故紙それぞれ1両を加えて炒製にします。炒製を加えたら, それぞれから蒼朮だけを取り出し, 粉にした後酒で煮ます。ペースト状になるまで煮たら, 小麦粉を使って, 梧の種大の丸薬にします。1回に50丸, 空腹時に重湯で服用します（『瑞竹堂方』）。この方剤は, 蒼朮の燥湿養脾作用を中心に作られています。これは生化の源を回復させる目的によるものです。さらに塩・椒・棟・茴・故紙の気味を補佐的に使うことで, 食欲を増進させ, 食物によって養われる精気を腎に保存します。これが固真作用ということです。普段から脾の運化機能が弱い人に適している方剤です。

不老丹

不老丹もまた, 蒼朮を主薬とする方剤です。蒼朮4斤をよく洗い, 4等分します。1つは酒に漬けてから焙じます。1つは酢に漬けてから焙じます。1つは塩4両を加えて炒製にします。1つは椒4両を加えて炒製にします。炒製を加えたら, 塩と椒は取り除きます。また赤首烏・白首烏2斤ずつと, 黒豆・紅棗5升ずつを, ドロドロになるまで蒸してから, 日干しにします。地骨皮1斤も用意します。以上の薬を粉にし, 桑椹汁を加えよく混ぜてから器の中に敷き, 指3本程度の高さまで汁を入れておきます。これを昼夜干し続け, 太陽の精と, 月の気を取り入れます。乾いたら, 搗いて粉にし, 蜜で梧の種大の丸薬にします。1回に100丸, 空腹時に酒で服用します（皇甫敬方）。脾は, 胃に津液をもたらし, さらに五臓六腑にこれを行き渡らせる作用があります。この方剤は, 蒼朮を中心とし, 補佐

的に酒・酢・塩・椒の気味を使うことで，脾による津液運行機能を回復させ，それぞれの臓腑に必要なものが届けられるようにしています。つまり中央を治すことで，中央から四方へ必要なものが送り届けられるようにするという治療法です。さらに滋陰補腎作用のある何首烏・桑椹・地骨皮，交通心腎作用のある黒豆・紅棗を合わせて使っています。このように使うと，確かに原書のいう「補脾益腎」作用を得ることができます。原書はまた「この薬を服用していれば，70歳になっても髪が白くなることはない」と述べています。これは『素問』蔵気法時論がいう「気味を合わせて服せば，精を補し，気を益すことができる」という言葉通りの用薬法といえます。

　以上の5方には，2つの共通点があります。1つは，直接下焦に作用することで，もう1つは，中焦の治療に重点があることです。つまり補腎＋補脾という構造になっています。補腎と補脾は，調補を行う際の2つの主要な方法です。そしてこの組成法は，前述した「裁成」による組成法と同類の意味をもつものです。

　服食法には，このほか少し特殊な方法もあります。それは薬と緑豆・大豆・桃仁・大棗などを一緒に煮て，薬を取り除いてから，緑豆・大豆・桃仁・大棗を食するという方法です。これは薬としては，特殊な剤型に属するものですが，非常に効果的で，また病人にとっても受け入れやすい方法です。例えば『修真秘旨』に，緑豆で頭風頭痛を治療する方法が載っています。まず生附子1枚の皮をむき，緑豆1合と一緒に煮ます。豆が煮えたら，附子を除き，緑豆だけを食します。これは即効性のある方法です。附子は5回使ったら粉にして服用します。また『朱氏集験方』には，緑豆で10種の水気を治療する方法が載っています。まず，大ぶりな生附子1枚の皮を剥き，緑豆2合半・水3碗を加えて煮ます。豆が煮えたら附子を除き，空腹時に豆だけを食します。こうすると水気は尿として体外に排出され，水腫は消えます。水腫が消えるまで，服用を続けます。附子は4日間使ったら，取り替えます。辛熱性の有毒薬である生附子には，頭風頭痛や水腫を治療する作用があります。そして甘寒性で無毒な緑豆にも，気を下行させ水腫を治療する作用や，頭風頭痛を治療する作用，また解毒作用などがあります。両者を合わせると，効果は強められ，また生附子の毒性を除くこ

とができます。附子を除いて，豆だけを食するので，非常に安全な方法です。また孟詵が述べたように「五臓を和し，調和させる」作用もあります。張子和も，『儒門事親』六巻湿形門で別の方法を提示しています。緑豆で鶏卵を煮て，夏季の泄瀉を治療する方法です。まず，適量の緑豆と鶏卵10数個を煮ます。豆が柔らかくなったら鶏卵を取り出し，古米（粳米）で作った粥に入れます。これを搗いて，冷ましてから服用します。1～2服食せば，病気は半減します。その後は，火を抑え，湿邪を除く作用のある薬を使って体調を整えます。粳米と鶏卵は，どちらも下痢を治療する作用があります。また緑豆には圧熱解毒作用・下痢を止める作用があります。ただし緑豆は，寒湿または湿積による泄瀉には向きません。

　赤小豆を食する方法もあります。『肘後方』には，病後に水を飲みすぎたことによる，小便不利・水腫を治療する方法として載っています。まず白茅根1つかみと赤小豆3升を，水3升で煮ます。水がなくなるまで煮たら，白茅根を除き，赤小豆だけを食します。すると体内の水は，尿として排出されます。このほか腹水（揺すると水の揺れる音がする，皮膚は黒い）の治療にも使うことができます。白茅根と赤小豆は，どちらも利尿作用のある薬です。また甄権は，赤小豆には「脾胃を健やかにし，食事をおいしくさせる」作用があると述べています。両者を合わせて使うと，さらに効果を高めることができます。白茅根を除いて，赤小豆だけを食するので，病後の回復を目的とする状況に適しています。また蘇頌伝にも，水気腫脹を治療する方法が載っています。まず，赤小豆5合，大蒜1顆，生姜5銭，商陸根1条を搗き，水で煮ます。ドロドロになるまで煮たら，薬を除き，空腹時に豆だけを食します。これも即効性のある方法です。これは『肘後方』の方法と同類のものですが，作用はこちらの方が強くなっています。

　このほか大豆・黒豆・槐子を食する方法もあります。『宣明論方』にも，この方法で消渇を治療している例があります。まず大豆5升に水を加えて煮ます。2～3回煮立てたところで，苦味のある煮汁を捨てます。そこに大黄1両半，甘草4両，水1桶を加え3～5時間煮ます。水が少なくなり，豆が柔らかくなったら器に取り，冷まします。患者がのどの渇きを訴えたら，これを食させます。即効性のある方法で，男女の別なく，あらゆる消渇を治癒できるとされています。ほかの薬が効かない場合，この方法を使

えば消渇は止むともされています。これは瀉火を通して中焦を安定させる方法です。脾胃の機能を回復させることで，津液が生み出されるようにします。

また『竜木論』には，肝虚による目暗・風が吹くと涙が出るという症候を，黒豆で治療する方法が載っています。まず，旧暦12月に取った雄牛の胆に黒豆を入れ，風通しのよい場所に置いておきます。100日経ったら豆を取り出し，毎晩3～7粒程度を食します。これを一定期間続けると，目は治ります。牛胆には，益目精作用・鎮肝明目作用があり，黒豆には，明目鎮心作用・調中下気作用があります。両者を合わせると，補肝明目作用が強められます。李時珍は，この方法は消渇の治療にも使うことができると述べています。またこのほかにも喘息，特に小児のはしかの後に現れる喘息を治療する経験方があります。まず旧暦12月に取った豚の胆に大豆を入れ，風通しのよい場所に置いておきます。100日経ったら取り出し，炙製を加え表面を焦がします。これを1日に10粒食します。3歳以上の子供は量を倍にします。豆を食した後は，温水を飲みます。この方法は，私もよく使うもので，清熱補脾作用を通して肺の気を粛降させる作用があります。

次は槐子です。李時珍は，冬に取った牛の胆に槐子を入れ，100日間陰干しし，毎食後これを1粒食するという古方を紹介しています。明目通神作用があり，また白い髪を黒くする作用もあるとされています。痔による血便がみられる状況にも，非常に適しています。

桃仁を食する方法もあります。『聖済総録』には，桃仁を使って，しぶり腹を伴う大便の不快（出が悪い，出きらない）を治療する方法が載っています。まず桃仁3両の皮を剥きます。ここに呉茱萸2両，食塩1両を加えて炒します。炒したら呉茱萸と食塩は除き，1回に5～7粒の桃仁を食します。これは確かな効果のある方法です。また『太平聖恵方』には，冷労〔寒証に属する虚労〕による食欲不振で，徐々に痩せ衰え，色が黒くなる病証を治療する方法が載っています。桃仁500粒に呉茱萸3両を加え，少し煙が出るまで炒します。これを熱いうちに瓶に入れ，厚紙で密封します。1回に20粒，空腹時に皮を剥いて食します。重症の場合でも，合計で500粒ほど食せば治ります。張元素は「桃仁には，血結・血秘・血燥を治療する作用，通潤大便作用がある」と述べています。孟詵は「呉茱萸には，下

痢を止め，胃腸の機能を回復させ，人を健やかに太らせる作用がある」と述べています。両者を合わせると，大便の出が悪い・冷労・食欲減退などの症候を治療することができます。また塩を加えて炒すると潤下通便作用を強めることができます。最終的には桃仁だけを食しますが，桃仁もまた濡潤作用のある薬です。『余居士選奇方』でも，前者の方法を瘴気の予防に使っています。桃仁と呉茱萸は，ともに中悪〔穢毒または不正の気による病〕や鬼注〔中悪による心腹部の激痛など〕を治療することができる薬です。

『経験方』にも，桃仁と呉茱萸を使う方法が載っています。まず呉茱萸1両・桃仁1両を，呉茱萸が焦げるまで炒し，呉茱萸を除きます。桃仁の皮を剥き，粉にします。これを煨製を加えた葱白3本とともに，温酒に浸して服用します。反復して現れる脾元気痛（胃気痛）を治療する方法です。これは温中祛寒・通絡止痛による治療法です。呉茱萸を除いて葱白を加えることで，燥性による弊害を防ぎ，さらに通陽通絡作用をもたせています。症状が反復して現れる状況に適した用薬法です。

また大棗を食する方法もあります。『活法機要』には，大棗で腹水や全身の水腫を治療する方法が載っています。まず，大棗1斗を鍋に入れ，指4本程度の高さまで水を注ぎます。大戟の根苗をふた代わりにして水面を覆います。これをよく煮てから，大戟を除き，適時大棗だけを食します。大棗がなくなる頃には，水腫も消えています。確かな効果のある方法で，急性・慢性を問わずに使用することができます。これは『傷寒論』十棗湯を改良したものですが，すぐれた発想によって生まれた，非常に簡便で安全な治療法です。

また大根を食する方法もあります。『普済方』には，大根で白濁〔尿が白く濁る〕を治療する方法が載っています。まず，生の大根をくり抜き（ふたにする部分はとっておく），そこに呉茱萸をつめます。しっかりふたをしてから，糯米の上にのせて蒸します。蒸し終わったら呉茱萸を除き，大根を炙って乾かします。乾いたら粉にして，梧の種大の丸薬にします。1日3回，1回50丸，塩を入れた温水で服用します。白濁の原因は，一般に痰によるものとされています。そこで大根に，下気作用・祛痰冷気作用のある呉茱萸を合わせて使います。こうすると消痰治濁作用を強めることができます。最後に呉茱萸を除き，大根だけを食すのは，辛燥性を減らすためで

す。李時珍は「蘿蔔丸は，白濁を治療することができる」と述べています〔蘿蔔は大根のこと〕。これは少し特殊な治療法といえます。

24 吸煙気法［吸入剤］

「吸煙気法」とは，吸入剤の前身です。この方法は，歴代多くの本に記載されているものです。非常に簡便で，しかもすぐれた効果を得ることができるので，現在でも広く応用されています。多くは喘息・心胃痛・喉痺などに使われます。このほか救急措置としての使用法も，吸煙気法の利点を活かした用法といえます。以下，いくつかの例を紹介します。

まず燻法によって慢性の咳を治療するという崔知悌の方法があります。毎朝，鶏卵大の量の款冬花を用意し，少量の蜜を加えて和え，鉄鍋に入れます。次に陶器の茶碗に小さな穴を開け，そこに細い管を通します。水で練った小麦粉で管の端を塞ぎ，空気が漏れないようにします。この茶碗で，鍋の中の薬を覆います。炭火で鉄鍋を熱すると，ほどなく管から煙が出てくるので，管を口に含んで煙を吸います。吸引による胸焼けが起こったら，頭を起こして息を吸い込みます。その間は，指で管の端を押さえ，煙が漏れないようにします。吸引は，煙がなくなるまで続けます。これを5日続け，6日目になったら羊肉入りのうどんを1杯食べます。これでもう再発することはないとされています（蘇頌）。

また慢性的な嗽患者に，風のない所で款冬花3両を燃やし，管でその煙を吸い込む方法を教えたところ，数日で効果が現れたという記載もあります（寇宗奭）。

また『宣明論方』には，咳嗽・喘息を治療する廬同散という方剤が載っています。まず，同量の款冬花・井泉石・鵞管石・鍾乳石・官桂・甘草・明礬・仏耳草を粉にします。この薬を1回に1銭燃やし，竹筒で煙を吸い込みます。1日3回これを行います。即効性のある方法です。

梵香透膈散は，労咳嗽・胸膈の痞満を治療する方剤です。まず，同量の

雄黄・仏耳草・鵞管石・款冬花を粉にします。1回に1銭を，香炉にのせて燃やし，煙を吸い込みます。これも即効性のある方法です。

　三奇散も，急性・慢性を問わず，あらゆる咳嗽を治療する方剤です。まず，仏耳草50文，款冬花200文，熟地黄2両を焙じて乾かし，粉にします。1回に2銭を香炉にのせて燃やします。筒で煙を吸い込み，のどに当てます。唾液が溜まったら吐き出します。私の家でも，この方法を用いたことがあります。2～3服で効果があります（『陳氏経験方』）。

　『衛生宝鑑』には，半夏の粉に少量の百草霜を加え，これを紙で巻いて燃やし，煙を鼻から吸うことで，頭風を治療する方法が載っています。唾液が溜まったら吐き出します。これを3回行うと効果があるとされています。

　『理瀹駢文』には，虚寒性の呃逆〔しゃっくり〕を治療する方法として，適量の麻黄を黄酒で煎じ，蒸発してくる気を吸い込む方法や，1つかみの麻黄を焼いて，その煙を吸い込む方法が載っています。どちらも効果のある方法です。

　『太平聖恵方』には，冬季の喉痺で，のどが痛いため薬が服用できない病証を治療する方法が載っています。これは蛇床子に火をつけて壺の中に置き，出てくる煙を口と鼻で吸うという方法です。痰や唾液が出てくるようになればよい，とされています。また『聖済総録』には，針も服薬も使えない喉痺を治療する方法として，乾漆を燃やして，その煙を吸い込む方法が載っています。同じく喉痺を治療する方法として『理瀹駢文』には，白僵蚕・乳香を燃やして煙を吸引する方法が載っています。

　『理瀹駢文』にはさらに，風痰による喉痺を治療する方法として，巴豆肉を焼き，煙を鼻で吸う方法が載っています。このほか巴豆を絞った油を紙に染み込ませ，その紙で皂角の粉を巻いて燃やし，煙を鼻で吸う方法も載っています。またその煙を，吸い込んでのどに当てる方法も載っています。これは聖煙筒と呼ばれる方法です。唾液や血を吐き出すのがよいとされています。

　また『経験方』には，赤くなるまで熱した鉄槌に酢をかけ，蒸発した気で顔を蒸し，またその気を吸い込むことで，急激な心痛・女性の血気心痛・産後血運などの証を治療する方法が載っています。このほか炭を使って酢を蒸発させる方法も載っています。救急時に，止痛作用・覚醒作用を発揮

する方法です。先人は，酢の気味には益血散瘀作用・消腫解毒作用・破気散水作用・消食下気作用などの効能があると述べています。

また『集簡方』には，患部が化膿し，異臭が漂うようになった癰疽を治療する方法が載っています。まず，番降香の粉に，同量の楓香・乳香を合わせて丸薬を作ります。これを焼き，煙を吸引します。辛温性の無毒薬である降香は，焼くと天行時気や疫気を払うことができるようになります。子供の腹帯などに入れておくと，病気の予防になります（『李珣本草』）。

25 敷貼熨法［外治法］

「敷貼熨法」とは，外治法の中でも簡便で即効性のある方法です。急症の治療や，小児科の治療に多用され，すぐれた効果を発揮します。ただし貼薬では，気血の壅結を解消し，頑固な寒邪や熱邪を除く効果を実現するため，強力な作用をもつ薬を使うので，使用に際しては注意が必要です。しかし外用薬の場合，扱いが簡便なので，よくない反応があってもすぐに靭がすことができます。高い効果を望むことができ，しかも弊害の少ない方法といえます。

腹痛の治療

発作が断続的に続く腹痛のことを，先人は「五尸注痛」と呼びました。これは病気に根が生えているかのような頑固な病証で，普段の生活でなにか調子を崩すと，すぐに発作が起きるものです。急激な腹痛が特徴で，腹痛のため呼吸も苦しくなり，また痛みは胸や脇にも及びます。重度の場合，腫れることもありますが，発作がおさまり痛みが去ると，腫れも引きます。これを治療するには，まず商陸根1つかみを用意し，鍋に入れて熱します。十分熱くなったら布袋に入れ，腹部の痛いところを温めます。腹中で気が動く感覚があり，排気〔排ガス〕が出るようになれば効果があります（または尿の出がよくなり，大便も下し気味になる）（『肘後備急方』）。

腫満の治療

急性・慢性の腫満で小便不利がみられる場合，少量の商陸根をよく搗き，そこに1～2分の麝香を加えます。これを臍に貼り，布などで押さえます（麝香膏を塗ることで固定してもよい）。尿が出るようになれば腫満もなくなります（李時珍）。商陸根は辛平性の有毒薬ですが，外用すれば胃腸を傷めることもなく，毒性による弊害を減らすことができます。下行する性質があり疏利五臓作用・行水消腫作用を発揮します。巧みな用薬法といえます。

水腫の治療

『病機気宜保命集』には，慢性的な水腫で，薬を飲んでも完全には治癒せず，陰陽の損傷がまだ顕著でない状態を治療する方法が載っています。まず甘遂を粉にし，少し湿らせてから腹部に塗ります。臍を中心にしっかり塗り込んだら布で押さえます。同時に甘草湯を内服します。尿が出るようになれば水腫も消えます。

脚気腫毒の治療

『王璆百一選方』には，脚気〔内傷や外傷によって生じた湿熱が脚に流れ込んだ病〕の邪気が上行し腫核となったあらゆる腫毒を治療する方法が載っています。まず甘遂の粉を水で溶き，患部に塗ります。同時に，濃く煎じた甘草湯を内服すれば腫れは退きます。清の流韓詠が脚疾に罹ったとき，これを1服飲むと，病は7～8分治癒し，さらに1服飲むと全快したという記録があります。外用薬としての甘遂は，商陸根とほぼ同じ意味です。甘遂と甘草は相反の関係にありますが，これは『金匱要略』甘遂半夏湯の発展的用法であり，相反関係にある薬を内と外から使うことで，それぞれが作用を発揮し，全体として治癒に導いています。上記した2種の方法は，毒性のある薬でも上手に使えば，その弊害を除き，作用だけを得ることができるという好例です。

大小便不通の治療

『太平聖恵方』には，強烈な腹脹を伴う大小便の不通で，ほかの薬が効

かない状況を治療する方法が載っています。まず，甘遂の粉に小麦粉を加え，よく混ぜます。これを臍の中と丹田に塗ります。さらにその上に灸を3壮し，同時に甘草湯を内服します。『神農本草経』は，甘遂には「水穀の道を利す」作用があると述べています。また李時珍は，「腎経を瀉し，水湿の通りをよくする」作用があると述べています。つまり大小便を通すことができるということです。甘遂は，苦寒性の有毒薬です。しかし『太平聖恵方』では，甘遂を外用薬として使っているので，毒性による弊害を減らすことができ，胃腸を傷つけることもないのです。また内服薬として甘草湯を使うことで，相反する性質の薬同士をうまく使い，総合的な作用を生み出しています。

小児解顱の治療

『小児薬証直訣』には，発育不良の小児で，頭が大きく，大泉門がなかなか閉じず，鼻がつまっている状態を治療する方法が載っています。まず炮天南星の皮をむき，粉にします。これを酢と和えてから布の上に置き，大泉門にかぶせます。上からさすって患部に熱をもたせます。さする作業は，頻繁に行います。効果のある方法です。

小児の大泉門が下陥している状態の治療

これは積冷を原因とするものです。半夏の粉を少し湿らせ，足の裏の中心に塗ると効果があります。

脱臼の治療

『医説』には，突然の下顎関節の脱臼，また脱臼しやすい状況を治療する方法が載っています。天南星を粉にし，生姜汁と和えて頬部に塗ります。一晩経てば治癒するとされています。

小児の鵝口瘡の治療

小児が口瘡になり，鵝鳥の口のように白くなった場合，薬を服用する必要はありません。まず生天南星の皮を剥き，粉にします。これを酢と和えて，足の裏の中心に塗ります。男の子の場合は左足，女の子の場合は右足に塗

ります。よい効果のある方法です(『閻孝忠集験方』)。天南星には,祛風解痙作用があり,その作用は頭頂部に至ります。また除痰下気作用・利膈消腫作用もあります。したがって解顱・脱臼・鵞口瘡などを治療することができるのです。特に外用薬として使うと,直接患部に作用するので,よい効果が得られます。

走馬牙疳の治療

　走馬牙疳〔進行の非常に速い歯茎の腫れや化膿〕は進行が速く,危険性の大きな病です。多くの場合深くまで侵蝕され,異臭を放ち,頬が貫通したり,骨が露出したりします。治療の時期を逸すると,生命の危険もあります。助かった場合でも,多くは頬に跡が残り,顔つきが変わってしまいます。『経験方』には,以下のような治療法が載っています。まず生天南星1個をくり抜き,雄黄1塊をつめます。これを小麦粉でくるんでから火にかけます。雄黄の汁が出てきたら火を止め,小さな盃でこれを受け火毒を去ります。小麦粉の衣をはがし,天南星を粉にします。ここに少量の麝香を加え,患部に頻繁に擦り込みます。数日で治癒します。私もこの方法を試してみたことがありますが,確かな効果がありました。『開宝本草』は,天南星には「癰腫を消す」作用があると述べています。『大明本草』は「悪瘡を治す」と述べています。

喉痺の治療

　『太平聖恵方』には,喉痺による腫痛で,飲食物が飲み込めない状態を治療する方法が載っています。まず白附子を粉にし,同量の枯礬と混ぜます。これを頻繁に舌の上に塗ります。痰や唾液を吐き出すようになれば効果があります。

疝気の治療

　『楊起簡便方』には,疝気で一方の睾丸が下垂し,耐えがたい痛みがある状態を治療する方法が載っています。まず白附子1個を粉にし,唾液を加えて練ります。これを臍に塗り,艾柱灸3〜5壮を使ってその上を温めます。白附子には祛風化痰作用があり,特に風冷による証に,効果を発

揮します。白附子が、喉痺による腫痛や疝気の治療に使われるのは、その祛風止痛作用、温散風冷作用を利用したものです。また『神農本草経』は、白附子には「薬勢を行き渡らせる」作用があると述べています。よって白附子を使った治療法には即効性があるのです。

心腹冷痛の治療

断続的に起きる心腹痛（冷えると痛みが増す、痛みは急に起こり急におさまる）を治療する場合、蜀椒1両を布にくるんで患部にのせます。さらに上から熨斗（のし）を使って温めます（お湯を入れた袋で温めてもよい）。汗が出れば治癒します。

冷気による陰部の腫満の治療

陰冷の邪気が腹部を侵し、徐々に陰嚢に入り込むと、陰嚢が腫れ、昼も夜も耐えがたい痛みに襲われます。これを治療するには、蜀椒を布袋に入れ、その袋で陰嚢を包み込みます。1日1回袋を取り替え、腫れが退くまで続けます（『千金要方』）。この方法で治療を行うと、腸鳴音が亢進したり、尿量が増えたりします。このように気の下行がみられると、よい効果が得られます。

小児の水瀉奶疳の治療

これは水下痢、乳幼児の消化不良のことで、夏や秋に多くみられる、緊急の治療が必要な病証です。水瀉では1日に10数回に及ぶ排便をみます。すると津液や気が損なわれ、体も痩せていきます。また乳も飲めなくなります。このような状態では、脾虚に乗じて肝風による慢驚が起こりやすくなります。『姚和仲延齢方』には、この状態を治療する方法が載っています。まず蜀椒3～5分を用意し、椒目を除きます。これを粉にし、油を加えて和え、頭頂部に少しずつ塗ります。1日に3～4回行うと効果があります。辛温性の蜀椒には温中下気作用があるので、六腑にある寒冷の邪気や、心腹部の留飲・宿食を除き、腹痛や下痢を治療することができます。前述した諸症を治療することができるのも、このような作用によるものです。外用薬として使っても内服薬として使っても、作用は同じです。ただし、外

用薬として使う方が簡単であり，よい効果が得られます。

小児の腹脹の治療

体内に湿邪が停滞すると，気の流れが阻害され，脾胃による清濁の処理がうまくいかなくなります。これは疳積へと発展しやすい状況です。これを治療するには，炮製を加えた半夏を粉にし，生姜汁を加え，臍に塗ります。効果のある方法です（『子母秘録』）。『名医別録』は，半夏には「心腹胸膈部の痰熱による満結を解消する」作用があると述べています。甄権は「開胃健脾」作用があると述べ，李時珍は「腹脹を治療する」作用があると述べています。

頭痛の治療

『太平聖恵方』には，風寒の邪気が経絡を侵したことによる，慢性の頭痛や偏頭痛（曇りや風雨のときに起こる）を治療する方法が載っています。まず桂心1両を粉にし，米酒と和えてペースト状にします。これを額の両側と頭頂部に塗ります。乾いたらまた塗ります。これを痛みがなくなるまで続けます。

金瘡による出血の治療

『名医別録』には，金瘡〔刃物などによる切り傷〕による出血が止まらないときや，筋肉が切断されたり骨折しているときに対する，緊急の治療法が載っています。それは磁器を割ったかけらを使って降香を削り，その粉を患部に擦り込むというものです。即効性の止血作用と止痛作用があります。かさぶたができるようになれば治癒し，痕も残りません。李時珍は「降香には，すぐれた止血止痛作用・消腫作用・生肌作用〔皮膚組織などの再生を促進する作用〕があり，骨折や金瘡の治療に適している」と述べています。

4章 臓腑虚実標本による薬の組み合わせ

4. 臓腑虚実標本による薬の組み合わせ

　臓腑の病には，虚実・標本の区別があります。用薬法にも，五臓が邪気に侵されているのか，不足しているのかの違いによって補と瀉の区別があります。どのようにすれば，この両者を有機的に結びつけ，薬と証との確かな相応関係を設定できるのでしょうか。これについては，張潔古や王海蔵などによって提示された「臓腑虚実標本用薬式」が，非常に大きな役割を果たしました。彼らは「法にもとづいて薬を使う」という方法論を説き，用薬法についての新たな一歩を踏み出しました。彼らの提示した方法論によって，さまざまな要素が交錯する複雑な病証と，数百種に及ぶ薬とを，1つの方法で結ぶことができるようになったのです。これは学習と実用の両面にわたる革新的な成果です。のちに，これをこじつけだとする議論も起こりましたが，繁雑さを嫌い簡便さを追求した彼らの方法は，初学者に初歩的な認識をもたせる際には，非常にすぐれたものであると思います。李時珍は『本草綱目』第1巻序例で以下のように述べています。

　「甘味のもつ緩性，酸味のもつ収性，苦味のもつ燥性，辛味のもつ散性，鹹味のもつ軟性，淡味のもつ滲性は，五味が備えている不変の本性である。この不変の本性を，五臓四時の状況に合わせて，補法・瀉法として使い分けることができる。温・涼・寒・熱は，四時に備わっている本性である。この本性もまた，五臓に対する補法・瀉法を行う際に，状況に合わせて使い分けることができる。これは『素問』が述べている飲食補瀉の意味を，張潔古氏が例をあげて説明したものである。中医を学ぶ者は，意味をよくわかったうえで，これを自らのものとすべきである」

　これは非常に的を射た見解であると思います。

　徐霊胎も『医学源流論』で，以下のように述べています。

　「病気を治療する場合，経絡臓腑を区別しなければならない。内から起こった病は，臓腑によるものである。外から入ってきた病は，必ず経絡を侵す。また症状によって，どこの病かをみて取ることもできる。例えば怔忡驚悸は心の病である。泄瀉鼓脹は胃腸の病である。これは簡単にわかるものである。また同じ寒熱という症状でも，六経によって現れ方はそれぞれ異なる。痛みも，筋・骨・皮・肉ではそれぞれ異なる。このほか臓腑の病が関節に現れたり，関節の病が臓腑に現れることもある。病の根源を知らず，漫然と治療を行っていたのでは，寒熱のタイプや，痛み・痒みのタ

イプを見分けることができない。すると病んでいる場所には何もせず，病んでいない場所を攻撃するようなことをしてしまう。これが『黄帝内経』のいう誅伐無過ということである。このようなことをしていたのでは，もともとの病が治らないばかりか，新たな病を生み出してしまう。こうして医者によって新たな病が生みだされると，医者はその新たな病を治療することになる。しかし病の根源はわからないままなので，また不適切な薬を服用させることになる。治療をすればするほど，状況は悪化していくのである。したがって病気を治療する場合には，必ず経絡臓腑を分け，さらに七情六淫がどのように作用しているかを知り，状況に適した薬を使わなくてはならない。古人は，これらのことをはっきりさせてから薬を使ったので，1服の薬で効果を得ることができたのである」

　本書が「四気五味による薬の組み合わせと使用法」「昇降浮沈による薬の組み合わせと使用法」「虚実補瀉による薬の組み合わせと使用法」に続いて「臓腑虚実標本による薬の組み合わせと使用法」という章を設けているのは，このような精神をふまえているからです。この章の論述を加えることで，本書の内容はさらに全面的なものとなります。ここでは五臓を主として，張潔古が提示した方法の概要をお話したいと思います。張潔古の原書にみられる命門・三焦に関する内容も，関連する臓腑の論述のなかで，合わせて紹介します。また張氏の理論を拡大した用法や，呉師機による三焦外治法などの内容も紹介します。内治法も外治法も，ともに大切な方法であることをわかっていただきたいからです。

1　肝・胆

　肝臓と胆腑は，表裏の関係にあります。そして足厥陰経と足少陽経は，肝と胆の経脈です。肝は右の脇下にあり，その気は左を通ります。胆は中央部に付いています。肝臓・胆腑とそれぞれの経絡は，密接につながっています。肝は厥陰です。厥陰とは，「両陰交尽」〔陰気が最終段階まで発展

した状態を表す〕という意味です。胆は少陽です。少陽は，春に生じる一陽の気です。よって肝臓は体〔器質〕が陰で，用〔機能〕が陽だといわれるのです。健康なときの肝臓は，少陽生発の気を借りて五臓の機能を支えます。病気になると，肝胆の症候が混ざって現れます。このように，肝と胆の間に明確な境界線を引くことはできません。

　張潔古は，肝胆の病を以下のようにまとめました。本としての肝病では，風によるめまい・体の硬直・驚癇〔ひきつけ・てんかんなど〕・両脇部の腫痛・胸肋部の満痛・吐血・下腹部の疝痛・痃癖〔一種の急腹症〕・月経の病などの症候が現れます。標としての肝病では，寒熱・瘧疾・頭痛・唾液が多い・目の充血・顔色が青い・怒りやすい・難聴・頬部の腫れ・筋肉の痙攣・男性では疝〔外生殖器の各種疾患や，ヘルニアなどを含む広い概念〕・女性では下腹部の腫痛や陰病〔陰部と関係する疾患〕などの症候が現れます。本としての胆病では，口苦・苦い液を吐く・ため息が多い・意欲の低下・めまい・不眠などの症候が現れます。標としての胆病では，寒熱往来・瘧疾・胸脇部の痛み・頭痛（額部）・耳鳴り・耳の痛み・瘰癧〔リンパ節結核など〕・馬刀〔耳の前後にできる腫れやしこり〕・足の小指と薬指が使えなくなる，などの症候が現れます（『本草綱目』序例）。

　肝胆病の多くは，精神的な原因によります。肝気が滞ると，正常な昇発・条達機能〔気を行き渡らせる機能〕が失われます。肝は剛臓であり，相火との関係が強いので，肝気が滞ると容易に火が生じ，肝火が亢進した状態になります。また肝臓は風木の臓なので，気と火が鬱していると，容易に風が生じます。これが「内風は火より生じる」ということです。そこで肝病では，陽に余りがあるという実証がみられます。また肝は蔵血の臓でもあります。肝は血を蔵し，腎水を受けて潤っていないと，陰液に満ちた柔軟な体を保持することができません。肝が病むと，陰血が不足してしまいます。すると血や腎水による滋養が不足します。こうして本虚標実の複雑な病証が生まれます。またこのほかに，肝陽不足による寒凝経脈の証が生じることもあります。これも肝病の一種です。

　張潔古は，肝病の治療法について，以下のようにまとめています。有余の病には瀉法を使い，瀉子・行気・行血・鎮驚・捜風などの方法があります。不足の病には補法を使い，補母・補血・補気などの方法があります。本熱

の病には寒薬を使い，瀉木・瀉火・攻裏などの方法があります。標熱の病は発散薬を使い，和解・解肌などの方法があります。

胆病を治療する場合，実火証には瀉法を使い，主要な方法は瀉胆です。虚火証には補法を使い，主要な方法は温胆です。本熱の病は，これを平定し，降火・鎮驚などの方法があります。標熱の病は，これを和し，主な方法は和解です（『本草綱目』序例）。これらは最も多用される規範的な治療法です。ここでは主に本と標から治療を行っています。標を治療する場合，気・火・風の三者，つまり肝気・肝火・肝風が中心となります。肝気鬱結の治療は，疏肝理気によって行います。肝火が強い場合は，清肝瀉火によって行います。肝風発動の治療は，平肝熄風によって行います。本を治療する場合，陰と陽が中心となります。陰血不足の治療は，養血（陰）柔肝によって行います。肝陽虚の治療は，暖肝温陽によって行います。ただし，気・火・風の三者は，多くの場合病証の発展過程で，互いに影響し合いながら生まれるものです。また肝血虚や肝陰不足などの証でも，気・火・風は交錯して現れます。三者は完全には分別しきれないものなのです。

これについて盛寅は，以下のような見解を示しています。

「東方の病はすべて実証であり，治療には瀉法が使われる。補法が使われることはない。それには２つの理由がある。１つは，肝は将軍の官なので，何事も力強く迅速に行う性質をもっているからである。もう１つは，木は火と近く，風が火に乗じ，火は風を煽るからである。また本を治療する場合は乙癸同源の関係も重要であり，養血だけでなく滋陰も必要となる」（『医経秘旨』）

寒滞肝脈証の病状や治療法は，特殊なものなので，これらと同列に論じることはできません。

1　疏肝理気

「疏肝理気」（疏肝和胃・疏肝健脾）とは，主に肝気鬱結を治療する方法です。肝気鬱結とは，精神的な抑うつによって肝気が正常に運行しなくなった状況です。主要な症候は，両脇部の脹りや痛みです。これは肝絡の気滞によるものです。また，げっぷも多くみられます。これも気滞によるもの

ですが，げっぷをすると，少しだけ気が通り楽になるのが特徴です。また平素から気分がすぐれず，抑うつ状態にあります。短気になることもあります。このほか食欲不振，または空腹感はあっても食べる量は少ない，酸味苦味のある液を吐く，などの症候もみられます。これは肝胆による逆証で，木が強くなり，土の機能に影響したものです。薬は，柴胡と枳殻，鬱金と枳殻，香附子と川芎，白蒺藜と橘葉などの組み合わせが多用されます。状況に応じて，疏肝気作用・解肝鬱作用・昇降気機作用・条達肝絡作用のある薬を選び，主薬とします。同時に白芍・甘草など，緩肝急作用のある薬を合わせます。方剤としては，四逆散・柴胡疏肝散などがあります。この場合，注意する必要があるのは，肝気鬱結証は精神的な抑うつによる病証なので，患者の精神状態や生活環境が，そのまま病状に反映するということです。治療も，薬だけに頼るわけにはいかず，患者が心を開き，いつも快適でいられるよう気をつけなくてはなりません。病気を治すのではなく，人を治すのだという姿勢になってはじめて，満足する効果を得ることができます。

　また気機鬱結証で，鬱の程度が頂点に達すると，肝気の横逆が起こります。よくみられるものには，肝気犯胃・木旺乗脾などがあります。肝気犯胃とは，肝気が胃気を伴って上逆するものです。すると痞・吐き気・嘔吐・食欲不振・大便の出が悪い，などの症候がみられます。治療は，疏肝和（降）胃により，薬は，柴胡疏肝散に黄連温胆湯を合わせて用います。肝邪乗脾とは，木鬱が土に影響したものです。すると腹痛・腹脹・消化不良・下痢をしやすい・断続的に発熱や悪寒が現れる，などの症候がみられます。治療は，疏肝健脾により，薬は逍遙散や痛瀉要方などの用薬法を使います。ただし，胃は陽土であり，肝気は火を生みやすいという特徴があります。そこで肝胃両病の場合，中心となる理気香燥薬のほか，瀉薬を加えます。これには「実証を治療する場合，その子を瀉す」という意味があります。また，脾は陰土であり，脾気は下陥しやすいという特徴があります。そこで肝脾両病の場合，補脾薬のほか，少量の昇陽薬を加えることができます。これには「虚証を治療する場合，その母を補益する」という意味があります。どちらも臨床では，重要な方法です。

2　清肝瀉火

　「清肝瀉火」とは，肝火が強まった病証を治療する方法です。この病証の多くは，肝気鬱結が発展したもので，つまり気鬱化火によって肝火が生じたものです。またほかの病証が変化して生じることもあります。頭痛（重度の場合は，割れるように痛い）・目が赤く腫れて痛い，という症候がよくみられます。このほか耳鳴り・耳が腫れる・突発性の難聴・心煩・口渇・焦りやすくなる・短気になる・口苦・大便が固い・尿色が濃く出が悪い・舌赤・脈弦数などの症候もみられます。薬は，竜胆草と黄芩，黄芩・黄連と木通，牡丹皮と山梔子，牡丹皮と沢瀉，夏枯草と決明子，柴胡と薄荷（この対薬には解鬱散火作用もあります。p.499「解鬱合歓湯」の解説参照），青黛などが多用されます。このように，清肝火＋瀉子〔瀉心〕による組成が主要なものとなります。この基礎のうえに，生地黄・当帰・白芍・甘草などから1～3味を加え，清肝瀉火作用に顧肝陰作用をもたせます。方剤としては，竜胆瀉肝湯や当帰竜薈丸があげられます。

　このほか怒り（怒気）が肝を傷め，気逆と動火を引き起こし，煩熱・不眠・脇部の痛みと腫満・出血などの症候が現れることもあります。張景岳は，行気薬と清肝薬を組み合わせることで，この状況を治療しました。このように肝気と肝火の横逆を清化によって治療する方法を「化肝」法と呼びます。化肝煎（青皮・陳皮・芍薬・牡丹皮・山梔子・沢瀉・土貝母）がその例です。

　また悶々とした精神状態が神を傷め，肝火が生じることもあります。費伯雄は，この状況を「願いが叶わないと，気が鬱する。鬱が頂点に達すると火を生む。すると心煩・精神状態の乱れ・体が熱い・躁〔じっとしていることができず，体や手足が動いてしまう〕などの症候が現れる」と表現しています。これは臨床でよくみられる病証です。費氏は，この「鬱火」を解鬱舒肝・安心寧神・養肝血と清肝火という3つの方法を合わせて治療しました。これは非常に実用的な，すぐれた方法です。解鬱合歓湯がその例です。

　以上の例をみてもわかるように，肝病を治療する場合，最も基本的な方法は理気です。そして，気や陰の損傷を防ぐための清火も重要な方法です。

ただし，清火薬を使う場合は，脾胃を傷めないように注意が必要です。つまり辛香理気薬の使いすぎや濫用に注意し，苦寒清火薬は状況に合わせて使う必要があります。

また，このような気火による病は絡に影響することが多く，気火入絡の病証を引き起こします。すると脇肋部の刺痛・耳鳴り・突発性の難聴・全身の筋肉痛・筋肉の痙攣・脈細弦・舌紫などの症候が現れます。治療には，旋覆花・新絳・牡丹皮・山梔子・当帰鬚・桃仁・柏子仁・白芍・柴胡・姜黄・鬱金・降香・川楝子・延胡索・白蒺藜・枇杷葉・牡蛎などのなかからいくつかを選び，疏肝気作用・通肝絡作用のある方剤を作ります。方剤としては，旋覆花湯・丹梔四逆散・金鈴子散などがあげられます。この通絡法に関しては，葉天士が大きな功績を残しています。薬は，主に上に述べたものを使っていますが，ただ使うだけではなく，葉氏は通絡法を，辛潤通絡・辛温通絡・辛香通絡・虫蟻通絡などに分類しました。また絡虚を辛甘・滋潤などで治療する方法も確立しました。どれも流動性の高い，非常に軽い用薬による方法です。2～4味程度の組成でも，的確に効果を発揮することができます。

3 平肝熄風

「平肝熄風」とは，主に肝風上擾を治療する方法です。肝風上擾は，気火が風を生み，肝が潤いをなくし柔軟性を失ったため，肝陽が上逆することで起こります。めまい・目がかすむ・行動に落ち着きがない・耳鳴り・難聴・舌の痺れ・四肢の痺れなどの症候が現れます。また頭（額部）の引きつれるような痛み・頭（額部）が冷たい・額部に虫が這っているような感覚があるなどの症候もみられます。これらはみな肝風上擾によるものです。重症の場合には，舌の根元部分の硬直・言語不利・口から唾液を垂れ流す・口や目が歪む，など風邪入絡の症候が一時的に現れることもあります。さらに重くなると，中風を起こす危険があります。薬は，生白芍・淮牛膝・生地黄・玄参・女貞子・旱蓮草などに，牡丹皮・山梔子・沢瀉・川楝子・決明子などを合わせて使います。これは柔肝＋泄肝による組み合わせです。養陰作用を通して陽に働きかけることで，肝陽の上逆を解決しま

す。このほか桑葉・甘菊花・釣藤鈎・天麻・白蒺藜などの熄風陽薬も加えます。重症の場合は，さらに石決明と羚羊角などを加え熄風作用を強めます。羚羊鈎藤湯が，その例です。

　「風邪は体内を駆けめぐる性質があるので，引き起こす病証も，それに応じてさまざまに変化する」という言い方があります。肝風上逆証も風による病証なので，現れ方はさまざまです。そこで平肝熄風法を行う場合，具体的な状況に応じて薬を組み合わせることで，効果を高めることができます。例えば鹹寒潜陽薬を使うと，風陽を降ろす作用を強めることができます。薬は，牡蛎・珍珠母・亀板・鼈甲・玳瑁・阿膠などがよく用いられます。これは「陰を通して陽に働きかける」という意味です。また質の重い鎮肝薬を使うと，風陽を浮かび上がれないようにし，同時にすでに上逆している肝陽を下降させることができます。これは平肝法のなかでは重い用薬法です。薬は，竜骨・竜歯・代赭石・磁石などを使います。また肝火が上逆すると，その火が心を侵す状況もよくみられます。そして風と火が津液を損なうと，痰が生じます。この痰と火が心神を侵すと，病状を急速に悪化させる原因となります。このような状況を治療するには，茯神・茯苓・川貝母・竹茹・胆南星・黛蛤散・製僵蚕などを使います。また肝風による病証には，外風と内風が混在している場合があります。外風が内風を引き起こす場合もあります。このような状況に対しては，少量の捜風薬を加え，外風も内風も一緒に鎮めることで治療を行います。薬は，天麻・蔓荊子・秦艽・羌活・防風・独活・白附子・豨薟草などを使います。ここで紹介した薬は，どれも臨床でよく用いられるものです（p.118「介類潜陽」，p.120「鎮肝熄風」，p.161「滋陰瀉火」の項も参照してください）。

4　養血柔肝

　「養血柔肝」（養陰柔肝）とは，主に肝血不足を治療する方法です。肝血の不足は，もともと肝臓の血が足りていない場合や，腎水による滋養が足りない場合，また肝気・肝火・肝風が肝陰を損傷した場合などに起こります。症候としては，めまい・目がかすむ・頭痛・脇部の痛みや痙攣などがみられます。頭痛は，痛みは強くないのですが，途切れることなく続き，何か

で頭をくるむと少し楽になるのが特徴です。また目が赤くなったりはしません。体力が落ちるので，疲労すると病状が悪化しますが，休息するとまた回復します。病状が重い場合，このほか軽度の寒熱・手足の中心が熱い・夢が多く安眠できないなどの症候がみられます。また短気になるのも特徴ですが，怒った後はさらに疲労します。このほか，四肢の痺れ・筋肉の痙攣・目が乾く・風に当たると涙が出る・夜になると目がかすむ，などの症候もみられます。また男性では夢精・夢が多い，女性では生理不順がみられることもあります。薬を処方する場合は，まず肝血虚と肝腎陰虚を区別する必要があります。養血が主な場合は，当帰・白芍・川芎・生地黄・黒芝麻・乾桑椹・酸棗仁・柏子仁などを使います。方剤としては加減四物湯があげられます。養肝腎陰が主な場合は，地黄・山茱萸肉・白芍・何首烏・女貞子・旱蓮草・枸杞子・甘菊花・石斛・淮牛膝などを使います。方剤としては，杞菊地黄丸があげられます。

5　暖肝温陽

　暖肝温陽とは，主に寒滞厥陰・肝陽不足を治療する方法です。寒滞肝脈証では，少腹部の痛みがよくみられます。その痛みは，上は脇肋部に及び，下は陰嚢に及びます。そして温めたり，さすったりすると少し軽減するのが特徴です。また疝瘕となる場合もあります。女性では少腹部の両側が痛んだり，片側だけが痛んだりします。また生理の前後は，痛みが強くなります。生理自体も不順で，また月経時に腰や膝がだるくなったり痛んだりします。治療には，暖肝温経法を使います。温経薬には，桂枝・肉桂・呉茱萸・蜀椒・細辛・小茴香・荔枝核・烏薬などがあり，暖肝薬には，淡蓯蓉・胡芦巴・川芎・当帰・山茱萸肉・杜仲・川断・狗脊などがあります。これらのなかから，具体的な状況に応じて，薬を組み合わせます。方剤としては，暖肝煎・当帰四逆加呉茱萸生姜湯などがあります。またこの証には，肝風がみられることもあり，そうすると痛みが断続的に現れるようになります。これは肝風が経絡を吹き抜けるので，症候も反復して現れるようになるのです。この場合，全蠍・製川烏・南星・白芷など，熄風捜風作用のある薬を加えます（p.23「辛熱温中回陽」参照）。

肝陽不足は，肝気不足とも呼ばれます。気は陽なので，肝気もまた温和な性質をもつ陽気です。肝気は，気を行き渡らせ，開き，通す働きをします。『千金要方』は「肝は木に属する臓であり，春に盛んになる。春は万物が生長し始める季節である。その気は，広々とひろがり，ゆったりしているが，まだあまり力強くはない。よって脈は弦となる」と述べています。また肝病については「肝が虚すと，目がよく見えなくなり，耳も聞こえなくなる。また恐怖心が強くなり，いつも人に捕まるのを恐れているかのようになる」と述べています。また「肝が病むと，〔顔〕色が青くなり，手足の柔軟性がなくなる。脇部が脹り，めまいがすることもある」とも述べています。これらの症候は，肝気の流れが悪くなり，虚寒によって肝臓の機能が悪くなった結果です。これを「肝陽虚」と呼びます。治療は，温陽暖肝によります。多用される補肝陽薬には，山茱萸・呉茱萸・桂心・細辛・川芎・肉蓯蓉・枸杞子などがあります。これを基礎として，甘草・大棗・小麦などの甘緩薬や，桃仁・松子仁などの潤肝薬を合わせて使います。肝病は，実証では気逆が起こり，虚証では体が硬くなりやすくなります。そこで温肝陽を行う場合，温潤という点に注意を払い，方剤の燥性が強くなりすぎないようにする必要があります。

　強力な肝の機能を支える肝陽気が虚している証であっても，温陽だけを行えばよいわけではありません。やはり注意するべきことがあるのです。ここが寒滞肝脈証を治療する場合と違う点です。このほか防風・独活・柴胡などの肝気の生発を助ける薬も，不可欠なものです。つまり補肝陽とは，温潤＋生発ということです。方剤としては，『千金要方』の補肝湯（山茱萸・桂心・細辛・甘草・大棗・桃仁・柏子仁・茯苓・防風）があげられます。

6　清胆泄熱

　「清胆泄熱」とは，少陽の気が火を生み，胆経に熱がある病証を治療する方法です。この病証では，口苦・難聴・脇部の痞悶・断続的に現れる悪寒と発熱・頭痛・吐き気などの症候がみられます。治療には，柴胡と牡丹皮・山梔子，青蒿と黄芩，黄連と竹筎などの組み合わせが使われます。方剤としては蒿芩清胆湯（青蒿・黄芩・淡竹筎・仙半夏・枳殻・陳皮・赤茯苓・

碧玉散) や黄連温胆湯があげられます。

7 補肝壮胆

　補肝壮胆とは，肝胆気怯による，驚きやすい・恐怖心が強いという病証を治療する方法です。この病証ではこのほか，恐怖心が強く1人で寝られない，またはぐっすり眠れない，気持ちが安定しないなどの症候も現れます。薬は，熟地黄・川芎・柏子仁・茯神・北沙参・麦門冬・枸杞子・甘菊花・遠志・菖蒲・琥珀などが多用されます。これらの薬を組み合わせて，補肝壮胆作用のある方剤を作ります。方剤としては仁熟散(柏子仁・熟地黄・人参・五味子・枳殻・山茱萸肉・肉桂・甘菊花・茯神・枸杞子)や琥珀定志丸があげられます。

＊　　　＊　　　＊

　肝臓病は，臨床で非常に多くみられるものです。そこで先人も，肝臓病については多くの研究を残しています。上に紹介したようなマニュアルに沿った用薬法だけでなく，ほかにもさまざまな方法が残されています。例えば王泰林の『西渓書屋夜話録』は，非常に実用価値の高い書物です。王氏は，肝気・肝風・肝火から論を進め「三者は，名が違うだけで，元は同じものである。虚に乗じて脾胃を侵したり，心肺を侵したりする。寒邪や痰を伴うこともある。こうしてさまざまな種類の本虚標実証が生じる。肝病は最も雑多なものであり，その治療法も広い」と述べています。王氏が提示した具体的な治療方法は以下のようなものです。

肝気の治療

　肝気を治療するには「疏肝理気」法によります。肝気が本経で鬱し，両脇に脹りや痛みが生じている状況が，この法の適応証です。薬は，香附子・鬱金・蘇梗・青皮・橘葉などを使います。寒象がみられる場合は，さらに呉茱萸を加えます。熱象がみられる場合は，牡丹皮・山梔子を加えます。痰がある場合，半夏・茯苓を加えます。

　長期に及ぶ病証の場合，病邪が絡脈に及び，絡脈の瘀血によって営気の

通りも阻害されます。これが久病入絡の証と呼ばれるものです。疏肝法では，この証を治療することはできず，「疏肝通絡」法を使います。薬は，和営通絡作用のある旋覆花・新絳・当帰鬚・桃仁・沢蘭などを使います。

また疏肝法で治療すると，脇部の脹りがなくならないどころか悪化する場合があります。これは肝が柔軟性を失っているからです。この場合，疏肝法は使えず，「柔肝」法を使って治療を行います。先人は，強硬なもの〔肝臓の剛性〕を強硬なもの〔温性の行気薬〕で治療しようとすると失敗する，剛には柔をもって制するのがよい，それが平和への道であると述べています。薬は，当帰・枸杞子・柏子仁・淮牛膝などを使います。濡潤養営作用のある薬を使って，肝木の柔軟性を取り戻し，肝気が正常に流れるようにするのです。熱象が見られる場合，天門冬・生地黄を加え，寒象がみられる場合，肉蓯蓉・肉桂を加えます。

また，肝病と同時に中気虚が存在する場合もあります。これは1つは肝の病が胃気に影響したものです。治療には「緩肝」法が使われ，薬は，炙甘草・白芍・大棗・橘餅・淮小麦などが使われます。甘味による緩急作用と緩中作用を利用した方法です。

また肝気が脾に影響すると，腹部の脹痛が現れます。これは中虚に乗じて肝が中焦を侵し，気機が阻害されたものです。治療には「培土泄木」法が使われ，薬は，六君子湯に呉茱萸・白芍・木香を加えて使います。これは補中気作用によって中焦の運行を回復させ，泄肝木作用によって気機を正常化させるという治療法です。

肝気が胃に影響すると，胃痛・胃液を吐くなどの症候が現れます。これは肝鬱によって肝気が上逆し，気鬱によって生じた火が胃を侵したものです。治療には「泄肝和胃」法が使われ，薬は，二陳湯に左金丸，または白蔲仁・金鈴子を合わせて使います。和胃降逆作用と疏泄肝気作用を合わせた治療法です。

肝気が上行して心を侵したことによる，熱厥心痛〔胃痛を含むこともある〕と呼ばれる病証があります。これは肝気が鬱して火を生み，肝気と胃気が火とともに上逆したものです。治療には「泄肝」法を使い，薬は，金鈴子・延胡索・呉茱萸・黄連などを使います。寒象がみられる場合，黄連を除き，蜀椒・桂枝を加えます。寒象と熱象が同時にみられる場合は，黄連を除か

ず蜀椒・桂枝を加えます。さらに白芍を加えることもあります。苦味・辛味・酸味には，泄降肝気作用があります。そこでこの3味の組み合わせは，肝気の上逆を治療する主要な方法となります。

　また，肝気が上逆して肺を侵すと，突然の脇痛・喘息などが起こります。これは肝気の反侮によって肺の粛降機能が失われたものです。治療には「抑肝」法が使われ，薬は，呉茱萸汁を使って炒製を加えた桑白皮・蘇梗・杏仁・橘紅などを使います。肝気の上逆を抑えることで，肺気の粛降機能を回復させる方法です。

肝風の治療

　肝風は主に上部（頭頂部）を侵すので，頭痛・めまいなどが主要な症候となります。また肝風が四肢を侵すと，運動機能の低下・痺れ・痙攣などが起こります。肝風が上部を侵す場合，多くは陽気の亢進が原因で，四肢を侵す場合，多くは血虚が原因です。内風の多くは火から生じ，また火とは，気の余剰によって生じるものです。つまり肝気・肝風・肝火の三者は，名前は違っても，元は同じものなのです。しかし三者による病証は，主証に違いがあり，そこで治療法も少しずつ異なります。例えば肝風が起こり，めまいがみられる場合，「熄風和陽」法で治療を行います。薬は，羚羊角・牡丹皮・甘菊花・釣藤鈎・石決明・白蒺藜などを使います。これは涼肝瀉火作用によって風を鎮める治療法です。

　熄風和陽法を使っても効果が現れない場合があります。すると肝陽の上亢は続き，肝陰の損傷が進みます。肝陰が損なわれると，陽気を抑える力がさらに弱くなり，病状も悪化してしまいます。このような状況に対しては「熄風潜陽」法で治療を行います。薬は，牡蛎・生地黄・女貞子・玄参・白芍・甘菊花・阿膠などを使います。これは滋陰涼肝作用と介類による潜陽作用を合わせたもので，陰柔薬を重用して肝風を鎮める方法です。

　また肝風の上逆と同時に，食欲不振など中虚の症候がみられることもあります。これは土が不足しているために木を植えることができない状況で，治療は肝と胃の両者を対象とする必要があります。そこで「培土寧風」法を使い，薬は，人参・甘草・麦門冬・白芍・甘菊花・玉竹などを使います。陽明の気と陰を滋養し，柔肝薬によって肝風を鎮める方法で，これも緩肝

法の一種です。ここでは理気作用のある橘餅を除き，代わりに柔肝熄風作用のある麦門冬・甘菊花・玉竹を加えています。

　また肝風が四肢を侵し経絡がつまると，痺れが生じます。これは絡脈の血虚による病証です。治療には「養肝」法を使います。薬は，生地黄・当帰身・枸杞子・淮牛膝・天麻・製首烏・三角胡麻などを使います。「風を治療するには，まず血を治療しなくてはならない。血が正常に流れれば，風はおのずと止む」という考えにもとづいた，養血熄風による治療法です。

　このほか風虚（詳細は後述）によって，頭が重い・めまい・食事をしてもおいしくないなどの症候が起こることもあります。これは中焦が虚し，陽気が上昇できなくなったため，髄海が不足し，虚風が生じたものです。治療は温中暖土法を使います。陽気を活気づけることで，寒風を抑える治療法です。薬は，『金匱要略』の近効朮附湯を使います。これは白朮・炮附子・炙甘草・生姜・大棗を煎服するものです。この「暖土作用によって寒風を抑える」方法とは，中焦の陽気に対する温補法で，肝を治療しているわけではありません。なぜならここでの虚風は，肝の病変ではないからです。そしてこれは外風でもありません。この風は，陽虚が寒を生み，清気が上昇できなくなったために生じる，頭が重い・めまいという，風証に似た症候を指すものです。実際には肝風ではないので，「風虚」と呼ばれているのです。そこで治療も温中助陽を主としたものになります。

肝火の治療

　火邪には，三焦の中を自由に動き回り，あちこちに害を及ぼす性質があります。そこで肝火による病証では，全身の上下内外，あらゆる部分の症候が現れます。すべてを羅列することはできませんが，主要なものとしては，目や頬が赤い・精神の異常・痙攣・尿の出が悪い・瘡瘍・すぐに空腹感を感じる・煩渇・嘔吐・不眠・各種出血症などがあげられます。どれも肝火による症候です。肝火上逆に属する病証の治療には，「清肝」法を使い，薬は，羚羊角・牡丹皮・黒山梔・黄芩・竹葉・連翹・夏枯草などを使います。

　また清肝法では効果のない，強力な肝火に対しては「瀉肝」法で治療を行います。苦寒性の強い竜胆瀉肝湯・瀉青丸・当帰竜薈丸などを使って直接火邪を攻撃する方法です。

そしてこのような強い肝火があると，陰の損傷が起こります。肝火が肺陰を傷めている場合には「制肝」法で治療を行います。薬は，北沙参・麦門冬・石斛・枇杷葉・玉竹・石決明などを使います。これは清養肺金作用を通して，木火の亢進を抑える治療法です。

また強い肝火による実証に対しては，清瀉肝木による治療のほか，瀉心火作用を加えることもできます。薬は，甘草・黄連などを使います。これは「実証を治療する場合，その子を瀉す」という原則に沿ったものです。

このほか肝火上逆が，腎水の不足によって生じることもあります。これは「陰虚火旺」証の一種なので，清肝法だけを使って治療したのでは効果が得られず，補益腎水も必要となります。これは「虚証を治療する場合，その母を補す」という治療法です。薬は，六味丸・大補陰丸などを使います。また，ここには「乙癸同源」の意味も含まれています。

肝火の上逆はまた，怒りによる鬱怒傷肝によっても生じます。すると煩熱・気持ちが落ち着かない・脇部の痛みや脹満・重度な場合は出血症などの症候が現れます。これを治療するには「化肝」法を使い，薬は，青皮・陳皮・牡丹皮・山梔子・芍薬・沢瀉・貝母などを使います。張景岳の化肝煎がその例です。清化作用を利用して，肝経の鬱火を治療する方法です。

肝経が寒邪に侵されると，酸味のあるさらりとした涎が出る・手足が冷たい・気の上逆などの症候が現れます。これは肝火上逆とは，まったく違う病証で，治療には「温肝」法を使います。薬は，肉桂・呉茱萸・蜀椒などを使います。中虚胃寒を兼ねる場合は，さらに人参・乾姜を加えます。これは大建中湯の用薬法を取り入れたものです。

このほかにも「補肝」「鎮肝」「斂肝」という3種の方法があります。この3つの方法は，肝気・肝風・肝火，いずれの病証に対しても，状況に応じて組み合わせて使うことができます。補肝法では，何首烏・菟絲子・枸杞子・酸棗仁・山茱萸・芝麻・沙苑子などの薬を使います。鎮肝法では，石決明・牡蛎・竜骨・竜歯・金箔・青鉛・代赭石・磁石などの薬を使います。斂肝法では，烏梅・白芍薬・木瓜などの薬を使います。

さらに「平肝」「散肝」「捜肝」という方法もあります。これらも臨床で多用される方法です。平肝法では，金鈴子・白蒺藜・釣藤鈎・橘葉などの薬を使います。散肝法は，逍遙散の用薬法によります。『黄帝内経』は「木

鬱は，気の通りをよくする〔肝気の条達機能を助ける〕ことで治療する」「肝気が鬱し，これを散らしたいときには，辛味薬を使う」と述べています。これは散肝法による用薬法を述べたものです。捜肝とは，捜風法です。肝風による病では，内風が外風を引き寄せることもありますし，また外風によって内風が起こることもあります。いずれにせよ病状は複雑です。そして治療には，捜風薬を欠くことはできません。天麻・羌活・独活・薄荷・蔓荊子・防風・荊芥・白僵蚕・蟬退・白附子などの薬を使います。

　補肝法は，さらに補肝陰・補肝陽・補肝血・補肝気とに分けることができます。補肝陰では，地黄・白芍・烏梅などの薬を使います。補肝陽では，肉桂・蜀椒・肉蓯蓉などの薬を使います。補肝血には，当帰・川断・淮牛膝・川芎などを使います。補肝気には，天麻・白朮・甘菊花・生姜・細辛・杜仲・羊肝などを使います。以上の内容は，王泰林の「治肝三十法」によるものです。

　そして肝病の治療に関しては，すでに『金匱要略』が突出した見解を示しています。同書は「腕のよい医者は，病気が発展する前に治してしまう」と述べています。それは「〔腕のよい医者は〕肝病が脾に影響することを知っている。よって肝病に接したときには，まず脾を強め，肝病が発展しないようにする」ということです。これは臓腑の生克関係にもとづいた見解であり，肝病だけでなく，五臓すべてについて有効なものです。つまり五臓の病を治療するときには，表に現れてきた微かな徴候をもとにして，その本質を見抜き，病気の発展を防ぐということです。同書はまた「あまり腕のよくない医者は，このような相伝の関係を知らない。そのため肝病に接したときに，脾を強めることをせず，ただ肝だけを治療してしまう」と述べています。目にした病だけを治療するのは，上等な方法とはいえません。そこで先に紹介したようなさまざまな肝病治療法のほかに，脾胃の治療とも関連づけて考える必要があります。邪気の発展を妨げることで，病気の範囲を限定してしまえば，早期に治癒させることができます。また肝病を治療する場合，肺や腎との関係も重要です。そして王泰林も，この問題について言及しています。葉天士は『臨証指南医案』木乗土門で，王氏の方法をさらに発展させています。どちらも非常に価値のあるものです。こういうものを学んでこそ，腕のよい医者になることができるのです。

2 心・小腸

　心臓と小腸は，表裏の関係にあります。そして手少陰経と手太陽経は，心と小腸の経脈です。心は君火として胸中にあり，神明〔意識・精神活動〕と血脈を主ります。小腸は腹中にあり，受盛を主り，水穀の精微を分泌します〔消化機能の一部を受けもち，人体に必要なものと，不必要なものを分別します〕。両者は，違う部位にあり，また機能も異なるので，直接的な関係はないように思われますが，お互いに経絡を通してつながっているので，生理的にも病理的にも一定の関係があります。

　張潔古は，心臓の病を以下のようにまとめました。本としての心病では，熱による精神の昏迷や体の硬直・ひきつけ・譫言・精神の錯乱（泣く・笑う・人を罵倒する）・怔忡・健忘・自汗・各種痛みや痒み・瘡瘍などの症候が現れます。標としての心病では，体の表面が熱い・強い悪寒・戦慄（震え）・舌の機能が低下し話をすることができない・顔が赤い・目が黄色い・掌の中心が熱い・胸脇の満痛（腕・肘・背・肩・腰へ続く）などの症候が現れます。これらの症は，2つに分類することができます。1つは血脈の病変，もう1つは精神的な病変です。そして両者は，独立して現れるものではなく，互いに影響し合っています。心病の原因には，心臓自体が病気になったものと，ほかの病変が心臓に影響したものとがあります。臨床で弁証を行う際には，まず大きく実証と虚証とに分けることができます。虚証は正気虚ですが，さらに心陽（気）虚と心陰（血）虚に分けることができます。陽虚の場合は寒が生じやすく，陰虚の場合は熱が生じやすくなります。これは，よくみられる病理的な変化です。実証とは邪気が盛んな状態です。よくあるものとしては，心火偏旺・痰火擾心（または痰迷心竅）・水飲上凌・瘀阻脈絡などの証があります。また火が強まると陰を傷め，飲が増すと陽を傷めます。痰が心を侵すと，精神状態に異常をきたします。瘀血が停滞すると絡脈の通りが悪くなります。そしてこれらの病変は，互いに交錯して現れるので，細かく分析して，適切に処置する必要があります。

　さて，次は小腸の病です。本としての小腸病では，下痢・少尿または無

尿・血尿・尿失禁・血便・小腸部の痛み・消化不良・夜間体が熱くなり朝には止む，などの症候がみられます。標としての小腸病では，発熱・悪寒・咽痛・顎の腫れ・口腔内のただれ・難聴などの症候がみられます。

　張潔古がまとめた心病の治療法は，以下のようなものです。心火による実証には，瀉法を使い，これには，瀉子・瀉気・瀉血・鎮驚などの方法があります。心神が虚している証には，補法を使い，これには，補母・補気・補血などの方法があります。本熱の病には寒薬を使い，これには，瀉火・涼血などの方法があります。標熱の病には発散薬を使い，これは散火による治療です。つまり，不足しているものを補い，余計なものを瀉すという治療法が行われます。具体的にいうと，心陽虚の治療は，益心気・温心陽によります。そのうち益気は，肺・脾・腎と関係があり，温陽は，脾・腎と関係があります。心陰虚の治療は，養心血・滋心陰によります。そのうち養血は肝と関係があり，滋陰は腎と関係があります。もちろん重点を定めて治療を行いますが，これらの関係する臓腑と切り離して考えることはできません。このほか安神法も，多くの場合にほかの方法と合わせて使用します。火旺による実証の心病は，瀉火法で治療します。その場合，多くは苦寒薬を使って直接邪気を攻撃し，臓を侵している邪気を腑から排出します。水飲上凌証の治療は，化飲を中心として通陽を合わせます。痰火上擾証の治療は，清火を中心として通腑を合わせます。痰迷心竅証の治療は，開竅によります。瘀阻脈絡証は，軽いものは化瘀，重いものは逐瘀で治療します。慢性的なものには緩消法を使います。これは補法のなかに消法を含ませる方法です。また大量の滋陰薬を使って，滑らかに瘀血を消していく方法もあります。このような病証の複雑さをよくわかっていれば，それに対する薬の組み合わせ方も，容易に理解することができますし，また具体的な状況に合わせて，臨機応変に使いこなすこともできます。

　小腸病の治療法ですが，実熱証の場合は，瀉法によります。これには瀉気・瀉血があります。虚寒証の治療は，補法により，これには補気・補血があります。本熱の病は，寒薬を使って治療し，降火薬が主要なものとなります。標熱の病は，発散薬を使い，これは解肌による治療法です。小腸病を治療するこれらの方法は，心病の治療法と関連させることができます。以下，いくつかの方法に分けて要点を紹介します。

1 益気寧心

　「益気寧心」とは，心気不足の治療に使われる用薬法です。心気不足証では，心悸・息切れ・運動や労働ができない・動くと息が続かなくなったり汗をかきやすくなる・特に登る運動ができない・登る運動をすると心悸が激しく足元もおぼつかなくなり恐怖感に襲われる・胸中の閉塞感・夢が多く安眠できない・顔色に精彩がない・舌淡嫩・脈象は細軟で断続的に短い休みが入る（または脈遅）などの症候がみられます。治療は，益気寧心法によります。薬は，益気保元作用のある人参・炙黄耆・炙甘草などに，寧心安神作用のある茯苓・茯神・麦門冬・五味子・遠志・菖蒲・柏子仁などを合わせて使います。また気虚の場合，多くは血虚を兼ねるので，当帰・川芎など養血養心作用のある薬も使われます。養心湯（黄耆・人参・炙甘草・肉桂・川芎・当帰・茯神・茯苓・遠志・酸棗仁・柏子仁・五味子・半夏麹）がその例です。

　益心気法で効果のない場合は，心だけでなく腎の治療も同時に行います。腎は元気の根本であり，また生理上，心と腎は互いに通じているからです。大補陰煎の用薬法が，その例です。大量の人参と熟地黄を主薬として使い，強力に精気を補益します。そして人参には炙甘草と杜仲を合わせ，補益心腎気の作用を強めます。熟地黄には山薬と山茱萸を合わせ，補腎陰作用・渋精気作用を強めます。さらに補佐的なものとして甘潤養営作用のある当帰・枸杞子を加えます。

　これは陰陽気血が互いに依存し合って存在していることを，十分にふまえたうえでの用薬法です。心気不足証に対する治療法としては，一段レベルの高い方法といえます。

2 温通心陽

　「温通心陽」とは，主に心陽不足を治療する方法です。陽虚で内寒が生じると，心悸・息切れ・胸痛（胸の前部のこもった感じの痛み，または刺すような痛み）・重度の場合は突発的な絞痛などの症候がみられます。また四肢の冷え・動くと手足が脹る・重度の場合は下肢の浮腫・さらに重度

の場合は爪や唇が紫色になる・顔色が暗く黒っぽくなる（またはむくんだようなおぼろげな白色）・悪寒・冷たい汗をかく，などの症候がみられることもあります。脈象は細数(または散乱，または遅)となります。治療は，温通心陽法によります。薬は，温通陽気作用のある桂枝・附子などに，復脈養心作用のある炙甘草・人参・麦門冬・生姜・大棗などを合わせて使います。方剤としては，桂枝甘草湯・桂枝附子湯・炙甘草湯去阿膠生地麻仁加附子などがその例です。

　温通心陽で効果のない場合は，心だけでなく脾腎の治療も同時に行います。腎は真陽を蔵する機能がありますし，また温中暖脾作用を通しても，胸中の陽気を通すことができるからです。『金匱要略』の人参湯（理中湯）と『傷寒論』の茯苓四逆湯（茯苓・人参・附子・甘草・乾姜）を合わせた用薬法が，その例です。

　心陽の不足に乗じて陰邪が胸部を侵すと，胸痺による心痛が起こります。これを治療するには『金匱要略』の栝楼薤白白酒湯などを使います。通陽寛胸作用のある方剤です。この方剤を使う場合，細辛・丁香・降香・蓽撥・乳香・蘇合香・鬱金・川芎などから１～３味を加え，行気止痛作用を強めます。または，袪寒止痛作用のある烏頭赤石脂丸（烏頭・蜀椒・乾姜・附子・赤石脂）を使います。絡脈の通りが悪くなると，脈遅が顕著となります。この場合，通陽通絡活血作用のある麻黄・細辛・当帰・川芎などを加え，桂枝・甘草・人参・生姜・大棗のもつ益気温通作用を強めます。

3　養血安神

　「養血安神」とは，主に心血不足を治療する方法です。心血不足証では，心悸・めまい・夢が多く安眠できない・驚きやすい・顔色が黄色っぽく艶がない，などの症候がみられます。このほか，手足の中心や心部が熱い・午後になると顔が赤くなる（特に頬の部分）などの症候がみられることもあります。脈象は細無力（または虚弦数），舌は淡（または嫩紅で津液が少ない）となります。治療には，養血安神法が使われます。薬は，養血養心作用のある当帰・川芎・人参・甘草・竜眼肉などに，養心安神作用のある柏子仁・酸棗仁・茯苓・茯神・遠志などを合わせて使います。心血が不足

すると，心神が支えを失い浮かび上がることがあります。この場合，珍珠母・竜歯・牡蛎など，鎮心安神作用のある薬を加えます。方剤としては，柏子仁丸・酸棗仁湯などがあげられます。

4 滋陰養心

「滋陰養心」とは，主に心陰不足を治療する方法です。心陰不足証では，心悸・不眠・夢が多い・遺精・夜間の躁熱・盗汗・健忘・舌嫩少苔・脈細数などの症候がみられます。治療には，滋陰養心・交通心腎法を使います。薬は，甘潤滋陰作用のある生地黄・熟地黄・玄参・天門冬・麦門冬・玉竹などに，養心安神作用のある丹参・柏子仁・酸棗仁・五味子・遠志などを合わせて使います。天王補心丹が，その例です（p.92「昇水降火」，p.153「甘膩滋塡」，p.159「養陰清熱」参照）。

5 清心瀉火

「清心瀉火」とは，主に心火偏亢証を治療する方法です。心火偏亢証では，心煩・気持ちが落ち着かず焦りやすくなる・安眠できない・顔が赤い・口苦・咽喉部が乾燥する・舌先が赤い（ときに痛むこともある。また重度の場合は，舌が腫れたり，出血したりする）・尿色が赤く，排尿がスムーズではない・脈数有力，などの症候がみられます。治療には，清心瀉火法を用い，薬は，黄連・黄芩・大黄・木通・赤茯苓・生甘草などを使います。方剤としては，瀉心湯・導赤散などがあげられます。

心火偏亢証では，火による出血証が起こる場合があります。主に吐血・鼻出血・血尿などとして現れますが，血色が鮮明なのが特徴です。また同時に，気逆・体が熱い・煩渇・不眠などの症候もみられます。治療は，瀉火止血または涼血止血により，薬は瀉心湯・十灰丸などを使います。このような証に対しては，朱丹渓の言葉が参考になります。朱氏は「口や鼻からの出血は，陽盛陰虚によるものである。上昇してばかりで下降する機能が失われているので，血が気とともに上行し，溢れてくるのである。そこで治療は，補陰によって陽を抑える方法による。陽気が下降すれば，血は

自然に経に帰るのである」と述べています（『局方発揮』）。ただし注意する必要があるのは，心火が上亢している場合，肝火も強まっているということです。このような心肝火旺による出血証では，瀉火による治療法は，緊急措置にすぎず，この方法だけを使い続けることはできません。繆仲淳は，吐血を治療する際の「三要法」を提示しています。それは「〔治療は〕行血によるべきであり，止血を使うべきではない。補肝によるべきであり，肝を攻めるべきではない。降気によるべきであり，降火によるべきではない」というものです。これは，寒涼薬を使うと胃気を傷めてしまい，止血薬を使うと瘀血を残してしまい，瀉肝薬の効果は養肝薬や平肝薬の作用に及ばない，などの内容をふまえた言葉です。非常に意義のある見解です。

6　通陽化飲

「通陽化飲」とは，主に痰飲凌心証を治療する方法です。痰飲凌心証とは，普段から体内に留飲が存在している病証で，発病すると，心悸・めまい・息切れ・胸悶・断続的な咳嗽や喘息などの症候がみられます。また吐き気・嘔吐（痰や涎を吐く）・胃や背中が冷え，温めると心地よいなどの症候もみられます。これは痰飲が中焦に停滞し，陰寒の気が上行した結果，中焦の陽気と心の陽気が，正常に機能しなくなった状態です。治療には，通陽化陰法が使われます。薬は，桂枝と茯苓，桂枝と甘草などの組み合わせに，白朮・沢瀉・半夏などを合わせて使います。これは心脾の陽気を通すことで，痰飲を解消する治療法です。苓桂朮甘湯がその例です。

7　清心豁痰

「清心豁痰」とは，主に痰火上擾・蒙蔽心神証を治療する方法です。この病証は，ほとんどは外感の邪気が化熱するか，または五志が化火したことで起こります。津液が熱せられると痰が生じ，痰熱によって神明が乱されるという病証です。主に心悸・不眠・精神の異常などの症候が現れます。また痴呆・不眠・食事をしない・独り言（自分で話し，自分で答える）・性格が偏屈になるという現れ方をすることもあります。このほか，心煩・

突然泣いたり笑ったりする・汚いものと清潔なものの区別がつかない・力が強くなり制止できない・塀を越えたり屋根に登ったりするなど，狂証に変わることもあります。舌は赤，脈は弦滑数となります。治療には清心豁痰法が使われます。薬は，清火清心作用のある黄連・黄芩・大黄・牡丹皮・山梔子などに，清熱豁痰作用のある竹瀝・胆南星・半夏・茯苓・枳実・鬱金・青黛・礞石などを合わせて使います。方剤としては，軽度の場合は小陥胸湯と白金丸の合方，重度の場合は礞石滾痰丸・竹瀝達痰丸などを使います。そして，雪羹湯をお茶代わりに飲用します。痴呆を治療する場合は，さらに開竅醒神作用のある薬か，または芳香化濁作用のある薬を補佐的に加えます。

　痰火による病証は複雑なものです。これについて曹仁伯は以下のように述べています。

　「心煩・不眠・手や舌が震える・睡眠時は精神が浮遊し，自分の体が自分のものでないように感じる・精神的に落ち込みやすい・力が入らない・呼吸が浅く速い・胸痞・胸悶などは，痰火が上部を侵し，精神が落ち着きを失っている本虚標実の証である。痰は有形の火であり，火は無形の痰である。両者が混在している状況を治療するには，許学士の真珠母丸（真珠母・熟地黄・当帰・人参・酸棗仁・柏子仁・茯神・竜歯・犀角・沈香）に加減を行って使うのがよい。養陰益気作用のある薬を除き，竹瀝を加え，姜汁で服用する。このほか橘紅・川貝母・黄連・竹筎・半夏などを加えることもできる。治療は，先に標を治し，次に本を治す」（『柳選四家医案』継志堂医案）。

　また費伯雄は「痰は，非常に取り除きにくい濁邪である。また強烈な火の勢いを合わせもっている。重症になると陽狂となり，煩躁・言語の錯乱などが起きる。治療には清火滌痰湯（丹参・麦門冬・茯神・柏子仁・貝母・化橘紅・胆南星・炒僵蚕・菊花・杏仁・淡竹瀝よりなる。生姜汁と合わせて服用する）を使う」と述べています（『医醇賸義』）。これも標本兼顧による治療法です。ここでは養陰薬と清痰火薬を同時に使っています。清心豁痰法の重点は，心経にあります。心火のほかに肝火（または肝胆の火）があると，めまい・吐き気・嘔吐・痙攣などの症候がみられます。胃火があると，癲狂癇証がみられます。また痰火が肺を侵すと，咳嗽・喘息などが

みられます。このような状況を治療する場合，先に紹介した用薬法とは違ったものになるので混同しないようにしてください。現れてくる症候には共通性がありますが，火邪の由来や，火邪がもたらす害には違いがあります。これは，きちんと区別しておかなくてはなりません。

8　活血化瘀

　心は血を主る機能があり，肝には蔵血機能があります。したがって瘀血の形成は，心・肝と密接な関係があります。具体的な原因には，外感の熱邪が体内へ入り込み病状が変化したもの，内傷雑病の慢性化・外傷・月経や出産と関係する病証など，多くのものがあります。そして瘀血が形成される部位にも，胸・脇肋・膈下のほか，経脈や皮膚の局部などの違いがあります。また病程にも，新瘀・久瘀の違いがあります。病性にも違いがあり，新瘀の多くは実証で，久瘀の多くは虚実錯雑の証です。また瘀血と同時に熱象がみられるものや，寒象がみられるものもあります。気滞によって起こる瘀血もありますし，瘀血が気滞を引き起こすこともあります。そこで具体的な症候にもさまざまなものがあります。よくみられるものは，瘀血が生じている部分の痛みです。痛みの部位は固定しているのが特徴で，刺すように痛んだり，内にこもった感じで痛んだりします。また温めたり，さすったりすると心地よく，天気が曇っているときや夜間に痛みが増すという特徴もあります。心胸部の痛みの場合，多くは突然起こり，心悸・息切れなどを伴います。また爪や唇が紫色（または蒼白）になったり，冷たい汗をかいたりもします。脇・肋・膈下部の痛みの場合，多くは反復性で，安静にしていると痛みはやわらぎ，疲労すると痛みが増します。これはなかなか治らない頑固な病証で，肝臓や脾臓の腫大・舌が紫・舌上の紫斑などの症候がみられます。少腹部の痛みの場合，患部を押すと塊があります（ない場合もある）。そして片側または両側が痛みます。これは女性によくみられる状況です。このほか，痛みが肢体・腰・背中・筋肉・皮膚などに現れることもあります。舌脈にも，瘀血の状況が反映されます。以上が瘀血証の大略です。

　瘀血の治療は，「活血化瘀」によるのが原則です。さまざまな瘀血証に共

通して使える方剤としては，桃紅四物湯があげられます。多用される薬には，桃仁・紅花・当帰尾・赤芍・川芎・牡丹皮・丹参・牛膝・沢蘭・蒲黄・五霊脂などがあります。このほかに，虻虫・水蛭・蟒蟲・䗪虫・穿山甲など，虫類の祛瘀薬を使うこともあります。具体的な病状の違いや，原因の違いなどに応じて，薬を選びます。例えば，瘀血を攻逐する必要がある場合，大黄・芒硝・牛膝・穿山甲・三棱・莪朮などを重点的に使います。通絡化瘀が必要な場合，当帰尾・桃仁・旋覆花・新絳・葱鬚・桂枝尖・姜黄などを使います。虫蟻類の祛瘀薬には，絡脈中の邪気を掃き出す作用があるので，慢性的な病証で邪気が絡脈に入り込み，瘀滞が生じている状況に適しています。行気活血化が必要な場合，川芎・延胡索・鬱金・香附子・乳香・没薬などを使い，重度ならば麝香を使うこともできます。清熱化瘀が必要な場合，大黄・黄芩・黄柏・山梔子などに，牡丹皮・赤芍などを合わせて使います。温通化瘀が必要な場合，乾姜（または炮姜）・肉桂・小茴香・呉茱萸などを使います。このほか益気活血による方法もあります。これは活血化瘀薬に，益気薬を合わせる方法で，黄耆・人参が多用されます。また補中益気湯に活血化瘀薬を合わせる方法もあります。慢性的な瘀血は，すでに乾燥していて取り除きにくくなっているので，治療には濡潤化瘀法を使います。薬は大量の地黄・麦門冬・阿膠・天花粉・藕汁などに，祛瘀薬を合わせて使います。これは滋潤薬のもつ滑利性を利用して瘀血を解消する方法です。

　以上が，活血化瘀による用薬法の概要です。さらに知っておくべきことは，瘀血の停滞は，その形成過程が複雑なだけではなく，影響を与える範囲も非常に広いということです。そこで現れてくる病証も，軽度のものから重度のものまで，また新しい病証から慢性的な病証まで，多岐にわたります。したがって活血化瘀による治療も，上に紹介した方法だけでは足りず，ほかの治療法と合わせて使うことも必要となります。関係するいくつかの治療法を合体させ，そのうえで重点を絞り込むことで，病証に適した効果の高い治療を行うことができるのです。もう1つ知っておくべきことは，瘀血がいったん生じると（特に慢性的な病証では），これを完全に取り除くのはきわめて困難だということです。多くは，目立った症候が改善された後も，消えずに潜伏を続けます。きちんとした治療を行うためには，

このことをわかったうえで，いかに効果的な手を打つかを把握していなくてはなりません。

　また瘀熱による病証では，奇妙な症候が現れることが多く，治療も困難となります。周学海は，この病証を細かく観察し，論理的な見解を残しています。周氏は『読医随筆』で以下のように述べています。

　「瘀血内熱の証では，腹中が熱いという自覚症状が現れるが，これは気化によって生じた熱ではない。実火としての内熱でもなく，また陰虚による内熱でもない。この熱は瘀血がもたらすものである。この証に口乾はみられない。しかし内部は水がなく渇いているのである。人体で最も熱いものは，血をおいてほかにはない。気は熱性のものであり，血は気の部屋〔居場所〕である。気の熱が集まらずに散れば，その炎は発散される。しかし血に熱が溜まると体は焼かれたように熱くなるのである。火（気）は炎で，血は炭のようなものである。炎は炭よりも熱いだろうか？　それとも炭が炎よりも熱いのだろうか？　心が虚し，血が下に溜まると，病人は熱湯をかぶったような熱が出る。また肝脾の鬱熱が上逆すると，火が胸腹部からのどに向かって燃えているような症候が現れる。これはどちらも血の通り道での出来事なので，外に出て来ないのである。このほか両脇部や胸の一部が火であぶったように熱くなり，胸中が辛いものを食べたようになることがある。またのどが腫れ皮が破れたように痛み，血の臭いを発することもある。これらは，その場所に瘀血があることが原因である。瘀血は，寒熱の病後に生じることもあり，渇きにまかせて冷水を一度に飲むことで生じることもある。また怒りや，急に力を使ったために生じることもある。労働後に急に休んでも生じる。このほか慢性的な食生活の乱れや，火で焼いたものの食べすぎ，また女性では月経の血がきちんと排出されないことでも生じる。どの場合も，血の通りが悪くなって瘀となり，瘀が鬱して熱を生むのである。これを治療するには行瘀薬を使う必要がある。桃仁・紅花の類である。薬は，紫色の塊を吐き出したり，黒い便が出るまで服用を続ける。もし実火と間違えて寒薬を使ったり，陰虚と間違えて滋補薬を使ってたりしてしまうと，瘀血をさらに固め，乾血証となってしまう。初期の瘀血証で，脈が弦または弦洪なものは，容易に治療できる。口渇がみられるものも容易に治療できる。まだ気が生まれているからである。しかし脈

が短渋のものや，口渇がみられないものは，治療が困難となる。気が生まれていないからである。血が下に溜まり，火が上に向かって燃えている状況では，瘀はすでに生じているが，血はまだ流れている。しかし瘀血があり，患部の皮が破れるように痛い場合，血はすでに膜絡の中に停滞してしまい，流れなくなっている。血が流れているものは，涼化によって治療を行い，補佐的に補気を行う。血が流れなくなっているものは，温化によって治療を行い，補佐的に行気を行う。『本草』は，三稜には刀柄〔刀の傷跡〕を消す作用があるとしている。これは三稜には，無気の血塊を解消する作用があるといっているのである」

これは非常にすぐれた治療法といえます。

また瘀血が鬱して熱を生み，強まった木が金を侵し，瘀熱が上衝すると，肺経と胃経の症候が現れます。具体的には，胸部や胃部の痞塞・脇肋部の脹痛・すっきりしない咳嗽・喀血（反復して現れ止まらない。血色は，最初は赤く，のちに紫になる。小さな血塊として排出される）・咳嗽が激しいと脇痛も重くなる・脈弦数・舌紅・舌苔黄などの症候がみられます。この病証に対し，曹仁伯氏は『金匱要略』の旋覆花湯をもとに，瘀熱湯（旋覆花・猩絳・青葱管・芦根・枇杷葉）という方剤を作り出しました。これは非常によい方法なので，知っておくべきだと思います。清降肺胃気作用と化瘀通絡作用のある方剤です。参三七や鬱金，また桃仁などを加えて使うことができます。熱が強い場合は，忍冬藤・地骨皮・竹瀝を加えます。咳嗽が激しい場合は，桑白皮・川貝母・知母を加えます。そして曹氏は「この証の治療は，祛瘀を主とするべきである」「瘀を去らなければ，この病が治癒することはない」という自注を添えています（『柳選四家医案』継志堂医案・失血門）。

沈金鰲は，心病に関するすぐれた研究を残しています。例えば心病の由来について以下のように述べています。

「十二経はみな，心の支配下にある。よって心は君なのである。そして心は，南に位置し，夏に対応し，火に属する。よって君火なのである。十二経の気は，みな心と対応している。そして十二経の精は，心を養っている。よって心は，生命の根源であり，神の宿る場所であり，また血脈を

主る元なのである。神は気に依存し，気は精に依存している。それが自然の摂理である。心精は，いつも充ちているので，神を残りの四臓に分け与えることができる。心気もまた，常に充ちているので，精を六腑に与えることができる。これが心に関する概要である」

「心は腎とつながっている。経では，心は脈を宿しているが，その主は腎経であるといっている。腎が心を克するのではなく，腎が主なのである。よって腎水が足りていれば，心火は安定し，腎水が不足すると心火が上炎するのである。こうして心と腎のさまざまな病が生じることになる。したがって心に病がないとき，これを養うには２つの方法がある。１つは本経を通じて，その気を養う方法である。考え事をしすぎたり，気持ちを抑えすぎないように注意する。また，まだわからないことを心配したり，過ぎたことを悔やんだりしないようにする。こうして神明の過度な消耗を防ぐのである。心を使いすぎると気を傷める。気が傷めば，精も傷むことになる。すると神は，頼るものがなくなってしまう。もう１つは腎経を通じて，その精を養う方法である。欲にまかせて性交を重ね，女色を貪ると，相火が常に燃え盛っている状態になってしまう。これでは精は安定しない。このような節制のない生活を送ると，精を傷めてしまう。精が傷めば，気も傷むことになる。すると水が火を抑えられなくなり，陰は陽から離れ，水気が心を侵すようになる。……心が養われなくなると心病となる。腎が養われなくなった場合，心病にはならないのだろうか。心は血を主る。そして血は精である。心気は，もともと満ち足りているものであるが，傷んだり，血を失うと，心気も不足するのである。よって血が足りていれば神明も正常で，血が不足すると精神もうつろになる。また火が強まるのも，血の不足によるものである。そして火の衰えもまた，血の不足による。そうだとすれば，心病が加剰によるものか，また不足によるものかが，どうして運気司天の火淫や火鬱と関係あるであろうか。これはただ，火に属しているものを同一視しているだけである。加剰や不足を解決するには，精を保存することで気を固め，養陰によって神を安定させる必要がある。このような方法を通して，もとの平和な状態が回復されるのである。以上は，心が病になる過程と，心を養うことで心を無病に保つことを述べたものである」（『沈氏尊生書』６巻）。

費伯雄はさらに「七傷治心」という理論を提示し，王冰の「すべてのことの起こりは，心が生みだしている」という説を発展させました。古くもあり，新しくもある説です。例えば費氏は，以下のように述べています。「七傷とは，七情が過ぎることによる損傷である。喜・怒・憂・思・悲・恐・驚は，誰にでもあるものである。喜ぶべきときに喜び，怒るべきときに怒り，憂うときに憂いていれば，これらの感情は，ほどよい現れ方をしていることになる。このような調和している状態では，なにも傷つくことはない。しかしまだ先のことを今から心配したり，もう終わったことに拘ったりしていると，喜怒憂思のあり方に偏りが生まれる。この状態で，心を傷つけないようにするのは無理なことである。七情の傷は，五臓に分類されるが，その根本は心にある。喜びは心を傷める。これは本臓の病である。喜びすぎると，陽気が浮かび上がり，体中の脈が開いてしまう。よって心臓が傷むのである。また怒りは肝を傷める。最初に怒りを知るのは，肝ではなく心である。怒りが度を超すと肝が傷み，心もまた傷むのである。憂いは肺を傷める。最初に憂いを知るのは，肺ではない。心がそれを，憂うべきことと知るのである。しかし憂いが度を超すと，肺が傷み，心もまた傷む。思い〔思考など〕は脾を傷める。最初に思いを知るのは，脾ではない。心が思惟するのである。しかし思いが度を超すと，脾が傷み，心もまた傷む。悲・恐・驚も同じように，心を中心とする営みである。したがって七傷の治療は，肝・脾・肺・腎の病であっても，必ず心に対する治療も行うのである」(『医醇賸義』2巻)。

　そして費氏は，自らが提示した理論に従って，建極湯・衝和湯・萱草忘憂湯などの方剤を作り出しました。その斬新な思考による用薬法には，学ぶべきものがあります。

3　脾・胃

　脾臓と胃腑は，表裏の関係にあります。そして足太陰経と足陽明経は，

脾と胃の経脈です。脾は陰，胃は陽で，ともに中焦にありますが，両者には，部位の違い，表裏の違いなどがあり，生理上も病理上も独自の特徴をもっています。しかし両者は，膜でつながっているので，虚証でも実証でも相互に影響を与えるなど，密接な関係にあります。

　胃は納穀を主り，脾は運化を主ります。両者は共同で中焦の機能を管理しています。したがって中焦は，「後天の本」と呼ばれる気血生化の源であり，営衛の気が生まれる場所なのです。脾は昇清を主り，胃は降濁を主ります。清気が上昇すると，五臓六腑が営養されます。濁気が下降すると，正常な新陳代謝が行われます。

　張潔古は，脾胃の病を以下のようにまとめました。本としての脾病では，湿邪による腫脹・痞満・噯気〔げっぷ〕・大小便不利・黄疸・痰飲・霍乱・心腹痛・消化不良などの症候が現れます。標としての脾病では，浮腫・体が重く感じ，横になる・四肢が挙がらない・舌の根元が硬直し痛む・足の親指が使えなくなる・九竅〔目・鼻・口・耳・前後陰〕の不通・痙攣・頸部の硬直，などの症候が現れます。本としての胃病では，のどがつかえる・食べたものを時間が経過してから吐く・腹満・腹脹・嘔吐・下痢・腹痛・食べてもすぐに空腹を感じる・消化不良・食欲不振・心痛・両脇部の不快感，などの症候が現れます。標としての胃病では，蒸すような発熱・体の前部が熱い・体の前部が冷える・発狂・咽痺・上部の歯痛・口や目の歪み・鼻痛・衄熱，などの症候が現れます。これらは主に，中焦の納穀運化機能の失調によって，気機の昇降が正常に行われなくなった結果です。例えば食欲がないという症候は，胃病によるものです。消化不良で腹脹がみられるのは，脾病です。清気が上昇せず，上部ではめまいや息切れ，下部では下痢がみられる場合，これは脾を原因とする病です。濁気が下降せず，上部では嘔吐・噯気，下部では痞脹や便秘がみられる場合，これは胃を原因とする病です。病位からみると，胃病の多くは胸脘部に現れ，病勢は上逆する傾向が強くなります。これは胃気が下降しないため，気が上逆するからです。脾病の多くは脘腹部に現れ，病勢は下行する傾向が強くなります。これは脾気が上昇することができず下陥するからです。

　脾胃病の多くは，食生活・過度の労働や休息・虫積〔寄生虫を含む〕などが原因で起こります。脾病は湿邪と関係が深いので，外湿が肌表を侵し

たり，内湿が胃腸を傷めたりすることが主要な原因となります。脾虚の場合，多くは湿と同時に寒象がみられます。胃実の場合，多くは湿と同時に熱象がみられます。上にあげた，食生活・過度の労働や休息・虫積などの病因は，どれも中焦に湿があることを示しています。そのうえで，寒・熱の変化があるということです。また脾は陰臓なので，陽気の助けを得なければ，運行することはできません。そこで脾病では，陽虚による運化機能の失調もよくみられます。また胃は陽府なので，陰津を得なければ，気を下降させることができません。そこで胃病では，乾燥による便秘もよくみられます。

　張潔古がまとめた脾胃病の治療法は，以下のようなものです。脾病の実証には，瀉法を使い，これには瀉子・吐・下などの方法があります。虚証には，補法を使い，これには補母・補気・補血などの方法があります。本としての湿邪は，燥中宮〔燥湿〕・潔浄府〔下法〕などの方法を通して，これを除きます。標としての湿邪は，開鬼門〔汗法〕を通して排出します。胃病の実証には，瀉法を使い，これには瀉湿熱・瀉飲食などの方法があります。胃虚には，補法を使い，これは胃気を補益することで，湿熱や寒湿に打ち勝つ方法です。本熱の病には，寒薬を用い，主に降火薬を使います。標熱の病には解法を用い，主に解肌作用のある薬を使います。また臓と腑には「陽の道が実しているときは，陰の道は虚している」「臓は精気を保存しているので，何も漏らさない性質がある。府はものを伝導し変化させる働きをしているので，何も溜めない性質がある」という特性があります。したがって脾の治療は，守・補・昇を心がけ，胃の治療は，和・降・攻を心がける必要があるのです。脾は温運を好み，胃は潤降を好みます。甘温薬には益脾作用があり，苦寒薬には清胃作用があります。湿を治療する際，寒邪を兼ねる場合は，苦辛温薬を使って，脾から治療を行います。熱邪を兼ねる場合は，苦寒涼薬を使って，胃から治療を行います。このほか，甘淡薬による滲湿，風薬による勝湿などの方法も，脾胃病治療の原則にもとづいて使うことができます。盛寅は『医経秘旨』で「病は，必ず本から治療しなくてはならない。脾は乾燥を好む。脾が寒湿によって傷められると，消化機能が弱まってしまう。これを治療するには，朮〔蒼朮・白朮〕・附子などの温燥薬を使うのがよい。しかし脾陰が不足しているときにも，消化

機能は弱まる。この場合，温燥薬を使うことはできない。また，思慮が過ぎても脾は弱まる。脾虚によって統血機能が弱まると，出血症状が現れる。過度の思慮による脾虚はまた，消化不良による下痢を起こすこともある。これらはみな，回護中気法を中心にして治療を行う。標にとらわれてはならない」と述べています。しかし最も大切なことは，陰陽の違いと，燥湿の違いです。これらの違いによって，治療の重点も変わってきます。脾胃は表裏の関係にあり，両者には分けることができる部分と，分けることができない部分とがあります。この両者の関係を正確に把握していれば，状況に応じた適切な処置をすることができます。

1　補脾益気（補中益気）

「補脾益気」とは，主に脾気不足証，または中焦気虚証を治療する方法です。この証では，食欲減退・消化機能の低下・話し声に力がない・四肢の脱力感・脘腹部の軽度の脹り・軟便・舌に生気がない・舌苔薄白・脈軟弱などの症候がみられます。治療には，補脾益気法を使います。薬は，補脾益気作用のある，党参・炙甘草・白朮（または山薬・白扁豆）の組み合わせに，健脾滲湿作用・和中益気作用のある茯苓を合わせて使います。脾の働きを回復させるには，さらに木香・白蔲仁・砂仁・益智仁などから1～2味を選んで加えることができます。方剤としては，四君子湯が多用されます。

脾病が発展すると，症候は以下のように変化します。例えば脾病が胃に及ぶと，ものをおいしく食べられなくなります。重くなると，食欲不振・胸痞・腹脹（食事をすると痞脹が悪化する）・吐き気・舌苔がやや厚く白，などの症候がみられます。これは脾胃がともに虚している状態で，治療には，醒胃健脾法を使います。薬は，四君子湯に半夏・陳皮を加えて，補脾和胃を行います。さらに木香（または香附子）・砂仁を加えると，醒胃運脾作用を強めることができます。香砂六君子湯が，その例です。また，このような病証に対しては，孫思邈が麻豆散というすばらしい方剤を残しています。脾気虚による食欲不振を治療する方剤です。大豆黄巻2升，麻子仁3升を，香りが出るまで炒ってから篩にかけます。これを1日3～4回，

1回に1合，食します。量や回数は目安なので，増やしたり減らしたりしてもかまいません(『千金要方』)。これは草木薬による治療とはまた違った，すぐれた方法です。『名医別録』によると，大豆黄巻には五臓の不足を補う作用（益気作用）があります。また『神農本草経』によると，麻子仁には補中益気作用・潤五臓作用があります。両者を合わせると，益気作用と滋養脾胃作用をもつことになります。

また脾胃虚が中気下陥を引き起こすと，お腹が鳴る・腹脹・食事をすると大便がしたくなる・大便がゆるい，などの症候がみられます。このほか，筋肉が張りを失う・痩せて弱くなる・少し動くと気が腰や腹に落ちてくる・重度の場合は脱肛や子宮下垂などの症候がみられることもあります。また営衛の気が弱り，体表の衛気不和を起こすと，悪寒と同時に，手足の震えを伴う発熱がみられます。このほか，持続的な低温発熱・少しでも疲れると発熱するなどの現れ方をすることもあります。治療には，補中昇陽法を使います。薬は，補中益気作用のある黄耆・人参・炙甘草，健脾暖胃作用のある白朮，昇清陽作用のある升麻・柴胡，和胃作用のある陳皮などを合わせ，補佐的に養血作用のある当帰を加えて使います。これは補中益気湯の用薬法です。

また脾気虚が内寒を生むと，胸脘部の冷え・サラサラした液を吐く・食欲減退・腹脹・下痢・四肢の冷え・舌淡・舌苔薄・脈細（または弦）などの症候がみられます。治療には，温運中陽法を使います。薬は，温中祛寒作用のある乾姜に，人参・白朮・甘草などを合わせ，温中補脾益気作用のある方剤を作ります。理中湯などが，その例です。内寒が重い場合，さらに附子や肉桂を加えます(p.23「辛熱温中回陽」参照)。

また脾胃気虚が湿熱を生むと，食欲減退・消化不良・口がベタベタし唾液が多い・体が重く感じる・大便がゆるくすっきり出ない・脈緩・舌苔薄膩やや黄，などの症候がみられます。治療には補気健脾法と和胃滲湿法を合わせて使います。薬は，益気作用のある人参・白朮・甘草などに，理気化湿作用のある橘皮・白蔲仁・藿香・茯苓・沢瀉などを合わせ，さらに和胃清熱作用のある黄連を加えて使います。資生健脾丸などがその例です。

2 益胃生津

「益胃生津」（養陰生津）とは，主に胃の津液不足，または胃陰不足を治療する方法です。胃の津液や陰が不足すると，食欲不振・たまに空腹を感じても少しスープを飲むともうよくなってしまう・口やのどの乾燥・胃が焼けるように熱く，冷たいものを欲しがる・大便の出が悪い・舌嫩少津（または舌苔がなく赤い）・脈細弦（または微数無力）などの症候がみられます。また，胃痛（痛みは強くない）で甘いものを欲しがる，砂糖水を飲むと痛みがやわらぐなどの現れ方をすることもあります。治療には，益胃生津法を使います。薬は，涼潤生津作用のある北沙参・麦門冬・石斛・玉竹・栝楼皮・天花粉・蔗漿・梨汁に，益胃作用のある炙甘草・白扁豆・氷砂糖などを合わせて使います。この法は「甘涼濡潤」法とも呼ばれます（p.152「甘涼濡潤」参照）。

津液の損傷が激しいと陰液も損傷を受け，胃陰不足を引き起こします。胃陰不足証では，口が乾燥する・口渇・煩躁・不眠・冷たくて水分の多いものを食べたがる（または粥のようなものを好み，乾燥しているものは食べない）・尿色が濃く量が少ない・大便が乾燥し固まっている（重い場合は便秘）・舌やのどが乾燥する（特に夜間に顕著）・舌嫩・舌苔が少なく津液も少ない・脈細弦，などの症候がみられます。治療には養（滋）陰生津法を用い，薬は，麦門冬・天門冬・玄参・黒芝麻などを使います。重い場合は，滋養陰液作用のある当帰身・何首烏・白芍・牛膝・麻子仁・桃仁などを加え，潤降作用を強めます。

3 柔脾養陰

「柔脾養陰」とは，主に脾陰不足を治療する方法です。脾が運化を主ることはよく知られていますが，脾の統血機能や蔵営機能については，あまり注意を払わない人もいます。しかし脾は，その統血機能・蔵営機能を通じて，五臓を養っていて，この働きは，非常に重要なものです。よって『金匱要略』も「脾約」について論じていますし，『千金要方』もこれを受けて，さらに論を発展させています。例えば「脾は裏血を主り，五臓を温め潤し

ている」また「脾は営を蔵し，意は営に宿る。心の憂いが消えないと意を傷めることになる。意が傷むと，精神状態が不安定になり，また手足が挙がらなくなる」さらに「脾が病むと，体が重く感じ，すぐに空腹を感じるようになる。また足が萎え，動きが鈍くなる」などと述べています。柔脾養陰法は，このような状態を治療するための方法です。

劉河間は『原病式』で「強い燥熱によって脾胃が乾燥し，消渇となったものは，土の湿気が弱ってしまったのである。治療には寒湿薬を使うのがよい。補陰瀉陽によって熱を除き，乾燥したものを潤せば，土はもとの平穏な状態に戻る。これは脾土の本を補う方法である」と述べています。王綸は『明医雑著』枳朮丸論で「脾胃病を治療する際には，陰陽気血を区別したうえで，理気薬を中心に使うべきである。辛温性の薬を使うと，火を助長し陰を傷めてしまう。陰が傷むと，胃火が強まり，脾陰はさらに傷んでしまう。すると調和していた中焦の清純な気は，爆熱に変わる。すると胃も大腸も乾燥し，脾臓は瀕死の状態となる」「胃火が強まり，脾陰が不足している場合，枳朮丸に酒炒白芍1両5銭，人参7銭，煅石膏1両，生甘草5銭，炒黄連4銭を加えたもので治療を行う」と述べています。

つまり，脾陰の損傷とは営血の損傷のことです。そして脾陰を傷める邪気は，燥邪と熱邪です。これを治療する場合，主な用薬法は3種に分けることができます。

1つは，肺と脾を調える方法です。例えば，新しい補脾陰法を示した呉澄之は『不居集』で「脾陰を調えるには，扶脾と保肺の両方が必要である」と述べ，いくつかのよい方剤を残しています。呉氏の方剤は，沙参・玉竹・百合・山薬・白扁豆・蓮子肉・白芍・何首烏・料豆・丹参・燕窩・茯苓・老米・甘草・橘皮などの薬を組み合わせて作られています。虚労による食欲不振・痰や血のからむ嗽・下痢・腹脹・皮膚の乾燥・手足の中心と心部の熱感などは，脾陰虚証の症候ですが，呉氏は，このような病証を，黄耆・白朮・当帰・地黄などを使わずに治療する方法を提示しました。

2つ目は肝と脾を調える方法です。これには柔脾湯という，よい方剤があり，甘草・白芍・炙黄耆・熟地黄で構成されています。脾陰虚・虚熱による吐血・鼻出血・発汗・唇や口の乾燥・口は乾燥するが飲料を欲しがらない・唇の色が暗い・手足の中心部が熱いなどの症候を治療することがで

きます。

　3つ目は，肝脾腎の3陰を同時に調える方法です。例えば『千金要方』には，便秘と虚損を治療する五柔丸という方剤が載っています。ここでは肉蓯蓉・牛膝・当帰・芍薬・桃仁・杏仁に，大黄・枳実などを合わせています。脾と胃を同時に治療する方法です。これは脾約を治療する麻仁丸の変法であり，済川煎のもとになっている方剤です。この方法による治療としては，繆仲淳がすぐれた治例を残しています。例えば王善長の夫人が，産後に腿が痛くなり立つことも歩くこともできなくなりました。少し日が経つと，食欲もなくなり，極度の疲労を感じるようになりました。繆氏はこれを，脾陰不足証と診断しました。脾には四肢を主る働きがあるからです。また陰が不足しているので，症状も下部に現れています。そこで「益陰」による治療を行いました。薬は，主として石斛・木瓜・牛膝・白芍・酸棗仁などを使い，臣薬として生地黄・枸杞子・白茯苓・黄柏を使い，使薬として甘草・車前子を使いました。1服で顕著な効果が現れ，4服で起き上がれるようになりました（『医学広筆記』）。なぜ3種類の脾陰治療法があるかというと，太陰は三陰の始まりだからです。太陰には三陰を統率する働きがあります。そのため太陰の病は，ほかの経にも影響するのです。薬を使う場合も，この点を考慮しなくてはなりません。柔脾養陰法は，脾胃病を治療する重要な方法なのです。

　柔脾養陰と養胃陰とは混同しやすいのですが，両者は違うものです。『素問』太陰陽明論は，「脾と胃はどちらも中焦にあるけれども，その病は同じではない。両者には陰陽の違いがある。よって一方の病は内より起こり，一方の病は外より起こるという違いがある」と述べています。つまり脾病の多くは，内傷によるものです。主に食生活の乱れや，思慮による神の損傷などが原因となります。これに対し胃病の多くは，外感によるものです。気鬱が熱を生み，熱によって津液が傷められます。また太陰の気は三陰をめぐります。その病は主に蔵にあり，営血を傷めます。これについては上記したように『千金要方』が，すでに詳しく論じています。陽明の気は三陽をめぐります。その病は主に府（特に胆・胃・大腸・小腸）にあります。葉天士は，胃陰不足の主要な症候は，食欲不振・空腹を感じない・食べても味がよくわからない・口が苦い・口が渇く・大便の出が悪い・胃が痛む

こともある，などであると考えていました。両者を比べると，その病状に明らかな違いがあるのがわかると思います。両者の治法も，養陰という名は同じですが，用薬法は異なります。脾陰の損傷には，主に柔脾益陰作用のある薬を使い，営血を滋養します。ここで大切なのは「柔」「滋」ということです。理脾陰方である柔脾湯や五柔丸などは，どれも肺・脾・肝・腎に作用する方剤です。これに対し，胃陰の損傷を治療するときには「津液の保存を第一とする」「甘涼濡潤薬を使い，気の通降を助ける」という方法をとります。ここで大切なのは「津」「潤」ということです。病は胃腸にあるからです（『臨証指南医案』）。このようにみれば，両者の違いを明らかにすることができます。

4　瀉脾清胃

「瀉脾清胃」とは，主に脾胃に熱がある病証（特に脾熱）を治療する方法です。『脈経』は「右手の関脈が実しているものは，足太陰経の病である。足先は冷え，脛は熱くなる。また腹脹や心煩・不眠もみられる」と述べています。沈金鰲も脾臓病について「火気によって熱せられると，(脾は)病み，みずみずしさを失う」と述べています。これは劉河間が述べた「燥渇病の多くは，熱が存在する」という言葉のもとになっているものです。脾胃に熱があると，空腹になりやすい・筋肉が痿える・歩けなくなる・筋肉が硬直しやすくなる・足が痛い・口が乾燥する・口渇・舌の根元が硬直する・食べると吐く・消化不良・心煩・脾約などの症候がみられます。これらのほとんどは，熱によって生じた燥によるものです。

治療には，瀉脾清胃法を使います。『千金要方』も「土が冷えたら，これを温め，土が熱くなったら，これを冷やす」と述べて，同様の見解を示しています。同書は例えば，脾熱による脇痛・持続的な熱のこもった感覚・目の充血・唇が乾燥して裂けるなどの症候を治療する方法として，石膏・生地黄汁・赤蜜・淡竹葉を使っています。これは瀉脾清胃による用薬法です。またこの方法は，服薬法も非常に巧妙に設定されています。まず竹葉を煎じ，次に石膏を入れます。地黄汁は後下にして，さっと煮立てるだけにします。ここに蜜を入れて調え，少しずつ服用します。これは，石膏と

地黄でまず脾胃の熱を取り，竹葉で熱による煩悶を解消し，赤蜜で熱を除き，脾を落ち着ける方法です。少しずつ服用するのは，薬が一度に下に降りないようにするためで，それは中焦の熱を取ることが目的だからです。

このほかにも射干煎という方剤があります。舌の根元の硬直・体が重く感じられ歩くことができない，という脾の実熱証を治療する方剤です。降火作用・利大腸作用のある苦寒薬である射干を君薬として使い，心脾間にある鬱熱や瘀血を取り除きます。喉痺による咽痛や，舌の根元の硬直を治療することのできる薬です。さらに清熱解毒作用のある石膏・大青を補佐的に使い，心胃間にある熱毒を解消します。ここに養脾気作用・除心煩作用・和薬作用・解毒作用のある赤蜜を加え，全体を調えます。これは脾熱による舌の硬直を治療する，理想的な方法です。

また銭仲陽にも，瀉黄散という脾胃の蘊熱を治療する方剤があります。清瀉脾胃火作用のある山梔子・石膏・生甘草に，昇陽散火作用のある藿香葉・防風を合わせた方剤です。これは降ろすためには，まず上昇させるという方法による昇清降濁の妙法です。このように使うと，瀉熱除熱作用を発揮しながら，脾胃の昇降機能を回復させることができます。ここからも，銭仲陽がすぐれた医師であったことがわかります。

さらに瀉胃火作用をもつ，清中湯という方剤もあります。ここでは主薬として，黄連・山梔子を使っています。これはごく普通の用薬法です。面白いのは，ここに和胃降逆作用のある二陳湯を合わせ，さらに草豆蔲を加えていることです。これは胃痛に対応しているだけではなく，反佐として寒薬による格拒を防ぐ働きをしています。非常に巧妙な用薬法といえます。この清中湯も，瀉火清胃法で多用される方剤です。

5　健脾滲湿

「健脾滲湿」（化湿分清）とは，主に脾虚湿勝証の治療に使われる方法です。脾が虚すと，脾の運化機能は弱まり，水穀を精微に変えることができなくなります。すると内湿が生じ，これが溜まると，気機を阻害するようになります。これが脾虚湿勝証です。痞・腹脹・体が重たい・少尿・下痢（お腹がゴロゴロ鳴る）・脈濡・舌苔膩，などの症候がみられます。治療は，

健脾滲湿法により，薬は，健脾助運作用のある白朮・茯苓に，利湿分清作用のある猪苓・沢瀉・神麹・車前子などを合わせて使います。さらに行気化湿作用のある厚朴・陳皮を加えることもあります。また辛温通陽作用のある桂枝を加えて，化気化湿作用を強めることもあります。内湿による水腫がみられる場合，理気化水作用のある陳皮・大腹皮・五加皮・姜皮などを加えます。ただし，脾虚湿勝証であっても，同時に気陥がみられる場合，滲利薬を多用することはできないので注意が必要です。滲利薬は下行する作用があるので，気陥を起こしている中陽を，さらに傷めてしまうからです。李東垣はこれを「下降しているものを，さらに下降させる」と述べ，かえって脾胃の気を損なうとしています。この状況を治療するには，補中健脾・昇陽除湿法を使います（p.40「昇陽除湿」参照）。

　また湿滞と同時に穢濁があると，口がベタベタする・吐き気・食欲不振・噯気・口の中にすっぱい液が逆流してくる・胸腹部の痞脹・舌苔濁膩（または灰膩）などの症候がみられます。治療には，平胃化濁法を用い，薬は，厚朴・陳皮・藿香・蒼朮・石菖蒲・半夏・茯苓などを，状況に応じて組み合わせて使います。下痢でお腹がゴロゴロ鳴る・尿色が濃く，すっきり排尿できない，という症候がみられる場合は，化湿分利作用のある胃苓湯を使います。

　脾虚がさらに進むと，口の中は和している（酸味がしたりはしない）・味覚の減退・胸脘部の痞脹・体が冷える・下痢・脈細緩（または遅）・舌苔白滑，などの症候がみられるようになります。これは内湿が中陽の機能を阻害したため，湿が寒湿に変わり，中陽がさらに弱っている状態です。治療には，温中化湿法を使います。薬は，理中湯より人参・甘草を除き，五苓散の組成薬をいくつか加えて使います。つまり理苓湯の用薬法です。

6　燥湿化痰

　「燥湿化痰」（清熱化痰）とは，主に痰湿が肺胃の気化を阻害している病証を治療する方法です。この病証では，胸脘部の痞悶・吐き気・嘔吐・めまい・心悸・咳嗽・痰が多い（粘度は高いが，あまりからまない）・脈緩滑（または右脈弦滑）などの症候がみられます。治療には，燥湿化痰法を

用い，薬は，健脾燥湿作用のある蒼朮・白朮に，理気和胃化痰作用のある半夏・茯苓・陳皮・生姜などを合わせて使います。二陳湯や二朮二陳湯などが，その例です。

　湿邪が鬱して熱を生むと，痰・湿・熱が交錯した複雑な病証へと発展します。粘度の高い痰がからむ・痰は濃黄色・心煩・驚きやすい・体が熱い・安眠できない・口苦・口の中がベタベタする・舌苔膩黄・脈数などの症候がみられます。治療には，清熱化痰法を使います。薬は，温胆湯に黄連（または黄芩）・山梔子を加えたものや，黛蛤散などを使います。

　石震は『慎柔五書』で「慢性的に虚している病人の体内には，古い痰が宿積として溜まっている。参朮などを使って補法を行うと，臭い痰や緑色の痰を吐き出すようになるが，なかなか治りはしない。宿積が長く体内にあると，脾胃の虚は極限に達し，運化機能が衰える。よって〔痰が〕鬱して臭くなるのである」と述べています。これは，実証を虚証として治療してしまった例です。通す作用（通降）が求められているのに，塞いで（壅塞）しまうと，弊害が多いということを述べています。心得ておくべき教訓です。このような証は，清理湿熱薬を使って痰濁を解消することで，治療を行います。私は黄連温胆湯と葦茎湯の合方を使ったことがありますが，とてもよい効果が得られました。

7 化積導滞

　「化積導滞」（和胃駆虫）とは，中焦に積滞があり，胃気の通降が妨げられている状況を治療する方法です。この病証では，胸脘部の痞脹・異臭がする・息が臭い・胃からすっぱい液が逆流してくる・吐き気・嘔吐・腹脹・腹痛・便秘（または下痢）・大便が臭い・尿量が少なく出が悪い・脈滑・舌苔ははじめは薄白でのちに厚膩黄，という症候がみられます。治療には，和胃化積法を使います。薬は，和胃作用のある二陳湯と，傷食を引き起こしている具体的な食物に応じた化積薬を合わせて使います。油っこい食物による積滞の場合，炒焦山楂を使います。米による食積の場合，炒焦神麴・麦芽を使います。小麦による食積の場合，萊菔子などを使います。腹脹が顕著な場合は，鶏内金・砂仁を使います。痞・吐き気・嘔吐が顕著な場合

は，藿香・木香などを使います。気滞による便秘・腹脹・腹痛が顕著な場合は，宣導滞通府による治療が必要です。薬は，枳実・大黄・黄芩・黄連などを使います。方剤としては，保和丸・枳実導滞丸などがあげられます。

積滞による中焦虚弱が顕著な場合，治則は消補兼施となります。治療は，消食化積＋補益脾胃によります。方剤としては，枳朮丸・健脾丸（人参・白朮・炙甘草・茯苓・山薬・木香・肉豆蔲・砂仁・陳皮・神麴・麦芽・山楂子・黄連）などがあります。

虫積による病証では，顔に白い斑点ができる・白目部分に青い斑点ができる・舌に斑点ができる・睡眠中の歯ぎしり・嘈〔空腹のようで空腹でなく，痛いようで痛くなく，精神状態が落ち着かないという，胸部を中心とする証〕・奇妙なものを好んで食べるようになる・食欲不振・断続的な腹痛・サラサラした液体（または酸味のある液体）を吐くなどの症候がみられます。これは，多くは虫積と食積が同時に存在する複雑な病証です。治療をして治ったかにみえても，再発することが多く，慢性化すると虚実が交錯する病証となります。長期化すると肝脾を傷め，病状はさらに発展します。すると，顔色は黄色で肌にはりがない・眼光が衰える・手足に力が入らない，重度の場合は腹部が大きく脹り青い筋が浮かぶようになるという症候がみられます。これは疳積・疳労と呼ばれる病証で，蛔虫・肥大吸虫・鈎虫などに感染するとみられる状態です。治療には和胃駆虫法を用い，薬は，肥児丸（木香・檳榔子・肉豆蔲・神麴・麦芽・使君子・黄連）の用薬法にそって使います。寒象がみられる場合は，理中安蛔丸（炒乾姜・人参・白朮・茯苓・蜀椒・烏梅）を使います。熱象がみられる場合は，連梅安蛔丸（胡黄連・烏梅・蜀椒・雷丸・黄柏・檳榔子）を使います。小児の疳積で，食欲がなく痩せている場合，蟾砂散（大蟾蜍１個の腹中に砂仁３銭を入れ，泥で封をしてから炭火の灰の中に置く。これを取り出して粉にし，20等分する。これを20日かけて服用する。同時に蒸した鶏卵１個を食する）を使います。これも非常にすぐれた方法で，毎日続けると，よい効果が得られます。

上に紹介した方法は，脾胃病に多用される，効果の高い治療法です。しかし多くの先人が強調しているように，治療に際して胃気を保護する必要があることを忘れてはなりません。繆希雍は『神農本草経疏』で次のよう

に述べています。

「胃気とは後天の元気である。それは穀気を本とするものである。よって経は『脈に胃気があれば生き，胃気がなければ死ぬ』といっているのである。経はまた『穀が確保されていれば元気であり，穀が絶えると死ぬ』ともいっている。先天の気が尽きることはなく，ほかの臓も致命的な損傷を受けるまではいかないようであっても，胃気が傷むと，すぐに死んでしまう。穀気とは国家予算のようなものである。国家予算が尽きると，国民は立ち行かなくなる。胃気が傷んだ状況では，どんな薬も効果を発揮できないのである。陰虚・陽虚・中風・中暑・下痢・産前産後・疔腫癰疽・痘瘡・痧疹・驚疳など，どんな病証を治療する場合でも，胃気を保護し，脾気を補養することが先決なのである。したがって益陰を行うときは苦寒薬を避け，益陽を行うときには泄気を防ぎ，祛風を行うときには過度の燥散を防ぎ，消暑を行うときには安易に下法を使わないよう注意し，瀉利を行うときには消導薬を加え，痢疾には芒硝・巴豆・牽牛子を使わないようにし，産前の下痢には当帰を使わないようにし，産後の寒熱には黄芩・黄連・山梔子を使わないようにし，初期の疔腫癰疽には当帰を使わないようにし，痘疹の治療では安易に下法を使わないようにするのである。このほかにも多くの内外の病があるが，どの場合も胃気を傷めるものを使ってはならない。薬は，よく考えてから処方するものなのである」

また病気を治療する場合，まず脾胃を重視するように主張する人もいました。例えば張叔承は『医学六要』で「気・血・精・津液のなにが不足しても，まずは脾胃を調えるべきである。脾胃が不和な状況では，食欲もなく精血は正常に生み出されない。このような状況で補薬を使っても，薬は効果を発揮できないのである」と述べています。褚澄は，張氏よりも早くに『褚澄遺書』で「虚弱な女性を補益するには，まず養血と壮脾が必要である。虚弱な男性を補益するには，まず壮脾と，色欲の自制が必要である」と述べて，同様の見解を提示しています。つまり，男でも女でも，気でも血でも，弱った体を治療する場合，脾気を回復させる必要があるということです。

孫兆は，さらに一歩進んで「補腎は補脾に及ばない」という説を提示しました。孫氏は「脾胃の気が満ちていれば，健康な食生活を送ることができる。食生活が正常であれば，営衛を補益し，精血・骨髄を滋養すること

ができる」と考えました。そして自説にそって厚朴煎丸という方剤を作り出しました。これは非常に効果のある方剤で，このことからも孫氏の見解が正しいことがわかります。まず，厚朴2斤と生姜2斤を5升の水に入れ，水がなくなるまで炒り煮にします。汁がなくなったら生姜を除き，厚朴を焙じます。この厚朴を，今度は乾姜4両・甘草2両とともに再び5升の水に入れ，水がなくなるまで炒り煮にします。汁がなくなったら甘草を除き，乾姜と厚朴を粉にします。これを棗肉・生姜と一緒にして煮ます。よく煮込んだら，生姜を除き，棗肉は搗きます。これを梧の種大の丸薬にし，1回50丸を重湯で服用します。注には「この薬には，脾胃の虚損を強力に補益する作用・温中降気作用・化痰進食作用・祛冷飲作用があり，嘔吐・下痢などの病証を治療することができる」と書かれています。そして孫氏は，厚朴煎丸のこのような作用は，『素問』がいう「精が足りないものは，味でこれを補い，形の足りないものは，気でこれを補う」という方法を具体化したものだと考えていました（『本草綱目』厚朴条）。

　方賢もまた，同様の見解を示し，霊芝丸という方剤を作り出しました。方氏は「〔霊芝丸には〕精髄を補塡し，耳目の通りをよくする作用があり，脾腎気虚を治療することができる」と述べています。まず蒼朮1斤を米のとぎ汁に浸します。毎日水を取り替え，春夏は5日，秋冬は7日浸します。水から出したら，竹の刀で皮を剝き，日干しにします。これを粉にし，蒸した棗肉と和えて梧の種大の丸薬にします。1回に30〜50丸，空腹時に棗湯で服用します。方氏は『奇効良方』で「霊芝丸には寿命を延ばす作用があり，その効果は霊芝に匹敵する」と述べています。

　許叔微は，さらに発展的な見解を示しています。許氏は『類証普済本事方続集』1巻の「治諸虚進食生血気併論」で「三陰三陽，十二経脈，どれも胃気を必要としている……胃が食物を受容し，穀気が生じてはじめて気血が生まれる。気血が満ちれば，営衛の気が衰えることはない。営衛の気が衰えなければ，病はおのずと去る」と述べています。そこでさらに「下部の腎経が虚している場合，これを補益する必要はない。これを解決するには2つの妙法がある。1つは補脾護胃だけを行う方法である。食事を摂れるようになれば，穀気が体に満ちるようになる。もう1つは，いわゆる生血気による方法である。これは毎晩，子の刻に北を向く方法である。この

時刻は，腎気が最も旺盛になる時刻である。この方法を行い，精気が体に満ちれば，腎経の虚は解消され，病も去る」と述べています。そして許氏は，自分の見解にもとづいて，まず脾気を補益する方剤，次に気血を調える方剤，の2つを作り出しています。前者は戊己圓という方剤です。組成薬は，人参・炙甘草・白朮・茯苓・香附子・茴香・胡椒・朱砂です。これらを粉にし，生姜汁と和えて丸薬にし，白湯で服用します。これは四君子湯に香附子・茴香・胡椒・生姜汁を加えたものです。確かに，許氏のいう「脾胃を調え，食事ができるようなれば，筋肉も生長し，気血も生まれ，精も髄も満たされる。胃気が盛んであれば，丹田の気が不足することもなく，腎経も虚さないのである」という方法を実現するものといえます。ここで朱砂を使っている点が，この方剤の特徴です。

　厳用和は「朱砂には，太陰の精が備わっている。よって火を加えずに，丁香・附子などの脾薬とともに丹薬とするのである。これは穏やかな作用を発揮する補薬であり，真陽や心火の衰弱を治療することができる。また，脾の運化機能が弱まっている中焦虚寒証を治療することもできる」(『済生方』2巻胃丹)。後者は衛真湯という方剤です。組成薬は，人参・茯苓・石斛・山薬・生地黄・熟地黄・当帰・牛膝・木香・青皮・丁香・肉豆蔻です。これらを粉にして，1回3銭，空腹時と食後に温酒で服用します。塩を入れた温水で服用してもかまいません。調補気血作用を中心に，理気温通作用・暖脾助運作用のある木香・青皮・丁香・肉豆蔻を合わせた方剤です。このようにして中焦の生化機能を活気づければ，気血はおのずと満ちてきます。許氏は「〔衛真湯は〕成人や婦人の元気不足・栄衛気虚・真陽不固・三焦不和」などの証を治療することができると述べています。また「強力に気血を生み出す作用をもっている」とも述べています。この言葉に嘘はありません。王徳膚は，自らの体験にもとづいて「五臓はみな，胃から気を得ている。いわゆる精気血気も，みな穀気から生じるものである。例えば地黄などは，このような作用がないばかりか，穀気を傷めてしまうのである」と述べています(『易簡方』)。朱丹渓は，滋陰降火だけでなく，この方法も重視していました。例えば『格致余論』養老論は「『局方』の燥剤は，湿病を治療するものである。燥薬を使えば，湿邪を解消することができる。『局方』の暖剤は，虚病を治療するものである。『補腎は補脾に及ばない』

という言葉がある。温薬は脾の気化作用を助け，食欲を回復させる。〔こうして中焦の機能が回復すれば〕下部の虚はまだしばらくは残っていても，すぐになくなる」と述べています。これらはみな中焦脾胃を重視することで，高い効果を得ることができる治療法です。

4 肺・大腸

　肺臓と大腸は，表裏の関係にあります。そして手太陰経と手陽明経は，肺と大腸の経脈です。肺は胸中にあり，呼吸を主ります。その気は右を通ります。大腸は腹中にある伝導の官です。両者は，機能も部位も違うので，直接の関係はないようにみえます。しかし気化の角度からみると，両者には経脈のつながりがあり，生理上も病理上も一定の関係があります。

　張潔古は，肺・大腸の病を以下のようにまとめました。本としての肺病では，各種気鬱・痿証・喘息・嘔吐・息切れ・咳嗽・咳で膿や血を吐く・横になれない・頻尿・失禁，などの症候が現れます。標としての肺病では，寒熱・傷風による自汗・肩背中の冷えや痛み・腕前部の痛みなどの症候が現れます。本としての大腸病では，便秘・下痢・血便・しぶり腹・疝・痔・脱肛・お腹が鳴って痛い，などの症候が現れます。標としての大腸病では，歯痛・喉痺・頸部の腫れ・口乾・のどの異物感・衄血・目が黄色くなる・手の親指と人差し指が痛い・消化不良・発熱・悪寒による震え，などの症候が現れます。肺病は主に，気機の昇降出入の異常によるものです。肺は皮毛とつながりをもち，体表の防衛を主ります。そして，その気は粛降する性質をもっています。邪気が外から肌表を侵しても，内傷の病が上焦に及んだ場合でも，肺気はその宣降機能を失います。そして，それぞれ表証・裏証となります。また，肺は嬌臓であり，清くて敏感な体をもっています。肺は寒にも熱にも弱く，冷たい空気や飲みもの，または熱邪による気の損傷，または痰湿による気機の阻害など，さまざまな原因によって病理状態に陥ります。すると肺気の上逆が生じ，咳や喘息が起こります。また，肺

は水の上源でもあります。気化機能が正常ならば，水も正常に流れます。しかし気化機能が失調すると，水は逆流し，体の浮腫や，小便不利がみられるようになります。気には血を統率する機能があり，血は気とともに流れます。よって気逆が生じると，血もまた経の中を正常に流れなくなります。すると咳血・衄血などの証が起こります。また体表の衛気が弱ると，自汗・盗汗がみられるようになります。津液が行き渡らないと，口や鼻の乾燥・皮膚の乾燥・肺痿・肺労などが起こります。以上のように，さまざまな違いがあるようですが，それは主に虚実気血の違いによるものです。実証としては，風寒束表・熱邪傷肺・痰飲阻気などの証があります。多くは邪気の外感によるものです。また有形の滞によるものもあります。虚証は，主に気虚と陰虚によります。そして虚証は主に，邪気が正気を傷めたこと，または肺自体が虚していることで起こります。また邪気と正気の虚実が錯綜している複雑な病証も存在します。これらの違いは正確に分析する必要があります。そして肺と大腸が相互に影響し合って病気を作り出していることも多くあります。

　張潔古がまとめた肺病の治療法は，以下のようなものです。気分の実証には，瀉法を使い，これには，瀉子・除湿・瀉火・通滞などの方法があります。気虚証には，補法を使い，これには，補母・潤燥・斂肺などの方法があります。本熱の病には，清法を使い，これは主に清金による治療です。本寒の病には，温法を使い，これは主に温肺による治療です。標寒の病には，発散作用のある薬を使い，これは主に解表による治療です。このように虚実それぞれの治療法について，きちんと認識していることが大切です。実とは，邪気が実しているということです。具体的な治療法としては，解表虚風・宣通肺気・清熱化痰・粛降気機などの方法があります。つまり実証の治療は，祛邪が主要な方法となります。虚とは，正気が虚しているということです。具体的な治療法としては，補益肺気・培土補肺・滋陰潤肺，または気陰を同時に補益する方法があります。つまり虚証の治療は，養正が主要な方法となります。また，肺は気を主ります。そこで治療には辛味薬を多用します。なぜなら辛薬のもつ辛散・辛潤という性質は，肺気の宣通に有利だからです。辛苦温薬には肺気に対する開瀉作用があります。辛甘酸薬には斂肺益気作用があります。ただし，肺虚に辛散薬を使ってはい

けません。また実証に収斂作用のある酸味薬を使うこともできません。そして「気の病に，血薬を使ってはならない」という点にも，注意が必要です。血薬のもつ膩性が，気機の流れを妨げるからです。ただし，肺陰が傷んでいる状況では，脾胃の機能さえ正常であれば，滋陰薬を使って肺陰を補益することができます。肺は臓腑の中でも最も高い位置にあり，その体は清く敏感です。そこで治療に使う薬も，軽く清く，流動性の高いものを選ぶ必要があります。いわゆる「上焦を治療する薬は羽のように軽くなくてはならない。軽くないものは浮かばないからだ」ということです。ただし，肺虚による気逆で，腎の納気機能が失調している場合は，重鎮固摂作用・沈降渋納作用をもつ薬を使う必要があります。これらの方法は，みなおおまかな原則にすぎません。このほかにも状況に応じた，臨機応変な処理方法を知っておかなくてはなりません。

　次は大腸の病です。実証には瀉法を使い，これには瀉実・瀉気などの方法があります。虚証には補法を使い，これには，疏風気・潤燥・化湿・昇陥・固脱などの方法があります。本熱の病には，寒法を使い，これは主に清熱による治療です。本寒の病には温法を使い，これは主に温裏による治療です。標熱の病には発散薬を使い，これは主に解肌による治療です。これらの腸の病は，肺病と関わりがあるだけではなく，多くは脾胃とも関係があることに注意する必要があります。

[1] 宣肺解表

　「宣肺解表」とは，主に外邪束肺による肺気失宣証を治療する方法です。これは表証の段階にある外感病です。表証には，一般に風寒・風熱の2種があります。両者を弁証する要点と，それぞれの用薬法についてはp.4「辛甘発散」，p.102「軽可祛実」の項を参照してください。沈金鰲は，肺病は皮毛の表病であるといいました。その治療法は，足太陽経の表証と同じです。

2　粛肺降気

「粛肺降気」とは，以下の2つの病証の治療に最も多用される方法です。1つは，痰湿が気機を阻害したために，肺気の上逆が起こった病証です。この病証を弁証する要点と用薬法についてはp.110「行気降気」，p.247「燥湿化痰」の項を参照してください。もう1つは，気火が肺を侵し，肺気の粛降機能が失調したため，喘息・嘔穢などが生じている病証です。治療は多くの場合，降気＋清肝によります。用薬法は，前述の2つの項を参照してください。

3　温肺化飲

「温肺化飲」とは，主に寒飲傷肺証の治療に使われる方法です。この病証では，咳嗽・体の冷え・重い場合は喘息・サラサラした痰が多く出る・温かいものを飲みたがる・胸悶・息切れ（動くと悪化する）・脈弦・舌苔水滑（または滑膩）などの症候がみられます。飲は陰邪なので，これを解消するには陽の力が必要です。そこで飲寒傷肺証の治療には，温薬の宣通作用が不可欠となります。薬は，温肺通陽作用のある麻黄・桂枝・乾姜・細辛などに，化飲降気作用のある半夏・茯苓・生姜・厚朴・蘇子・白芥子などを合わせて使います。また斂肺止咳作用を得るために，さらに五味子・白芍・甘草などを加えることもあります。小青竜湯が，その例です。寒飲傷肺証を温肺化飲法で治療すると，最初はよい効果が得られます。ただし，効果を確かなものにし，病を根治するためには，脾や腎も合わせて治療する必要があります。

4　清金保肺

「清金保肺」とは，主に火邪刑金証の治療に使われる方法です。この病証では，咳嗽（咳嗽の音は，むせたような急迫したもの）・のどが痒い・少量の痰（血痰の場合もある）・咳をすると脇が痛い・体が熱い（午後に顕著）・目が青白い（充血している場合もある，また結膜の出血がみられる

場合もある)・怒ると目の脹痛が起こる・脈弦数・舌苔紅少津などの症候がみられます。治療には，清金保肺法を使います。薬は，清肺降気作用のある桑白皮・地骨皮・貝母・知母・杏仁・蘇子などに，清泄火邪作用のある牡丹皮・山梔子・黄芩・黛蛤散などを合わせて使います。瀉白散・桑白皮湯などがその例です。

5 補益肺気

「補益肺気」(培土生金)とは，主に肺気不足証の治療に使われる方法です。この病証では，息切れ・断続的な咳・少量の痰(サラサラしていて泡が多い)・動くと喘息が起こり労働ができない・自汗が出やすい・体が冷え寒気がする・脈細（または弱)・舌苔薄嫩などの症候がみられます。治療には補益肺気法を使います。薬は益気作用のある黄耆・人参・炙甘草に，補肺作用のある百合・款冬花・沙参・麦門冬・薏苡仁などを合わせて使います。保元湯・補肺湯などがその例です。

また同時に，食欲不振・消化不良・大便がゆるい・疲れやすく力が出ない，などの症候もみられる場合，これは脾胃不足による土不生金証です。治療には，「培土生金」法を使います。薬は，上の方剤に白朮と茯苓，または山薬と白扁豆，さらに陳皮・砂仁・桔梗などを加えて使います。異功散・参苓白朮散などがその例です。このように補益肺気を行う場合は，肺だけでなく，肺と脾を同時に調える必要があります。

6 養陰潤肺

「養陰潤肺」とは，主に肺陰不足証の治療に使われる方法です。この病証では，慢性的な咳嗽（咳嗽の音は，むせたような急迫したもの)・咽喉部の乾燥・のどが痒い・重い場合は声が出せない・胸部のこもるような痛み（または刺痛)・少量の痰（粘度が高く痰が切れない)・血痰が出ることもある・重い場合は吐血・午後に体が熱くなり頬が赤くなる・盗汗・舌紅・少苔・脈細数無力，などの症候がみられます。治療には養陰潤肺法を使います。薬は，滋補肺腎陰作用のある生地黄・熟地黄・天門冬・麦門冬・阿膠・

柿霜・沙参・石斛・百合・貝母・糯稲根鬚などに，清虚熱作用・斂浮陽作用のある牡丹皮・地骨皮・秦艽・白薇・穭豆衣・鼈甲・牡蛎などを合わせて使います。方剤としては，百合固金湯（百合・生地黄・熟地黄・麦門冬・貝母・当帰・白芍・玄参・桔梗・生甘草）や瓊玉膏（この用薬法は第2章「13，養陰清熱」の肺腎の部分を参照にしてください）などがあげられます。この用薬法からもわかるように，養陰潤肺を行う際には，肺と腎の両方を調える必要があります。また，補薬の作用を受けつけられないほど虚している場合は，まず脾胃を治療し，穀から精気が生み出されるようにしなくてはなりません。または肺・脾・腎を同時に調えます。これは中焦から入って，上と下を貫通させる治療法です。

　前述したように，清金保肺や養陰潤肺による治療法・用薬法は，とてもわかりやすいものです。しかし，実際の病証はとても複雑な場合もあるので，注意が必要です。例えば，陰虚と外感が同時に存在する場合や，肺虚・腎虚・脾虚が同時に存在する場合などがあります。このような病証は，注意深くみないと治療を誤まることになります。繆仲淳の『医学広筆記』虚弱門には，これと関連する2例の医案が載っています。ぜひ学んでおくべきものです。1つは，15歳の子供を治療したときのものです。症候は，寒熱・咳嗽・顔が赤い・鼻づまりというものでした。また，症状は夜に悪化するという特徴がありました。家族は傷風だと思いましたが，繆氏はこれを，陰虚とみました。傷風の証では，顔色は暗くなりますが，この患者の顔は赤く，また傷風による発熱は昼夜の差がありませんが，この患者は夜に悪化し，しかも鼻づまりもみられます。これは陰虚によって火が上昇したものです。そして邪気が肺に満ちているために鼻がつまるのです。そこで麦門冬・五味子・桑白皮・貝母・百部・鼈甲・生地黄・沙参よりなる方剤を処方し，2〜3服で治癒しました。もう1例は，喘息・自汗・不眠・食欲不振という症候がみられる患者です。ほかの医者たちが，これを外感として治療したところ，病は悪化しました。繆氏はこれを，腎虚によって陽が本来の場所に帰れないため，火が浮かび上がり，喘息と自汗が生じたもの，また同時に脾虚によって食欲がなくなっているもの，とみました。そこで滋陰斂肺作用のある麦門冬・五味子・枸杞子や，降気消痰作用のある蘇子・橘紅，そして補脾斂汗作用のある芍薬・酸棗仁・茯苓よりなる方

剤を処方しました。数服で治癒しました。

　以上が，肺病の弁証論治の大略です。これを基礎として，さらにその多様な変化について学べば，実際の用薬法に大きく役立つでしょう。沈金鰲には，肺病に関する論述があり，これは非常に参考になります。沈氏は「金は水の母である。その気は常に下行する。下行して腎に至り，腎水と通じるのである。母は子〔胎児〕を宿していると経がいっているのは，この意味である。腎は，天が生んだ真水である。そして肺は，上部に位置した，河の上源のようなものである。上流の水が崑崙に注ぎ，竜門に至り，最後は海に集まるようなものである。また肺が臓腑に精を届ける働きは，雨露が大地を潤し，草木を茂らせるようなものである。しかし肺が，燥による病や，寒熱による病にかかると，精を届けることができなくなる。肺は，気候の変動や，邪気によって，燥や寒熱による病になってしまう。古人が肺を，嬌臓〔弱々しい臓〕と名づけたのは，このためである」と述べています。

　沈氏はまた次のようにも述べています。

　「肺は皮毛を主る。皮毛はまた，太陽経に属する部位でもある。太陽病の傷風や傷寒と同じように，汗をかいて風にあたったり，寒邪に侵されたり，冷たいものを飲んだりすると肺も傷む。そのため，鼻づまり・声が重たく不明瞭になる・咳嗽・喘息・肩や背中の痛み・くしゃみ・胸満・心煩など，太陽病と同じ症候がみられるのである。このほか，五志の火の上炎，陰虚による虚熱，肝火が心火を伴って金を侵すなどの原因でも肺は傷む。すると肺痿・肺癰・痿躄〔歩行不能〕・吐血・声が嗄れる・呼吸をすると音がする・鼻出血・掌が熱い・喘息・口腔内の出血・皮毛が乾燥するなどの症候が現れる。これらはどれも火燥によるものである。また虚証では，息切れ・難聴・咽喉部の乾燥などの症候がみられる。そしてこれらの証も，外傷による証も，みな太陽病と同じ方法で治療を行う。邪気が鬱している場合は，足太陽を瀉すことで治療を行う。正気虚による内傷で，金が侵されているときは，足少陰を養うことで治療を行う。子に母を助けさせ，金気の消耗を防ぐのである。また足太陰を養うと，母に子を生ませることになり，金気が養われる。古人が『補水培土は養金を行うよい方法である』といったのはこのような意味である。また，病状がさらに悪化すると，腎の水火がともに病み，肺はその影響を受けることになる。よって腎水が

上行して痰となり，その痰が肺を侵すと喘息や嗽が生じるのである。また腎火が上炎し肺を侵しても，喘息・呼吸時にのどが鳴るなどの症候がみられる。どちらも腎気の上逆が引き起こした病証である。治療は，足太陽・足太陰・足少陰の範囲で行う」

5 腎・膀胱

　腎と膀胱は，表裏の関係にあります。そして足少陰と足太陽は，腎と膀胱の経脈です。腎は裏を治め，蔵精機能と納気機能をもっています。また腎は，真陽と真陰の存在している場所です。膀胱経は表を主ります。全身の外衛を受けもち，化気作用によって津液を流通させます。また通陽泄濁を行う通路でもあります。そのため外感病が表から裏に入った場合でも，または内傷病でも，必ず腎に影響するのです。また病状が発展する過程でも，腎と膀胱の間には密接な関係があります。

　張潔古は，腎の病を以下のようにまとめました。本としての腎病では，手足の冷え・骨が弱くなる・腰痛・腰が冷える・足がむくみ冷たい・下腹部が脹って苦しい・疝・便秘・吐き下し・尿色が薄く澄んでいる・失禁・口渇が顕著で水分を多く摂る，などの症候が現れます。標としての腎病では，発熱（悪熱はない）・めまい・頭痛・咽痛・舌が乾燥する・背から臀部にかけての痛み，などの症候が現れます。

　次は膀胱の病です。本としての膀胱病では，尿の出が悪い・または量が少なく頻繁に出る・尿色は濃い黄色（または白）・または失禁・または気痛〔三焦の気滞による痛み〕などの症候が現れます。標としての膀胱病では，発熱・悪寒・頭痛・腰痛・背中の痛み・鼻づまり・足の小指が動かない，などの症候が現れます。腎病の中心となる病機は，精気の不足，五液の損傷による虚労です。具体的には，封蔵失職による遺精滑精，腎不納気による喘息や息切れ，腎不主水による肢体浮腫などが起こります。また気化機能が失調すると，膀胱が機能しなくなり，無尿または遺尿が生じます。こ

れらは大まかにみると水か火の不足，つまり陰虚か陽虚によるものです。先天の本である腎は，常に足りていることが基本であり，なにかが不足するようではいけません。したがって腎が病むと，多くは虚証となるのです。腎にも当然，実証はあります。しかしそれは，邪気の実を指すもの，つまり本虚標実による病証です。このような虚実標本の入り混じった病証は，非常に複雑なものなので，簡単に論じるわけにはいきません。具体的な病状をみなければ，判断を下すことはできないのです。

　張潔古がまとめた腎病の治療法は，以下のようなものです。

　水が強まっているものには，瀉法を用い，これには，瀉子・瀉腑などの方法があります。水が弱っているものには，補法を用い，これには，補母・補気・補血などの方法があります。本熱の病には，攻法を用い，主に攻下による治療を行います。本寒の病には，温法を用い，主に温裏による治療を行います。標寒の病には，解法を用い，主に解表による治療を行います。標熱の病には，清法を用い，主に清熱による治療を行います。ただし腎虚の治療は，主に補法を使います。なぜなら腎は陰陽の根源であり，元気のもとだからです。病が腎に及んだときには，多くの場合，陰陽も気血も損傷を受けています。治療には，陽虚の場合は補腎温陽を，陰虚の場合は滋腎養陰を行います。そして補陽を行うときには，真陰を考慮する必要があり，補陰を行うときには，陽気の運行に気をつける必要があります。

　張景岳は「補陽の名手は，必ず陰中に陽を求める。陽は陰を得てはじめて無限に生化することができる。補陰の名手は，必ず陽中に陰を求める。陰が陽気の上昇する力を得るからこそ，源泉は潤い続けることができる」と述べています。また補陽と回陽を，きちんと区別しておく必要もあります。補陽を行うときに剛薬を多用すると，真陰を傷めてしまうからです。補陰を行うときには，陽気の運行に気をつけ，滋陰薬を多用しすぎないようにします。剛薬と柔薬をうまく併用して，補と瀉のバランスをとる必要があるということです。

　また陽虚では，多くの場合，内寒が生じます。これは「火の源を強めることで陰を消す」という方法で，治療を行います。単純な寒証と混同してはいけません。また陰虚では，多くの場合，虚火が起こります。これは「水のもとを強めることで火を抑える」という方法で，治療を行います。これ

も一般的な実火と混同しないようにしてください。そしてさらに陰陽両虚によって，虚寒と虚熱が同時に存在する病証もあります。これは非常に複雑な病証です。治療は平補陰陽〔穏やかな補陰と補陽〕によります。ただし，補陰は補陽の妨げになり，補陽は補陰の妨げになるので，うまく行わないと，互いに邪魔をしてしまいます。そこで治療には，甘温扶陽法を使います。後天を補益することで，先天を充たすのです。いわゆる「精は穀より生じ，穀は神を養う」ということで，これは非常に効果的な方法です。これについては『金匱要略』虚労篇や，『臨証指南医案』虚労門に，すぐれた方法が載っています。補精納気や，化気化水を行うときにも，多くは補陰と補陽を同時に行います。

　次は膀胱病の治療です。実熱には，瀉法を用い，瀉火による治療を行います。下虚には，補法を使い，これは寒・熱の2種に分かれます。本熱の病は，これを利すこと，つまり降火によって治療します。標寒の病には，発散薬を用い，発表による治療を行います。これが膀胱病治療の大略です。このほか膀胱病と腎病が，同時にみられる場合もあります。多くは虚と実が同時に存在する病証なので，治療も補瀉併用によります。

⬜1　補腎温陽

　「補腎温陽」とは，主に腎陽虚衰・命火不足証の治療に使われる方法です。この病証では，精神的な疲れ・顔色が白くぼやけた感じがする・唇の色が薄い・体が冷える・軟便・四肢の冷え・腰膝がだるい・重い場合はインポテンス・不妊症・脈大無力（または沈弱）・舌淡胖などの症候がみられます。すべて真陽衰微，元気虚弱によるものです。治療は，補腎温陽法によります。薬は，滋填補腎作用のある熟地黄・山茱萸肉・山薬・枸杞子・淮牛膝・肉蓯蓉・鎖陽などや，温壮腎陽作用・補益元気作用のある附子・肉桂・川断・狗脊・杜仲・巴戟天・胡芦巴・破故紙などから状況に合わせて選びます。腎気丸・右帰丸などが，その例です（p.166「剛柔相済」参照）。

2 滋腎養陰

「滋腎養陰」とは，主に腎陰虧損・精気不足証の治療に使われる方法です。この病証では，めまい・耳鳴り・健忘・よく眠れない・腰や足がだるい・潮熱によるほてり・午後になると頬が赤くなる・口や舌が乾燥する・便が固い・尿色が濃い・脈細数無力・舌嫩紅などの症候がみられます。これは下部の陰が不足し，陽をつなぎとめられなくなり，陽気が浮かび上がったものです。治療には，滋腎養陰法を使います。薬は，滋補腎陰作用のある生地黄・熟地黄・天門冬・麦門冬・山茱萸肉・枸杞子・山薬・石斛・阿膠・魚線膠などに，清虚熱作用・泄腎邪作用のある牡丹皮・茯苓・沢瀉・地骨皮・玄参などから1〜3味を合わせて使います。六味地黄丸が，その例です。この用薬法は，「甘膩滋填」と「養陰清熱」を合わせた方法といえます。

3 補腎固精

「補腎固精」（縮泉固脬）とは，主に腎気不固・封蔵失職証の治療に使われる方法です。この病証では，遺精・滑精・夜に尿が多い・尿が出きらない・習慣性流産・腰や背中がだるく痛い，などの症候がみられます。すべて腎虚不固によるものです。治療には，補腎固精法を使います。薬は，桑螵蛸と熟地黄，菟絲子と五味子，菟絲子と麦門冬（心腎丸），枸杞子と黄精（枸杞丸），益智仁と山薬・烏薬（三仙丸）などの組み合わせが多用されます。同時に虚火がある場合は，黄柏と砂仁などが使われます。方剤としては，桑螵蛸散（桑螵蛸・人参・茯神・当帰・遠志・菖蒲・竜骨・亀甲），菟絲子丸（菟絲子・牡蛎・附子・五味子・鹿茸・肉蓯蓉・鶏内金・桑螵蛸）などがあります。この用薬法については p.53「渋精止遺・止小便」と p.122「固渋止遺・止汗」を参照してください。

また小児の夜尿症や，成人の尿失禁の多くは，腎気不充・膀胱失約によるものです。治療には，温腎固脬法を使います。固脬丸（菟絲子・茴香・炮附子・桑螵蛸・戎塩）や，縮泉丸（同量の烏薬・益智仁を酒で煎じ，山薬の粉を加えて丸薬にしたもの）などの用薬法が，その例です。

4 補腎納気

「補腎納気」とは，主に腎虚による腎不納気証を治療する方法です。この病証では，喘息・息切れ・胸悶（以上３つの症状のため動くことができず，動くとさらに悪化する），または喘息による痰鳴（のどに痰がからんでいるため，息をすると音がする）・発汗・嗽・尿失禁などの症候がみられます。陽気が浮揚した場合，さらに，上部の煩熱・めまい・頬が赤い・下部の冷えなどの症候がみられます。舌は多くは胖嫩，脈は沈（または細弱）です。原因は下部にありますが，症候の多くは上部に現れるのが特徴です。先人は「肺は気の主であり，腎は気の根である」といいました。めまい・喘息という上虚の証候も，原因は下焦で起きた腎不納気であるわけです。治療には，補腎納気法を使います。薬は，人参と蛤蚧，人参と胡桃肉（皮ごと使う），補骨脂と熟地黄，補骨脂と胡桃肉，五味子と麦門冬，肉桂と沈香，肉桂と附子，紫石英と紫河車，人参と臍帯，黒錫と硫黄などの組み合わせを使います。どれも補腎納気作用のある組み合わせです。

しかし実際には，さらに細かい分析が必要となります。なぜなら腎虚による腎不納気には，腎陰虚・腎陽虚・腎陰陽両虚の違いがあるからです。薬にも，当然違いがあります。例えば，人参・紫河車・臍帯などは，強力に元気を補う作用と，気を下げる作用があります。病の根源を治療する薬といえます。また熟地黄・五味子・麦門冬などは，主に陰を補う薬です。胡桃肉は，潤血養血作用のある薬です。肉桂・附子・補骨脂などは，主に陽を補う薬です。また，沈香には沈降作用，紫石英や黒錫には重鎮作用があります。具体的な病状に応じて，これらを選ぶ必要があります。

また肺と腎の関係にも注意する必要があります。肺は水の上源です。補腎納気を行う際には，同時に肺気のことも考慮しなくてはなりません。特に陰虚が顕著な場合は，水の上源である肺を無視して治療を行うことはできません。また腎が虚すと，中陽も虚すことになります。そこで補腎納気を行う場合には，同時に温中薬を使います。そうすることによってはじめて，浮揚した陽気を中焦から下へと降ろすことができるのです。温中薬を使わないと，補薬の作用が下部だけに作用し，中焦へと渡っていかないからです。補腎作用だけで，浮揚した陽気を下に納めるのは難しいことです。

また腎は，陰の元でもあり，陽の元でもある臓です。病証としては，陰虚・陽虚の区別がありますが，極端に寒性や熱性が強い薬を使うことはできません。特に慢性病では，病が腎体〔元陰・元陽のもととしての腎〕に及びます。陰陽互根の道理を，片時も忘れてはなりません。薬は，剛＋柔という使い方が必要です。例えば，腎虚による喘息で，同時に痰が多い場合があります。これは一般的には，腎虚によって水液が上部を侵し涎となったものか，または虚陽が痰を伴って上行したものです。この場合，痰があるからといって，これを治療してはいけません。それでは本末転倒になってしまいます。洪邁は，これを治療する経験方を残しています。横になる前に，胡桃肉3枚と生姜3片を口に含み，よく噛んでから飲み込みます。これを2〜3回行い，最後に白湯を2〜3口すすってから横になります。即効性のある方法です。張景岳の金水六君煎でも効果があり，また重度の場合は，必ず鎮墜作用のある黒錫丹を使います。補腎納気で多用される方剤には，参蛤散・人参胡桃湯・都気丸・黒錫丹などがあります。夏季の場合，生脈散加味を使うこともできます。

5　温腎（陽）化水

　「温腎（陽）化水」とは，主に陽虚による水腫の治療に使われる方法です。水気が溢れると，全身に水腫が生じます。反復して起こり，患部を押すと，まるで泥を押したように跡がつきます。また，腰や腹部の腫満・咳嗽・喘息・軟便・小便不利などの症候がみられることもあります。『諸病源候論』はこれを「水注」といっています。治療には,温腎化水法を使います。薬は，附子と白朮，茯苓・附子と芍薬，茯苓・肉桂と芍薬，沈香と琥珀，附子・肉桂と牛膝・車前子などの組み合わせを使います。方剤としては，真武湯・済生腎気丸があげられます。

　また慢性的な水腫で，同時に陰虚が存在するものもあります。この病証では，虚熱による，少尿（色は濃く，出が悪い）・舌紅少津・脈細数などの症候がみられます。これは一方で水が溢れ，一方で陰虚が存在するという，陰陽両虚の証です。非常に治療が難しく，薬を使ってもなかなか理想的な効果は得られません。多用されるのは,養陰化気利水による方法です。

例えば，六味地黄丸に桂枝，または猪苓湯を加える方法があります。また，舌嫩は陰虚証でもみられますが，同時に水滑苔がみられる場合，これは陰虚ではなく陰陽両虚です。しかも陽虚が顕著な陰陽両虚です。これを陰虚と間違えて，補陰薬を服用させると，陽を傷め，胃の機能を低下させ，水腫を重くしてしまうので，十分な注意が必要です。このほか，補脾を通して水を制御する方法や，理肺を通して化水を促進する方法もあります。これについては，相当する臓腑の項を参照してください。

6 脾腎双補

「脾腎双補」とは，主に脾腎両虚証を治療する方法です。この病証では，食欲不振・消化不良・下痢をしやすい・疲労感・力が入らない・脘腹部が冷えやすい，などの症候がみられます。慢性的に下痢が起こりやすい場合もあります。これは脾気が虚し，腎気もまた虚したものです。治療は脾腎の気を補益することで行います。薬は，繆仲淳の脾腎双補丸（人参・橘紅・砂仁・山薬・蓮子肉・菟絲子・五味子・山茱萸・巴戟天・補骨脂・肉豆蔻・車前子）の用薬法にそって使います。そしてこの証は，さらに2種に分類することができます。1つはまず脾陽が虚し，それが腎陽に及んだもの，つまり脾病が腎に影響したものです。下痢・口渇はみられない・腹痛・悪寒・胃痛・胃脹・腹部を温めると心地よい・サラサラした液体を吐く・突然の吐き下し・消化不良・四肢の冷え・舌滑・脈遅，などの症候がみられます。治療には，温中扶陽法を使います。薬は，理中丸加味を用い，加える薬は，附子・肉桂・草豆蔻・蜀椒などから選びます。もう1つは，まず腎陽が虚し，それが中陽に及んだもの，つまり腎病が脾に影響したものです（火不暖土）。明け方の下痢（お腹がゴロゴロ鳴る）・腰がだるい・体の冷え・四肢の冷え・食欲不振・味覚の減退・舌淡胖・脈沈弱などの症候がみられます。治療には，温腎補火（補火暖土）法を用います。薬は，四神丸・腎気丸などの用薬法によります。

　これらの病証は，慢性病の患者によくみられるもので，たとえ適切な薬を使ったとしても，なかなか治癒せずに何年も経ってしまうこともあります。そこで石震は，このような状況に対する用薬法を提示しています。石

氏は，慢性病には補火補命門作用のある薬を使うことを主張しています。これは燥剤に属する薬なので，温補脾腎の作用はありますが，その温燥性が陰を傷め，さらに体内の火を助長してしまう弊害があります。そこで同時に，潤肝作用のある当帰身を使っています。こうすれば，温燥薬によって肝火が生じ，病状を複雑化させてしまうことを防ぐことができます（『慎柔五書』）。非常にすぐれた見解であると思います。

　以上が腎病治療の大略です。しかし先人は，補脾は補腎に及ばない，という言葉も残しています。これは，補腎は補脾に及ばない，という言葉と対峙するものです。許叔微は『普済本事方』2巻で，二神丸（破故紙・肉豆蔻）について論じる際「まったく何も食べられない患者に，補脾薬を服用させても効果はなかった。私は，この方剤を処方し，患者の食欲を回復させた」と述べています。また，なぜこのような効果を得られるかについて「この病は単純な脾虚ではない。腎気が弱り，真元が衰えたから，食物を消化することができなくなったのである。釜の中に米を入れても，下の火力が足りなければ米が炊けないのと同じである。黄魯直は，酒に漬けた菟絲子を日干しにして，1日に数匙を酒で服用した。これを10日続けると，あっという間に食欲が回復した。これも同じ理屈である」と述べています。許氏はまた，腎気丸について論じる際には，さらに一歩進んで次のようにも述べています。

「腎気が旺盛であれば，真火が脾胃に作用し，飲食物を変化させ，前後陰から排出させる。まず精気が骨髄に入り，営衛の気と共同して血脈を通り，全身を営養する。そして脂膏となり，また血肉となる。余りは小便となる。……腎が虚して冷えると，飲食物を変化させることができなくなる。するとすべてが小便として排出されてしまう。小便が甘くなり，色が変わらないのはこのためである。また皮膚も潤いを失う」
　よって許氏は，二神丸・温脾散（茴香・木香・青皮・陳皮・砂仁・香附子・白芷・厚朴・白朮・甘草・紅豆・良姜・乾葛・麦芽・大棗）・腎気丸などを使って，脾胃病を治療することを主張したのです。
　厳用和もまた，この観点を強調しました。例えば『済生方』1巻補真丸に次のような記述があります。

「食欲がない患者に脾胃薬を与えても，治らないことが多い。食生活や性生活の不摂生は，どちらも真陽の衰弱を来す。坎火が衰えると，脾土を温められなくなる。すると中焦の運化機能は低下し，食欲不振・胸膈部の痞塞などの症候が現れる。何も食べずに腹脹・腹満が現れる場合もあるし，食べた後でそれを消化できず，大便がゆるくなる場合もある。いずれにせよ真火が衰弱し，脾土を温められない結果である。古人は『補腎は補脾に及ばない』といったが，私は『補脾は補腎に及ばない』といいたい。腎気が旺盛で，丹田の火が脾土を温めれば，中焦は正常に機能し，食欲も生まれるのである」

そこで厳氏は，補火暖土作用のある補真丸を使って，脾胃を温め，食欲を回復させたのです。厳氏が使ったのは，鹿茸・肉蓯蓉・胡芦巴・菟絲子・炮附子・炮川烏・沈香・肉豆蔻・五味子・陽起石・鍾乳粉・羊腰子などの薬です。温める作用と同時に補益作用をもち，剛性と同時に柔性をもつ方剤です。まさに厳氏がいった「穏重」剤を体現したものといえます。

張景岳も，『素問』水熱穴論でいう腎は胃関であるという理論を発展させ，同様の見解を示しました。張氏は『類経』21巻38で，「胃は五臓六腑の海である。そしてその関は腎にある。それは北門の鍵を預かるものという意味である。人体の元気の盛衰は，この関にかかっているのである。よって許叔微は，補脾は補腎に及ばない，といったのである。これは本を求めた結果の発言である。まさにここが本であり，これより先に遡ることはできない。古の方法は，やすやすと変えることのできない良法なのである」と述べています。以上が，補脾は補腎に及ばない，という論点の大略です。

さて，「補腎は補脾に及ばない」「補脾は補腎に及ばない」という相反する論点が提示され，どちらにも道理があるということになりました。これをいったいどう理解したらよいのでしょうか。許叔微などは，ある書では前者を強調し，別の書では後者を強調しているので，とまどってしまう人もいるかと思います。そこでこの問題については，きちんと理解しておく必要があると思われます。「補腎は補脾に及ばない」という見解は，腎虚が重くなく，脾病が急である脾腎病について言っているものです。急なものを先に治療するという原則に従い，脾胃を重視しているのです。脾胃を回復させれば，体に穀気が溢れ，営衛気も充実します。つまり「精は穀より生ま

れる」という意味に沿って「骨を滋養し，精血を補う」という方法です。これに対して，脾病よりも腎虚の方が急である脾腎病の場合，同じ原則に従って，腎を重視することになります。真火が脾土を温める機能を回復し，食欲を回復させる方法です。つまり同じ脾腎病でも，重点が脾にあるか，腎にあるかという違いがあるわけです。そして上述した2つの論点は，この両者を適切に治療するために生まれたものです。程鐘齢は『医学心悟』で，偏りのない見解を提示しています。程氏は「古人のいう補脾は補腎に及ばないという言葉は，命門の火が，脾土の機能を活発にするという意味である。また補腎は補脾に及ばないという言葉は，飲食物から生まれた精は，腎を営養するという意味である。脾が弱く腎は虚していない場合，補脾を優先する。腎が弱く脾は虚していない場合，補腎を優先する。脾腎ともに虚している場合は，両者を補益する」と述べています。非常に公平な見解です。

　そして2つの論点の間には，さらに病状や治法に関する違いがあります。それは深さや重さの違いです。例えば許叔微は，二神丸について論じる際「まったく何も食べられない患者に，補脾薬を服用させても効果はなかった。私は，この方剤を処方し，患者の食欲を回復させた」と述べています。つまり先に脾を治療しています。脾を治療して効果がない場合，腎を治療しているのです。これは脾病が長期化し，腎に影響したもので，程度が深まった分，治療も一歩進む必要があります。厳用和は，これをさらに強調して「食欲がない患者に，脾胃薬を与えても，治らないことが多い」と述べています。これも脾胃薬を使っても効果がない場合，腎を治療するという方法です。そして補真丸を使っています。この2つの方剤は，どちらもすばらしい効果を発揮し，服用後に食欲を回復させています。これは多くの実践経験と符合するものです。孫兆は厚朴煎丸を使い，痰飲による嘔吐と下痢を治療しました。許叔微は戊己圓を使い，味覚の低下・筋肉がつかない・胸膈の膨脹・多眠・吐き気・酸味のある液を吐く，などの病証を治療しました。どちらも脾胃の症候を主とする病証であり，腎虚の症候は少ないのです。つまり病状がまだ軽いので，重点は脾に置かれています。重点が腎ではないので，このような浅い治療法を使うことができるのです。このように，孫氏の方法も，許氏の方法も，まったく実際の必要に応じて生まれたものです。つまり上述の2つの論点には，脾腎病を治療する際に

は，病状の深さに応じて薬の使い方にも程度の違いがある，ということも示しているのです。

　しかし病状が非常に重いものでも，脾胃だけを治療する場合があります。これにはまた別の，深い意味があります。例えば『霊枢』邪気臓腑病形篇は「脈が小であるものは，陰陽・形気のすべてが不足している。これを針で治療してはならない。甘薬で調えるのがよい」と述べています。楊上善は注釈で「陰陽も形気も衰えているときに，針で治療を行うと病状を悪化させてしまう。この場合は，甘味薬を使って脾気を調えるのがよい。脾胃の気が和せば，残りの四臓も回復する」と述べています。『金匱要略』血痺虚労篇は「虚労による，裏急〔痙攣に似た腹部の症状〕・心悸・鼻出血・腹中痛・夢精・四肢がだるく痛い・手足のほてり・咽喉部や口の乾燥」などの病証に小建中湯を使っています。これは陰陽両傷による，虚寒と虚熱が同時に存在する病証です。虚労による裏急がさらに進み，諸所の不足が現れた場合には，黄耆建中湯を使い，もっぱら脾胃を調えています。これらはどれも，陰陽両病の治療法です。陰を治療すれば陽に対する弊害があり，陽を治療すれば陰に対する弊害があります。このとき重要なのは「胃気は，あらゆる病の本である」という法外の法です。

　尤在涇はこのように述べています。

　「中とは脾胃である。営衛は水穀より生まれる。そして水穀は脾胃によって運化される。中気がしっかりしていれば，営衛も流れ，不和が生じることはない。また中は四運の軸でもあり，陰陽の要である。よって中気がしっかりしていれば，陰陽は環のように終わることなく，また偏ることなく循環を続けるのである。この方剤には，甘＋辛で陽を生み，酸＋甘で陰を生み，陰陽をともに生かすことで，中気を確立させる作用がある。陰陽を調和させるには，中気を確立させる必要があるのである。そして小建中湯などの方剤には，中気を確立させる作用がある。それゆえ建中湯と名づけられているのだ」(『金匱要略心典』)

　また薛立斎は，脾腎同病，または脾胃元気虧損の病に対して，脾腎同調という方法を提示しました（脾腎双補とは少し違う方法）。そして，補中益気湯・六味地黄丸・八味地黄丸などを，非常に巧妙に使いました。薛氏の方法は，最初は単純な方法のように思われます。しかしよくみると，薛氏

が脾腎両病の複雑さや陰陽水火の変化について，知り抜いていたことがわかります。そして薛氏の用薬法は，非常に巧妙で，しかもしっかりとした基準のあるものです。『内科摘要』には，薛氏の独特の経験がまとめられています。ていねいに読み込むと，大きな収穫を得ることができる書物です。

このほか綺石氏が提示した，精病は神を治療し，神病は気を治療し，心腎病は補火生土法で治療するという論も，大きな意義をもつ方法です。氏は『理虚元鑑』で次のように述べています。

「心は血を主り，神を蔵するものである。腎は智を主り，精を蔵するものである。先天よりの発生をたどれば，精は気を生み，気が神を生む。後天の運化機能からみれば，神は気を使役し，気は精を使役する。養生家は，精・気・神を三宝というが，三者はもともと別のものではない。よって遺精や夢精などの精病は，神を治療し，怔忡・驚悸などの神病は，気を治療するのである。補精を行うには安神が必要であり，安神を行うには益気が必要である。虚労の多くは，心腎不交より起こる。ある思いが煩となり，その火が心を動かし，精が腎を離れるのである。軽いものは夢精を起こし，重いものは遺精を起こす。さらに重いと，精の漏れが止まらなくなる。すると健忘・精神的な疲労・だるい・体を支えていられなくなり横になる・歩くことが困難，などの症候がみられるようになる。また陽虚証もみられるようになり，単純な陰虚ではなくなる。これは，心脾血虚によって肝胆の火が強まった病証である。肺絡はまだ侵されていないので，治療には養心湯（丸），または帰脾湯を使う。この中の石蓮子と肉桂は心腎を交通させる即効作用のある薬である。竜眼と木香は甘温辛熱薬であり，その作用は直接心脾に達する。つまり補中作用と生血作用がある。これは経文のいう，主がしっかりしていれば下も安定する，という言葉にそった用薬法である。この方法は補火による治療を妨げるものではない。まだ肺が侵されていない状況では，補火は中焦の機能を回復させるよい方法だからだ。温熱薬を使えないなどと考える必要はない」

6 三焦

　以上，述べてきた，臓腑虚実標本による薬の組み合わせと使用法は，大部分が内服薬としての湯液に関する内容です。しかし同じ薬でも，使い方を変えると，さらによい効果を生む場合があり，またさまざまな用法を知ることで，臨床における処置法を充実させることができます。そこで内治法だけではなく，外治法としての用薬法についても，十分に知っておく必要があります。外治法は単に簡便なだけではなく，湯薬を煎じていると間に合わない状況や，湯薬を与えることができない状況，またそのほかの特殊な病証などに対応することができます。徐霊胎は『湯薬不足尽病論』で，湯薬には長所もあるが限界もあるので，そのほか，鍼・灸・砭石・熨・浴・導引・按摩・酒醴などの治療法も使うことを主張しています。そして病には，その病に合った治療法があるので，1つでも欠けてはならないと主張し，湯薬だけであらゆる病を治療しようとする偏った方法論を正しました。徐氏は「患者にとって問題なのは，病の種類が多いことだが，医者にとって問題なのは，治療方法が少ないことである」と述べました。また，外治法に関する最高の権威は，清代・呉師機といえます。呉氏の『理瀹駢文』は，大きな影響力をもつ本です。ここでは，この本の三焦外治法の部分をもとに，三焦の治療法について紹介します。

　呉師機は「多くの病は外から侵入してくる。よって外治法があるのだ。経文では『内取』と『外取』は並列されている。内治法だけを使うべきだなどとは誰もいっていないのだ。外治法は頼りにならないというのなら，聖人の言葉もまた，信じられないということになる。まして，上に用いる嚔，中に用いる填，下に用いる坐などは，どれも内服薬より即効性のある方法である。種痘を行う場合，薬を鼻から作用させれば，十二経を伝わる。卒中による意識不明を救う場合，薬を耳から作用させれば，七竅を通すことができる。気とは，このようにして相互に伝わるものなのだ」と述べています。

　呉氏はまた「外治法の理は，内治法の理と同じである。そして外治法で

使う薬も，内治法で使う薬と同じである。違うのは法である。医の理と薬性は1つのものだが，しかし法は，変幻自在なものである。体内に深く潜んでいる邪気を上部から発散させることもできれば，危急な状態を下法によって救うこともできる。しかも外治法には，禁制がない。内治法のように，さまざまな薬の弊害を考えなくてもよいのである。すぐれた医家であるかどうかは，外治法を使いこなしているかどうかで判断することができる」とも述べています。

1　上焦病に対する外治法

　上焦の病に対しては，粉にした薬を鼻から吸い込ませ，くしゃみをさせる方法（嚏鼻法）が最もよい方法です。この方法には，気の通りをよくするだけでなく，緊急時の気つけ薬としての作用もあります。くしゃみを10数回すれば，腠理がほぐれ解肌作用が発揮されます。また同時に涙・鼻水・唾液などが出てきます。これは吐法と同じです。つまり，くしゃみをさせることで，汗法・吐法の効果が得られるわけです。葱豉湯を服用する必要はありません。先人は，傷寒・中風・傷風・時疫・温症（肺から逆伝したものは，特に嚏鼻法がよい）・喉風・目の充血・歯痛などを治療する際，嚏鼻法を使いました。これは，上にある病は上から出すという方法です。薬は，皂角・細辛を主として，引薬として藜芦（使用には注意が必要）・躑躅花などを加える方法が多用されます。風熱による頭痛・目の充血・のどの腫れ・歯痛を治療するには，羌活・防風・荊芥・川芎・白芷・薄荷・細辛・蔓荊子・躑躅花・雄黄・硼砂・青黛・黄連を各1銭，生石膏・風化硝を各2銭，鵞不食草3銭，白僵蚕1銭5分，蝉退5分，皂角1両を粉にして，水と混ぜてから鼻で吸わせます。水を使うのは，気を上行させ，薬がのどの方へ行かないようにするためです。毛養生は，鵞不食草だけを使った嚏鼻法で，涙や鼻水を出させ，傷風を治療しました。これも同類の治療法です。王好古も，傷寒治療に嚏鼻法を使いました。使った薬は，藿香・藜芦・躑躅花です。これは，藿香正気散との代用が可能な方法です。不換金散と合わせて使うこともできます。冬季の正傷寒〔冬の寒邪による疾患〕による頭痛を治療する場合は，藿香を麻黄に替えて使うこともできます。

中風による吐痰に嚏鼻法を使う場合，薬は皂角・藜芦・明礬を使います。また虚人には人参と藜芦を併用します。前者は相反する薬の組み合わせであり，後者は攻補兼施の組み合わせです。
　嚏鼻法は，さらに多様な使用法が可能です。例えば大頭瘟*や時毒によるのどの腫れを治療する場合は，延胡索1銭5分，川芎1銭，藜芦5分，躑躅花2分5厘を使います。膿や血の混ざった痰を吐き出すまで続けます。時感や湿温の治療には，蒼朮5銭，細辛3銭，姜厚朴・法半夏・川芎・藿香・羌活・柴胡・前胡・生甘草・防風・白芷・荊芥・独活・枳殻・香附子・薄荷・陳皮・神麹・炒石菖蒲・草蔲仁・香薷・広木香・丁香・雄黄・桔梗を各1銭，朱砂5分，皂角2両を使います。私は，発熱・頭痛・悪寒・無汗・下痢という症候の患者に，この方法を使ったことがあります。くしゃみをして汗が出ると，下痢は止まりました。これは発散作用と同時に，昇提作用のある方法です。しかも升麻などの昇薬を服用するよりも早く作用します。脱腸や子宮下垂などに対しても嚏鼻法を使うのは，このような理由によります。何かを上昇させたい場合は，嚏鼻法を使うことができるのです。また夏の湿病治療に嚏鼻法を使う場合，瓜蒂・赤小豆を使います。この方法では，くしゃみが出るだけではなく，清肺作用によって水が下行するようになります。胸中の水は上下〔吐と瀉〕から排出されるのです。水が下行するので尿の不通も治ります。つまり嚏鼻法は，上昇させるだけでなく，下降させることもできるのです。嚏鼻法を使わない場合，薬を湿った紙で包み，鼻の中に入れておく方法もあります（窒鼻法）。作用は同じです。また喉閉を治療する場合，薬を服用することはできません。そこで古人はこれを窒鼻法で治療しました。くしゃみをすれば，のどは自然と広がります。また魚の骨がのどにつかえた場合，大蒜を鼻につめます。気が漏れないようにすれば，骨は下に降ります。このほか虚人には吸引法を使うこともできます。例えば，血虚による頭痛を治療する場合，熟地黄の煎じ薬を壷の中に入れ，その気を吸引します。妊婦に対しては，四物湯を煎じた蒸気で部屋を満たし，これを吸い込む方法もあります。膈が冷えている場合は，附子の気を吸います。脾寒の場合は，肉桂の気を吸います。いずれも窒鼻法を使います。これらは薬を内服する代わりに，行うことのできる方法です（吸引法には，薬を内服するのと同じ作用がありますが，即効性は

ありません)。

　＊大頭瘟：瘟疫の一種。頭部や顔面が赤く腫れることを特徴とする。

2　中焦病に対する外治法

　中焦の病に対しては，粉にした薬に炒製を加え，布で包んだものを臍の上にのせるのが，最もよい方法です（炒製を施すと気が通りやすくなり，その香りを鼻からも吸引することができる）。例えば古方では，風寒を治療する場合，葱白・生姜・豆豉・塩を炒めて熱くし，これを布で包み，臍の上に置きます。霍乱を治療する場合は，炒めた塩を布で包み，臍の上に置いて碗で蓋をします。腹痛はすぐに止みます。痢疾を治療する場合は，平胃散を炒めて熱くしたものを使います。冷めたら，また取り替えます。瘧疾を治療する場合は，常山飲を炒めて熱くしたものを臍の上に置きます。発作のたびに何度か繰り返し行うと効果があります。この方法は，どのような病に対しても，どのような薬を使っても行うことができます。昔の人は黄疸を治療する際，百部根を臍の上に置き，酒をかけた糯米で蓋をしました。口の中に酒の気が感じられるようになるまで続けます。また乾姜と白芥子を使う場合もあります。この場合は，口の中に辛味が感じられるようになるまで続けます。つまり臍から入った薬の気が，口に伝わるわけです。薬は毎日取り替えます。また傷寒や食積による寒熱を治療する場合，寒薬と熱薬で作った餅〔粉にして練ったもの〕を臍の上にのせ，熨斗や炭火で温めます。陰証を治療する場合は，炮姜・附子・肉桂・麝香・呉茱萸の粉を入れた綿袋を臍の穴につめ，スライスした生姜で蓋をします。さらに切った葱で満たした碗を上にかぶせ，熨斗または熱した鉄で熱します。葱がクタクタになったら，取り替えます。これらの方法はみな，薬の気を腹の中に入れる方法です。風痛を治療する場合，まず薬を塗り，さらに燃やした桑の木で患部を熱します。乳癰を治療する場合，搗いた葱を乳房にのせ，炭火を入れた素焼きの壺で熱します。汗をかくまで続ければよくなります。炭火が怖い場合は，代わりに熱湯を入れてもかまいません。そのほか糠火・熱湯を入れた袋や手でさする，などの方法もあります。高熱を

治療する場合は，火で温めるのではなく，冷水を使って冷やします。発熱と悪寒が同時にある場合は，火と冷水を交互に使います。臍と同時に背後の，脾兪や胃兪を治療する場合には，燻臍法・蒸臍法・填臍法（太乙燻臍法・附子填臍法）や，薬をつめた袋を使った輪熨法などがあります（脾の実証には炒した枳殻・陳皮を使う。脾虚には炒した糯米を使う。脾失健運による陰寒証には炒した呉茱萸・蛇床子を使う）。

3 下焦病に対する外治法

　下焦の病に対しては，粉にするか，または炒製を加えるか，または状況に応じてふさわしい加工を施した薬を，布で包み，その上に座るのが，最もよい方法です（坐法）。例えば水腫を治療する場合，1斤の葱を搗いて，その上に座ります。すると水は尿として排出されます。小便不通に対しても，同じ方法を使うことができます。下痢が止まらない場合は，1斤の艾の上に座り（同時に足の裏から膝までを薬で覆ってもよい），弱い火で足を暖めます。すると下痢は止まります。前者は前陰，後者は後陰の病ですが，大小便を通して治療できる病には，みな使うことができます。疝を治療する場合，竈心土（または清潔な砂を炒したもの）・蜀椒・小茴香を混ぜ，下着をつけてから，その上に座ります。同時に薬を入れた布袋を陰嚢の下にはさみます。これも1つの方法です。女性の労症（陰虚火旺による病証）を治療する場合，焼いたレンガに煎じ汁をかけ，その上にフェルトの敷物を置いて座ります。労の多くは，肝腎虚を原因とするので，下部を治療するのです。これもまた，1つの方法です。下部の病で，坐法を使えないものはありません。内服薬の作用が及ばないもの，薬を内服すると胃を傷める恐れのあるもの，下部を治療する必要があるが上中焦に影響があってはならないもの，釜底抽薪による治療が必要な上部の病などには，坐法が向いています。また鼓腫や秘結を治療する場合は，煎じた薬汁を桶に入れ，その上に座ります。このような治療法では，峻薬（芒硝・大黄・甘遂・牽牛子・軽粉〔水銀の粉〕の類）を使っても，元気を損傷することはありません。また慢性の下痢で患者が虚している場合や血崩・脱肛などは，昇薬の使用がためらわれます。この場合，補中益気湯の煎じ汁を桶に入れ，その

上に座ることで治療を行います。妊婦の陰脱〔子宮脱〕を治療する場合は，四物湯に竜骨と麻油を加えた薬汁で患部を蒸し，洗います。みな，坐法の具体的な用例です。瀉法としても，補法としても使うことができます。昔は女性の病には坐薬を多用しました。しかし，それは薬を患部に挿入するものでした。この方法では嫌がる患者もいますし，薬も少量しか使えません。薬の上に座る方法だと，患者も嫌がりませんし，大量の薬を使うことができます。蒋示吉は「老人・虚人・女性の便秘を治療するには，坐薬が最適である」といいました。これも内服に代わる1つの方法です。

　以上に紹介した三焦の治療法は，上焦・中焦・下焦という分類にとらわれる必要はありません。実際には，上焦の病を下部から治療したり，下焦の病を上から治療したり，中焦の病を上下に分けて治療したりするからです。また中焦を治療することで上下に作用させたり，三焦を同時に治療することもあります（例えば鼻出血を治療する場合，清肺熱と同時に清胃熱・清腎熱も必要です）。すべては，ここで紹介した方法の延長といえます（『理虚元鑑』略言）。

5章 帰経・引経による薬の組み合わせ

5. 帰経・引経による薬の組み合わせ

　帰経・引経による用薬法の起源は，宋代・許叔微の『普済本事方』にみることができます。例えば真珠母圓の解説には「この方剤は，君薬の真珠母に，竜歯を佐薬として合わせたものである。真珠母は肝経に入る第一の薬である。竜歯もまた，肝と関係の深い薬である」という記述がみられます。また犀角升麻湯の解説では「升麻・黄芩は，もっぱら胃経に入る薬である。少しでも医学を学んだ者なら，誰でも知っていることである」と述べています。椒附散の解説では「腎気は，腰から脊椎に沿って風府穴まで上行し，それから泥丸宮に入る。この病証では，腎気が逆行しているので首や背中が硬直し，体を動かすことさえ困難になっているのである。この気をもとの経脈に戻らせる帰経薬・引経薬としては，蜀椒が最適である。蜀椒の気は，下に作用するからである」と述べています。川烏粥の解説では「風邪が肝経を侵すと，脾に影響が及ぶ。肝が脾を克すと病は四肢に広がる。風湿を治療する薬を与えると，その作用は穀気によって運ばれ，脾経に至り，四肢に広がった病を治すことができる」と述べています。

　その後，易水学派が起こり，薬物の帰経・引経報使に関する研究は隆盛を極めました。まず張潔古が先鞭をつけ，李東垣・王好古がそれに続きました。こうして薬物に関する1つの理論体系が作られたのです。この理論体系は，臨床における用薬法を洗練させました。病んでいる場所に薬を直接作用させ，迅速に効果を発揮させることのできる，1つの方法論を開いたからです。彼らの果たした貢献は，中薬研究の歴史のなかでも突出したものといえます。

　数千種に及ぶ中薬をどのように学び，どのようにして個々の薬を使いこなせるようにするのか。それぞれの薬に関する要点を，どうやって把握するのか。これは今後も研究すべき，大きな問題です。そして帰経による分類法を使うと，膨大な数にのぼる薬を，帰十二経絡・帰奇経八脈・帰五臓六腑などに大別することができます。これをさらに気味の厚薄・昇降浮沈などの違いによって分析すると，薬を綱目別に整理したうえで，それぞれの作用について全面的に理解することが可能になります。そうすれば，この認識体系に沿って，目の前の病証に最も適切な薬を選ぶことができるようになるのです。この方法は，中医理論と中医の薬理学を結合させたものです。さらに引経報使の方法を使えば，薬の作用を1つの経，1つの臓や腑，1種の病証に集中さ

せることができ，治療効果を高めることができます。これについては韓飛霞も「君臣佐使のほかに，標使による方法もある。これは例えば，薬の辛味を利用して，作用を金に向わせる方法である。辛味のもつ引経作用を使えば，効果を高めることができる」と述べています（『韓氏医通』）。以上のことからわかるように，帰経・引経による用薬法は，理論の面でも実用の面でも非常に大きな意義のあるものです。だからこそ歴代の大家も，中薬理論に新しい1ページを開いたこの方法を，奨励し重視してきたのです。

　もちろん帰経・引経理論にも問題はあります。最も重要な問題は，この理論ですべての薬をまとめきることができないことです。単なる推測にすぎない部分も存在しているのです。しかしこの理論を使うことで，中薬の学習・実用が非常に簡便で効率的になることは確かです。ここではいくつかの薬を例としてあげ（『本草綱目』引経報使にあげられている20数種の薬を援用する），主に薬の組み合わせに的を絞って紹介したいと思います。

　また先人は「薬物には，適応証だけでなく，禁忌証も存在する」といいました。薬の組み合わせとは，そのうちの適応証についてだけ述べているものです。繆希雍は『本草経疏』で「簡誤」という項目を設け，薬の禁忌証について論じています。ここではその内容も合わせて紹介します。

1　黄連

〈苦・寒・無毒。手少陰経と足陽明経に入る〉

　薬には，1つの経に帰すものと，複数の経に帰すものとがあります。これは1味の薬に含まれる成分は，1種のこともあれば数種のこともあり，発揮する作用も1種のこともあれば数種のこともあるからです。適切な薬を組み合わせると，それらの特徴をさらに生かすことができるので，各方面の作用を助長し，治療効果を高めることができます。そこで黄連にも，多くの組み合わせが存在することになります。そのうちよく使われるものを，以下に紹介します。

1　瀉心止血

　黄連のもつ瀉心火作用は，大黄・黄芩を合わせることで，さらに強力なものとなります。そして瀉心火方剤の元祖である『金匱要略』の瀉心湯は，この3味からなる方剤です。瀉心湯は，その苦寒性を利用して心火を直接攻撃し下行させることで，心経の実火による諸証や，火が血を溢れさせたことによる吐血・鼻出血などを治療する方剤です。『保命集』では，同量の黄連・黄芩・黄柏・山梔子を水丸にした大金花丸という方剤で，熱病を治療しています。そして注として「便秘の場合は大黄を加える。便通がよい場合は，大黄を使う必要はない。また中外に熱があるものは，丸薬でなく散薬にして服用する。これを解毒湯という」という記載がみられます。王好古は「黄芩・山梔子は肺に入り，黄連は心に入り，黄柏は腎に入る。したがって（大金花丸は）上・下・内・外すべてに対応できる瀉火燥湿方剤なのである」と述べています。

　『本事方』には，別の清心法が載っています。粉にした黄連を，生地黄の汁に漬けてから日干しにし，蜜を加えて丸薬にします。そして，これを食後に麦門冬湯で服用するものです。これは，心熱を治療する作用のある千金地黄丸という方剤です。また黄連と麦門冬の粉で蜜丸を作り，心経の熱を治療する方法もあります。これは門冬丸という方剤です。どちらも滋陰＋降火による治療法です。このような水と火を同時に救済する治療法は，標本兼顧による治療法で，先に述べた治療法〔苦寒薬で邪気を直接攻撃する〕とは少し異なるものです。

2　中焦の湿熱を去る

　この作用は，心下痞と痢疾の治療に多用されます。湿熱によって中焦の気機が阻害されると，心下痞が生じます。治療には上述した瀉心湯を使います。寒性のもつ清熱作用と苦味のもつ燥湿作用によって湿熱が解消されれば，気は流れるようになり，痞も消えます。王好古が「瀉心とは，実は瀉脾の意味である。実証を治療するには，その子を瀉すからである」と述べているのも，同じ意味です。宿食の存在する心下の痞満の場合，黄連に

枳実を合わせます。これは痞と同時に，実積を取り除く方法です。

　湿熱による痢疾を治療する場合も，黄連が主薬となります。黄芩や黄柏を合わせると，清熱燥湿作用を強めることができます。さらに佐薬として当帰・白芍・木香・檳榔子などを加えます。これは血分薬と気分薬を併用して，痢疾を治療する方法です。この方法について『保命集』は「血を通せば膿便は治癒し，気を調えればしぶり腹は解消する」と述べています。そして芍薬湯(芍薬・当帰・黄連・黄芩・大黄・肉桂・甘草・檳榔子・木香)という有名な方剤を作り出しました。

3　瘡治療の必需品

　「痛み・痒み・瘡瘍などは，みな心火に属する病証である」という言葉があります。そこで黄連は，各種瘡治療には欠かせない薬となります。連翹を合わせると，瀉火散結作用をさらに強めることができます。銀花・甘草を合わせると，瀉火解毒作用・消瘡作用をもつようになります。これは非常によく使われる方法です。

　李東垣は，各種瘡を治療する場合，黄連・当帰を君薬として，甘草・黄芩を合わせました。これは瀉火＋解毒＋活血による治療法で，瘡瘍治療には，確かな効果のある方法です。しかし，注意すべきなのは，表証が存在する瘡瘍は解表消散によって治療を行い，邪気が内陷し陰証となった瘡瘍は昇陽補托によって治療を行うべきだということです。これらの場合，黄連は主要な薬ではなくなります。特に脾胃が弱っている場合，黄連は禁忌薬となります。

　また『肘後方』では，酒で煎じた黄連を口に含むことで，口腔内や舌にできた瘡を治療しています。赴筵散では，粉にした同量の黄連・乾姜を混ぜて使っています。また『簡便方』では，同量の黄連と芦薈を粉にし，蜜湯で服用することで，小児の口疳〔口腔内の潰瘍〕を治療しています。どれも清火斂瘡作用をもつ治療法です。

4 赤眼暴発*を治療する

　朱丹渓は「黄連には，中焦の湿熱を去り，心火を瀉す作用がある。猪胆汁を使って炒し，さらに竜胆草と合わせると，肝胆の火に対する強力な瀉火作用をもつようになる」と述べています。このような作用があるので，黄連は赤眼の治療にも効果を発揮するのです。内服と外用を併用すると，効果はいっそう高まります。

　『全幼心鑑』では，黄連の粉を水で溶き，足の裏に塗ることで小児の赤眼を治療しています。これはさらにすぐれた方法といえます。こうした引火下行による治療法は，小児科で多用される方法です。また黄連を母乳（または卵白）に浸し，内服・外用する方法もあります。これは黄連の苦味を中和させ，胃気を保護するための措置で，安全性の高い方法です。

　李東垣は，酒に浸した黄連と当帰を煎じ，赤眼を治療しました。蘇頌は，同量の黄連・当帰・白芍を雪水で煎じ，温かい薬汁で目を洗う方法を紹介しています。これは「目の病は，みな血脈の凝滞を原因とする。よって黄連に行血薬を合わせて治療するのである。血が流れるには熱が必要である。よって温かい薬汁で目を洗うのである」という理由によるものです（『本草綱目』黄連発明）。

　そして黄連には，安蛔作用もあります。苦味には，蛔虫を下行させる作用があるからです。蜀椒・細辛・烏梅などの辛酸薬を合わせると，苦酸辛による安蛔法となり，効果はいっそう確かなものになります。また黄連は，消渇の治療にも多用されます。最も多用されるのは，以下の2つの方剤です。1つは『易簡方』の方剤です。粉にした黄連を冬瓜汁に一晩浸し，日干しにします。この作業を，7回繰り返します。最後に再び冬瓜汁を加え，梧の種大の丸薬にします。1回に30～40丸を，大麦湯で服用します。効果のある方法です。もう1つは『聖済総録』の猪胆黄連丸です。腹の中に黄連の粉をつめた豚を，やわらかくなるまで蒸します。これをよく搗いてから，梧の種大の丸薬にします。1回に30丸を温水で服用します。

　以上の例からわかるように，黄連の作用は，苦味による燥湿作用と，寒性による清熱作用が中心で，実証に向いた薬といえます。虚証に使うと，胃を冷やしてしまう恐れがあります。寇宗奭も，この弊害を強調していま

す。使用に際しては，十分な注意が必要となります（『本草衍義』）。

　黄連には，祛邪泄熱作用・治理腸胃作用・粛清神明作用があります。しかし精血に対する補益作用や，元気に対する温養作用はありません。血が少なく，気が虚している場合や，脾胃の弱っている場合，また血虚による驚悸や不眠，老年性や虚寒による下痢などに使うことはできません。使うと病状を悪化させてしまいます。

　　＊赤眼暴発：突発的な目の充血。角膜炎による眼球結膜の充血などを含む。

2　細辛

〈辛・温・無毒。足少陰経と足厥陰経の血分に入る。手少陰経の引経薬。督脈の病に対しても治療効果をもつ〉

1　温経発散

　細辛には，少陰経を温めることで，内寒を去り，風寒を散らす作用があります。麻黄・附子を合わせると，麻黄附子細辛湯となります。これは少陰寒厥証〔頭痛・関節の運動不利・手足の冷え〕を治療する，代表的な方剤です。張元素は「細辛を主として，独活を合わせた方剤は，少陰頭痛に卓効がある」と述べています。寇宗奭は「頭部・顔面部の風痛を治療する場合，〔細辛は〕欠かすことのできない薬である」と述べています。また細辛は，督脈の病による背中の硬直や手足の冷えを治療することもできます。

2　温肺化飲

　『名医別録』は，細辛には「体内を温め気を下行させる作用・痰を解消する作用・水道の通りをよくする作用・胸中の気の通りをよくし結滞を解消する作用がある」と述べています。そこで，痰飲による咳嗽・胸膈部の結

滞による満悶などの治療に，主要な薬として使われます。乾姜・半夏を合わせると，温肺化飲作用を強めることができます。飲邪が肺を侵し，喘息と小便不利がみられる飲逆気逆の証を治療する場合は，さらに化飲降逆作用・通行津液作用のある桂枝・茯苓を加えます。肺の気が虚している場合は，さらに五味子を加えます。発散作用と収斂作用を併用することで，肺気の開合を調節する方法です。慢性的な咳嗽の場合，紫菀・款冬花を合わせ，温肺止咳作用を強めます。

のどで痰鳴音がする哮喘の場合，止逆下気作用のある射干・麻黄を合わせます。喘息と同時に胸満がみられる場合は，厚朴と麻黄を合わせます。また「陰が凝固しているところには，必ず伏陽がある」という言葉のように，飲邪が熱をもっている場合は，石膏・黄芩・小麦などを合わせます。これは寒薬と温薬を混ぜて使うことで，複雑な病状に対応させる方法です。小青竜湯・射干麻黄湯・厚朴麻黄湯などにみられる用薬法です。

3 除痺止痛

細辛の温経発散作用は，風寒湿痺に対しては，除痺止痛作用として発揮されます。麻黄・肉桂・川芎・独活・白朮などを合わせる方法が多用されます。寒性が顕著で，痺痛と同時に体の冷えがみられる場合，附子・烏頭・桂枝・黄耆・芍薬を合わせて使うと，治療効果を高めることができます。また寒湿による腰痛がみられる場合は，独活・川断・肉桂・杜仲・白朮などを合わせます。これも多用される方法です。体が痛むだけではなく硬直し，伸ばそうとすると痛みが増加する場合，防風・独活・製乳香・芍薬・桂枝などを合わせて使います。除痺止痛薬として細辛を使う場合，2つの点に注意する必要があります。1つは風・寒・湿という3種の邪気それぞれに対応する薬を合わせること，もう1つは用量を多くすることです。痺証は3種の邪気による病であり，また「痺は閉なり」といわれるように，気血の流通が極度に停滞している状況に対しては強力な辛通温散作用が必要だからです。

4　通利九竅

　　細辛は辛味で，気の厚い薬です。九竅の通りをよくする作用ももっています。そこで細辛は，緊急時の開竅薬として，九竅の病にも多用されます。例えば中風で倒れ意識不明になった場合，これが寒閉に属するものならば，細辛を使うことができます。『危氏得効方』はこの状況を，粉にした細辛を鼻孔内に吹き込むことで治療しています。これは細辛の開竅醒神作用を利用した治療法です。また『外台秘要方』は，小児が悪気〔六淫邪気や疫邪などを含む広い概念としての邪気〕に触れ，突然話すことができなくなった状態を，同量の細辛と桂心を粉にして口に含ませる方法で治療しています。これも同じ作用によるものです。

　　また風寒による鼻づまり・嗅覚の低下・多量の鼻汁などの症を治療する場合にも，細辛の辛温通竅作用は不可欠なものです。細辛・川芎・蔓荊子よりなる細辛散は，風寒による頭痛・鼻づまりを治療する方剤です。細辛・川芎・呉茱萸・乾姜・蜀椒よりなる『千金要方』の細辛膏も，鼻づまり・頭が冷える・鼻汁が止まらない，などの症候を治療する方剤です。このほかにも，川芎・白芷を合わせる方法，辛夷・藁本・防風を合わせる方法，石菖蒲・白芷を合わせる方法などがあります。基本的な考え方は，どれも前述した２つの方剤と同じものです。慢性化してなかなか治らない病証に対しては，これらの方法を交替で使ったり，いくつかの方法を併用したりすることで，作用を強めることができます。また寒邪が鬱して熱を生み，鼻づまり・めまい・痰（粘度が高く黄色，臭いが強いこともある）などの症候がみられる場合，細辛・川芎・白芷の組み合わせに，さらに石膏・山梔子・黄芩などを合わせます。これは寒薬と温薬を併用する方法です。

　　鼻の中にポリープができて息が通らなくなり，嗅覚も減退している場合，粉にした細辛と瓜蒂を布で包んで鼻の中に入れます。ここに犬の胆汁を合わせると，効果をさらに強めることができます。甄権は，犬の胆には「鼻齇〔鼻が赤くなる病証。平素より肺または陽明に熱があるために生じる。飲酒との関係が深い〕や鼻の中のポリープを治療する」効果があると述べています。

　　口腔内や舌にできた瘡を治療する際にも，細辛は多用されます。細辛に

黄連を合わせた兼金散が，その例です。『三因方』には，細辛に黄柏を合わせる方法が載っています。どちらも効果のある方法です。口腔内や舌のただれを治療する場合には，黄連散を使います。これは兼金散に胡黄連・藿香を加えた方剤です。『衛生家宝』では小児の口瘡を，粉にした細辛を酢で練り，臍の上に塗る方法で治療しています。以上のような用薬法は，一般的にいえば，寒温雑用や清湿熱ということになります。しかし実際には，細辛・黄連・黄柏などは口腔内や舌の瘡に対して顕著な治療効果をもつ薬である，と説明する方が的を射ています。また『衛生家宝』の方剤には，引火下行の意もあります。この方法は，小児に限らず，大人の慢性的な口瘡を治療する場合にも使うことができます。

　李時珍は，細辛は「気が厚く，陽中の陽に属する熱性の強い薬である。辛温性による発散作用があり，風寒・風湿による頭痛・胸中の痰飲による気滞・驚癇などの治療に向いている。また，浮熱を散らす作用や火鬱を発散させる作用を利用して，口瘡・喉痺・歯痛の治療にも使われる。辛味には泄肺作用があるので，風寒による咳嗽に使ってもよい。辛味にはまた，補肝作用もあるため，胆気不足による驚癇や各種眼病の治療にも使われる。そして辛味には潤燥作用もあり，少陰経や耳の通りをよくするので，便の出が悪い場合にも使うことができる」と述べています（『本草綱目』細辛発明）。

　細辛は風薬なので燥性が強く，また気を上昇・発散させる作用をもっています。そこで，内熱による病・火が上炎している病・上盛下虚証・気虚による発汗・血虚による頭痛・陰虚による咳嗽，などの治療には使うことができません。また風薬は気味ともに厚く，強烈な性質をもつ薬です。使用に際しては，量が多くなりすぎないように注意が必要です。そして細辛にはいくつかの産地があります。確かな効果を得るには，北方の華陰産のものを使う必要があります。

3 藁本

〈辛・温・無毒。足太陽の本経薬。督脈の病を治療する作用もある〉

1 風邪による頭痛を治療する

　風寒の邪気が太陽経を侵すと，頭痛・頭頂部の痛み・痛みが歯や頬に及ぶ，などの症候が現れます。藁本は，このような症候を治療することのできる薬です。張元素は「藁本は太陽経の風薬である。寒気が本経を侵すと頭痛が生じる。これを治療する場合，藁本の勇壮な気は，不可欠のものである。頭頂部の痛みも，藁本を使わずに治療することはできない」と述べています。木香を合わせると，辛温性・芳香性による開発昇散作用が強められるので，霧露の清邪*が上焦を侵した病証を治療することができます。白芷を合わせて顔に塗る方法でも同様の作用があり，清気を顔に向かわせる作用がさらに強くなります。また羌活・蔓荊子を合わせて，頭風頭痛を治療する方法も多用されます。これらの方法は，みな風寒の邪気（同時に湿邪が存在する場合もある）による外感病を治療する方法です。

　　＊霧露の清邪：体の上部や体表部を侵す性質のある邪気。

2 風湿による身痛を治療する

　風寒湿による病で，体の痛み・腰痛・腰が冷える，などの症候がみられる場合，藁本に羌活・独活・蒼朮を合わせて使います。これは祛風勝湿作用によって痛みを止める治療法です。

　督脈の病で，頭痛・背中の硬直・手足の冷えなどの症候がみられる場合，藁本に羌活を合わせて使います。佐薬として官桂を加えることもあります。慢性的な痛みには，さらに細辛を加えると効果を高めることができます。

3 頭部・顔面部の風邪を去る

　風湿の邪気が頭部や顔面部を侵し，湿疹・皮膚の損傷・鼻が赤紫色になる・にきび・頭皮が剥がれる，などの症候がみられる場合，藁本に白芷を合わせて使います。内服薬として使うこともできますし，粉にして外用薬として使うこともできます。袪風勝湿作用によって，皮膚は新生し，顔色もよくなります。『便民図纂』には，同量の藁本と白芷を粉にし，これを夜頭髪に擦り込み，朝起きたら梳ですく方法が載っています。数日続けると，剥がれた頭皮をきれいになくすことができます。

4 胃痛泄瀉を治療する

　湿邪が気の流れを阻害し，風木が胃を侵すと，口がベタベタする・唾液が多い・突発的に起こる胃痛・胃が傷むと下痢をする，などの症候が現れます。これを治療するには，藁本に蒼朮（または陳皮・香附子）を合わせて使います。煎じて内服する方法と，粉にして生姜湯で服用する方法とがあります。下痢が胃痛を伴う場合にも使うことができます。

　また胃痛や腹痛は顕著でなく，お腹がゴロゴロ鳴り，腹中が切迫して頻繁に下痢をし，下した後は楽になるような状況もあります。これは風木が土を侵し，湿邪が強まったために起こるものです。治療には，藁本に白芷・白朮・陳皮・甘草を合わせて使います。陽気を上昇させることで，下痢を治療する方法です。確かな効果があります。

5 帯脈の病（婦人科）を治療する

　おりものが多い（サラサラしていて臭いはない），または膣の出血が止まらない（色は薄く血塊は少ない）という病証を，李東垣は湿邪による病だと考えました。そして藁本と白芷を主薬として治療を行う方法を作り出しました。湿邪が強い場合，蒼朮・白朮を加えます。出血が止まらない場合は，防風・荊芥を加えます。下陥が顕著な場合は，升麻・柴胡・羌活・独活を加えます。これは昇陽除湿法と呼ばれる，非常にすぐれた治療効果

をもつ用薬法です。

　また女性の疝瘕による腹痛または陰部の冷痛は，寒邪が停滞したことによる気血の鬱滞が原因です。多くは骨盤器官の慢性的な病証です。これを治療する場合，藁本に烏薬・延胡索を合わせて使います。理気止痛による方法です。痛みが強い場合，肉桂・茯苓を加え，膀胱の気化作用を助長します。効果がない場合，活血化瘀薬を加えます。これらの方法は，婦人科で多用されるものです。

　藁本の辛苦温には，火によって従化するという意味があり，上述したような病証を治療することができます。しかし温病による頭痛・発熱・口渇，春夏にみられる傷寒，また産後の血虚火炎による頭痛などには使うことはできません。

4 黄柏

〈苦・寒・無毒。足少陰経と足太陽経の引経薬〉

1　瀉相火

　黄柏に塩・酒を加えて褐色になるまで炒し，粉にして丸薬を作ります。朱丹渓は，これを大補丸と呼びました。腎経の火を去り，下焦の湿邪を除く作用があります。血虚の場合は補血薬（の薬湯）で服用し，気虚の場合は補気薬で服用します。この「大補」を「補腎水」と表現する人もいます。黄柏には，下焦にあって上部を侵している陰火を瀉す作用があります。火がおさまれば水も平静を取り戻します。これが「大補」の意味であり「補ではない補」ということができます。つまり一般的な補益薬のもつ作用とは異なるものです。陰虚火旺による虚労で，体のほてり・盗汗・遺精・尿の白濁などの症候がみられるものに多用されます。

　黄柏と知母を合わせると，滋陰降火作用が生まれます。これは金水相生の意味です。黄柏には，膀胱の機能を制御し，命門陰中の火を抑える作用

があります。知母には，肺の熱を去ることで，腎水の源を滋養する作用があります。黄柏は，知母と組まなければ，水源を潤す作用を得ることができません。李時珍は「邪火が強まると，陰血は枯渇する。よって（黄柏は）陰虚火動証の治療には欠かせないのである。しかし使用は，中気が盛んで食欲のある場合に限られる。中気が不足している場合，長期的に服用すると中焦に内寒を生み出してしまう」と述べています。

このほか，補腎瀉火作用をもつ組み合わせとしては，黄柏に亀板を合わせる，または熟地黄を合わせる，または牛膝・白芍を合わせるなどの方法があります。

2　痿躄や癱瘓を治療する

中焦の湿熱が下行すると，痿躄〔歩行不能〕や癱瘓〔半身不随〕，または腫痛などが起こります。黄柏は，このような状況を治療する際にも，欠かすことのできない薬です。黄柏に蒼朮を合わせると「二妙」となります。これには「痿証は，陽明経から治療する」という意味があります。腿や膝の腫痛を伴う場合は，さらに牛膝を加えます。これが「三妙」です。ここに薏苡仁を加えると「四妙」となります。張元素は「腎水と膀胱が不足している場合（原因は相火），足が萎えて冷たくなり，力が入らなくなる。これを治療するには，黄耆湯に少量の黄柏を加えたものを用いる。これを服用すれば，足や膝に気がみなぎり，しっかりと歩くことができるようになる。癱瘓の治療にも欠かせない薬である」と述べています。

3　黄疸・痢疾を治療する

黄柏で黄疸を治療する方法は，張仲景がすでに多用しているものです。有名な方剤には梔子柏皮湯・大黄消石湯などがあり，現在の臨床でも多用されています。多くは黄芩・山梔子・大黄・黄連などと合わせて使います。これらは苦寒性の強い薬を使って，陽黄を治療する方法で，初期の陽黄に多用されます。脾胃の弱い場合や，慢性的な病証に対しては，苦寒薬が胃を傷める恐れがあるので，この方法はあまり使いません。

黄柏はまた，痢疾の治療にも使われます。赤白・新旧の別なく，湿熱による痢疾であれば，黄柏を使うことができます。これも下焦の湿熱を除く作用によるものです。例えば黄柏に白頭翁などを合わせた白頭翁湯は，熱痢を治療する方剤です。黄柏に阿膠・黄連・烏梅を合わせた阿膠梅連丸は，各種痢疾を治療する方剤です。黄柏に木香・黄連を合わせた木香黄連丸は，膿血痢を治療する方剤です。このように黄柏は，さまざまなタイプの痢疾に効果を発揮しますが，特に熱痢・血痢の治療に向いています。

4　孔竅の瘡を治療する

　黄柏の清熱燥湿作用を利用して瘡腫を治療する方法は，九竅の瘡に対しても有効なものです。例えば，目が赤く腫れ熱を帯びて痛む場合，黄柏を内服薬としても外用薬としても使うことができます（『竜木論』）。口腔内や舌の瘡は，心脾の熱によるものです。これを治療するには，蜜を加えて炒した黄柏を粉にして口に含み，口に溜まった唾液を吐く方法を使います（『外台秘要』）。ここに青黛・竜脳を加える方法もあります（『本草衍義』）。さらに薔薇根の汁を塗ると，効果を高めることができます。

　また口唇に瘡が生じ痛みや痒みがある場合，黄柏の粉を患部に塗ります。口疳がただれて異臭を放っている場合は，緑雲散を使います。これは黄柏と銅緑を合わせたものを患部に塗る方法です。薬を塗ると，唾液が多く出るようになります（『三因方』）。小児の麻疹の後期や，成人の熱病後期などでも瘡は多くみられますが，この状況にも黄柏は多用されます。また咽喉部が突然腫れて痛み，食事にも影響するような場合，黄柏の粉を酢で練り，患部に塗ることで治療を行います（『肘後方』）。小児の重舌〔舌下の血管などが腫れ，もう1枚舌があるようにみえる病証〕は，黄柏を浸した竹瀝の汁を患部に塗ることで治療を行います（『千金方』）。鼻孔内の瘡は，黄柏と檳榔子の粉をラードで練り，患部に塗ることで治療を行います（『普済方』）。また黄柏に肉桂を合わせたもので，咽喉部の痛みを治療する方法もあります。これは瀉火＋引火下行による治療法です。虚実が錯雑している病証に向いています。このほか黄柏の粉を水で練り，足の裏に塗ることで，清竅の瘡腫を治療する方法もあります。これは瀉法によって，相火が

浮揚している病証を治療する方法です。同様に引火下行の意味をもつ方法です。

　男性の陰部にできた瘡腫で，痛んだり膿んだりしているものにも，黄柏を使うことができます。黄柏と黄芩を煎じた薬湯で患部を洗い，白蜜を塗ります。または黄柏・黄連の粉を患部に塗ります。女性の陰部にできた瘡や，おりものの異常（血が混入する，または白濁している）にも，同じ方法を使うことができます。みな下焦の湿熱を瀉す治療法です。

　このほか黄柏は，疳虫や蛔虫の治療，また外科の瘡瘍の治療にも使われます。これも清熱燥湿作用を利用したものです。

　このように黄柏には除熱作用と益陰作用があります。しかし陰陽両虚証・脾胃が弱り食欲がない（または消化機能が弱っている）・または下痢をしている・冷たい飲食物を受け付けない・温かい飲食物を好む・夜明けに下痢をする・上熱下寒による尿失禁や下腹部の冷痛や子宮の冷え・血虚による不妊症・陽虚による発熱・瘀血証・産後の血虚による発熱・金瘡〔刃物などによる切り傷〕を原因とする発熱・癰疽の表皮が剝がれた後の発熱・飲食物による発熱・陰虚による小便不利・血虚による不眠や煩燥・脾陰不足による下痢などには使うことができません。

5　独活

〈辛・苦・微温・無毒。足少陰経に入る気分薬〉

1　風を治療する

　独活は，少陰経の伏風による頭痛・めまい・頸部の硬直・両足の運動障害などの症候を治療することができる薬です（王好古）。『千金要方』には，4両の独活を良質の酒で煎じ，服用する方法が載っています。中風による言語不利・意識障害・全身の冷えなどを治療する方法です。独活に細辛を合わせると，少陰頭痛（p.286「細辛」の項参照）を治療することができます。

独活には浮昇性があり，少陰経の気分に作用します。細辛を合わせると，温経散寒止痛作用を強めることができます。ただし，太陽証を治療することはできません。

2　風湿痺による痛みを治療する

　腰や背中の痺痛・両足の痙攣や痛み・歩行困難などの症候を治療するには，独活に寄生・白朮を合わせて使います。痛みが激しい場合は，官桂・赤芍を加えます。腰や背中の硬直が顕著な場合は，川芎・狗脊・続断を加えます。体の冷えが顕著な場合は，川烏頭・草烏頭・炮附子を加え，袪風湿作用・止痺痛作用を強めます。『外台秘要』には，同量の独活と羌活・松節を酒で煎じ，空腹時に服用する方法が載っています。このほか独活は，歴節風（虚に乗じて風寒が関節を侵したことによる，関節の痛みや運動障害を呈する病証）の治療にも多用されます。

3　昇陽達表

　李時珍は「独活・羌活は，どちらも逐風勝湿作用・透関利節作用のある薬である。しかし気の強さに違いがある。……2味はともに苦辛温薬である。その味は薄く，陰中の陽に属するものである。よって気を上昇させ全身に行き渡らせることで，風邪を散らし湿邪を除く作用があるのだ」と述べています。これは東垣の成果をふまえて，さらに発展させた見解です。李氏は，羌活・独活に風薬を合わせ清陽を昇発させることで，脾胃の内傷（または風湿の外感を兼ねる）を治療する方法を多用しました。

6　桂枝

〈辛・甘・微温・無毒。足太陽経に入る。手太陽経の気分にも作用する〉

1　解表発汗

　桂枝には辛甘発散作用・通血脈作用があり，傷寒や中風による表証の治療に使われます。無汗の傷寒表証を治療する場合は，必ず麻黄を合わせて使います。これは腠理を開き汗を出させることで解表を行う方法です。有汗の中風表証を治療する場合は，「血脈を和し，陰気を収める」(張元素)作用のある白芍を合わせて使います。桂枝と白芍を合わせると，発散作用と同時におさめる作用があることになるので，営衛を調和させることができます。李時珍は「麻黄は，特に皮毛に作用する。よって発汗を促し，寒邪を散らすことができるのである。肺は皮毛を主り，辛味は肺に作用する。桂枝には，営気と衛気を体表に行き渡らせる作用がある。よって解肌を通して風邪を去ることができるのである。脾は営を主り，肺は衛を主る。甘味は脾に作用し，辛味は肺に作用する」と述べています。

2　除痺止痛

　桂枝にはまた，温経通脈作用・利関節作用があります。この作用を利用して風寒湿の邪気を除き，痛みを止めることができます。風湿による痛みの場合，麻黄・白朮・蒼朮を合わせて使います。風湿熱による場合，芍薬・知母を合わせます。痛みが激しい場合は，さらに黄柏を加えます。寒湿による痛みの場合，炮附子・白朮を合わせます。痛みが激しい場合は，さらに細辛・乾姜，または川烏頭・草烏頭を加えます。桂枝はまた手や腕にも強く作用するので，痛風を治療することもできます。痛風を治療する場合は，姜黄・桑枝を合わせる方法が多用されます。また通陽除痺を行うために桂枝を使う場合は，用量を多くする必要があります。

3　通陽化気

　桂枝には，営気と衛気を体表に行き渡らせる作用，上焦の陽気を通す作用，膀胱の気化機能を助長する作用があります。その通陽作用を利用すると，胸痺による心痛を治療することができます。この場合，生姜・枳実，または枳実・栝楼・薤白，または人参・乾姜・甘草などを合わせて使います。この3種の組み合わせは，それぞれ作用が異なります。1つ目は，辛通苦降によって気機を調える方法です。2つ目は，さらに寛胸〔胸部の気の通りをよくする〕作用と豁痰作用が加わります。3つ目は，益気温陽による方法です。桂枝を使っている点は同じでも，病状には虚実の違いがあります。李東垣は，桂枝と白朮からなる朮桂湯で胃の冷痛を治療しました。また桂枝には，結代脈・心動悸（多くは心拍が遅くなる）という症候を治療する作用もあります。この場合，炙甘草・人参・大棗・阿膠・麦門冬などを合わせ，気と陰，心と肺の両方を調える方法をとります。これは炙甘草湯の方法です。代脈（脈拍40以下）の場合，阿膠を除き，麻黄・附子を加えます。これは心陽の働きを強める方法です。

　桂枝にはまた，痰飲の上凌や小便不利を治療する作用もあります。桂枝に茯苓・白朮・炙甘草を合わせた苓桂朮甘湯は，通陽化飲作用のある方剤です。痰飲による心悸・息切れ・腸に水飲が溜まって音がするなどの症候を治療することができます。桂枝に茯苓・猪苓・沢瀉・白朮を合わせた五苓散には，通陽化気作用があります。傷寒太陽病による小便不利を治療することができます。これらのなかで，桂枝に茯苓を合わせるという組み合わせが，通陽化気作用の中心です。またこの2つの方剤には，ともに平衝降逆作用があります。つまり方書がいう「泄奔豚」〔上逆してきた気を下に降ろす〕という作用です。

4　通絡祛瘀

　桂枝には，温経通脈作用と，下焦の蓄血を散らす作用があります。例えば桃核承気湯の桂枝には，傷寒蓄血を治療する作用があります。女性の癥病を治療する桂枝茯苓丸や，瘧母を治療する鼈甲煎丸などにも，桂枝の通

絡祛瘀作用は活用されています。そのため先人は，桂枝は血薬でもあるといったのです。

5 利肝肺気

『名医別録』は，牡桂〔桂枝の気が薄く，味の淡いもの〕には「温経通脈作用があり，脇痛や脇風」を治療することができると述べています。成無己は，桂枝には「肺気を利す」作用があると述べています。そこで桂枝は，痛みの治療にも多用されてきました。例えば『本事方』の桂枝散は，驚いたことで肝を傷め，肋骨の痛みが生じた病証を治療する方剤です。桂枝半両に枳実1両を合わせて粉にし，1回に2銭，姜棗湯で服用します。また芎葛湯は，脇下部の激しい痛みを治療する方剤で，やはり桂枝が使われています。『済生方』の推気散は，右脇部の痛みや脹り・食欲不振などの症候を治療する方剤です。これは桂枝に片姜黄・枳殻・炙甘草を合わせて粉にし，姜棗湯で服用するものです。また肺の気機が失調したことによる咳嗽・喘息の治療にも，桂枝は多用されます。小青竜湯，『易簡』の杏子湯，九宝湯などがその例です。みな経脈を通し肺気を利することで，咳嗽や喘息を治療する方剤です。

李時珍は，曽世栄の言葉として「小児の驚風や泄瀉には，どちらも五苓散を使うのがよい。五苓散には，瀉丙火作用・滲土湿作用があるからである。また五苓散の桂枝には，肝風を抑え，脾土を助ける作用がある。『医余録』には，目が赤く腫れて痛む・脾虚による食欲不振・肝脈盛・脾脈弱という症候が載っている。この場合，涼薬を使って肝を治療すると，脾をさらに傷めてしまう。暖薬を使って脾を治療すると，肝をさらに強めてしまう。しかし温平薬の中に，その量の倍にあたる肉桂を加えると，肝を抑え，脾を益することができる。つまり一挙両得である。これが『木は桂を得ると枯れる』と伝えられるゆえんである。これは『名医別録』がいう，桂は肝と肺の気を利し，牡桂は脇痛脇風を治療するという作用と符合するものである。知らなかったものは，ここでしっかりと覚えておくべきである」という見解を紹介しています(『本草綱目』桂枝発明)。

7 肉桂

〈甘・辛・大熱・小毒がある。足少陰経と足太陽経の血分に入る。足厥陰経の血分にも作用する。桂心は，手少陰経の血分に入る〉

1 補腎温陽

　肉桂は気の厚い薬です。その気は下行し，腎を補益する作用があります。そこで命門不足による，悪寒・四肢の冷え・腰痛・足が痿える・夜に尿が増えるなどの症候を治療することができます。この場合，附子を合わせ，さらに佐薬として熟地黄・山薬・山茱萸などを加える方法が多用されます。人参・鹿茸を合わせると，補腎温陽作用に，さらに益精気作用を加えることができますが，これは極度に衰弱している病証に使う方法であり，多用されるものではありません。

　陽虚で，食欲不振・軟便・腹痛・腸鳴音・消化不良などの症候がみられる場合，これは中下焦の病証です。治療には，肉桂に白朮・乾姜・肉豆蔻・破故紙などを合わせる方法が多用されます。温運脾腎陽による用薬法です。また脾腎陽虚による，胃の冷痛・サラサラした液が口に逆流してくる・大便がゆるい，などの症候の治療には，理中丸に肉桂を加えたものを使います。温陽止痛による方法です。

　また，心陽不振による胸悶・心痛・めまい・息切れ・突然胸がふさぐ・自汗・四肢や顔が青紫色になるという病証に対しても，肉桂は即効作用があります。これは腎厥心痛・真心痛と呼ばれる病証です。腎気は心に通じているので，肉桂に人参・附子・細辛・蓽撥・丁香・五味子などを合わせた温通心腎による方法が多用されるのです。この用薬法にはまた，消耗した気を収斂する回陽救逆作用もあります。心痛の発作を起こしたことのある人は，この薬を常備しておくと，緊急のときに役に立ちます。

2　除痺止痛

　肉桂にはまた，寒痺や頑固な寒邪を治療する作用もあります。これらの病証では，頭痛・体の痛み・腰痛・腹痛などがみられます。寒気厥逆または風寒による頭痛を治療する場合，肉桂に細辛・烏頭などを合わせます。ただし，これは非常に強い薬なので，使用には注意が必要です。体の痛みを治療する場合は，『霊枢』の薬熨法を使います。まず肉桂・蜀椒・乾姜を酒に漬けます。そしてこの薬酒を滲み込ませた白い布で患部を温めます。外用薬として使った後は，湯剤・酒剤として使うことができます。その場合，上記した組成を基礎として，さらに薬を加えます。腰痛を治療する場合は，肉桂に白朮・破故紙・独活・桑寄生などを合わせる方法が多用されます。腹痛を治療する場合は，肉桂に乾姜・附子・呉茱萸・蜀椒・白芍などを合わせる方法が多用されます。

3　温通血脈

　肉桂には，消瘀血作用・通利月水作用〔生理不順を治療する作用〕・破痃癖癥瘕＊作用〔痃癖や癥瘕を治療する作用〕，また癰疽・痘瘡などを治療する作用もあります。最も緊急に消瘀血作用が必要とされるのは，産後の悪血が心を侵し，意識が朦朧としている状態です。この場合，温めた黄酒で肉桂の粉1銭を服用させます。この方法は，産後腹痛が激しい場合にも使うことができます。その場合，さらに当帰・川芎を加えるとよい効果が得られます。また肉桂は，生理痛にも多用されます。特に月経が遅れ，黒い血塊が混ざっている状態に向いています。その場合は，当帰・川芎・五霊脂・炮姜・柴胡を合わせて使います。同時に熱象がみられる場合は，牡丹皮・赤芍・当帰・桃仁・紅花を合わせて使います。月経時に乳房や腹部の脹痛がみられ，ときに痛みが激しすぎて月経もきちんと進まなくなるような場合，肉桂に三棱・莪朮・当帰・柴胡などを合わせて使います。これも非常に多用される方法です。瘀血による無月経を治療する場合は，肉桂に大黄・芒硝・虻虫・水蛭・桃仁などを合わせて使います。これは破血通経による治療法です。

痃癖癥瘕を治療する場合，まず病証の新旧や緩急を見分ける必要があります。そのうえで，肉桂に破気破血薬・益気養血薬などを合わせます。邪気と正気の関係や，虚と実のバランスに応じた用薬法が必要となります。しかし，どのような場合でも，温通血脈作用を実現するためには，肉桂が最も重要な薬となります。

　また，虚寒内陥による癰疽や痘瘡を治療する場合も，肉桂は不可欠の薬となります。この場合，主に益気昇陽作用や通陽和営作用のある薬と合わせて使います。具体的には，保元湯の用薬法（人参・黄耆・甘草），黄耆肉桂柴胡酒煎湯の用薬法（黄耆・当帰・柴胡・升麻），陽和湯の用薬法（熟地黄・鹿角膠・麻黄・炮姜）などが実用性の高い方法です。

　肉桂には止血作用もあります。陽が虚し，陰をとどめられなくなり出血するという虚寒性の出血証に使われます。例えば『婦人良方』の神応散は，血崩を治療する方剤です。これは粉にした桂心を，1回に1～2銭，空腹時に服用するものです。のちには張石頑が，この方法をもとに，重症の吐血を治療しました。これは吐血が止まらず，頭が熱くなり，足が冷たくなる病証で，多量の出血による気脱の危険があります。張氏はこれを，肉桂の粉を独参湯で服用する方法で治療しました。虚寒による吐血では，血色は薄く暗くなります。治療には，理中湯に肉桂を加えた薬を使います。陰虚火昇による吐血では，頬が赤くなり，尺脈は弦となります。治療には大用量の六味丸に肉桂を加えたものを使います（『張氏医通』）。

　甘辛大熱薬である肉桂は，右腎命門に入り，相火の不足を補う作用があります。しかし血証に使うことはできません（虚寒証は例外）。陰虚火炎による吐血・喀血・鼻出血・歯茎出血・血尿など，また肺熱による咳嗽，陰虚による内熱・五心煩熱・夢精・滑精，および血虚による月経病・崩漏，産後の出血過多・産後の血虚による発熱などには使うことはできません。使うと病状をさらに悪化させてしまいます。

　　＊痃癖：邪冷の気が体内で凝結したことによる急激な腹痛や脇痛・肋痛。
　　　癥瘕：腹部の腫瘤やしこり。

8　知母

〈苦・辛・寒潤・無毒。手太陰経・足陽明経・足少陰経の気分に入る〉

1　瀉火による除煩

『名医別録』は，知母には「傷寒や慢性的な瘧による煩熱を治療する作用がある」と述べています。張元素は「心熱を去り，足陽明経の火熱を瀉す作用がある」と述べています。そこで知母は，高熱・煩躁・口渇などの症候がみられる傷寒陽明病や温病気分証の治療に使われます。この場合，知母に石膏を合わせて使います。瀉火作用・除煩作用・止渇作用による治療法で，白虎湯がその例です。この用薬法は，暑熱の治療にも使われます。

2　瀉肺による止咳

知母にはまた「瀉肺火作用」（王好古）や「消痰止嗽作用・潤心肺作用」（大明）もあります。『宣明論方』の二母散は，肺熱による咳嗽を治療する方剤です。これは粉にした知母と貝母に，生姜を1片加えて煎服するものです。『医学集成』には，知母・貝母・少量の巴豆を粉にし，この粉を3片の生姜の両面に付け，寝る前によく噛んでから飲み込む方法が載っています。これは，胸膈に痰飲が溜まっていることによる痰嗽・便秘を治療する方法です。翌朝には，排便がみられ，嗽も止みます。『鄧筆峰雑興方』には，まず炒知母と杏仁（姜水に漬け，皮と先端部分を除いて，焙じたもの）を煎服し，次に同量の大根の種と杏仁を粉にし，練った米で丸薬を作り，1回に50丸，姜湯で服用する方法が載っています。これは慢性の嗽による喘息を治療する方法で，これを使えば，病を根本から治療することができます。これらはどれも瀉肺によって咳を止める方法です。

また，知母に麦門冬を合わせる方法もあります。これは潤心肺作用・瀉火作用によって咳を止める方法です。知母に百合（または牡蠣）を合わせる方法もあります。これは養肺清熱作用によって，肺熱による咳嗽・多汗

を治療する方法です。

3 潤燥止渇

『神農本草経』は，知母には「熱邪を除き，消渇を治療する作用がある」と述べています。知母と石膏，知母と地骨皮，知母と麦門冬（または天門冬），知母と栝楼根，知母と五味子などの組み合わせには，どれも潤燥止渇作用があります。また知母と山薬，知母と甘草，知母と黄耆などの組み合わせには，益気生津作用があります。

4 補虚清熱

知母はまた「瀉肺火作用・滋腎水作用があり，命門相火の亢進を治療」（王好古）することもできます。また「虚労による体のほてり」を治療することもできます（甄権）。現在でも知母は，虚労による発熱の治療に多用されています。例えば，虚労による体のほてりを治療する清骨散には，知母と地骨皮の組み合わせが含まれています。陰虚で筋肉は衰え全身に高い熱が出ている場合，秦艽鱉甲散を使います。ここでは知母に秦艽・鱉甲を合わせています。陰虚火旺による虚熱・頬が赤いなどの症候を治療する場合，地黄丸を使います。ここでは知母に黄柏を合わせています。これらの使い方はみな，李時珍が述べた「腎が乾燥している場合，辛味薬と使ってこれを潤すのがよい。肺気が上逆している場合は，苦味薬を使ってこれを瀉すのがよい。辛苦寒涼薬である知母は，下部に対しては腎を潤す滋陰作用があり，上部に対しては肺熱に対する瀉火作用がある。腎経・肺経の両経に作用する気分薬である」という見解と一致するものです。

5 滋陰降火・利小便

知母にはまた，滋陰降火作用と利小便作用があります。李東垣は「（知母には）下焦の湿熱による腫れや痛みを去る作用がある。また膀胱に火邪があり，尿の出が悪く，色も濃くなっている場合，酒洗黄柏と知母を君薬

とし，佐薬に茯苓・沢瀉を使うことで治療することができる」と述べています。また「邪熱が下焦の血分にあると，口渇はみられず，小便不利がみられる。これは『素問』王冰注がいう，陰がなければ陽は生まれず，陽がなければ陰は気化されないという状態である。治療には，気味ともに厚い陰中の陰に属する薬が必要となる。例えば黄柏と知母を合わせ，さらに引薬として桂を加える方法がある。これは寒薬で熱を治療する方法である。湯を使って丸薬を作り，熱湯で服用する。これは滋腎丸という方剤であり，尿通をよくする作用がある」(『医学発明』)。

知母には「邪気を除き，水を下行させることで肢体の浮腫を治療する」作用もあります(『神農本草経』)。そこで『金匱要略』では，歴節による関節の痛みや腫れ，足が体から分離したかのような腫れや痺れを，桂枝芍薬知母湯で治療しています。

9 羌活

〈辛・苦・温・無毒。手足太陽経に入る風薬。足厥陰経・足少陰経の気分にも作用する。督脈の病を治療する作用もある〉

1 風湿による身痛を治療する

王好古は「羌活は勇壮な気を備えた薬であり，太陽風湿による頭痛・関節痛・身痛などの治療には欠かせないものである」と述べています。独活・防風・藁本・蔓荊子・川芎・甘草などを合わせる方法が多用されます。これは羌活勝湿湯の用薬法です。李東垣は，この方剤を使って，頸部の硬直・腰から頸部頭部にかけての激痛を治療しました。これは足太陽経の気が流れなくなっている病証です。また羌活に姜黄を合わせ，佐薬として和営作用のある当帰・赤芍，益気作用のある黄耆・甘草，調和営衛作用のある生姜・大棗を加える方法もあります。これは蠲痺湯の用薬法です。全身の痺痛・手足の冷痺・足が重く感じる・背中から頸部にかけての硬直などの症

候を治療することができます。

2　外来の風寒を散らす

　羌活は，手足太陽経に入る風薬で，気味は辛苦温です。よって羌活には，外来の風寒を散らす作用があるのです。防風・川芎・白芷・蒼朮などと合わせると，辛温解表薬となり，これは，宋金代に盛んに行われた方法です。九味羌活湯が代表的な方剤で，その用薬法は「解利法」と呼ばれています。羌活などの風薬を臨床で使う場合，その用量は以下のように設定されます。除風湿薬として使う場合は用量を多くします。風寒の邪気を散らす目的の場合は，あまり多くはしません。昇陽昇清薬として使う場合は，薬味を多くし，個々の薬の用量は少なくします。これは宋金代の処方の特徴といえるもので，非常に実用的な方法です。

　『小品方』は羌活を使って，産後の中風による言語不利・四肢の拘急を治療しています。羌活を粉にし，1回に5銭を酒と水それぞれ1杯ずつ合わせたもので煎じ，薬液が半量になるまで煎じたら服用します。

3　頭痛を止める

　羌活に蔓荊子・藁本を合わせると，太陽経の頭痛（前頭部・後頭部ともに痛み，筋肉の痙攣を伴う）を治療することができます。羌活に川芎を合わせると，太陽少陰の頭痛（頭頂部から後頭部にかけての痛み）を治療することができます。風湿による太陽頭痛の場合，同量の羌活・防風・赤小豆を粉にし，鼻に挿入する方法で治療を行います。風湿を去り，痛みを止める作用があります（『玉機微義』）。先人は，頭痛に風薬を多用するのは，風薬だけが頭頂部に至ることができるからだと述べました。しかし風薬を使う場合でも，経絡の部位による区別，さらに邪気の種類による区別を行わなくては，確かな効果は得られません。

　督脈の病による，頭痛・背中の硬直・手足の冷えなどの症候に対しても羌活を使うことができます。その場合，藁本・川芎を合わせる方法が多用され，それによって作用を強めることができます。

独活と羌活は陽に属する風薬なので，風寒湿治療の要薬として使れるのが，最も基本的な用法です。風の性は燥なので，湿邪に勝つことができるからです。『神農本草経』も『名医別録』も，羌活の主治は中風や諸風であると述べています。火が強まっている病証，中湿・中痰・中気などの病証には使うことはできません。これらの病証では，陰陽気血の損傷が顕著であり，誤って風薬を使うと，津液を枯渇させ，病状を悪化させてしまいます。また，血虚による頭痛・身痛で熱象もみられるような内傷にも，使うことはできません。

10 桔梗

〈苦・辛・平・無毒。手太陰肺経の気分と足少陰経に入る〉

1 理肺利咽

桔梗には「体内に溜まっている痰や涎などを除く作用・肺熱による嗽を治療する作用」（甄権）があります。そこで桔梗は，肺気不利による咳嗽・涎が多いという症候の治療に多用されます。例えば桔梗に甘草を合わせたものには，宣肺理気作用があります。これは止咳祛痰の基本的な用薬法です。外来の風寒による場合，麻黄・桂枝，または羌活・防風を合わせて使います。これは祛寒解表・宣肺止咳による用薬法です。風熱による場合，桑葉・菊花，または牛蒡・薄荷を合わせて使います。これは疏風散熱・粛肺止咳による用薬法です。痰が多い場合は，半夏・陳皮，または前胡・茯苓を合わせて使います。理肺化痰による用薬法です。気の上逆がみられる場合，蘇子・厚朴，または枳殻・杏仁を合わせて使います。降気止咳による用薬法です。肺に鬱熱がある場合，桑白皮・黄芩，または石膏・知母を合わせて使います。清肺降火による用薬法です。どれも臨床で多用される方法です。

のどが痛み，声が嗄れている場合に使われるのが，甘桔湯という名方で

す。これは甘草を主として，桔梗を合わせたもので，宣肺利咽作用があります。服用すると声が出せるようになります。のどが腫れて痛み声が嗄れている場合，甘桔湯に牛蒡・薄荷・馬勃・射干・山豆根・蟬退・玉胡蝶・胖大海などを合わせて使います。これも多用される方法ですが，外感風熱によるものが中心となります。

2　膿を排出し，癰を治療する

　桔梗にはまた「養血作用・排膿作用があり，肺癰を治療する」（大明）働きもあります。そこで肺癰の治療には，桔梗湯（桔梗1両，甘草2両）が多用されます。排膿解毒作用のある方剤です。使用する場合，葦茎・薏苡仁・桃仁・甜瓜子・冬瓜子・魚腥草・金蕎麦などを合わせて作用を強めます。『外台秘要』では，咳・胸満・悪寒・脈数・咽喉部が乾燥しているがのどは渇かない・ときに生臭い唾液を垂らす・粥状の膿を吐く，という病証を，桔梗白散で治療しています。桔梗3分，貝母3分，圧搾して油分を去った巴豆1分よりなる散薬です。健康な人は1回に半銭服用し，体の弱い人は量を減らします。この用法では，膿を排出する作用が強められています。原書は「病が膈上にあるときは膿を吐かせ，膈下にあるときは瀉す」と述べています。即効性のある薬であることがうかがえます。

　桔梗に枳実・芍薬を合わせると，排膿散となります。桔梗に甘草・生姜・大棗を合わせると，排膿湯になります。いずれも『金匱要略』の方剤です。両方剤のもつ排膿解毒作用は，さまざまな癰腫治療に広く応用されています。

3　肺気に対する開提

　また桔梗には開肺利竅作用があり，胸膈部の気滞による心腹部の脹痛などを治療することができます。例えば『活人書』では，桔梗に枳殻を合わせたもので胸満を治療しています。これは昇降気機作用による治療法です。また，桔梗に半夏・陳皮・生姜を合わせる方法もあります。これは辛通気機作用による用薬法で，傷寒腹脹を治療することができます。朱丹渓は「痰火が肺中に鬱すると，乾いた咳嗽がみられるようになる。苦桔梗には，こ

の鬱を開く作用がある。また肺金の気が腸に鬱すると，痢疾・腹痛が現れる。苦桔梗は，この鬱も開くことができる。まず桔梗で鬱を開き，それから痢疾を治療する薬を使う。桔梗には，気血に対する開提作用があるが，特に気薬として使うのがよい」と述べています。後人も桔梗を痢疾に使いましたが，そこでは桔梗の排膿作用がはっきり意識されるようになりました。膿が多く，排便後も腹中がすっきりしない状況に使うと，すぐれた効果を発揮します。

　桔梗の気は上昇するので，胸肺部の病証に対する引経薬としても活用されます。張元素は「桔梗に甘草を合わせたものは，船の櫂のような役割を果たす。例えば峻下薬である大黄の苦泄作用を胸中に向けたい場合，辛甘薬と合わせることで大黄の作用を上昇させる必要がある。鉄や石を舟に積んでも，櫂があれば沈まないのと同じである。桔梗があれば，薬の作用は下に沈まなくなるのである」と述べています。この方法は現在でも多用され，効果をあげています。

　桔梗は上昇する作用をもつ，陽に属する薬です。気逆による病や，邪気が下焦にある病には使うことができません。また，下焦に対する補薬や攻薬と合わせて使うこともできません。

11　升麻

〈甘・苦・平・微寒・無毒。足陽明経と足太陰経の引経薬。手陽明経と手太陰経にも入る。帯脈の病にも使われる〉

1　陽明の風邪を昇散させる

　升麻葛根湯の中の升麻と葛根には，陽明の汗を出させる作用があります。芍薬と甘草には，和陰陽作用があります。これは辛甘化陽＋酸甘化陰による組み合わせです。升麻葛根湯は，目痛・鼻の乾燥・不眠・無汗・悪寒・発熱という傷寒陽明経証を治療することができます。また葱白の作用を引

き上げることで，手陽明経の風邪を散らす作用もあります。

　李東垣は，升麻の上昇作用と肌肉間の風熱を解く作用を利用し，脾胃の内傷によって虚熱が肌表に浮上している病証を治療しました。升麻に柴胡・葛根・防風などを合わせた，昇陽散火法がその例です。しかし，この病証は，上述した傷寒陽明経証とは，内外寒熱虚実の違いがあり，合わせる薬にも違いがあります。後者の場合，さらに人参・白芍・甘草などを合わせる必要があります。こうした使い分けには十分な注意が必要です。

　升麻に荊芥・防風・黄耆皮・甘草・白芷などを合わせたものには，皮膚の風邪を去る作用があります。皮膚が白いタイプの瘙痒・隠疹などに使うことができます。塊疹が多く，皮が硬化し痒い場合は，さらに枳実を加えます。この証は，血虚によって風が生じた病証とは異なるものです。

2　胃気を上昇させる

　張元素は「補脾胃薬を使う場合，升麻を使ってその作用を引き上げなければ，効果をあげることはできない」と述べました。升麻には，胃中の清気を上行させる作用と同時に，甘温薬の作用を上昇させることで，散解した衛気を補い，皮毛を充実させる作用があるからです。そこで升麻は，脾胃元気不足の治療にも欠かすことはできません。陰中から陽気を上昇させ，陽気を心肺にもたらすのです。この場合，多くは柴胡と合わせて用います。これは陽明と少陽の二経から清気を上昇させることで，清陽の気の昇発と生長を助長する用薬法です。確かな効果を得ることができます。

　李時珍は，中年以後に起こる脾胃の気陥に対して，昇陽薬を使う方法を推奨しています。例えば「多くの人は50歳を過ぎると，気が少なくなり，新しい気もあまり生まれなくなる。また気が上昇する力も弱り，下降するようになる。秋冬の力が増し，春夏の力が減るのである。平素より体が弱く，元気が下陥している病証には，升麻を使って治療を行うのがよい。『素問』は『陰精が足りている人は長生きができる。陽精が下降している人は死ぬ』と述べている。この古来よりの奥義を理解し，わかりやすい方法で実践したのが張潔古と李東垣の2人である」と述べています。

3 陽明経の頭痛・歯痛に対する止痛作用

　陽明経の頭痛では，前額部の痛みが顕著です。これは升麻に葛根・白芷を合わせたもので治療します。熱がある場合，升麻に石膏を合わせます。胃熱による歯痛の場合も，升麻に石膏を合わせて使います。または升麻に生地黄を合わせて使います。歯茎がただれて悪臭がする場合は，升麻に黄連を合わせて使います。この方法は，口腔内や舌の瘡を治療する場合にも使われます。

4 解毒作用・消瘡作用・化斑作用

　升麻にはさまざまな毒に対する解毒作用があり，体内の毒を吐かせることができます。李時珍は「(升麻は) 陽明本経の薬であり，その作用は上昇する特徴をもっている」と述べています。そして升麻と射干を合わせたもので，莨菪〔ヒヨス〕中毒や野葛〔ツタウルシ〕中毒を治療しました。またイサゴ虫の毒に対しても効果があります（p.88「昇降相因」参照）。

　瘡瘍・腫毒・斑疹などの治療にも，升麻は使われます。普済消毒飲・宣毒発表湯・化毒湯（升麻・紫草茸・甘草・粳米）などは，みな升麻を含む方剤です。升麻に大青を合わせたものは，陽毒による斑・心煩・狂乱などを治療することができます。升麻に柴胡・葛根・黄連・甘草などを合わせたものには，解毒作用・消腫作用・化斑作用があります。王好古は升麻を「瘡治療の聖薬である」と述べています。

　また，昇清作用のある升麻を下気薬または滋潤薬と合わせ，気機の昇降を調えることで腸痺便秘を治療する方法もあります。下気薬を合わせる場合，升麻と枳殻，升麻と檳榔子などの組み合わせがあります。滋潤薬を合わせる場合，升麻と牛膝，升麻と当帰などの組み合わせがあります。どれも昇降法による用薬法で，通幽作用・潤腸作用のある方剤によくみられるものです。

　李東垣は，升麻には「帯脈の縮急を緩める作用がある」と考えていました。そこで中気下陥による腰部腹部の下墜感・おりもの過多（白色）という病証の治療に升麻を使いました。この場合，必ず白芷または白朮を合わせて

使っています。

　また『類証活人書』には升麻を犀角の代用品として使う説が載っています。例えば「傷寒や温病で, 汗法を使うべきときに使わず, 内に瘀血があり, 鼻出血・吐血・顔が黄色・大便が黒いという症候がみられる場合, 消化瘀血作用のある犀角地黄湯を使う」と述べ, 犀角の注の部分で「もし犀角がない場合は, 升麻で代用する」と述べています。しかし, 後人はこれを疑い, 例えば王好古は「升麻と犀角は, 性味のまったく異なる薬である。どうして代用することなどできようか？　升麻には, 地黄やほかの薬の作用を陽明経に引き入れることくらいしかできない」と述べています(『湯液本草』)。

　升麻は上昇する性質をもち, 陽に属する薬です。吐血・鼻出血・痰の多い咳嗽・陰虚火動・腎経不足, そのほか嘔吐・驚悸・怔忡・癲狂などの病証には, 使うことはできません。

12　葱白

〈辛・平・無毒。手太陰経と足陽明経に入る〉

1　発汗解表

　『神農本草経』は, 葱白は「湯薬にすると, 汗を出させ, 傷寒による寒熱, 中風, 顔や目の浮腫を治療することができる」と述べています。そこで葱白は, 風寒表証に多用されます。例えば風寒感冒の初期には, 葱白と豆豉, 葱白と紫蘇などの組み合わせが使われます。どちらも発汗作用のある用薬法です。また傷寒による激しい頭痛を治療する場合は, 葱白と生姜, または葱白と白芷を使います。これも発汗作用のある方法です。時疾による発熱・頭痛を治療する場合は, 根がついたままの20本の葱と米で粥を作り, 酢を少し加えて熱いうちに食する方法があります。これも汗法による治療です。

2 通陽散寒

　葱白にはまた「成人の陽脱・陰毒による腹痛や，小児の盤腸内釣〔小児の脾気が不足し，風寒の邪気が腸間に侵入したことで生じる腹痛。急驚風の類証の一種〕に対する止痛作用があります（李時珍）。例えば傷寒少陰病で，裏に寒，外に熱があり，下痢清穀・手足の冷え・脈微という症候がみられる場合があります。このような格陽を起こしている陰寒内盛証に対しては，通陽救逆作用がある白通湯を使って治療を行います。葱白・附子・乾姜よりなる方剤です。また，陰寒内盛のうえに戴陽が生じると，同じ病証で顔色が赤くなります。この場合，通脈四逆湯に葱白を加えたもので治療を行います。通脈通陽による方法です。また大量の嘔吐や激しい下痢によって陽脱が起こり，手足の冷え・意識障害がみられる危険な病証や，または性交の後で寒邪に侵され，下腹部痛・陰嚢の収縮・冷汗・手足の冷えなどがみられる病証にも，葱白は使われます。まず炒めた葱白で臍部を温めます。それから葱白と三七の茎を搗き，酒で煮たものを飲ませます。これは華佗の緊急治療方で，即座に陽気を回復させる作用があります。

　また陰毒による腹痛で，手足の冷え・唇が青い・陰嚢の収縮・脈欲絶〔今にも絶えそうな脈〕，などの症候がみられる場合も，葱白を使うことができます。葱白1束の根と青い部分を取り，白い部分を2寸残します。これを火にかけ，熱くしてから臍の上に置き，さらに上から熨斗で温めます。葱がクタクタになったら取り替えます。これを続け，熱気が体内に入り込むと，手足は温まり，汗が出てきます。汗が出たら四逆湯を服用します。これも通陽救逆による治療法です（『南陽活人書』）。そして小児の盤腸内釣腹痛も，急激に起こる危険な病証です。これを治療する場合，まず葱湯で腹部を洗います。次に炒めた葱白を搗き，これを臍部に貼って温めます。しばらく続け，尿が出るようになれば，痛みは止まります。これも通陽救逆による治療法です（『湯氏嬰孩宝書』）。

3 大小便を利す

　孟洗が指摘しているように，葱白には大小便を利す作用もあります。例

えば尿閉で下腹部が脹っている場合は，緊急に治療しなければ生命の危険もあります。『本事方』ではこれを，切った葱白3斤を炒め，2つの袋につめて交互に下腹部を温める方法で治療しています。気が通れば尿が出るようになります。また尿の出が悪く，ときに血尿がみられる場合，葱の根に近い部分を1寸ほど切り，これを臍の上に置き，その上から7壮の灸をすえます（『経験方』）。また血尿を，葱白1握と鬱金1両を煎じ，1日3回服用することで治療する方法もあります。これは通竅止血による治療法です（『普済方』）。

また，大小便ともに出なくなるという危急の病証もあります。この場合，搗いた葱白を酢と和え，下腹部に塗ります。そしてその上に，7壮の灸をすえます。気が通れば，大小便は出るようになります。気が通らない場合は，さらに火で炙ります（『外台秘要』）。『直指方』では，大腸の虚閉を匀気散で治療しています。これは根つきの葱1本・生姜1塊・塩1つまみ・淡豆豉3〜7粒を搗いて餅を作り，熱してから臍の上に置くものです。気が通り，大便が出るようになるまで続けます。これらの方法は，みな葱白の通陽作用を利用して大小便を出るようにする治療法です。酢・生姜・塩・豆豉・灸・火で炙るなどの方法を使うのは，散・引・和血・下行などを通して葱白の作用を強めることが目的です。張元素は，「葱白の主要な作用は，発散作用を通して上下の陽気を通すことである」と述べています。

李時珍は「葱は，肺に作用する野菜である。肺病の人は葱を食すとよい。肺は気を主り，外の皮毛と対応し，陽明経とつながっている。よって葱が治療する病の多くは，太陰・陽明の病なのである。葱には発散通気作用がある。またその通気作用を通じて，解毒作用・理血作用も生まれる。気は血を統率する。よって，気が通れば血も通るのである。金瘡などによる出血で痛みが止まらないものを『王璆百一選方』では，同量の砂糖と葱白を粉にして患部に塗る方法で治療している。痛みはすぐに止み，傷跡が残ることもない」と述べています。

葱白には発散作用があるので，表虚で汗をかきやすい人には使うことはできません。また汗法を使い，すでに汗が出た人に，再び使うこともできません。

13 白芷

〈辛・温・無毒。手足陽明経の気分に入る。手太陰経にも入る。気分だけでなく血分にも作用する。帯脈の病を治療する作用もある〉

1 外感風寒を治療する

外感による発熱・悪寒・頭痛・鼻づまり・鼻汁などの症候を治療する場合，白芷を主として甘草・葱白・豆豉・生姜・大棗を合わせたものを煎服します。汗が出れば症候も消えます。『衛生家宝』には神白散（聖僧散とも呼ばれる）という方剤が載っています。非常に効き目のある方剤です。また『百一選方』には，白芷と荊芥を粉にし，これを清茶に入れて服用する方法が載っています。『太平聖恵方』には，白芷と葱白を搗いて作った丸薬を清茶で服用し，同時に生姜汁で溶いた白芷の粉を太陽穴に塗り，葱白を入れた熱い粥を食することで汗を出させる方法が載っています。それぞれ独自の辛温解表法であり，さまざまな病証に使うことができます。

李東垣は「白芷は，さまざまな風を治療することのできる薬である。その気は芳香を放ち，九竅を通す。表汗による治療には欠かせない薬である」と述べています。

2 陽明頭痛に対する止痛作用

前額部や鼻梁を中心とする頭痛，また頭風によるめまいを治療するには，都梁丸を使います。これは白芷の粉に蜂蜜を加えて丸薬にし，1回に1丸，清茶か荊芥湯で服用するものです。非常にすぐれた効果を発揮する方剤です（特に慢性の前頭洞炎や鼻洞炎で，穿刺による治療を行ったものにはじめて使うと，よい効果があります。2回目以降は少し効果が落ちます）。また雷頭風*で，頭頂部に腫瘤ができているものにも使うことができます。

また鼻淵による，頭痛・多量の鼻汁や涙が出るという症候を治療する場合は，白芷に呉茱萸を合わせたもので治療を行います。佐薬として川芎を

加えることもあります。この方法は，歯痛や口臭の治療にも使うことができます。

『談野翁試効方』には，白芷・川芎・甘草・川烏頭を粉にし，茶と薄荷を煎じた薬湯で服用する方法が載っています。これは袪風止痛作用を利用して，各種頭痛，特に頑固な頭痛を治療する方剤です。以上，いくつかの方法を紹介しましたが，どの場合も白芷の用量を多くします。丸剤として使っても，散剤として使ってもかまいませんが，湯薬として使うと効果は落ちます。

また風熱に属する病証の場合，同量の白芷と黄芩を粉にし，1回に2銭，清茶で服用します。煎服してもかまいません（『丹渓纂要』）。病状が重い場合，さらに升麻・石膏を加えます。このように複方として使うと，効果を高めることができます。この方法は，風熱による歯痛にも使うことができます。

　＊雷頭風：頭の中で雷が鳴っているような激しい頭痛が生じ，顔面部の腫瘤を伴う病証。

3　風湿による身痛を治療する

白芷に羌活・独活などを合わせ「風は湿に勝つ」という作用をもたせる方法もよく用いられます。風湿による足の腫れや痛みを治療する場合，白芷と白芥子を粉にし，生姜汁を加えて和えたものを患部に塗ります（『医方摘要』）。このほか白芷に独活・木瓜・檳榔子を合わせ，煎服する方法も多用されます。これは袪風下気化湿作用による治療法です。

また，痒みを伴う湿疹や疥瘡を治療する場合，白芷に藁本を合わせる方法があります。これは内服薬としても外用薬としても使える方法です。薬浴法に使うこともできます。

4　膿を排出し，瘡を治療する

『袖珍方』では，初期の疔瘡を，白芷1銭・生姜1両・擂酒1杯を煎じ，

温服して汗をかかせる方法で治療しています。癰疽で患部が赤く腫れている場合，同量の白芷と大黄を粉にし，1回に2銭を重湯で服用します（『陳氏経験方』）。乳癰の初期には，同量の白芷と貝母を粉にし，温酒で服用する方法が効果的です。佐薬として栝楼を加えると，さらに効果を高めることができます。これらの方法は白芷の消散瘡腫作用を中心に，状況に応じて，生姜や酒の行散作用，大黄の敗毒作用，貝母や栝楼の散結作用などを合わせた用薬法です。そして最も多用されるのは，白芷に荊芥を合わせる方法です。消散瘡瘍作用があります。また白芷は，膿を排出し組織の新生を促す作用があるので，外科でも多用されます。その場合，藁本・川芎・黄耆などを合わせる方法が多用されます。

5　婦人科疾患に対する作用

　白芷は帯下病〔おりものの病〕を治療する作用があるので，婦人科でも多用されます。椿根皮を合わせたものには，清化湿熱作用があります。また単葉紅蜀葵根・白芍・明礬を合わせたものにも，同様の作用があります。寇宗奭は「『薬性論』は白芷には蝕膿作用があると述べている。今ではこれを，帯下病の治療に使っている。帯下病は，腸に溜まった敗膿や敗血によって腹痛などが起こっているものである。よって白芷の排膿作用を使って治療するのである」と述べています。これは実践経験をまとめたものです。おりものの量が多く，サラサラしている場合，白芷に煅牡蛎（または山薬・白朮）を合わせたもので治療を行います。これは固渋作用を兼備した方法です。

　白芷には，漏下赤白〔ここではおりものに膿や血が混入している状況を指す〕を治療する作用があります。『神農本草経』では，この作用が第一に掲げられています。血に対する作用を強める場合，藁本・荊芥・防風などを合わせる方法が多用されます。『大明本草』は「〔白芷には〕宿血を排出し，新血を補う」作用があると述べています。そこで白芷は，血の混入したおりものを治療する場合にも，すぐれた効果を発揮します。膿が多い場合は，白芍・白朮・杜仲・香附子などを合わせます。『普済方』には，烏金散という方剤が載っています。産前産後の虚損による生理不順・崩漏・逆子など

を治療する方剤です。これは同量の白芷・百草霜を粉にして、1回に2銭、熱湯に童便と酢を加えたもので服用するものです。朱丹渓は、ここに滑石を加えて、芎帰湯で服用する方法を残しています。

　また白芷は、蛇に嚙まれた傷の治療にも効果があります。

　白芷は温性の薬で、その作用は上昇するため、火による嘔吐に使うことはできません。陰虚火旺や血熱による漏下赤白にも使うことはできません。癰疽で患部の表皮が破れたものに対しては、用量を減らしていく必要があります。

14 石膏

〈辛・甘・大寒・無毒。足陽明経・手太陰経・手少陽経の気分に入る〉

1　清熱瀉火

　『名医別録』は、石膏には「時気による頭痛や身熱・三焦の大熱・皮膚の熱・腸胃の結気などを除く作用、解肌発汗作用・消渇や煩逆を止める作用」があると述べています。そこで石膏は、壮熱・汗・煩躁・口渇・脈洪大などの症候がみられる傷寒陽明病や温病の気分証の治療に使われます。石膏を中心に、知母を合わせる方法が多用されます。清熱瀉火作用をもつ白虎湯がその例です。胸中に痰熱があり、心煩・胸悶・不安定な精神状態などの症候がみられる場合、石膏に竹葉を合わせて使います。『集験方』では、風熱による心躁・口が乾燥する・狂言・全身の高熱という症候を、石膏・甘草・天竺黄に少量の竜脳を加え、蜂蜜を溶いた水で服用する方法で治療しています。傷寒による高熱で発狂し、屋根に登ってしまうような症候がみられる場合、『本事方』の鵲石散を使って治療を行います。これは石膏2分、黄連1分を粉にして、冷ました甘草湯で服用するものです。これらの方法は、どれも気分実熱に対する清泄作用を中心とした治療法です。

　気分と血分に熱があり、高熱・煩躁・口渇・乾嘔・割れるような頭痛・

精神状態が不安定でうわ言を言う，または斑点・吐血・鼻出血などの症候がみられる場合，大量の石膏に，黄連・犀角・生地黄・牡丹皮を合わせたもので治療を行います。これは清火涼血による用薬法で，清瘟敗毒散がその例です。気分と血分の両方に対する清熱作用があります。また『普済方』では，石膏1両と青黛1銭の粉に，米の粉などを混ぜて丸薬にし，灯心湯で服用する方法で，小児の身熱を治療しています。

石膏の清熱瀉火作用は，中風の治療にも使うことができます。『名医別録』では，この作用が第一に載っています。『千金要方』では，発汗法と清熱法を使って中風を治療しています。例えば，大続命湯・西州続命湯・続命煮散・大続命散などには，どれも石膏と黄芩の組み合わせが含まれています。また熱が強まり風が生じた病証を治療する9種の方剤のうち，5種で石膏が使われています。ここでは黄芩のほか，竹瀝・荊瀝・葛汁・羚羊角・寒水石などを合わせ，清熱瀉火作用・平肝熄風作用を強めています。また黄芩は，ここでは特殊な作用を発揮しています。張元素は「（黄芩には）上熱や上部の積血を治療する作用がある」と述べました。中風治療には欠かせない作用といえます。よって石膏と黄芩は，中風治療の主要な薬なのです。張錫純もこの方法を高く評価し，捜風湯・鎮肝熄風湯などの方剤を作り出しました。どれも石膏を含む方剤です。

中医学の歴史には，大量の石膏を巧みに使って多くの病を治療し，さらに新しい治療法，新しい用薬法を開拓した人たちがいます。代表的な人としては，繆希雍・余師愚などがあげられます。繆氏は「傷寒や温疫の三陽証には，陽明証を含むものが多い」と考え，白虎湯や竹葉石膏湯を主要方剤として治療を行うことを提唱しました。繆氏は石膏を，少ないときは1〜2両，多いときは4，6，8両，使いました。ある病例では1晩に15両5銭の石膏を使い，病を治癒させています。繆氏は，傷寒は熱病であると考え，清潤法を使うことで，陰を存続させながら清熱を行ったのです。このようにすると迅速に治療することができるので，胃熱が強まり斑点が出る，などの病状の悪化を防ぐことができます。また余氏は，温疫や斑疹は，火毒の邪気が口鼻から胃へ入り，十二経に充満したものであると考えました。そこで「胃経に直行する石膏を大量に使うことで，その作用を十二経に及ぼし，熱を除かなくてはならない」と主張しました。余氏の石膏の用量は，

2，4，6，8両です。6斤や，5斤4両の石膏を使った例もあります。そしてどちらの場合も病を治癒させています。余氏はこのような治療法で，多くの疫疹患者を救いました。そして疫疹治療に最も有効な方法を確立しました。ここでも石膏の清熱瀉火作用が大きな役割を果たしています（『医学広筆記』『疫疹一得』）。

2　清肺平喘

『名医別録』は，石膏には「喘息や咽熱を治療する作用がある」と述べています。そこで石膏は，肺熱による咳嗽や喘息の治療に多用されます。例えば『傷寒論』の麻杏甘石湯では，石膏に麻黄・杏仁・甘草を合わせています。清肺泄熱作用・止咳平喘作用のある方剤です。飲熱が強く，喘息で横になれないような場合，石膏に麻黄・半夏などを合わせます。越婢加半夏湯がその例です。これは清肺泄熱作用・化飲平喘作用による用薬法で，前者よりも強い作用をもつ方剤です。『普済方』では，石膏と甘草を粉にし，蜂蜜を加えて服用する方法で，熱の強い咳嗽や喘息を治療しています。『保命集』では，同量の石膏と寒水石を粉にし，人参湯で服用する方法が載っています。これは双玉散という方剤です。痰熱による咳嗽・喘息・大量の痰を吐く，などの症候を治療することができます。

『得効方』の橄欖丸は，石膏に百薬煎・烏梅・甘草・橄欖汁を合わせて丸薬にしたものです。これは清肺平喘法に酸甘化陰を合わせた用薬法なので，慢性的な肺虚の存在する陰傷失音〔声が嗄れて話ができない〕の治療に適しています。非常にすぐれた方法です。

3　清胃火・止消渇

『神農本草経』は，石膏は「口や舌が乾燥し，呼吸が困難になっている病証」を治療することができると述べています。『名医別録』は，石膏には「消渇や煩熱を治療する作用がある」と述べています。そこで白虎湯や竹葉石膏湯などには，みな石膏が使われています。上で紹介した，石膏と黄連，石膏と甘草，石膏と寒水石，石膏と人参などの組み合わせは，どれも消渇を

治療する基本的な用薬法です。また気血や津液が損傷している状況に合わせて，石膏と知母，石膏と天花粉（または麦門冬・五味子），石膏と黄耆・人参，石膏と当帰・地黄，石膏と地骨皮・柴胡，石膏と黄柏・生地黄などの組み合わせで使うこともできます。ただし石膏の清火作用は，上消や中消に対して有効なものです。慢性的な病証や下消に対しては，あまり適しません。

4 頭痛や歯痛を治療する

　張元素は，石膏には「陽明経の頭痛や歯痛を止める作用がある」と述べています。そこで石膏は，陽明経の頭痛・自汗・発熱・悪寒・脈浮緩長実などの症候に使うことができます。この場合，石膏に升麻・葛根・白芷などを合わせて使います。『宣明論方』では，石膏・川芎・炙甘草の粉を，葱白を加えた茶で服用することで，頭風による頭痛・鼻汁・涙を治療しています。『衛生宝鑑』の石膏散は，同量の石膏・川芎・白芷を粉にし，茶で服用することで陽明頭痛を治療する方剤です。『普済方』では，石膏・牡蛎を粉にし，新しく汲んだ水で服用すると同時に鼻にも水をたらすことで，鼻出血・頭痛・心煩などを治療しています。『養老方』では，石膏・竹葉を煎じた薬液に粳米を入れて粥を作り，氷砂糖を加えて食することで，老人の風熱による，目の充血・頭痛・視力の減退などを治療しています。これらの方法は，治療する症候に違いはありますが，陽明経に対する清火作用を使って頭痛を治療している点は共通しています。

　『保寿堂方』では胃火による歯痛を，煅石膏1両，防風・荊芥・細辛・白芷各5分を粉にし，毎日患部に塗ることで治療しています。非常に効果のある方法です。また白芷散を使うこともできます。これは石膏に白芷・防風・荊芥・升麻・赤芍・連翹・薄荷を合わせた方剤です。どちらも清胃火＋散風熱による治療法です。

　また石膏に桂枝を合わせると，温瘧を治療することができます。小青竜湯加石膏湯は，伏飲鬱熱による咳嗽・喘息を治療する方剤です。これは寒薬と温薬を併用する方法です。

　石膏はまた金瘡を治療することもできるので，外科でも多用されます。

楊士瀛は「瘡の治療に石膏を使う場合，煅製を加えるのがよい。瘡を治療する効果が強まるだけでなく，患部がただれるのを防ぐこともできる」と述べています。また石膏は，外科では止血剤として，または火傷に対する外用薬としても使われています。

しかし石膏は，傷寒の邪気がまだ太陽経にあり，陽明経に至っていない場合には，使うことはできません。また邪気が体内に入り，燥屎がみられる場合は，下法を使うべきであり，石膏は使えません。暑湿による下痢にも使うことはできません。産後の血虚や体内に残った悪露による寒熱，または陰精不足による体のほてりなどにも使うことはできません。張元素は「石膏は胃を冷やし，食欲を減退させる弊害がある。胃に強い熱がない場合，軽はずみに使ってはならない」と述べています。

15 蒼朮

〈甘・苦・辛・温・無毒。足太陰経・足陽明経・手太陰経・手陽明経・手太陽経に入る〉

1 健胃安脾

『名医別録』は「蒼朮は胃を温め，食物の消化を助け，食欲を増進する作用がある」と述べています。『神農本草経』は「（蒼朮を）常用すると，体を健康にし寿命を延ばすことができる」と述べています。そこで蒼朮には，多くの服用法があります。例えば『経験方』の服朮法には，製蒼朮1斤と白茯苓半斤の粉に蜜を加えて梧の種大の丸薬を作り，1回に15丸，空腹時に温水で服用するという方法が載っています。また朮6両と甘草1両を粉にし，これを湯に入れて服用する方法も載っています。そしてこの方法で「髪を黒くし，顔色をよくし，筋骨を強め，耳目の働きをよくし，風気を除き，皮膚を潤すことができ，長く服用を続けると元気で健康になれる」と述べています。蒼朮と茯苓の組み合わせには健脾和胃作用・昇清降濁作

用があり，後天の本を調えることができます。中焦の健全な運行が確立されれば，気血も十分に生成され，五臓六腑に行き渡ります。よって前述したような効果が生まれるのです。また『鄧才筆峰雑興方』には蒼朮膏が載っています。これは製蒼朮１斤を弱火で煎じ，ペースト状になったら白蜜４両を加えて煎じ続け，再びペースト状になるまで煎じたら，白茯苓の粉半斤を加え，よく混ぜてから瓶にしまい，これを朝晩１回ずつ，１回に３匙，温酒で服用するものです。同書は蒼朮膏には「風湿を除き，脾胃を健やかにし，顔色をよくし，虚損を補う作用がある」と述べています。この作用も，前述した方剤と同じ機序によるものです。

これに関して繆希雍は『本草経疏』で「朮には燥湿作用がある。湿が去れば脾胃は健康になる。これを補と呼ぶのである。脾虚であっても湿邪の存在しない人に朮を使うと，脾の津液を枯渇させ，脾陰を傷めてしまう。これでは補脾どころではない」という見解を示しています。

2　燥湿運脾

李東垣は「蒼朮には上行する強力な気が備わっており，湿邪を除き，太陰を保護する作用があり，邪気が脾に伝わるのを防ぐことができる」と述べています。そこで湿邪によって脾が弱っている病証を治療する際，蒼朮は不可欠な薬となります。例えば平胃散は，蒼朮に厚朴・陳皮・甘草を加えた方剤です。除湿理気作用があり，土湿の過剰による胸満・腹脹・吐き気・食欲不振・体が重く感じる・自汗・舌苔厚膩などの症候を治療することができます。また湿気の過剰によって下痢が起こった場合には，蒼朮に陳皮・茯苓，または神麴・車前子を合わせて使います。どちらの組み合わせにも，分別清濁作用・除湿止瀉作用があります。湿が寒を生み，食欲不振・腹痛・下痢などの症候がみられる場合は，さらに乾姜，または生姜，または蜀椒，または官桂を加え，温中化湿作用をもたせます。また湿邪が熱を生み，下痢（便は黄色で熱をもち，臭いが強い）・煩渇・身熱などの症候がみられる場合は，蒼朮に白芍・黄芩・黄連を合わせます。これは化湿清熱作用で熱泄を治療する方法です。湿邪によって脾が弱り，土虚木乗が生じると，強烈な腹痛と下痢が起こります。これは痛瀉と呼ばれる病証

です。『保命集』は，蒼朮に白芍・黄芩・官桂を合わせる方法で，これを治療しています。脈弦・軽度の頭痛がみられる場合，芍薬を除き，防風を加えます。これは除湿作用に，肝脾を調える作用を加えたものです。

　許叔微には，蒼朮を使って30年来の飲癖〔脇下部に水飲が溜まる病証〕を治療した医案が残されています。この患者は若い頃，机に向かって勉強をするときに，左に体を傾ける癖がありました。また食事をした後も左を下にして横になる癖がありました。この癖は大人になってからも続き，夜になると左側を下にして横になり，数杯の酒を飲んで過ごしました。こうして月日が経ちました。そのうち体の左下部分に水音が聞こえるようになり，脇痛・食欲不振・胸焼けのような症状も現れました。それから数十日経ったある日，大量の酸味のある液を吐き出しました。そして夏だというのに，体の右側だけ汗をかき，左側からは一切汗が出ませんでした。さまざまな方法で治療をしましたが，効果はありませんでした。許氏はこれを，湿邪による病証と考え，燥脾祛湿による治療を行いました。製蒼朮１斤の粉に麻油半両と水２杯を加えて混ぜ，棗肉を使って丸薬を作り，これを温水で服用させました。３か月続けると，食欲も回復し，夏は全身から汗が出るようになりました。これも蒼朮の作用によるものです。服用して燥性が強すぎると感じる場合は，山梔子の粉を熱湯で服用します。これを続けると燥性が強いとは感じなくなります（『普済本事方』）。

　また火邪と湿邪が下行して肝腎を侵すと，痿証や痺証が生じます。先人は「痿証は，陽明経から治療する」といいました。そこで蒼朮は，痿証を治療する際にも重要な薬となります。この場合，蒼朮に黄柏を合わせ，湿と火を同時に治療します。これは二妙散の用薬法です。

　前述の病証はみな，湿邪が気に影響したことで生じたものですが，蒼朮に合わせる薬はそれぞれ違っています。これはそれぞれの病証には，気虚・気実・寒化・熱化などの違いがあるからです。また蒼朮は，湿邪が血分に影響した病証にも使うことができます。その場合の用薬法は，また違ったものになります。例えば『保命集』では，脾湿による下血〔血便〕を，蒼朮２両，地楡１両を合わせたものを２等分し，これを食前に水で煎じて温かいうちに服用する方法で治療しています。燥湿健脾作用によって脾の機能が正常になれば，脾の統血機能もまた回復します。地楡を加えるのは止血作用を

強めるためです。李東垣はこの方法を発展させ，女性の崩漏治療に使いました。李氏は『東垣試効方』婦人門で「湿邪が胃を侵すと泄瀉が生じる。また月経の血も漏れるようになる。どちらも清気が上昇しないことが原因である」と述べています。そこで李氏は補中昇陽薬だけでなく，燥湿健脾作用・和血治漏作用のある蒼朮・当帰・紅花・桃仁などを加えて使いました。このような用法は李時珍にもみられます。李時珍は，蒼朮は「湿痰，または湿痰と瘀血による各種婦人科疾患」を治療することができると述べています。

3 散湿除痺

蒼朮には，発汗によって湿邪を除く作用，外感による風寒湿を除く作用があります。そこで羌活や防風を合わせると，一種の解表法として使うことができます。九味羌活湯がその例です。『神農本草経』は，蒼朮には風寒湿痺（特に湿痺）を治療する作用があると述べています。例えば『簡便方』では，身痛・体が重く感じる・関節の腫れという病証を蒼朮だけで治療しています。これは蒼朮をペースト状になるまで煎じ，白湯で服用する方法で，湿気による身痛を治療する作用があります。臨床で多用される組み合わせには，蒼朮と白朮・羌活・独活，蒼朮と白朮・麻黄・桂枝，蒼朮と白朮・茯苓・沢瀉などがあります。李東垣は，蒼朮に麻黄・黄耆・草豆蔻・黄柏などを合わせる方法を多用しました。朱丹渓はまた，竜虎丹という方剤を作り出しました。これは蒼朮に草烏頭・白芷などを合わせたもので，走注〔行痺の別称〕による痛みや痺れ，または半身の痛みなどを治療することができます。これらの方法は，どれも散湿除痺作用を中心にした治療法です。具体的な状況に応じて祛風作用・散寒作用，または上下に分けて湿邪を解消する作用などが加えられています。

4 辟穢作用と解鬱作用

蒼朮はまた，その燥湿作用と辛香性を利用して，辟穢化湿薬として使うことができます。陶弘景は「（蒼朮には）悪気を除き，沴〔妖気・悪気〕による災いを止める作用がある」と述べています。蒼朮を予防薬として使う場

合，菖蒲・艾葉を合わせて，これを身につけるか，または燻して煙を浴びる方法があります。気の流れを正常化し，中焦を調和させる場合，蒼朮に藿香・大腹皮・白芷・紫蘇・陳皮，または白蔲仁・厚朴・陳皮・茯苓などを合わせて使います。湿濁の気が盛んになる夏に多用される薬です。

朱丹渓は次のように述べています。

「蒼朮の湿を治療する作用は，上焦・中焦・下焦のどこにでも使うことができる。また蒼朮には，さまざまな鬱に対する解鬱作用がある。痰・火・湿・食・気・血による六鬱は，どれも伝化の失調による昇降不利が原因であり，問題は中焦にある。そのため昇降による治療も必要となる。上昇させるためには，まず下降させなければならない。下降させるためには，まず上昇させなけれならない。足陽明経に入る薬である蒼朮には，強烈な気味が備わっている。蒼朮を服用すると，脾胃を強め，水穀の気を各経に向かって発散させることができるようになる。すると陽明の湿は解消され，気血の通りはよくなる。香附子は，陰中の気を通す薬であり，最速で気を下行させる作用がある。両者を合わせて使うと昇＋降となるので，さまざまな鬱を解消し，健康を回復させることができる」

5　補虚明目

蒼朮はまた，青盲〔外見に異常はないが,少しずつ視力が失われていく病証〕・雀目〔夜盲症〕・眼目昏渋〔視力の低下〕などの証にも多用されます。『太平聖恵方』には，製蒼朮の粉をつめた豚（または羊）の肝臓を粟と一緒によく煮て，その湯気を目にあて，粟が煮えたら肝を食べ，スープを飲むことで，青盲・雀目を治療する方法が載っています。『普済方』には，製蒼朮4両と熟地黄2両の粉に酒を加えて丸薬を作り，これを温酒で服用する方法が載っています。補虚明目作用・健胃和血作用のある用薬法です。どれも補虚を中心とした用薬法です。また『太平聖恵方』には，同量の蒼朮と木賊草を粉にし，茶や酒で服用することで，視力の低下を治療する方法も載っています。『幼幼新書』では，蒼朮の粉をつめた豚の胆嚢を煮て，その湯気を目にあて，胆嚢が煮えたらそれを食しスープを飲む方法で，嬰児の目がなかなか開かない，または出血しているという病証を治療していま

す。これらは散火清肝作用も兼ねた用薬法です。李東垣は「五臓六腑の精気は，脾によって与えられるものである。またその精気は，上行し目に至る。脾は，陰の始まりである。目は血脈の元である。……医者が脾胃を調えずに養血や安神を行ったり，標を治療し本を治療しないのは，正しい理を知らないからである」と述べています。この言葉は，蒼朮の補虚明目作用を非常によく表現しています。現代の研究では，蒼朮にはビタミンAが多く含まれていることがわかっています。蒼朮は，ビタミンAの欠乏による夜盲症や角膜軟化症を治療することができます。このような角度からも，先人の経験を証明することができます。

しかし陰虚・血虚・精虚などによる，体のほてり・口や唇が乾燥する・咳嗽・痰・吐血・鼻出血・咽喉部が乾燥する・便秘・おりものの異常などの症候に対しては，蒼朮を使うことはできません。蒼朮は腎を乾燥させ，気を閉じさせてしまうからです。

16 葛根

〈甘・辛・平・無毒（生葛汁は大寒）。陽明経に入る。足太陰経の気分にも入る〉

1 解肌発表

傷寒中風で，頭痛・高熱・背中や首の硬直・無汗・悪風・胸膈部の煩熱・嘔吐・下痢などがみられる病証を，『傷寒論』では太陽陽明合病と呼んでいます。これを治療するには，葛根を中心に，麻黄・桂枝・芍薬・甘草などを合わせて使います。葛根湯がその例です。腠理を開き，汗をかかせることで熱を下げる作用があります。蘇頌は「葛根には解肌作用や腠理を開く作用があり，大熱を治療することができる」と述べています。張元素は「葛根には，邪気が太陽から陽明へと伝わる道を遮断する作用がある。よって葛根は太陽薬ではない。頭が割れるように痛む場合，それは陽明中風であ

り，葛根葱白湯（葛根・芍薬・知母・葱白・川芎・生姜）を使って治療することができる。これは陽明経の病を治療する，すばらしい薬である。太陽病の初期で，まだ邪気が陽明に至っていない場合の頭痛には，升麻や葛根の発散作用を使ってはならない。この段階で升麻や葛根を使うと，邪気を陽明に引き込むことになってしまう。それでは盗賊を家に招き入れるようなものである」と述べています。この見解は，葛根を使用する際の基準として，長い間尊重されてきたものです。『傷寒類要』では，葛根に豆豉を合わせたもので，各種傷寒や時気による，頭痛・内熱・脈洪がみられる症候などを治療しています。『梅師方』には，多量の童便を服用し，さらに葱白と豆豉の粥を食することで，汗をかかせる方法が載っています。これは傷寒2〜3日による頭痛・発熱を治療する方法です。また柴葛解肌湯は，葛根に柴胡・羌活・白芷・芍薬・黄芩などを合わせた方剤です。これらの方法は，みな葛根の解肌発表作用を利用した用薬法です。

　繆希雍は『医学広筆記』傷寒で「表剤としての陽明薬には2つある。葛根湯と白虎湯である。嘔吐がみられない場合の解表には，葛根湯を使う。嘔吐症が重い場合，陽明の気が上逆しているということである。葛根には昇散作用があるので，〔気が上逆している病証には〕使うことができないのである。竹葉石膏湯は，白虎湯に麦門冬・竹葉を加えたものである。石膏の辛味には，解肌作用・鎮墜作用があり，胃の痰熱を下行させ，熱を発散させることができる。この作用によって嘔吐・煩躁・高熱などの症候は解消されるのである」と述べています。また「葛根は，温病の熱邪が陽明胃経を侵したことによる，頭痛・口渇・煩悶・鼻が乾燥する・不眠などの症候を治療することができる。口渇が顕著で，嘔吐がみられる場合は，石膏・麦門冬・知母・竹葉を加える」とも述べています。これは『名医別録』や『傷寒類要』の論述から，さらに発展した用法です。

2　昇陽生津

　葛根の気は軽く，浮揚する性質をもっているので，胃気の上行を鼓舞し，肌表の熱を解くことができます。そこで李東垣は，葛根に升麻・柴胡を合わせ，これを昇陽散火法と名づけました。内傷の発熱を治療する方法です。

脾胃虚弱・気陥湿勝による下痢を治療するには，葛根に羌活・防風・白朮を合わせます。これは昇陽止瀉と呼ばれる方法です。また葛根の昇陽によって胃気を上行させる作用は，麻疹の治療にも使われます。この場合，升麻を合わせて使います。升麻葛根湯がその例です。

また辛涼薬である葛根には，生津作用もあるので，消渇の治療にも使われます。生葛汁，または葛粉だけを使って治療する方法が多用されます。このほか栝楼根・黄耆・炙甘草・枇杷葉，または麦門冬・黄耆・生甘草などを合わせて使う方法も多用されます。益気生津作用のある用薬法です。このほか桂枝・茯苓・寒水石・石膏などを合わせる方法もあります。桂苓甘露飲などがその例です。どれも消渇治療に多用される方法です。銭乙の白朮散は，口渇のみられる場合，葛根の用量を倍にします。これは非常に有名な方剤です。張元素は「脾胃が枯れて口渇がみられる場合，葛根の昇陽生津作用を使わなくては治療することはできない」と述べています。

3　治痢止血（痢疾による血便を治療する）

湿熱による下痢・発熱を治療する場合，葛根に黄芩・黄連・甘草を合わせる方法が多用されます。また血痢〔血便のみられる痢疾〕や酒痢〔飲酒を原因とする痢疾〕を治療する場合，葛根に枳殻・生地黄・黄芩・甘草を合わせて使います。葛根には酒毒に対する解毒作用もあります。

生葛根を搗いて得た生葛汁は，大寒薬です。陶弘景は「温病の発熱治療に最適である」と述べています。『千金要方』では，生葛汁に竹瀝・荊瀝を合わせて，熱が強まったことによる中風を治療しています。これは冷薬で熱毒を抑える方法です。『広利方』は大量の生葛汁を使って，金瘡による中風で痙攣・硬直が起こっている病証を治療しています。『広利方』はまた，生葛汁半升を一気に服用することで，心熱による吐血・鼻出血を治療しています。これは非常に即効性のある方法です。また若梅師の方剤では，生葛汁に藕汁を合わせて使っています。このように使うと，涼血止血作用はさらに強くなります。熱毒による血便・吐血・鼻出血を治療することができます。

しかし五労七傷による病証や，上盛下虚の病証に対しては，葛根を使うことはできません。

17 白芍

〈苦・酸・微寒・無毒。手太陰経・足太陰経の行経薬。肝・脾の血分に入る〉

1 調和肝脾

　張元素は，白芍には「瀉肝作用，安脾肺作用，収胃気作用がある」と述べています。李時珍は「（白芍には）益脾作用，土中における瀉木作用がある」と述べています。そこで白芍は，脾胃病の治療に多用されます。例えば白芍に炙甘草を合わせたものには，緩肝補脾作用・緩急止痛作用があります。脘腹部の痛みに多用される方法です。白芍に白朮を合わせたものには，調和肝脾作用・益気和営作用があります。白芍に人参を合わせたものには，補脾作用・補肺気作用があります。白芍に柴胡を合わせたものには，調肝脾作用・疏肝気作用があります。どれも肝脾病に多用される方法です。

2 養血和営

　白芍は血脈の通りをよくするので，和営作用や調経作用があります。白芍に当帰を合わせたものには，養血和営作用があります。白芍に地黄を合わせたものには，滋養肝腎作用があります。白芍に当帰・川芎・地黄を合わせると，有名な四物湯となります。養血活血作用・調和経脈作用のある方剤です。婦人科の疾患にも多用されます。もちろん陰血虚に対しても使うことができます。

　白芍に柏葉を合わせたものには和血止血作用があり，崩漏による出血を治療することができます。白芍に香附子・艾葉を合わせたものには和血調経作用があり，崩漏を治療することができます。白芍に乾姜を合わせたものには斂肝温脾作用があり，膿や血の混入したおりものが慢性的にみられる病証を治療することができます。組み合わせ方はさまざまですが，どれも血脈の通りをよくする治療法です。

　また白芍に牛膝を合わせたものには，緩肝降逆作用・平抑肝陽作用があ

ります。白芍に牡丹皮・山梔子を合わせたものには涼肝瀉火作用があり，陽気の亢進を抑えることができます。

　白芍に桂枝を合わせたものには，調和営衛作用があります。これは桂枝湯の中心となっている用薬法です。桂枝湯の芍薬を倍にしたものには和営止痛作用があるので，太陰病による腹満・腹部がときどき痛むという病証を治療することができます。ここにさらに飴糖を加えると，建中湯の用薬法となります。調和営衛作用・甘温補中作用があります。

3　止痛止痢

　『神農本草経』は，白芍には「止痛作用がある」と述べています。この止痛作用は，脇痛・胃痛・腹痛・腰痛・身痛・腫痛・痺痛・痢疾による腹痛など，広い範囲で応用が可能なものです。そして各種止痛方剤を組成する場合に，最も基本となる用薬法が芍薬と甘草の組み合わせです。例えば脇痛には芍薬・甘草に柴胡・枳殻を合わせて使います。胃痛の場合，枳殻・白朮を合わせます。腹痛の場合，肉桂または木香を合わせます。腰痛の場合，肉桂・杜仲を合わせます。身痛の場合，桂枝・当帰または附子を合わせます。痺痛の場合，羌活・独活または虎骨を合わせます。腫痛の場合，赤芍・黄芩・黄連などを合わせます。どれも多用される方法で，確かな効果があります。

　李時珍は，白芍には「下痢による腹痛やしぶり腹を治療する作用がある」と述べています。この作用も，臨床で多用されるものです。例えば白芍に甘草・黄芩を合わせた芍薬黄芩湯は，下痢腹痛を治療する方剤です。腹痛が重い場合は，肉桂を加えます。このほか行血調気作用のある白芍・当帰に，大黄・黄連・木香・檳榔子などを合わせる方法が多用されます。また芍薬柏皮丸は，白芍に黄柏を合わせ，酢を加えて丸薬にしたものです。地楡芍薬湯は，白芍に地楡・巻柏・蒼朮を合わせたものです。みな痢疾による血便や膿便を治療することができる方法です。

　朱丹渓は「芍薬には，瀉脾火作用がある。芍薬は酸寒薬なので，冬に使う場合は酒を加えて炒してから使わなくてはならない。腹痛の多くは血脈の凝渋によるので，酒炒を加えることはこの意味からも必要である。芍薬

には，酸寒による収斂作用はあるが，温散作用はないので，血虚による腹痛には使わない。下痢による腹痛に使う場合は，必ず炒製を加えてから使う。しかし，しぶり腹がみられる場合は，炒製は加えない。また芍薬の酸寒は，生発の気を阻害するので，産後に使うことはできない。どうしても使う必要があるときは，酒を加えて炒してから使う」と述べています。非常に慎重で，詳細な用薬法です。

また大明は「芍薬には退熱作用・除煩作用がある」と述べています。王普三も，『傷寒論』では「反煩」「更煩」「心下悸而煩」などの状況に，いずれも芍薬を使っていることから，芍薬には心煩を治療する作用があることを肯定しています（p.156「酸甘化陰」参照）。

白芍はまた，奇経の病にも使われます。陽維による寒熱，帯脈による腹痛・腹満，まるで水中に座っているような腰の不快感などを治療することができます。

苦酸薬である白芍には，酸味の渋性による収斂作用があります。ではなぜ『神農本草経』は，芍薬には「利小便作用」があると述べているのでしょうか？　これについて李東垣は，以下のようにすばらしい見解を示しています。

「芍薬には，湿邪の影響を止め，津液を益することで，自然な排尿を回復させる作用がある。直接，尿の出をよくさせる薬ではない」

これは陰傷によって尿の原料が不足している状態に芍薬を使うと，張元素が述べている「和血脈作用・収陰気作用」によって津液が回復し，下部も潤いを取り戻すので，自然な排尿が起こるということです。つまり益陰生津作用によって，尿の原料を確保するということです。

芍薬は酸寒薬なので，中寒による腹痛・下痢・腹部の冷感などがみられる症候には使えません。

18 柴胡

〈苦・平・微寒・無毒。手少陽経・足少陽経・手厥陰経・足厥陰経に入る〉

1 傷寒少陽病を治療する

　往来寒熱・胸脇苦満を主証とする傷寒少陽病を治療する場合，柴胡を君薬として，佐薬の黄芩，使薬の半夏などを合わせて使います。和解少陽作用のある用薬法です。さらに寒熱虚実などの具体的な病状に合わせて加減を行うと，効果を高めることができます。寒＞熱の場合，桂枝・乾姜を加えます。熱＞寒の場合，石膏・知母を加えます。内実がみられる場合，枳実・芍薬を加えます。内実が重い場合は，大黄または芒硝を加えます。虚がみられる場合，人参・甘草を加えます。

　また甄権は「時疾による内外の熱が退かない場合，柴胡を単味で煎服するとよい」と述べています。こうして柴胡は，近年では一般の外感病による発熱に対する解表解熱薬として使われるようになりました。また注射薬としても使われています。『本事方』では，柴胡を使って傷寒余熱を治療しています。傷寒余熱とは，傷寒の後に邪気が経絡に入り込み，肌熱が起こり，体が痩せる病証です。また傷寒・時気・伏暑などを治療する場合には，柴胡4両，甘草1両を合わせ，1回に3銭を煎服する方法があります。これは老人に対しても子供に対しても使うことができます。

　また先人は，柴胡を各種瘧疾の治療に多用しました。瘧の発作が起きる時間や経絡の違いに応じた薬を合わせ，方剤を組成しています。

2 疏肝理気

　李時珍は「柴胡は手足の少陽経に入る。これを補佐するのは黄芩である。また柴胡は手足の厥陰経にも入る。これを補佐するのは黄連である」と述べています。『神農本草経』は，柴胡には「心腹を治療する作用がある。腸胃の中の結気・飲食の積聚・寒熱の邪気を去り，新陳代謝を促進する作用

がある」と述べています。張元素は，柴胡には「心下痞・胸脇痛を治療する作用がある」と述べています。そこで，このような症候がみられる胃腸や胆の病に，柴胡の疏肝和胃作用・理気止痛作用は多用されます。四逆散・柴胡疏肝散などの用薬法が代表的な方法です。

3　昇引清気

　柴胡には，胆気や胃気を上昇させることで，心肺を滋養し，営衛の気が皮毛に十分に行き渡るようにする作用があります。このような昇陽益気法として使う場合，升麻・黄耆・甘草・人参などを合わせて使います。

4　除虚熱

　除虚熱薬として柴胡を使う場合，2つの方法があります。1つは昇陽散火作用によって，肌膚の虚熱を散らす「火鬱発之」と呼ばれる方法です。李時珍は「虚労で脾胃に熱があるもの，または陽気が下陥しているものを治療する場合，柴胡の引清気作用と退熱作用は不可欠である」と述べています。このような状況に使う場合，柴胡に升麻・葛根・防風・芍薬・甘草などを合わせる方法が多用されます。昇陽散火湯・火鬱湯などがその例です。『澹寮方』でも虚労による発熱に対して，同量の柴胡と人参を，1回に3銭，生姜・大棗を加えて煎服する方法で治療しています。みな同類の治療法です。脾胃不足を本とする病証に使われます。

　もう1つは，虚労による体のほてりや潮熱を治療する方法です。秦艽・地骨皮・人参・鼈甲・青蒿などを合わせる方法が多用されます。柴胡には肝・胆・心・包絡の熱に対する退熱作用があります。『聖済総録』には，全身が火で焼かれているようにほてる・日ごとに痩せ黄色くなる・盗汗・咳嗽・激しい口渇という症候がみられる15歳以下の小児に対する治療法が載っています。それは豚の胆汁に柴胡4両，丹砂3両の粉を加えて和え，これを米の上にのせて蒸してから緑豆大の丸薬を作り，1日3回，1回に1丸を桃仁烏梅湯で服用するものです。両者とも同類の治療法で，本が五臓にある病に使われます。しかし李時珍は「肺腎の虚労には使うことはできない」

と述べています。

5　各種婦人科疾患を治療する

　柴胡は婦人科疾患で多用される薬でもあります。王好古は，柴胡を「蔵においては血を主り，経においては気を主る」薬であると述べました。つまり柴胡は気分薬であると同時に血分薬でもあるので，合わせる薬を変えれば，さまざまな作用を発揮させることができます。先人はこれを「従同」と呼びました。こうして柴胡は，生理不順・熱入血室・産後の熱・女性の鬱など，さまざまな病証の治療に使われています。一般的には，気血寒熱の違いによって薬を組み合わせます。肝気鬱滞を治療する場合，香附子・川芎，または青皮・陳皮などを合わせます。肝血鬱大を治療する場合，当帰・川芎，または桃仁・紅花などを合わせます。寒象がみられる場合，生姜・呉茱，または桂枝・蜀椒などを合わせます。血虚の場合，熟地黄・白芍，または枸杞子・山茱萸肉などを合わせます。気虚の場合，白朮・茯苓，または人参・炙甘草などを合わせます。これらはみな一般的な方法です。

　また柴胡には，諸経の血結気聚を散らす作用があるので，瘡瘍の治療にも使われます。李東垣は，この作用は連翹と同じであると述べています。やはり，さまざまな薬を合わせることで効果を高めることができますが，一般には消散剤のなかで使われます。また柴胡には少陽経と厥陰経に対する散火清熱作用があるので，眼や耳の病を治療する場合の引経薬として主要な働きをします。具体的な組み合わせは，病状によって異なります。『千金要方』では，柴胡に決明子を合わせて，視力の低下を治療しています。『蘭室秘蔵』では，柴胡に青皮・蒼朮・当帰・生地黄などを合わせた復明散を外用薬として使い，眼病を治療しています。『医林改錯』では，柴胡に香附子・川芎を合わせた通気散で，難聴を治療しています。

　柴胡の気は上昇し発散する作用があるので，虚して気が上昇している人に使うことはできません。また嘔吐や陰虚火旺証にも使うことはできません。

19 牡丹皮

〈苦・辛・微寒・無毒。手足少陰経・手足厥陰経に入る〉

1 涼血瀉火

『名医別録』や李時珍は，牡丹皮には時気による客熱に対する涼血瀉火作用・除煩熱作用があると述べています。邪気が気分から営血分に入った温病で，高熱・心煩・意識障害・斑疹，または吐血・鼻出血などの症候がみられる場合，犀角・生地黄・玄参・連翹心・石菖蒲などを合わせて使います。清営涼血作用による治療法です。また温邪が退いた後，血分に余邪が残ると，夜間に発熱するが朝には退く・熱が退く際汗は出ないという症候が現れます。これを治療する場合は，牡丹皮に青蒿・鼈甲・生地黄・知母・淡竹葉などを合わせて使います。涼血清絡による治療法です。

また滋陰降火によって陰虚火旺による体のほてり・潮熱などの症候を治療する六味地黄丸にも，牡丹皮は含まれています。血虚による発熱（夜に顕著）・手足の中心部の熱感・心煩・心熱などの症候を治療する場合，四物湯に牡丹皮を加えて使います。これは涼血清熱による治療法です。李時珍は「古方では，牡丹皮を使って相火を治療している。仲景の腎気丸にも牡丹皮は使われている。後人は，黄柏を使って相火を治療する。牡丹皮の方が勝ることを知らないのである」と述べています。そこで相火の治療には，牡丹皮に山梔子を合わせる方法が多用されます。清肝腎相火による治療法です。

2 活血散瘀

『神農本草経』は，牡丹皮には「腸胃の瘀血によって生じた癥堅を除き，五臓を健康にし，癰瘡を治療する作用がある」と述べています。甄権は「女性の経脈の不通・血瀝による腰痛」を治療する作用があると述べています。そこで瘧母を治療する鼈甲煎丸や，女性の慢性的な癥病を治療する桂枝茯

苓丸などでも牡丹皮は使われています。また雲岐子の牡丹散は，女性の慢性的な虚によって生じた，体が痩せる・〔膣から〕血塊を排出する・心痛・腹痛などの症候を治療する方剤です。これは牡丹皮に当帰・赤芍・三棱・莪朮・桂心・延胡索・牛膝を合わせたものです。また『傷寒保命集』では，牡丹皮に大黄・桃仁・赤芍・当帰・生地黄・桂心・木香などを合わせる方法で，生理不順による腹痛を治療しています。『広利方』では，牡丹皮2両と熬虻虫21枚を搗き，これを1日1匙，温酒で服用する方法で，外傷による瘀血を治療しています。『諸証弁疑』では，同量の牡丹皮と乾漆を煎服する方法で，女性の悪血〔経脈の外に停滞している病理産物としての血〕による病を治療しています。これらはどれも，消癥祛瘀作用・下血通経作用をもつ用薬法です。

また牡丹皮は，血証の治療にも多用されます。『千金要方』の犀角地黄湯は，牡丹皮に犀角・生地黄・芍薬を合わせた方剤です。涼血作用・止血作用・化瘀作用があります。また補血止血作用のある李東垣の三黄補血湯は，牡丹皮に黄耆・升麻・生地黄四物湯を合わせた方剤です。朱丹渓の天一丸には壮水制火作用があるので，陰虚火旺による咳嗽・喀血を治療することができます。これは牡丹皮に黄柏・知母・地黄・麦門冬・牛膝・茯苓・五味子を合わせたものです。下血を治療する李東垣の昇陽除湿湯は，牡丹皮に昇陽除湿薬を合わせた方剤です。また血尿を治療する方剤は，牡丹皮に当帰・芍薬・地黄・甘草梢・滑石・沢瀉・木通などを合わせたものです。どれも多用される方法です。

このほか捻挫や外傷などによって生じた瘀血による痛みにも，牡丹皮は多用されます。例えば牡丹皮散は，牡丹皮に川芎・当帰・桃仁・紅花・乳香・没薬・赤芍・骨砕補・続断などを合わせたものです。また打撲・骨折・切り傷などによる出血を治療する場合，牡丹皮に生地黄・赤芍・当帰・川芎・黄芩・黄連・桃仁・紅花などを合わせて使います。

また牡丹皮は，内癰の治療にも使われます。例えば肺癰では，臭いの強い膿を吐き出す・胸部や乳房の痛みなどがみられます。『本事方』ではこれを，牡丹散で治療しています。牡丹皮に赤芍・黄芩・桔梗・甘草・薏苡仁・地楡・升麻などを合わせた方剤です。まだ化膿していない段階の腸癰を治療する大黄牡丹湯は，牡丹皮に大黄・芒硝・桃仁・冬瓜仁を合わせた方剤

です。また薏苡仁湯は，牡丹皮に薏苡仁・栝楼仁・桃仁を合わせた方剤です。

女性の血崩や月経が止まらない病証を治療する場合，牡丹皮と行血薬を合わせて使うことはできません。

20 連翹

〈苦・辛・微寒・無毒。手足少陽経・手陽明経・手少陰経・手厥陰経に入る〉

1 清熱瀉火

連翹には清熱解毒作用があります。甄権は，連翹には「心家の客熱を除く」作用があると述べています。そこで連翹は，温病の初期，邪気がまだ表にある状況に使われます。これは辛涼解散による治療法です。連翹に銀花などを合わせた銀翹散がその例です。疏風清熱作用のある方剤です。また温邪の熱が強く，邪気が心包を侵した状況には，清宮清営による治療が必要となります。この場合，連翹に竹葉心・玄参心・蓮子芯などを合わせて使います。心包絡の熱に対する清熱作用があります。また連翹に犀角・生地黄・黄連・丹参などを合わせたものには，清営泄熱作用があります。

また連翹には，上焦の諸熱を去る作用があります。例えば連翹に黄芩・山梔子・竹葉・調胃承気湯を合わせると，涼膈散となります。清涼消散作用があり，胸膈部の諸熱を治療することができる方剤です。連翹にはまた，引火下行作用もあります。連翹に木通を合わせた通心飲は，心経の熱による口唇の乾燥・顔が赤い・小便不通などの症候を治療する方剤です。甄権は，連翹には「五淋を通し，小便不通を治療する作用がある」と述べています。

李時珍は「連翹の形は，人の心に似ている。中には種があり，芳香を放つ」と述べています。また繆希雍は「芳香性のある薬であり，その気は軽く，浮揚する性質をもっている。鬱結を散らす作用がある」と述べています。そこで連翹は，香開解鬱薬としても使われます。気鬱による心脇部の煩悶を治療するには，連翹（心も一緒に使う）に仏手花・玫瑰花・茯神・柏子

仁などを合わせ，軽霊解鬱剤として使います。鬱熱がみられる場合，朱丹渓の鬱熱湯を使います。これは連翹に薄荷葉・山梔仁・黄芩・栝楼・鬱金などを合わせたものです。

2　消腫散結

　『神農本草経』は，連翹は「寒熱・瘰癧・癰腫・悪瘡・癭瘤を治療することができる」と述べています。王好古は「連翹は，手足少陽経の薬であり，瘡瘍・癭瘤・結核などを治療することができる。その作用は柴胡と同類であるが，気分・血分の違いがある。瘡瘍を治療する場合，鼠粘子を合わせて使うとよい効果がある」と述べています。現在では，瘰癧を治療する場合，夏枯草・黄芩・黄連などを合わせて使います。清泄少陽火による治療法です。牡丹皮・赤芍・山梔子を合わせる場合もありますが，意味は同じです。半夏・陳皮・茯苓を合わせたものには散結化痰作用があります。貝母・栝楼・射干を合わせたものには清化痰熱作用があります。木香・乳香・沈香を合わせたものには辛香散結作用があります。牡蛎・海蛤殻・芒硝を合わせたものには軟堅散結作用があります。また海藻・昆布・海帯を合わせたものも同じ作用です。三棱・莪朮を合わせたものには削堅破結作用があります。同時に風寒が存在する場合，肉桂・羌活・独活・防風を合わせて使います。『活法機要』には，連翹に瞿麦・大黄・甘草を合わせて煎服し，同時に臨泣穴に灸をする治療法が載っています。これは清火散結作用で，患部が赤く腫れ熱感を伴って痛む瘰癧を治療する方法です。『簡便方』にも，同量の連翹と芝麻を粉にして，これを随時食する方法が載っています。これは滋潤散結による治療法です。この方法なら，平素から簡単に行うことができます。

　上述の用薬法は，癭瘤の治療にも援用することができます。しかしこの場合，重点は清火と軟堅にあり，そこに通気薬を加えて使います。清火作用には，連翹に夏枯草・竜胆草・射干・玄参・黄連・沢瀉などを合わせて使います。軟堅作用には，上記の用薬法のほか，海馬・海螵蛸・瓦楞子・文蛤などを使います。通気薬としては，杏仁・木通・通草・菖蒲・青皮・陳皮・川芎・桔梗などを使います。どれも多用されるものです。

　癰腫の治療に連翹を使う場合，発散作用・内疏作用・敗毒作用を主とし

て，托裏薬を加えて使います。例えば，連翹に柴胡・荊芥・防風を合わせて使います。このほかにも羌活・独活・川芎，または桂枝・升麻・葛根などを合わせる方法もあります。みな発表散結作用のある用薬法です。また内疏薬・敗毒薬としては，連翹に黄連・黄芩・山梔子，または大黄・黄芩・黄連・黄柏，または赤芍・生地黄・木通などを合わせて使います。托裏排膿薬としては，連翹に黄耆・柴胡・肉桂，または麻黄・升麻・白芷・蒼朮，または黄耆・人参・肉桂・当帰身などを合わせて使います。李東垣は「十二経の瘡を治療する場合，連翹の散結作用は不可欠である」と述べています。

しかし連翹には，清熱作用はありますが，補益する作用はありません。癰疽を治療する場合，患部の皮膚がまた破けていない初期のものにしか使うことはできません。また虚による火熱や，脾胃が弱って下痢をしている患者にも使うことはできません。

21 地骨皮

〈苦・平・寒・無毒。足少陰経・手少陽経・手太陰経に入る〉

1 養陰退熱

地骨皮には，益精気作用・退虚熱作用があります。そこで肝腎陰虚による発熱を治療する場合，地骨皮は最適な薬となります。李時珍は「世の人は，黄芩・黄連には上焦の熱を治療する作用があり，黄柏・知母には下焦の陰火を治療する作用があることを知っている。そしてこれらの苦寒薬は，長期的に服用すると元気を損傷するという。彼らは，枸杞子や地骨皮などの甘寒薬で精気を充実させて火を退かせる方法（平補法）を知らないのである。私は青蒿に地骨皮を合わせた退熱法で，ほかの人では治せなかった熱を数多く治癒させてきた」と述べています。『聖済総録』では，地骨皮2両と柴胡1両を粉にして，1回に2銭，麦門冬湯で服用することで，虚労による身熱〔体の灼熱感〕を治療しています。また，地骨皮に銀柴胡・鼈甲・

胡黄連を合わせて，虚労による体のほてりを治療する方法もあります。気陰両虚の場合，地骨皮に柴胡・生地黄・人参・茯苓を合わせて使います。『千金要方』では，地骨皮に麦門冬・小麦を合わせる方法で，虚労による口渇・関節の熱感を治療しています。また『済生方』の地仙散も，地骨皮に防風・甘草・生姜を合わせた方剤です。これは清熱＋散火の用薬法で，体のほてり・煩熱，また虚労や大病後に煩熱が退かないなどの病証を治療する方法です。

　張元素は「牡丹皮は手厥陰経，足少陰経に入るので，無汗の骨蒸〔体のほてり・灼熱感〕を治療する作用がある。地骨皮は足少陰経，手少陽経に入るので，有汗の骨蒸を治療する作用がある」と述べています。

　李時珍は「枸杞子の滋益作用は実にだけあるのではない。また退熱作用は根にだけあるのではない」と述べています。そこで地骨皮は，腎虚による腰痛の治療にも使われます。『千金要方』には，枸杞根・杜仲・萆薢を酒に漬け，これを随時飲用するという治療法が載っています。『聖済総録』では，枸杞根・大生地・甘菊を煎服する（または丸薬にして服用する）方法で，肝腎陰虚による眩暈・目のかすみを治療しています。また『千金要方』では，胞宮に熱があり，おりものの異常・脈数などの症候がみられる病証を，枸杞根1分，生地黄5分を水と酒で煎服する方法で治療しています。

2　瀉肺降火

　地骨皮にはまた，王好古がいう「肺中の伏火を降ろす」作用があります。そこで銭氏は地骨皮に桑白皮・甘草・粳米を合わせて瀉白散を作り出しました。瀉肺火作用によって咳嗽・喘息を治療する方剤です。李東垣の人参平肺散も，地骨皮に人参・麦門冬・五味子・桑白皮・知母などを合わせた方剤です。これは瀉肺＋保肺による用薬法で，肺熱による喘息を治療する作用があります。『和剤局方』の人参清肺湯も，地骨皮に人参・阿膠・桑白皮・知母・烏梅・罌粟殻などを合わせた方剤です。これは瀉肺＋斂肺による用薬法で，虚労による慢性的な嗽や吐血を治療する作用があります。

　甄権はまた，地骨皮には「腎家の風を去る」作用があると述べています。李東垣は「表に在る不定の風邪を治療する」作用があると述べています。

これは肺腎虚火によって生じた風を指しているのかどうか，興味深いところです。臨床でも，虚風による癮疹を治療する場合，地骨皮は多用されます。一般には，生地黄・当帰・白芍・荊芥，または玄参・生地黄・芝麻，または白蒺藜・当帰・何首烏などを合わせて使います。どれも養血滋陰作用によって，風邪による痒みや癮疹〔特にアレルギー反応を示すもの〕を治療する用薬法です。養血熄風と呼ばれる方法です。

3　涼血止血

　地骨皮の涼血止血作用は，広い範囲で応用されています。例えば鼻出血を治療する李東垣の三黄補血湯は，地骨皮に生地黄・熟地黄・黄耆・柴胡・牡丹皮などを合わせた方剤です。慢性的な鼻出血を治療する元戎地黄散は，地骨皮に枸杞子・生地黄・熟地黄などを合わせた方剤です。虚労による咳嗽・吐血を治療する『衛生宝鑑』の黄耆鼈甲散も，地骨皮を使った方剤です。『簡便方』では，地骨皮汁に少量の酒を加えて服用することで血尿を治療しています。『聖済総録』では，粉にした枸杞根・枸杞子・枸杞皮を煎服することで吐血を治療しています。吐血・血便・血尿・鼻出血などを治療する『蘇沈良方』の生地黄飲子は，地骨皮に枸杞子・生地黄・熟地黄・黄耆・芍薬・甘草・天門冬・黄芩を合わせた方剤です。

　また地骨皮は，消渇を治療することもできます。これは滋腎潤肺作用によるものです。例えば銭氏の加減地骨皮散は，地骨皮に知母・炙甘草・黄耆・黄芩・石膏などを合わせた方剤です。参蒲丸は，地骨皮に人参・菖蒲・遠志・牛膝・赤苓などを合わせた方剤です。『千金要方』も，地骨皮に麦門冬・小麦を合わせる方法で消渇を治療しています。また『千金要方』には，このほかにも地骨皮に竹葉・甘草・生地黄・玉竹・知母・栝楼根などを合わせる方法が載っています。

　地骨皮にはすぐれた滋陰除熱作用がありますが，脾胃が弱く，よく下痢をするような人に使う場合は注意が必要です。地骨皮も苦寒薬の一種だからです。

22 青皮

〈苦・辛・温・無毒。足厥陰経・足少陽経の気分に入る〉

1 疏肝破気

　李時珍は，青皮には「疏肝胆作用・瀉肺気作用」があると述べています。そこで青皮は，肝胆の気滞による病証に多用されます。例えば胸膈部の気逆によって脇肋部に脹痛が現れた場合，青皮に柴胡・枳殻，または橘葉・香附子を合わせて使います。疏肝理気による治療法です。脘部や脇部の気滞によって乳房の脹痛やしこりがみられる場合，青皮に陳皮・栝楼・貝母，または柴胡・香附子・牡蛎を合わせて使います。疏肝散結作用による治療法です。脘部や脇部の痞滞・断続的な噯気・食欲不振などがみられる場合，青皮・甘草・檀香を粉にし，少量の塩を加えて白湯で服用します。調和肝胃による治療法です。少腹部の脹痛，または疝気による疼痛を治療する場合，青皮に烏薬・荔枝核・橘核，または延胡索・川楝子・焦山楂などを合わせて使います。疏泄肝気による治療法です。

　また『経験後方』は快膈湯で，青皮を非常に巧妙に使っています。まず青皮4両を4等分します。そのうちの1つは塩湯に漬けます。1つは沸騰した湯に漬けます。1つは酢に漬けます。1つは酒に漬けます。3日経ったら取り出し，すべてを合わせて細切りにします。ここに2銭半の塩を加え，少し焦げ目がつくまで炒します。これを粉にし，1回に2銭，粉茶5分を加えて煎服します。冷膈気・飲酒や飲食による飽満など，肝胃気滞による諸症を治療する方剤です。青皮の行気作用に，塩・酒・酢・茶などによる和胃作用を合わせることで，服薬ではなく服食と呼べる方法に変わっています。また弊害をなくし，利点だけをうまく利用している方法でもあります。

2 化滞消積

　張元素は，青皮は「破堅癖作用・散滞気作用があり，下焦の諸湿を去り，左脇肝経の積気を治療することができる」と述べています。傷食による気滞には，青皮に陳皮・木香，または山楂子・神麹を合わせて使います。破気化滞による方法です。寒による脹痛がみられる場合，ここに草豆蔻・檳榔子を加えます。

　有形の積聚で，しこりや脹痛がみられる場合，青皮に三棱・莪朮，または枳実・白朮を合わせて使います。破気消堅による治療法です。瘀滞が顕著な場合，さらに川芎・赤芍，または桃仁・紅花を合わせて使います。破気化瘀による治療法です。同時に寒象がみられる場合，さらに祛寒止痛作用のある肉桂・川烏頭を加えます。しこりが硬く，押しても動かない場合，青皮に陳皮・鼈甲・穿山甲片，または牡蛎・昆布を合わせて使います。降気軟堅による治療法です。ただし，病状がここまで発展した場合，気血はすでに損傷しているので，攻邪だけでなく扶正にも気を配る必要があります。

　李東垣は，青皮には「破滞気作用や削堅積作用があり，その作用は〔患部の位置が〕低ければ低いほどよく効く」と述べています（『珍珠囊補遺薬性賦』）。朱丹渓は「青皮は肝胆両経の気分薬である。人が怒り，肝胆経の気滞による脇下部の鬱積，小腹部の疝痛などが生じた場合，青皮を使って気を通すことができる。実証としての気滞でない場合，先に補薬を使い，それから青皮を使う」また「疏肝気作用が必要な場合は，青皮を加える。また炒して焦がした青皮は，血分に作用する」と述べています。

　青皮は強烈な性質の薬なので，削堅作用や破滞作用という強い作用をもっています。しかし使い方を誤ると，真気を損傷してしまいます。そこで青皮を使う場合，人参・白朮・芍薬などの補脾薬を合わせます。青皮を単独で使うようなことはしません。また，肝脾気虚の患者には使うことができません。

23　附子

〈大辛・大温・有毒（大毒）。手少陽三焦経と命門に入り，その作用は十二経絡全体に及ぶ。また督脈の病にも使われる〉

1　回陽救逆

　傷寒少陰病で陽気欲脱の状態になると，脈微細・起きている元気がなくなり横になる・四肢の冷え，などの症候がみられます。治療には四逆湯を使います。これは，附子に乾姜・炙甘草を合わせた方剤で，回陽救逆作用があります。また，体内の陰寒の邪気が強まり陰盛格陽証が生じると，下痢（未消化の食物が混入している）・悪寒はみられない・顔色が赤い・手足の冷え・脈微欲絶などの症候が現れます。治療には強力な通脈回陽作用のある通脈四逆湯を使います。これは，四逆湯の附子と乾姜の用量を増やしたものです。『孫兆口訣』は，陰盛格陽証では，躁熱がみられるが水を飲みたがらない・脈沈・手足の冷えなどの症候が現れるとして，霹靂散を使って治療を行っています。これは大附子1枚の表面を焼いてから粉にし，蜜と水で服用する方法です。寒気を去り，陽気を上行させ汗を出させることで病を治癒させる作用があります。

2　温経散寒

　初期の傷寒少陰病で発熱・脈沈がみられる場合，これは太陽と少陰の病です。治療には炮附子に麻黄・細辛を合わせた温経散寒による用薬法を使います。また少陰病2〜3日で裏証が切迫していない場合，炮附子に麻黄・甘草を合わせて使います。これも温経散寒法によって少量の汗をかかせ，表裏を同時に治療する方法です。どちらも陽虚傷寒を治療する方法として張仲景が示した，模範的な用薬法です。

3　除痺止痛

　寒湿の陰邪が陽気を阻害すると，全身の痛みが生じます。このような状況に，附子の除痺止痛作用は効果を発揮します。一般には炮附子が使われます。例えば風寒による頭痛・鼻汁・頸部の硬直・胸が冷える・サラサラした液体を吐く，などの症候がみられる場合，炮附子に川芎・防風・生姜，または川烏頭・天南星，または生姜・高良姜などを合わせて使います。煎服する方法と，粉にして茶で服用する方法があります。いずれも散寒止痛作用のある組み合わせです。『本事方』では，急激に現れる頭痛・痛みで頭を動かすことができない・手足の冷え，などの症候を呈する腎厥頭痛を，椒附丸で治療しています。これは大熟附子の粉2銭，蜀椒20粒，生姜7片を煎じ，7分目まで煎じたら蜀椒を除き，塩を加えて空腹時に服用するものです。椒の気は下行するので，逆気を下に降ろすことによる帰経作用があります。

　風寒湿邪によって身痛・関節痛・背中の硬直・腰痛・体の痺れなどの症候がみられる病証にも，附子を使うことができます。風湿による場合，附子に川烏頭・桂枝・羌活・防風を合わせて使います。寒湿による場合，附子に乾姜・肉桂・独活・細辛を合わせて使います。湿痺の場合，附子に白朮・蒼朮・薏苡仁・麻黄を合わせて使います。どれもよく使われる方法です。このように除痺止痛の目的で附子を使う場合，用量を多くする必要があります。また煎じる時間を長めにする必要もあります。この2つを守れば，確かな効果を得ることができます。

　また寒痺では，10本の指が痛み痺れるという特殊な症候が現れることがあります。『王氏易簡方』ではこれを，同量の生附子（皮を剝いだもの）と木香に，生姜5片を合わせて煎服する方法で治療しています。また指が蒼白になっているものは，あまりよい状況ではありません。この場合，さらに温通血脈作用のある薬を加え，緊急に治療を行う必要があります。さらに進んで指の色が黒ずんでいるものは，指を失う危険性があります。

4　補陽温中

　附子には，温腎作用・補命門陽気作用があります。肉桂を合わせると，この作用をさらに強めることができます。また温腎補陽作用を通して，脾胃を温める作用もあります。

　腎陽虚では，体の冷え・寒気・腰がだるい・四肢の冷え・インポテンス・遺精・夜間の尿量が多いなどの症候がみられます。治療には，附子に肉桂，または巴戟天・破故紙などを合わせ，さらに甘潤補腎薬を加えて使います。補腎温陽による治療法です。また中陽虚では，寒気・四肢の冷え・脘腹部の冷痛・サラサラした液体を吐く・軟便などの症候がみられます。治療には，附子に乾姜（または良姜）・蜀椒などを合わせ，さらに調補脾胃薬を加えて使います。これは温陽補中による治療法です。

　張元素は「附子は大辛・大熱の薬である。その気は厚く，味は薄い。上昇することも下降することもできる陽中の陰薬である。その作用が至らない場所はなく，諸経の引経薬として使うことができる」と述べています。附子には，生と熟の2種があります。生附子には回陽救逆作用があり，熟附子には除痺止痛作用があります。趙嗣真は「熟附子に麻黄を合わせると，発散作用のなかに補益作用を含んだ用薬法になる。仲景の麻黄附子細辛湯や麻黄附子甘草湯が，その例である。また生附子に乾姜を合わせると，補益作用のなかに発散作用を含んだ用薬法になる。乾姜附子湯や通脈四逆湯がその例である」と述べています。張元素はまた「附子に白朮を合わせたものは，除寒湿の聖薬である。さらに少量の湿薬〔甘味の益気薬や甘潤滋陰薬を指す〕を引経薬として加えてもよい」とも述べています。なぜなら「〔附子には〕補気薬の作用を十二経に行き渡らせることで，失われた元陽を回復させる作用がある。また，補血薬の作用を血分に入れることで，不足している真陰を滋養する作用もある。そしてまた，発散薬の作用を腠理に届けることで，表の風寒邪を駆逐する作用もある。さらに，温暖薬の作用を下焦に行き渡らせることで，裏の冷湿を除く作用もある」からです（『本草綱目』）。つまり附子には補陽作用があり「その作用は停滞することなく体内を駆けめぐり，乾姜のように，作用が体内に停滞するようなことはない」（王好古）のです。

辛熱性の有毒薬である附子には，陽火を益することで陰寒の邪気や寒湿を除く作用があります。陰虚による内熱・血虚・陽証による厥逆・産後の痙病・痰の多い咳嗽・手足のほてり・心煩・脾陰不足・尿量が少なく出が悪い・便秘・血虚による腹痛・中熱による腹痛・中暑による霍乱・乾霍乱・各種血証などには使うことはできません。誤って使ってしまうと，取り返しのつかないことになります。

24　呉茱萸

〈辛・苦・温・有毒（小毒）。足太陰経の血分・足少陰経と足厥陰経の気分に入る。また衝脈の病にも使われる〉

1　温中降逆

　呉茱萸には温中下気作用があるので，脘腹部の冷痛や気逆による病の治療に使われます。例えば『傷寒論』では，寒邪が陽明を侵し，食事をすると吐き気がするという病証を，呉茱萸湯で治療しています。これは呉茱萸に生姜・人参・大棗を合わせた方剤です。温中補虚作用・降逆止嘔作用があります。呉茱萸湯はまた，厥陰病で乾嘔・唾液を吐く・頭痛などの症候がみられる病証の治療にも使われます。これは肝胃の病による寒飲の上逆です。そして呉茱萸湯は，少陰病による嘔吐・下痢・手足の冷え・煩躁などの症候を治療することもできます。この呉茱萸の用法には従治の意味＊もあります。

　『聖済総録』では，胃寒に属する霍乱による嘔吐を，同量の呉茱萸と炮乾姜を煎服する方法で治療しています。温中下気による治療法です。また『太平聖恵方』では，同じ方剤で，胃気虚冷による食後の呑酸を治療しています。しかし同じ呑酸でも，肝胃の鬱熱によるものの場合，呉茱萸に黄連を佐薬として合わせる必要があります。これが朱丹渓の左金丸です（ただし左金丸では呉茱萸が反佐薬として使われている）。また中焦に痰飲が

停滞し，満腹時や気候の変動時に，頭痛・背中の冷え・食欲不振・酸味のある液を吐く，などの症候が現れる場合，呉仙散を使って治療を行います。これは7回湯に漬けた呉茱萸に，同量の茯苓を合わせて粉にし，梧の種大の丸薬を作って1回に50丸，温水で服用するものです。服用後，尿が呉茱萸の香りを帯びるようになり，病邪は尿とともに排出されます。これは温中下気・化飲止嘔による治療法です（『朱氏集験方』）。

また腎厥による嘔吐では，気が小腹部から咽喉に向かって突き上げる感覚・気の突き上げはあるが嘔吐は起こらない・咽喉部がふさがり呼吸が困難になる，などの症候がみられます。これは寒邪が胃脘を侵し，腎虚によって上逆した気がその虚に乗じて胃を侵している病証で，腎噦と呼ばれます。『孫氏存仁方』はこれを，醋炒呉茱萸・橘皮・附子をそれぞれ1両ずつ粉にし，梧の種大の丸薬を作り，1回に70丸生姜湯で服用する方法で治療しています。温腎和胃・下気降逆による治療法です。この方法でも嘔吐が止まらない場合，期門・関元・腎兪に灸をします。

＊従治の意味：ここでは少陰陽虚による病証を，補腎陽ではなく温胃通陽という間接的な方法で治療しているという意味。

2　散寒止痛

『名医別録』は，呉茱萸には「心腹部のさまざまな冷絞痛や，中悪による心腹痛」を治療する作用があると述べています。例えば『傷寒論』では，厥陰病による手足の冷え・脈細欲絶・嘔吐・腹痛などの症候を，当帰四逆湯に呉茱萸・生姜を加える方法で治療しています。温中散寒・下気止痛・養血温経による用薬法です。また中悪による心痛・心腹部の冷痛，または冷気による腹痛などを治療する場合，呉茱萸の粉を酒で煎服するか，または酒で服用する方法があります。温中祛寒止痛作用があります。

衝脈の病による逆気裏急を治療する場合も，呉茱萸が主薬となります。

また『肘後方』では，疝気による腹痛で，冷えると痛みが悪化するものを，呉茱萸と生姜を清酒で煎服する方法で治療しています。これは最も基本的な方法です。このほかにも，茯苓・当帰・小茴香・桂枝・白芍を合わせる

方法，烏薬・青皮・官桂・延胡索を合わせる方法，胡芦巴・巴戟天・茴香・川楝子(巴豆を加えて炒し，巴豆を除いたもの)を合わせる方法，桃仁・橘核・川烏頭・山梔子を合わせる方法などがあり，どれも多用されています。多くの用薬法がありますが，散寒止痛という基本的な精神は同じです。この基礎のうえに和営作用・理気作用・温陽作用などを合わせたり，また反佐薬として苦寒薬を使ったりして複雑な病証に対応させます。

3 　主痢治瀉

　呉茱萸には温中散寒作用があり「痢疾や泄瀉を治療する」作用があると孟詵は述べています。特に慢性のものに効果を発揮します。『孫氏存仁方』は，老人によくみられる慢性の下痢(「脾泄」または「水土同化」と呼ばれる)を，1度湯がいた呉茱萸を煎じ，少量の塩を加えて服用する方法で治療しています。そして「呉茱萸によって膀胱が温められると，水道は清められ，大腸の気も安定する。ほかの熱薬は温めるだけであり，呉茱萸のように清濁を分ける作用がない」と述べています。『普済方』では，1度湯がいて炒製を加えた呉茱萸を豚の内臓につめ，よく煮えるまで弱火で煮込み，これを搗いて梧の種大の丸薬にし，1回に50丸を重湯で服用する方法で，臓寒による下痢・倦怠感・食欲不振を治療しています。これは止瀉作用＋補臓作用による用薬法です。慢性で重い下痢にも使うことができます。

　また呉茱萸に肉豆蔲・補骨脂・五味子を合わせると四神丸になります。呉茱萸に乾姜・良姜・厚朴・陳皮・砂仁・肉豆蔲などを合わせると呉茱萸散になります。どちらも温渋作用によって慢性の下痢を治療する方法です。

　また『神農本草経』は，呉茱萸には「除湿血痺作用・逐風邪作用・開腠理作用」があると述べています。甄権は「(呉茱萸は)痺証による全身の刺痛を治療する作用がある」と述べています。呉茱萸で痺証を治療する場合，主に痛痺・着痺に使われます。痛痺を治療する場合は祛寒温経薬を合わせ，着痺を治療する場合は祛風勝湿薬を合わせます。内服薬としてだけではなく，患部を温める外用薬として使うこともできます。

　呉茱萸はまた，咽喉部や口腔内の瘡・咽痛・歯痛などの治療にも使われます。また内服法のほか，粉にして酢を加え両足の裏の中心部に塗る方法

もあります。どちらも効果のある方法です。梅楊卿は「(呉茱萸は)熱薬であるが，引熱下行作用をもっている。従治の意味*をもつ作用である」と述べています。

しかし孫思邈は，呉茱萸は「多食すると神を傷め，伏気を起こすので，咽喉が不通となってしまう」と述べています。また李時珍も「辛熱薬である呉茱萸は，気や火を刺激する作用があり，目のかすみや瘡を生じさせる」と述べています。

> *従治の意味：ここでは口腔内の瘡のような熱証に対して，熱薬である呉茱萸を使っているという意味。

25 川芎

〈辛・温・無毒。少陽本経の引経薬。手足厥陰経の気分に入る〉

1 祛風止痛

『神農本草経』は，川芎には「中風が脳を侵したことによる頭痛や，寒痺による痙攣や硬直」を治療する作用があると述べています。『名医別録』は「風邪が顔面を侵したことによる涙・鼻汁・酔ったような感覚，また寒冷の気による心腹部の硬直や痛み」を治療する作用があると述べています。そこで李東垣は「頭痛の治療には，必ず川芎を使う。それで治らない場合は，さらに各経の引経薬を合わせて使う。太陽経には羌活，陽明経には白芷，少陽経には柴胡，太陰経には蒼朮，厥陰経には呉茱萸，少陰経には細辛を合わせる」と述べています。このような用薬法は，風寒湿による病証に向いています。

『集簡方』では，粉にした川芎を1回に2銭，臘茶で煎服する方法で，気虚による頭痛を治療しています。すぐれた効果のある治療法です。また気厥による頭痛を治療する場合は，同量の川芎と烏薬を粉にし，1回に2

銭，葱茶で服用します。この方法は，女性の気盛による頭痛や，産後の頭痛に対しても効果があります。血虚による頭痛には，さらに多用されます。

張元素は『湯液本草』で「(川芎は)少陽経・厥陰経の頭痛や血虚による頭痛を治療する聖薬である」と述べています。そしてその理由については「その作用は上行して頭目に至り，下行して血海に至る。したがって清神散も四物湯も川芎を用いているのである」と述べています。

『保命集』では，風熱による頭痛・熱気の上衝・めまい，または胸中不利〔胸部の不快感〕などの症候を，同量の川芎・槐角を粉にし，1回に3銭，茶で服用する方法で治療しています。胸中不利を治療する場合は，煎じてから服用します。このほか川芎に菊花・白芷・石膏を合わせて粉にし，茶で服用する方法もあります。これは祛風清熱作用を兼ねた用薬法です。

また『宣明論方』では，頭風によるめまい・頭痛(偏頭痛を含む)・多汗・悪風・胸膈部の痰飲という症候を，川芎・天麻の粉に蜜を加えて丸薬にし，茶で服用する方法で治療しています。このほか川芎に天麻・半夏・白朮・茯苓を合わせ，煎服する方法もあります。これは熄風化痰による用薬法です。また川芎に牡蛎を合わせると，頭風による嘔吐を治療することができます。これは祛風＋平肝潜陽による用薬法です。

川芎は，脇痛の治療にも多用されます。『本事方』では，悲しみやストレスが肝気を傷め，脇部の痛みや拘急が生じた病証を，枳殻煮散で治療しています。これは川芎に枳殻・桔梗・防風・葛根・細辛・甘草を合わせた方剤です。また脇下部の耐えがたい痛みを治療する芎葛湯は，枳殻煮散より桔梗を除き，桂枝・麻黄・人参・芍薬を加えた方剤です。これらは，寒凝血渋の存在する脇痛を治療する方法です。『済生方』の枳芎散は，左脇部の耐えがたい痛み(刺痛)を治療する方剤です。これは枳実・川芎・甘草の3味よりなる方剤で，昇降気機作用があります。『統旨』の柴胡疏肝散は，枳芎散に柴胡・芍薬・陳皮・香附子を加え，理気作用を強めた方剤です。『聖済総録』には，同量の川芎・炮三棱を粉にして，葱白湯で服用する方法が載っています。これは行気消堅作用を利用して，酒癖〔過度の飲酒によって水飲が胸膈部や脇肋部に溜まる病証〕による脇部の脹痛・ときに嘔吐・腹部に水が溜まっている音がするなどの症候を治療する方法です。

痹痛の治療では，川芎はさらに多用されます。加味五痹湯・茯苓川芎湯・

如意通聖散・定痛丸などは，どれも川芎を含む方剤です。このように川芎が多用されるのは，寒痺による筋肉の痙攣や硬直を緩める作用があるからです。除痺止痛薬・養血薬・益気薬などを合わせて使うと，さらに効果を高めることができます（『類方準縄』）。

また川芎は，風寒表証に対する解散薬として使われることもあります。敗毒散・九味羌活湯などがその例です。どちらも川芎に羌活・防風・細辛・白芷・柴胡・延胡索など解表発汗薬を合わせた方剤です。

2 養血活血

『大明本草』は，川芎には「衆脈〔諸脈〕を調え，癥や宿血の結滞を破り，新血を養う」作用があると述べています。そこで川芎は，生理不順・生理痛・閉経・産後の瘀滞による腹痛・癥瘕などの婦人科疾患や，打撲・瘡瘍など血分の病に多用されます。最も多用されるのは，川芎に当帰・白芍・熟地黄を合わせる方法（四物湯）で，養血活血作用があります。この組み合わせのうえにさらに加減を加えることで，上述したさまざまな病証を治療することができます。例えば，川芎に当帰を合わせたものには，養血活血作用があります。川芎に白芍を合わせたものには，舒肝養血作用があります。川芎に生地黄汁を合わせたものには，活血止血作用があります。川芎に熟地黄を合わせたものには，補血活血作用があります。どれも川芎を中心とした，止痛作用のある組み合わせです。生理不順を治療する場合，柴胡を合わせて使います。生理痛を治療する場合は，香附子を合わせる方法が多用されます。瘀血がある場合は，赤芍を加えて使います。活血祛瘀作用のある用薬法です。瘀血が重い場合は，さらに桃仁・紅花を加えます。熱象がみられる場合，川芎を単独で使うことはできません。必ず涼血活血作用のある牡丹皮を合わせて使います。熱が強い場合は，さらに山梔子を加えます。気滞がある場合は，青皮・陳皮を合わせて使います。行気活血による用薬法です。気滞による腹痛が重い場合，さらに活血止痛作用のある降香・延胡索を加えます。産後の場合は，山楂子・益母草を加えます。癥瘕を治療する場合，三棱・莪朮を合わせて使います。無月経は状況が複雑なので，四物湯を基礎として，具体的状況に応じた薬を合わせます。これが

川芎を婦人科疾患に使う場合の大略です。

　外科・傷科での川芎の用途は2つあります。1つは養血活血，もう1つは祛瘀止痛です。養血活血として使う場合，薬の合わせ方は前述した方法とほぼ同じです。祛瘀止痛として使う場合は，黄柏・黄連・黄芩・乳香・没薬・大黄・桃仁・官桂・牛膝・骨砕補・補骨脂などを合わせます。病状に応じて，これら清熱解毒薬・祛瘀活血薬・祛傷続断薬を合わせ，ふさわしい方剤を作ります。

3 行気開鬱

　朱丹渓は「川芎の気は三焦に及び，諸鬱を解く作用がある。陰陽気血を通す薬である」と述べています。李時珍は「川芎は血中の気薬である。肝の病は，辛味薬でこれを補すという意味である。よって血虚の治療に向くのである。また辛味には発散作用もあり，気鬱の治療にも向いている。『左伝』は，麦麹や麦鞠には湿を抑える作用があり，川魚を食したことによる腹の病を治療することができると述べている。私もこの2味を使って湿邪による下痢を治療したが，確かな効果があった。血痢を治療した後，痛みが消えないものは陰虧による気鬱が原因である。この場合，さらに佐薬として川芎を加えるのがよい。気が通り血が調和すれば，痛みはすぐに止まる」と述べています（『本草綱目』）。

　川芎は陽の性質をもつ辛味薬であり，その作用は体中をめぐります。特にその上行作用には注意が必要で，多用することはできません。上盛下虚・虚火上炎・嘔吐・咳嗽・自汗・易汗・盗汗・のどや口が乾燥する・発熱・口渇・煩躁などの病証に使うことはできません。また川芎は，長期的に服用することもできません。単味で使用することもできません。川芎は辛温性の薬なので，その作用は体中に散る性質がありますが，長期的に服用するとかえって気の作用を亢進させてしまいます。こうして盛んになる部分が生じると，同時に衰える部分が必ず生まれます。川芎を服用すると「暴夭」〔突然死〕するという伝説は，このような理由によるものです。

六経用薬法（附：三焦用薬法）

　兪根初は，「肺経の病には主に薄荷を用いる。心経の病には主に桂枝を用いる。脾経の病には主に升麻を用いる。肝経の病には主に天麻・川芎を用いる。腎経の病には主に独活・細辛を用いる。胃経の病には主に白芷を用いる。小腸経の病には主に藁本を用いる。大腸経の病には主に防風を用いる。三焦経の病には主に柴胡を用いる。膀胱経の病には主に羌活を用いる」と述べました。先哲はこのようにまとめましたが，これらはすべて風薬であり，このような言葉にとらわれる必要はありません。しかし兪氏の六経用薬法は，意義のある見解なので，以下に紹介します。これは温病学派の成果をふまえ，さらに発展させたものといえます。

　「太陽経の病には汗法を使う。軽度の場合は杏仁・紫蘇・橘紅を使い，重度の場合は麻黄・桂枝・薄荷を使う。また葱頭も発汗の通用薬である。

　少陽経の病には和法を使う。軽度の場合は生姜・緑茶を使い，重度の場合は柴胡・黄芩を使う。浅い場合は木賊・青皮を使い，深い場合は青蒿・鼈甲を使う。また陰陽水も和解の通用薬である。

　陽明経の病には下法を使う。軽度の場合は枳実・檳榔子を使い，重度の場合は大黄・芒硝を使う。滑腸作用が必要な場合は桃仁・杏仁などの仁類薬を使い，潤腸作用が必要な場合は当帰・肉蓯蓉を使う。水結を下す場合は甘遂・大戟を使い，瘀結を下す場合は醋炒大黄を使う。寒結を下す場合は巴豆霜を使い，熱結を下す場合は大黄を使う。このようにして使うべきときに，必要な薬を使うべきであり，これをほかの薬で代用することはできない。特に作用の穏やかな薬を使って，下すべきものを下さず，さらに塞いでしまうようなことをしてはならない。作用が穏やかであっても，病にとっては穏やかではないのである。緩下を行う場合は，清寧丸を使うのがよい。また麻仁脾約丸は滑腸の要薬である。

　太陰経の病には温法を使う。軽度の場合は藿香・厚朴・半夏を使い，重度の場合は附子・肉桂・乾姜・呉茱萸を使う。また木香・砂仁も温運作用をもつ和薬であり，生姜・大棗も多用される温調薬である。

少陰経の病には補法を使う。軽度の場合は当帰・芍薬・生地黄を使い，重度の場合は阿膠・鶏子黄を使う。また石斛・麦門冬も，生津作用をもつ良薬である。

　厥陰経の病には清法を使う。軽度の場合は山梔子・連翹・菖蒲を使い，重度の場合は犀角・羚羊角・牛黄を使う。また竹葉・灯心草も，穏やかな清宣包絡作用をもつ薬である。清泄肝陽による治療では，軽度の場合は桑葉・菊花・牡丹皮を使い，重度の場合は竜胆・芦薈を使う。また黄芩・竹筎も，穏やかな清泄肝陽作用をもつ薬である。

　三焦経の用薬法：上焦とは主に胸中・膈中のことである。宣暢胸中の主薬は橘紅・蔲仁であり，宣暢膈中の主薬は枳殻・桔梗である。中焦とは主に脘中・大腹である。疏暢脘中の主薬は半夏・陳皮であり，疏暢大腹の主薬は厚朴・腹皮である。下焦とは主に小腹・少腹のことである。温運小腹の主薬は烏薬・官桂であり，辛通少腹の主薬は小茴香・橘核である。また，疏達三焦外膜の主薬は綿耆皮であり，清宣三焦内膜の主薬は焦山梔であり，疏達三焦気分の主薬は製香附子であり，辛潤三焦絡脈の主薬は全当帰である」(『通俗傷寒論』)

6章 類化禀受による薬の組み合わせ

薬には「類化」と呼ばれる作用があり，これについては『湯液本草』に多くの記載があります。薬には，気分薬・血分薬・温性薬・寒性薬・上昇薬・下降薬などがありますが，ある種類の薬を別の種類の薬群に入れると，その作用を変えることができます。例えば気分薬に治血作用をもたせたり，寒性薬に温性の作用をもたせたり，下降薬を上昇させたりすることができるようになるのです。また「従同」と呼ばれるものもあります。これはある種類の薬を別の種類の薬群に入れると，両者が協力して全体としての作用が生まれるものです。例えば補気薬である人参を補血剤の中に入れると，人参も補血作用に参加し，補気生血作用をもつようになります。血分薬である当帰を気分病を治療する方剤の中に入れると，辛潤理肺作用・理気止咳作用をもつようになります。このような用法は，例をあげたらきりがないほど多用されているものです。

また，易水老人は「佐使定分」という認識を示しました。これは，同じ薬であっても，佐薬や使薬が異なれば，発揮する作用には違いが生じるというものです。王履は，一種の薬でさまざまな効果を発揮できるのは「薬に定性がないからではなく，群の力に巻き込まれているのである」と述べています。

少し紹介しただけでも，前賢たちがこのような用薬法について多くの経験をもっていたことがわかると思います。

この「類化」という用薬法は，薬の作用について，一般的な分類だけでは語り切れない部分を補充するものだといえます。このように使うと，薬を組み合わせる範囲が広がるだけでなく，薬がもともともっている作用を十分に引き出すことができます。薬を分類するときには，薬の性味や主要な効能，またはある特殊な作用などを基準にすることしかできません。薬のあらゆる可能性を視野に入れて分類することはできないのです。

王好古は「『本草』は1種の薬は10種の病を治療するといっているが，最も顕著な作用を本とするべきである」と述べています。また「薬の作用について，あまり多くをいうべきではない。顕著な作用をもつものを取り上げるべきである」とも述べています（『湯液本草』論薬所主）。

徐霊胎は『医学源流論』で「薬は幅広い作用をもっている。例えば同じ薬を含む方剤でも，それぞれの方剤のなかでその薬が発揮している作用は異

なっている。薬の幅広い作用を正確に理解し，病状に合わせた使い方をしているから，このような用法が可能なのである」と述べています。実際，一般的にいわれている分類や作用にとらわれず，独特の使い方をしている医者は多くいます。このように新鮮で特色があり，一般化しないような用薬法こそが，中医の「類化」による用薬法を生み出し発展させてきたもとなのです。これは非常に研究価値の高い分野であると思います。ここでは例として「類化」に関する資料の一部を紹介します。

　また，薬に定性があるように，人の禀受〔人が生まれもっているもの・生まれつきの体質〕もそれぞれ異なります。そこで一種の薬の作用にも，人によって向き不向き，または使ってよい場合と，使ってはいけない場合とが生じます。例えば丹砂・硫黄を服用すると，長寿を得る人もいれば死んでしまう人もいます。烏頭・附子の毒は，人を補益することもあれば，人を害することもあります。このような内容もまた，一般的な用薬法とは区別して語られるものです。臨床では，基本的な用薬法を知ったうえで，こうした知識を自在に応用し，さまざまな体質の違いに対応する能力が求められます。現在では，体質学説を重視して研究する人もいるので，体質の違う人に同じような薬を使っても効果は異なることが確かめられています。これは非常に重要な研究であり，用薬法について語るときは，必ず体質の違いについても言及しなくてはなりません。薬について語るときにも，一般的な分類にもとづいたことだけを語っていたのでは，全体のほんの一端を紹介しているにすぎません。風土の違いや人間の違いは，薬の向き不向きと一定の関係があります。このような内容についても熟知していなくてはなりません。また例えば服薬しているときに，その薬と合わない食事をしていると，害がある場合があります。こうしたことも十分に注意する必要があることなのです。以下に例をあげて説明します。

　　＊**類化禀受**：配合される他の薬，あるいは患者の生まれつきの体質によって薬の作用の現れ方が変わることを指す。

1 薬物の類化佐使 ［佐使薬による作用の変化］

当帰

「人参・黄耆を当帰と合わせると，補血作用をもつようになる。当帰に牽牛子・大黄を合わせると，破血作用をもつようになる。当帰に桂・附子・呉茱萸を合わせると，熱性を帯びるようになる。当帰に大黄・芒硝を合わせると，寒性を帯びるようになる。薬を使う者は，このような佐使定分について知っていなければならない」（『湯液本草』『医経遡洄集』）。

白芍

「白芍に白朮を合わせると補脾作用をもつようになる。川芎を合わせると瀉肝作用をもつようになる。人参を合わせると補気作用をもつようになる。当帰を合わせると補血作用をもつようになる。酒を加えて炒すると補陰作用をもつようになる。甘草を合わせると腹痛を止める作用が生まれる。黄連を合わせると瀉痢を止める作用が生まれる。防風を合わせると痘疹を治療する作用が生まれる。生姜・大棗を合わせると，温経散湿作用が生まれる」（『本草綱目』）。

桂枝

「『本草』は，桂枝には小毒があるといっている。小毒があっても，類化を行うことはできる。桂枝に，佐薬として黄芩・黄連を合わせると，桂枝の小毒を抑えることができる。使薬として烏頭・附子を合わせると，その熱性だけを得ることができる。人参・麦門冬・甘草を合わせると調中益気作用が生まれる。これは長期的に服用することの可能なものである。巴豆・鹵砂・乾漆・穿山甲・水蛭・虻虫などの有毒薬と合わせると，小毒が大毒となる。桂枝の類化は以上のようなものである。桂枝には営気を守る作用・衛気を充実させる作用がある。つまり足太陽経に作用する薬である。また桂心は，心に入る手少陰経の薬である。営に作用するということは血薬で

あるということになる。そこで経も血脈を通す作用があると述べているのである」(『湯液本草』)。

縮砂

「縮砂に使薬として白檀香・白豆蔻を合わせると，その作用は肺に入る。使薬として人参・益智仁を合わせると，その作用は脾に入る。使薬として黄柏・茯苓を合わせると，その作用は腎に入る。使薬として赤・白石脂を合わせると，その作用は大小腸に入る」(『湯液本草』)。

沢瀉

「張仲景の八味丸には沢瀉が使われている。この方剤は単なる補血剤ではなく，同時に補気作用をもつ方剤である。……沢瀉には，主に腎邪を瀉し，五臓を養い，気力を益し，陰気を起こし，虚損五労を補益する作用がある。しかし沢瀉の瀉腎作用は，多くの補薬の中では機能することができなくなる」(『医経遡洄集』)。

甘草

「甘草の調和作用とはいかなるものなのか？　附子理中湯での甘草は，方剤の作用が上部を害することを防いでいる。調胃承気湯での甘草は，下す作用が急速になりすぎないようにしている。これらの使い方は，どちらも緩であり，和ではない。小柴胡湯は，柴胡・黄芩の寒，人参・半夏の温を含み，さらに甘草が使われている。この用法には調和の意味がある。建中湯の甘草には，補中作用と，脾急を緩める作用がある。鳳髄丹の甘草には，腎急を緩め，元気を生む作用がある。これはつまり甘補という意味である」(『湯液本草』)。

「甘味は中満〔腹満〕を起こさせる作用がある。よって中満の者は甘味をとってはならない。中満のみられない者には炙甘草を使う。これには補の意味がある。中満がみられる者には生甘草を使う。これは瀉の意味がある。甘草の甘味は脾に入るので，諸薬の作用を満が生じている場所へ直接連れて行くことができる。『黄帝内経』がいっている，甘味でこれを補す，甘味でこれを瀉す，甘味でこれを緩める，というのはこのような意味である」

(『湯液本草』)。

「苦味には『直行』『泄』，辛味には『横行』『散』，酸味には『束』『収斂』，鹹味には『止』『軟堅』，甘味には『上行』『発』という作用がある。ではなぜ，本草は甘草には下気作用があるといっているのか？　甘味は中焦に属する。そして中焦は昇降浮沈の要である。したがって上行することも下行することも，内に向かうことも外に向かうことも，調和させることも，緩和させることも，補益することも，排泄させることも可能なのである」（『湯液本草』）。

人参（附：沙参）

「人参には，脾肺の陽気不足による息切れなどを治療する作用がある。また，人参の緩中作用によって脾肺胃の火邪を瀉すことができるので，短気を治療することができる。上昇する気を助けるには，升麻の作用が不可欠なので，升麻1分，人参3分を合わせて使う。下焦の元気を補益し，腎中の火邪（陰火を指している）を瀉すには，使薬として茯苓を合わせる。

甘温薬である人参には，調中益気作用がある。これは肺陽を益し，肺陰を瀉すということである。ただ補肺とだけいって，陰陽寒熱について論じないのは誤りである。寒邪が肺を侵した場合，人参を使って肺を補益することができる。火邪が肺を侵した場合には，使うことはできない。肺は天〔上部〕にあり，手太陰経の臓である。静粛の臓である肺は，涼を好み，熱を好まない。肺が熱に侵されている場合は，沙参を使うのがよい。沙参は苦甘微寒で無毒な薬である。除寒熱作用・補中作用・益肺気作用・安五臓作用があり，血積・驚気・胃痺による心腹痛・結熱・邪気による頭痛・皮間の邪熱などを治療することができる。人参は五臓の陽気を補益し，苦微寒薬である沙参は五臓の陰気を補益する」（『湯液本草』）。

「易老は，人参の代わりに沙参を使った。沙参も甘味薬だからである。沙参の微苦味には補陰作用があり，甘味には補陽経作用がある。五臓を補益するといっても，ある臓を補益したければ，その臓に作用を呼び込むための薬を佐使薬として合わせなければならない。このようなことは当然知っておくべきことである」（『湯液本草』）。

益智仁

　益智仁は脾薬であり，君火と相火の両者に作用する。集香丸では，その作用は肺に入り，四君子湯では，その作用は脾に入る。また大鳳髄丹では，その作用は腎に入る。肺・脾・腎の三臓はそれぞれ子母関係にある（『湯液本草』）。

厚朴

　「『本草』は，厚朴には，中風や傷寒による頭痛を治療する作用・温中益気作用・消痰下気作用・厚腸胃作用・袪腹満作用があるといっている。いったいどうやって，気を瀉す作用と気を補益する作用が起こるのだろうか？
　厚朴に枳実・大黄を合わせると，実満を瀉す作用が生まれる。これが消痰下気作用である。また橘皮・蒼朮を合わせると，湿満を除く作用が生まれる。これが温中益気作用である。また，解利薬を合わせると傷寒頭痛を治療することができ，泄痢薬を合わせると厚腸胃作用が生まれる。厚朴は苦温薬であり，苦味には泄作用が，また温薬には補益作用がある」（『湯液本草』）。

藿香

　「藿香は手足の太陰経に入る。順気烏薬散では補肺薬として働き，黄耆四君子湯では補脾薬として動く」（『湯液本草』）。

藁本

　「藁本は，太陽経の風薬であり，勇壮な気を備えている。太陽経に寒気が鬱し，頭痛が生じている病証には不可欠な薬である。藁本を使わずに，頭頂部の頭痛を治療することはできない。木香を合わせると，霧露の清邪〔体の上部や体表部を侵す性質のある邪気〕が上焦を侵した病証を治療することができる。白芷を合わせると風や湿を治療する作用が生まれ，顔につける外用薬を作ることができる。こうした作用は，合わせる薬の種類に応じて生まれるものである」（『湯液本草』）。

香附子

「香附子は，膀胱や両脇部の気滞，また心気不足による少気を治療することができる。つまり益気作用をもつ薬であり，血中の気薬である。『本草』は，香附子が崩漏を治療する作用について述べてはいない。しかし炒香附を使った方剤は崩漏を治療することができ，これは益気による止血作用である。また香附子には，瘀血を除く作用，古いものを排出する作用もある。これは巴豆が便秘と下痢の両方を治療することができるとの同じ意味である」(『湯液本草』)。

「生香附の作用は上行して胸膈に至り，皮膚に達する。熟香附の作用は下行して肝腎に至り，腰足に達する。炒製を加える(炒黒)と止血作用をもつようになる。童便を加えて炒すると，血分に対する補虚作用をもつようになる。塩水で炒すると，血分に対する潤燥作用をもつようになる。青塩で炒すると補腎気作用が生まれ，酒で炒すると経絡を通す作用が生まれる。酢で炒すると消積聚作用が生まれ，姜汁で炒すると化痰飲作用が生まれる」(『本草綱目』)。

「香附子に人参・白朮を合わせると補気作用をもち，当帰・地黄を合わせると補血作用をもつ。木香を合わせると疏滞和中作用をもち，檀香を合わせると理気醒脾作用をもつ。また沈香と合わせると諸気を昇降させる作用をもつ。川芎・蒼朮を合わせると解鬱作用をもち，山梔子・黄連を合わせると降火熱作用をもつ。茯神を合わせると交通心腎作用をもつ。茴香・破故紙を合わせると引気回元作用をもち，厚朴・半夏を合わせると決壅消脹作用をもつ。紫蘇・葱白を合わせると解散邪気作用をもち，三稜・莪朮を合わせると消磨積塊作用をもつ。艾葉を合わせると血気を治療する作用や，子宮を温める作用をもつ」(『本草綱目』)。

天門冬

「天門冬には，肺気を安定させ，寒熱を去り，肌膚を養い，気力を益し，小便を利す作用がある。また天門冬は寒性の薬であるが，補益作用ももっている」(『名医別録』)。

「天門冬は手太陰経と足少陰経に入る。天門冬は湿剤なので，営衛の枯

涸を潤すことができる。天門冬・麦門冬・人参・北五味子・枸杞子はみな，生脈作用のある薬である」(『湯液本草』)。

麦門冬

「『本草衍義』は，麦門冬の主要な作用は肺熱を治療することである，それはもっぱら苦味による泄作用であり，収作用はない，よって体が冷えている人は服用してはならないと述べている。麦門冬は心肺の虚熱や虚労を治療する薬である。地黄・阿膠・麻子仁を合わせると，潤経益血作用・復脈通心作用をもつ。五味子・枸杞子を合わせると，生脈作用をもつ」(『湯液本草』『本草綱目』)。

蓬莪朮

「莪朮は黒色の薬であり，気中の血に対する破血作用がある。気薬を合わせると，芳香性による発散作用をもつようになる。莪朮は泄薬であるが，益気作用ももっている。そこで孫用和は，莪朮を使って短気を治療したのである。大七香丸・小七香丸・集香丸などさまざまな方剤で，この作用は利用されている。また莪朮は，肝経の血分薬でもある」(『湯液本草』)。

丹砂

「丹砂は陰に属する寒性の薬であり，また土に属する甘味薬である。遠志・竜骨などと合わせると養心気作用をもち，当帰・丹参などと合わせると養心血作用をもつ。枸杞子・地黄などと合わせると養腎作用をもち，厚朴・蜀椒などと合わせると養脾作用をもつ。また天南星・川烏頭などを合わせると祛風作用をもつ」(『本草綱目』)。

木香

「木香に，佐薬として補薬を合わせると補薬となり，君薬として泄薬を合わせると泄作用をもつ」(汪機)。

「木香は三焦の気分薬であり，諸気を昇降させる作用がある。諸気の鬱滞は，肺と関係している。木香が上焦の気滞を治療できるのは，金鬱に対する泄作用があるからである。また中気不運は，脾と関係している。木香

が中焦の気滞を治療できるのは，木香が芳香薬だからである。また木香には閉塞しているものを通す作用もあるので，大腸の気滞・膀胱の気化作用の失調による少尿・肝気鬱による疼痛など，下焦の気滞による病証を治療することもできる」(『本草綱目』)。

紫蘇

「紫蘇は，近年になって重用されている薬である。辛味は気に入り，紫色は血分に入る。橘皮・砂仁を合わせると行気安胎作用をもち，藿香・烏薬を合わせると温中止痛作用をもつ。香附子・麻黄を合わせると発汗解肌作用をもち，川芎・当帰を合わせると和血散血作用をもつ。木瓜・厚朴を合わせると散湿解暑作用をもち，霍乱や脚気を治療することができる。桔梗・枳殻を合わせると利膈寛胸作用をもち，杏仁・莱菔子を合わせると消痰定喘作用をもつ」(『本草綱目』)。

茵蔯

「茵蔯蒿には黄疸を治療する作用があるが，それは寒性や熱性を利用して黄疸を治療する薬の作用とは異なる。茵蔯は，さまざまな病状の黄疸を治療することができる。例えば張仲景の茵蔯梔子大黄湯は湿熱による黄疸を治療し，梔子柏皮湯は燥熱による黄疸を治療する。この2つの方剤が治療するのは，どちらも陽黄である。韓祇和や李思訓は，茵蔯附子湯を使って陰黄を治療した。これは寒湿証である。つまり茵蔯を主として，大黄を合わせれば作用は寒性となり，附子を合わせれば熱性となるのである」(『湯液本草』『本草綱目』)。

乾姜

「乾姜は肺と腎に入るので，利肺気作用・下焦の湿邪に対する燥湿作用がある。また肝経にも入り，血薬を合わせると引経薬として生血作用をもつようになる。補陰薬を合わせると，血薬の作用を気分に入れる働きをする。したがって乾姜は，血虚による発熱・産後の高熱の治療にも使われるのである。吐血や血便のみられる下痢を治療する場合は，必ず炒製を加えて（炒黒）使う。顔に血色がなく，艶も失せ，脈が濡のものは，重度の寒

証である。これを治療するには，乾姜の辛温性による益血作用・熱性による温経作用を使うのがよい」（朱丹渓）。

「乾姜は，血薬を血分に入れ，気薬を気分に入れる働きをする。また新陳代謝を促す作用もある。これは陽が正常になれば，陰も正常に生まれるようになるという意味である。よって乾姜は，血虚証の治療にも使われる。また陽の不足による吐血・鼻出血・下血の治療にも使うことができる。これは熱因熱用による従治法*である」（『本草綱目』）。

> *従治法：熱証には寒薬を使うのが正治法となるが，ここでは熱証に熱薬である乾姜を使う方法を紹介している。つまり正治ではなく「反治＝従治」であるということ。

橘皮

「橘皮は，脾経・肺経に入る気分薬であり，その作用は上昇することも下降することもできる。白い部分を残したものには補脾胃作用があり，白い部分を取ったものには理肺気作用がある。白朮を合わせると補脾胃作用をもち，甘草を合わせると補肺作用をもつ。単独で使うと肺脾を損なう弊害がある。橘皮の半量の青皮を合わせると，気滞を通す作用をもつ。しかし長期的に服用すると元気を損なう」（李東垣）。

「橘皮は辛苦温薬である。苦味には『泄』『燥』，辛味には『散』，温性には『和』の作用がある。橘皮は多くの病証を治療することができるが，それは理気燥湿作用によるものである。また橘皮は，補薬を合わせると補益作用をもち，瀉薬を合わせると邪気を瀉す作用をもつ。上昇薬を合わせると作用は上昇し，下降薬を合わせると作用は下降する。元気は脾より生まれ，気は肺が主っている。橘皮は脾経と肺経に入るので，合わせる薬によって補瀉昇降が変化するのである。張潔古が，陳皮と枳殻の組み合わせによって気の通りがよくなれば痰はおのずと解消するといっているのはこのような意味であろう。橘皮に杏仁を合わせると，大腸の気秘〔気滞による便秘〕を治療することができる。桃仁を合わせると，大腸の血秘〔気滞血鬱による便秘〕を治療することができる。どちらも橘皮の通滞作用を利用したものである」（『本草綱目』）。

訶子

「訶子に烏梅・五味子を合わせると収斂作用をもつ。橘皮・厚朴を合わせると下気作用をもつ。人参を合わせると補肺作用をもち，咳嗽を治療することができる。李東垣は人参を嗽薬としては用いないといっているが，これは誤りである。ただし慢性の嗽でないものに，急に使ってはならない」（『本草綱目』）。

琥珀

「琥珀に赤苓・滑石・木通・葱白を合わせると，熱淋・石淋・血淋・癃閉を治療することができる。防風・朱砂・全蠍・麦門冬を合わせると，小児の驚癇を治療することができる。大黄・鼈甲を合わせたものを散薬にし酒で服用すると，悪血や女性の腹中にある瘀血を下すことができる。琥珀の粉を酒で服用すると，高いところから落ちて〔怪我をして〕腹中に瘀血がある病証を治療することができる。人参・茯神・遠志・菖蒲・竜歯を合わせたものは寧心安神作用をもち，驚悸を治療することができる」（『湯液本草』）。

牡蠣

「牡蠣は足少陰経に入る。鹹味で軟堅作用をもつ薬である。引薬として柴胡を合わせると，脇下部の硬直を治療することができる。引薬として茶を合わせると，頸部の結核を治療することができる。引薬として大黄を合わせると，股間部の腫れを治療することができる。使薬として地黄を合わせると益精収摂作用をもち，尿を止めることができる。本来は腎経の血分薬である」（『湯液本草』）。

2　臓腑の稟受は千差万別

1　丹砂の服用には向き不向きがある

「葉石林は『避暑録』で，林彦振・謝任伯が伏火丹砂を服用していたが，2人とも脳疽を患って死んだと述べている。張杲は『医説』で，張愨は丹砂を服用し数年にわたって中消を病んでいたが，最後は鬢疽で死んだと述べている。また周密は『野語』で次のように述べている。臨州の推官は平素より体が弱く，朱砂・烏頭・附子などの薬を多量に服用していたが晩年になり背疽となった。医者はみな丹石が原因であるとし解毒薬を服用させたが治らなかった。ベテランの外科医であった祝氏が診察したところ，これは極陰証であるとし，伏火丹砂や三建湯を服用するべきであると言った。そこで指示された薬を最初は少量，次に量を増やして服用し，3日後からは外用薬も使い始めた。すると半月ほどで瘡は消えた。そして三建湯はその後も150日服用を続けた。これは前者の説とは異なる結果となっている。つまり人の体は生まれもっているものがそれぞれ異なるということだ。このことをよく知る者は，弁証によって人を陰陽の脈証に分け，それから薬を使用する。無知な者は，このような作業を行わないのである」（李時珍）。

2　硫黄を服用すると，長寿を得る者と死んでしまう者がある

「孫昇は『談圃』で，硫黄は神仙薬である，毎年三伏〔夏至から始まる1年で一番暑い時期〕のときにこれを100粒食せば臓腑の積滞を除くことができる，しかし石の下で陽気溶液が凝結することで生まれた硫黄は大熱の性質をもっている，よってこれを火にかけて服用すると背疽となることが多いと述べている。方勺は『泊宅篇』で，金液丹は硫黄を煮て得た純陽の物質であり，慢性で頑固な寒証に向いている，夏に服用すると大病になってしまうと述べている。韓退は硫黄の服用を戒める文章を書いておきながら，自らも硫黄を服用し，それがもとで死亡している。自分を戒められな

かったのだろうか？　夏英公は冷病で硫黄・鍾乳を服用していたが，誰もこれを制しなかったので，ついに死んでしまった。これもみな生まれつきの体質が，人によって異なるからである」（李時珍）。「金液丹」服硫黄法（p.442）を参照してください。

3　烏頭・附子は有毒薬であるが，補益作用もある

　「烏頭・附子は有毒薬なので，危急の状態を救出するとき以外は使わない。しかし引導薬として補薬のなかに少量加えると，方剤の作用を強めることができる。ただし，人によっては烏頭・附子をほんの少量服用しただけで強い副作用が現れることもある。昔，烏頭・附子は，補剤で常用される薬であった。古代と今とで，運気に大きな違いがあるものだろうか？荊府都昌王は痩せていて，慢性的に体が冷えていたが，ほかの病はなかった。氏は毎日，附子を煎服し，硫黄を食して，数年を過ごした。また蘄州の人々は平素より鹿茸や附子を服用し，80歳を過ぎても元気で生活している人がいる。宋張杲は『医説』で，趙知府の話を紹介している。趙氏は酒や色に溺れていたが，乾姜熟附湯と硫黄金液丹100粒を毎日服用していた。そして本人は，これを続けているから元気なのであり，止めたら弱ってしまうだろうといっていた。趙氏は結局90歳まで生きた。しかし人によっては，1粒服用しただけで害があることもある。これもまた生まれもった体質の違いである。体質が異なるから，同じ薬を服用しても害があったり，益があったりするのである。薬の作用を一概に論じてはならないことがわかる。また『瑣砕録』は，極寒の地である滑台の人々は，まるで芋や栗を食するように平素から附子を服用しているが，これは土地の気の影響であると述べている」（李時珍）。

3 薬は虚実寒熱に応じて使わなくてはならない

「古人は毒薬を用いて病を攻撃したが，必ず病人の虚実寒熱に従って処方していた。あらゆる病証に軽々しく使っていたのではない。梁の武帝が発熱し大黄を服用したとき，姚僧坦は，帝は高齢であられるため，大黄のような快薬を服用されてはなりませんと進言した。しかし武帝は聞き入れず，すんでのところで衰えてしまうところだった。また梁の元帝は平素より心腹の病をもっていた。医者たちはみな平薬を服用することを勧め，また宣通薬を勧める者もあった。しかし僧坦は，脈が洪実なのは宿妨がある証左であり，大黄を使わなければ治癒することはできないと勧めた。元帝はこれに従い，病は治癒した。今の医者はただ毒薬のみを使って病を攻撃している。偶然功を奏せば，この薬には神奇な作用があるといい，治癒しない場合，薬のせいであるとはいわない。これを反省せずにいてよいものだろうか」(蘇頌)。

4 用薬には五方の違いによる向き不向きもある

「人は天地の気を受けて生まれる。よって人の体をつくっている気の性質は，地域によって異なるのである。西北の人は，気が深く厚い。そのため風寒に侵されると，邪気を透出させることが困難となる。治療には疏通薬を大量に使う必要がある。東南の人は，気が浮いていて薄い。そのため風寒に侵されても，簡単にこれを疏泄することができる。治療には疏通薬を少量使えばよい。また寒冷地である西北では，温熱薬を使うべきある。しかし邪気が体内に入り，強い熱を生んでいる場合は，辛寒薬を使うのがよい。温暖な地である東南では，清涼薬を使うべきである。しかし邪気とともに気が散ってしうと，容易に亡陽が生じる。このような場合は，辛温

薬を使うのがよい。また交広の地*では，常に汗が出ているため亡陽が起きやすい。そこで附子・肉桂のような薬が常用される。中州は湿気が多く，山峡の高地は乾燥している。これも，それぞれの風土に適した用薬が必要である。したがって，ある地域に入ったら，その地の水土や風俗について細かく調べる必要がある。府によって違うだけではなく，1つの県の中でも風気の違いはあるのである。その地に産する作物や，その地から出る泉は，土地の人には無害であっても，外から来た者にとっては病のもととともなる。これらについての細かい調査が必要なのである。このような違いを無視して治療を行っても効果はなく，土地の人に笑われることになる」(『医学源流論』)。

＊交広の地：「交」は現在の南寧から海南島にかけての地域。「広」は広州。

5　薬物と食物の相反

1　荊芥と魚蟹は相反する

「荊芥が魚・蟹・河豚などと相反するという説は，本草書などの医書にはみられないが，小説などにはたびたび表れる。例えば李廷飛の『延寿書』は，一切の無鱗魚と荊芥は相反するとしている。さらに黄鱔魚を食した後で荊芥を食すると吐血が起こり，これを治療できる薬は地漿しかないと述べている。そして蟹と荊芥を同時に食すると，動風が起こるとも述べている。また蔡絛は『鉄囲山叢話』で，黄顙魚と生姜・荊芥を同時に食して即死した人を見たと述べている。洪邁は『夷堅志』で，呉人の魏幾道が，顙魚羹を食した後に茶を飲みながら荊芥を食したところ，ほどなく足が痒くなり，それが心肺に及び，ついに耐えられなくなり狂ったように走り出し，足の皮は裂けんばかりであった話を紹介している。魏氏は急いで薬を服用し，2～3日で治癒したとある。また陶九成は『輟耕録』で，河豚と荊芥

は相反するので，河豚を食した後で荊芥を服用してはならないと戒めている。私も江陰で，河豚を食した後に荊芥を食し，死んでしまった儒者を見たことがある。葦航は『紀談』で，荊芥は風薬なので魚は禁忌であると述べている。楊誠斎は，この禁を侵し死んでしまった人を見たことがあると述べている」(李時珍)。

2　牛肉と紅荊は相反する

「紅荊は邑に多く産する。特に県北部の泊庄に多い。乙巳年の春，多くの牛が瘟で死んだ。泊庄の人はその肉を食べ，200人以上が中毒で死んでしまった。中毒になった人には，発熱・悪心・めまい・脈堅数などの症候がみられた。そこで黄連・甘草・金銀花・天花粉などを処方したところ，効果があった。その後，詳しく聞いたところ，荊芥が原因であることがわかった。土地の人々が牛肉を洗っていた川には荊芥が自生していて，水色が赤みを帯びているほどであった。また洗った後の肉を干す場所は，荊芥で作ったゴザの上であった。さらに肉を煮るときに，薪として使ったのは荊芥であった。このような肉を食べたので，みな中毒になったのである。邑には『老牛と荊芥は食べ合わせが悪い』という言葉が伝えられているが，おそらく昔も毒にあたった人がいたのであろう」(『医学衷中参西録』)

7章 常用方剤の用薬分析と使用法

張景岳は『景岳全書』で「薬を使う場合には，方剤にしばられることなく，状況に応じて自由に使うべきである。この意味で，方剤は必ずしも不可欠のものとはいえない。しかし，方剤を選択することによって治法は定められる。そのうえで治法に従ってふさわしい薬を選ぶべきである。この意味では，方剤はまた，なくてはならないものでもある」と述べています。また「方剤をよく知る者は，方剤にこだわりはするが，方剤に縛られることはない」とも述べています。以上の内容には深い意味があり，これをどのようにして実践するかについては多くの研究が必要となります。ここでそれを全面的に論じることはできないので，ここでは方剤の組成にみられる用薬法について論じてみたいと思います。薬の組み合わせは方剤の核心なので，そこにみられる用薬法を知ることも，張氏が述べている内容を理解することになるからです。

　朱丹渓は『局方発揮』で「方剤には，上昇作用・下降作用・発散作用・補益作用・滲導作用・駆逐作用・病因に対する作用・引経的な作用・甘味による緩和作用・酸味による収斂作用・芳香性による行気作用などさまざまな意味が込められている。方剤を使う場合，これらの意味を理解していなければならない」と述べています。

　また徐霊胎は『医学源流論』方薬離合論で「さまざまな草木薬が人体に与える影響は，それぞれ異なる。体内で薬に目的通りの効果を発揮させるために，聖人は方剤を組成したのである。もっぱら攻撃する方剤もあれば，そのほかの要素を兼備している方剤もある。相反する薬を用いているものもあれば，相乗効果を得るような用薬法もある。また相互に作用を抑制している用薬法もある。つまり方剤を組成することで，薬の効能を活かしたり抑制したり，自由に操作しているわけである。ここに方剤の妙がある。方剤を組成せず，病状に合った薬だけを使った場合，それがふさわしい薬であったとしても，そこに方剤としての法は存在しない。これを有薬無方という。また方剤だけにこだわり，加減を加えずに方剤を使った場合，それがふさわしい方剤であっても，組成薬の中には不必要なものが１〜２味存在する。これを有方無薬という。どちらも方剤を知るものとはいえない」と述べています。非常に価値のある提言だと思います。

　羅天益もまた，方剤を論じるには確固とした基礎が必要であり，そのよ

うな基礎なしに方剤を使っても効果はないと強調しました。その通りだと思います。羅氏は『衛生宝鑑』で「病には標と本，経と絡の区別がある。薬にも気味の厚いものと薄いものがある。病因を突き止め，それに合わせた薬を使えば，確かな効果を得ることができる。しかし経絡の通り道を知らず，薬の性質も理解せずに方剤を使うと，効果がないばかりか，人を害してしまうことになる。医を学ぶ者は，このことをよく考えなければならない」と述べています。

　薬の組み合わせや，方剤の組成に関する研究には，もともと膨大な量の蓄積があります。さらに時代を経るにつれて，学術的にも発展し，貴重な経験が積み重ねられてきました。このうち何か１つにこだわるのではなく，広く全体を見渡し，そこに存在する共通の道理を学び運用することができれば，方剤という学問領域の大略を得ることができます。例えば『傷寒論』や『金匱要略』の方剤は，確固とした法にもとづいて，厳選された薬を組み合わせて作られています。どれも確かな効果のある方剤ばかりです。それゆえ，これらの方剤は「方祖」と呼ばれるのです。

　これに対し『千金要方』や『外台秘要』は，仲景の方剤や，その同時代の方剤，またそれ以後の大家の方剤などを広く集めたものです。そこには単方・験方・雑方・偏方・怪方・名方などが一挙に集められているので，非常に豊富で多彩な用薬法や組成法をみることができます。これは古方の歴史における大きな発展です。

　『和剤局方』は，唐・宋以来の名方や験方を集めて作られた，政府の編纂による書物です。これも大きな成果といえます。『和剤局方』の方剤では，辛香性の風燥薬が多用され，多くは散剤や丸薬にされました。ここには，使いやすくすることで，消費を拡大すること，方剤の規格を統一することなどの狙いがありました。これにはもちろんよい面もありますが，同時に問題もあります。それは，このような方法は商業的な利潤を追求するという目的を内包しているため，学術研究の範囲を越えてしまっているということです。そしてこの弊害を打破したのが金・元代の大家たちです。この時代は，さまざまな大家が現れ，学術的気風に富んだ百家争鳴の時代でした。そして多くの流派が生まれました。

　次の宋代から明代にかけては，中医学の分化が進んだ時代です。中医の

小児科・婦人科・外科などの区分は，この時期から始まったものです。そして分化に伴い，それぞれの科で特色のある用薬法が行われるようになり，多くの名方が生まれました。そして清代になると温病学が発展し，新しい用薬法や組成法が多く生まれました。傷寒と温病，経方と時方の問題が始まったのもこの時期です。その後，近代に入ると，中医学は西洋医学の影響を受け，中医と西医が互いに影響を与える時代となりました。そして用薬法や組成法も，さらに新しいものとなりました。こうして大まかにみただけでも，中医学の歴史は長く，時代ごとに特徴があります。それらの膨大な知識をていねいに学ぶと，必ず新しい認識を得ることができます。

　以下，私の臨床経験や教育経験をもとにして，方剤を10種類に大別して解説をすすめます。分類にあたっては，その方剤に教材としての意義があるか，そして啓発意義があるかという点を重視しました。そのため分類法として必ずしも完成されているとはいいきれません。また古い方剤と新しい方剤のバランスをとるようなこともしていません。そして多くの方書や教科書などに載っている有名な方剤については，簡単に触れるにとどめてあります。ここでは独自の個性をもち，また確かな効果のある名方や雑方についての紹介を主とします。それらの方剤には，学ぶ者の思考を刺激し，新しい発想を生み出させる力があるからです。

1 解表剤

　解表剤とは，表証を治療する作用をもつ方剤です。表証には風寒と風熱があります。麻黄湯・桂枝湯・九味羌活湯などは，風寒による表証を治療する方剤です。銀翹散・桑菊飲などは，風熱による表証を治療する方剤です。

　麻黄湯から生まれた方剤には，三拗湯・麻杏甘石湯・大青竜湯などがあります。桂枝湯から生まれた方剤には，桂枝甘草湯・芍薬甘草湯・小建中湯などがあります。これらの方剤は，解表剤という領分にはこだわらず，自由に加減を加えて生み出されたものです。このような手法には，無限の

広がりがあります。

　この麻黄湯・桂枝湯に代表される方剤は，張仲景の用薬法の成果を示したものです。これに対し九味羌活湯には，張潔古や李東垣らの用薬法の特徴をみることができます。そして銀翹散や桑菊飲は，葉天士や呉鞠通らの用薬法によるものです。これらの方剤の共通点は，どれも表証を治療する作用があることですが，それぞれ学術的な意味は異なります。そしてさらに重要な違いは，治療する病状に本質的な違いがあることです。こうした後世の成果によって，解表剤の組成法は多様になり，新しい用薬法も開拓されました。このような内容は非常に重要な研究課題ですが，多くの教科書などですでに述べられていることなので，ここでは触れません。ここではいくつかの重要な方剤を選んで解説をします。

1　小続命湯（附：大続命湯）　　　　　　　　　　　　『千金要方』

■主治
　卒中風〔突発的な中風〕の重症。全身が困難な状況（筋肉の硬直・半身不随など）にあり，口も目も正常でなくなる。舌は硬直し話すことができなくなり，意識もはっきりせず，悶え乱れる状態。各種風証に効き，正気を傷めることはない。

■組成
　麻黄・桂心・杏仁・甘草・芍薬・黄芩・人参・川芎・防已各1両，附子1枚，防風1両半，生姜5両

■用法
　1斗2升の水を用意し，まず麻黄だけを煎じる。3回ほど煮立ててから上澄みを取り除き，残りの薬を入れる。水が3升に減るまで煎じ，これを3回に分けて服用する。普通はこれで効くが，効かない場合はさらに3〜4服を服用する。薬を服用すると汗が出るが，汗の出方は，病の重さや病人の体質によって異なる。脚が弱い者は，6〜7服続けないと効果がない。風疹のみられる者は，節気の変わり目ごとにこれを服用していれば，声が嗄れ，発声不能になるのを防ぐことができる。また意識がはっきりしてい

ない場合，さらに茯神・遠志を加えるよう指示している書物もある。関節に熱感があり痛む場合は，附子を除き，芍薬の量を倍にする。

　また大続命湯は，大風が経や臓を侵し，突然話をすることができなくなり，四肢が正常に動かせなくなり，皮や肉に激しい痛みと痒みが生じた病証を治療することができる。組成は，小続命湯より防已・人参・芍薬・杏仁・黄芩を除き，独活・葛根・当帰・細辛・茯苓を加えたものである。

■ 解説

　小続命湯は，中風を治療する有名な方剤です。しかし小続命湯は，単に１つの方剤であるだけではなく，同類の作用をもつ方剤群，さらには１つの治法を代表する方剤でもあります。また小続命湯は，中風という病をどう認識するのかという問題を，私たちに提示する方剤でもあります。中風に関しては歴代さまざまな見解があり，治療方法もさまざまです。これらの内容について知ることは，臨床にとって不可欠なものですが，小続命湯を理解し運用する際にも，大きな助けとなるものです。

　まず『千金要方』から話を始めましょう。孫思邈の中風論は，『素問』風論をもとに，自らの見解を加えたものです。孫氏は，中風とは風気が「人の肌膚中にあり，泄作用によってこれを内部から解消することもできず，発散作用によって外部に向かって解消することもできず」邪気が鬱結していて，それによって営衛気血の流れが阻害され，五臓六腑の気も通らなくなった，鬱極〔極限的な鬱〕によって発する病であると考えていました。そして中風が突発的に起こり，病状の変化が多様であるのは，極限的な鬱を原因としているからだと考えました。そして孫氏は，そこには一定の規律があると考えました。

　まとめると以下の４点があげられます。

①発病時，風に加えて寒にあたった場合，病は寒化するが，熱にあたった場合は熱化する。

②陽気が旺盛な体質では，陽実によって汗を出しにくいため，実証となることが多く，陰が旺盛な体質では，陽虚によって汗が自然に出るため，虚証となることが多い。

③肉が厚く太っている人は，風が排除されにくいため熱中となり，肉が薄く痩せている人は，汗が出やすいので寒中となる。

④もともと虚していて腠理が開いている人は，内外ともに寒証となり，実していて腠理が閉じている人は，風が内にこもり熱悶となる。

　このように孫氏は，中風の病状の変化には，寒熱や虚実，表裏や陰陽などさまざまな違いがあると考えていました。そしてここでいう寒熱は，一般の病証をみる場合にいう寒熱とは異なるものです。

　孫氏はまた，中風の進行は一般の外感病とは異なり，多くの場合「まず陰から入り，それから陽に入る」という，直中に属するものであると考えていました。そこで「治療を行う場合，まず陰において補益し，次に陽において瀉す」と述べています。これは先に裏を治療し，それから表を治療するということです。または，先に扶正を行い，それから祛邪を行うという意味もあります。そして発作が起こる原因である鬱極を治療するため，解鬱通気による治療を最優先させました。具体的な方法は，発汗と清熱の2つです。汗法を中風の治療に使う場合，大量に汗を出させる必要があります。

　孫氏はまた次のようにも述べています。

　「突然風にあたり発作が起こると，心身ともに急激に悪い状態になる。話すことができなくなることもある。このような場合は，大続命湯・小続命湯・西州続命湯・排風湯・越婢湯などの方剤を服用するのがよい。風が入り込まない密室の中で，日夜の別なく薬を4〜5服飲み続けるのがよい。しかし服用した薬の量にとらわれる必要はない。弱っている状態を，さらに弱めないようにするのが肝要である。頭部・顔面部・手足・腹部・背中と，全身から絶えず汗が出ている状態を保つのがよい。薬を服用したら，次は粥を与え，粥を食したら，また薬を与える。少量ならば羊肉を加えてもよい。ただし重症の場合は，5日間休まずに服薬を続ける。2日経ったら服薬を停止し，羹を食させて体を強め，全身を調える。少しでも回復の兆しがみえたら服薬はその時点で打ち切り，食事によってゆっくりと養生するのがよい。効果が現れない場合は，現れるまで服薬を続ける」

　「中風を治療するために薬を服用する場合，汗を大量に出させなければ，邪気を去らせることはできない。したがって風を治療する方剤には，みな麻黄が使われているのである。西州続命湯では8両，越婢湯では6両，大・小続命湯では1両・3両・4両が使われている。汗を出さなければ回復しないのである」

これは張子和が提示した「汗は風とともに排泄される」という説のもととなるものです。
　孫氏が述べた「突然風にあたり発作が起こる……」「中風を治療するために薬を服用する場合……」などの言葉はみな，発病の初期に大量に汗を出すことの必要性を示しています。そして中風を治療する場合，なぜ汗法によるのがよいのかを説明しています。なぜなら中風とは「まず陰〔裏を指す〕に入り，それから陽〔表を指す〕に入る。つまり病は臓腑にある。治療を行う場合，まず陰において補益し，次に陽において瀉す。汗が出て体を動かせるようになれば生きるが，汗が出ず体が硬直したままの者は7日で死ぬ」からです。孫氏がいう「突然風にあたり発作が起こると，心身ともに急激に悪い状態になる。話すことができなくなる者もある」などの症候も，邪気がまず陰に入りそれから陽に入る病証であることを示しています。つまり直中による病，裏を侵し，臓を侵す病であるということです。そして次に，全身が困難な状況，口も目も正常でなくなるなどの症候が現れます。これが「それから陽に入る」という，経絡や肢体に現れる症候です。どれもよくみられる症候であり，続命湯などの方剤は，このような状況に非常に適しているものです。
　『千金要方』では多くの箇所で大・小続命湯が使われていますが，その用薬法はほぼ同じものです。そして両者の中では，小続命湯が代表的な意味をもっています。方剤中の人参・附子には，回陽救逆作用・益気補中作用があります。これは先に裏を治療し，臓気を保護するという意味です。そして麻黄・桂心・杏仁・甘草・芍薬・生姜などは，つまり麻黄湯と桂枝湯であり，通陽達表作用・解鬱作用があります。これは表邪を瀉し，経絡や肢体の気血を通す意味があります。前者と後者を合わせると，益気回陽作用・発汗祛風作用をもつ方剤となります。さらに川芎・黄芩・防風・防已などには，祛風通絡作用・疏泄表裏作用があります。これは後者の薬群の作用を強めるものです。発汗作用によって表裏を通し，調和をはかる意味があります。続命湯を服用して効果が現れたら，方剤を排風湯や八風湯に変えて服用を続けます。これらの方剤では，続命湯よりも調和気血作用・通気泄熱作用が強められています。熱証が顕著な場合は，附子・生姜を除き，石膏・荊瀝・葛根などを加えます。

以上が『千金要方』の中風論と続命湯使用法の大略です（中風には，熱によって生じるものもあり，治療は清熱瀉火法によります。これについては竹瀝湯や地黄煎を参照してください）。

　続命湯を使って中風を治療する方法は，非常に早くから行われていたものです。『千金要方』は，扁鵲が続命湯を使って厲風が肝を侵した病を治療し，効果があったと伝えています。その後の晋代から唐代にかけても，続命湯による治療は盛んに行われました。しかし金・元以後になると，中風の病理変化に関する新しい認識が多く生まれました。それらはどれも，続命湯の示す見解とは異なるものです。そして中風に関する論争が起こりましたが，論争の目的は，いかに正確に方剤を運用するかということにあります。前の方法は使えないなどという人はいませんでした。論争の口火を切ったのは劉河間でした。劉氏は，中風のように突然発作が起き，突然死んでしまうのは「急速に人体に影響を与えるという火邪の性質によるものである」と考えていました。そして劉氏は以下のように述べています。

　「風病の多くは強度の熱によるものである。……一般にこれを風というが，それは根源を忘れ，表面的なものをとらえているにすぎない。中風で半身不随になったものを，肝木の風が強まったものとはいわず，卒中というのである。またこの病証は，外の風に侵されたものでもない。認識が誤っているから適切な処置を行えず，心火が強まり，腎水が枯れてしまうのである。こうして強い熱気が体内にこもると，精神は朦朧とし，筋骨は使えなくなる。そして突然倒れ，意識を失うのである」

　これが有名な，劉河間の主火論です（実際には，孫思邈がすでに「中風の多くは熱より起こる」と述べています）。これは中風の原因を火であるとする見解です。こうして中風の原因について，外風と内火（内風）の説が起こったのです。そして劉氏の『原病式』では，はじめて「暗風」という表現が使われています。劉氏は「軽いものは，ただめまいが起こるにすぎない。俗にこれを暗風という。勢いを増した火が金に影響し，金が木を抑えられなくなり，風木が強まったものである」と述べています。これは中風の前兆についての非常に重要な論述です。

　中風を治療する方剤については，『宣明論方』に載っている通聖散・地黄飲子・換骨丹のほか，『原病式』では至宝丹・霊宝丹などを使うことも提唱

しています。ただし劉氏は、続命湯を否定してはいません。『保命集』中風門では「六経続命湯・小続命湯は、八風五痺や痿厥などの病を治療する方剤である」と述べ、さらに「いにしえよりの名医は、みなこの治療法を行ってきたのである」と強調しています。

　また劉氏は、中風を中臓と中府〔中腑〕に分け、「中府では四肢が侵されることが多く、中臓では九竅の不利が生じることが多い」「風が腑を侵しているものは、まず発散作用のある加減続命湯を使い、表を治療する」と論じています。中腑では四肢が侵されるというのは、風が経絡を侵している状態を指しています。また『原病式』では、中風などの病は「風を治療する作用のある辛熱薬を使って鬱滞を開き、営衛の気を通せば治癒する。傷寒において表熱が鬱している状況を麻黄湯の辛熱発散作用で治療するのと同じである」と述べています。非常に明晰な見解です。しかし同時に「風熱による結滞を開く場合も辛熱薬を用いるが、佐薬として寒薬を加えると、さらによい効果が得られる」とも述べています。そして自問自答する形で「強い熱によって生じる中風に、烏頭・附子などの熱薬を用いるのはなぜか？　それは経絡を通して気血の流れを改善し、結滞をなくすために必要だからである。しかし風熱を治療するときには佐薬として寒薬を加える。こうすると薬の熱性を抑えることができる」と述べています。

　このように劉河間は、それ以前の方法を否定することなく、新しい見解を唱え、中経絡に属する中風の治療に小続命湯を使っています。熱薬の気を利用して、経絡を通して気血の流れを改善し、結滞を解消する治療法です。これは『千金要方』が提示している主治と較べると、少し違いがあり、薬の作用に関しても、劉氏独自の見解がみられます。これは１つの発展といえるものです。しかし劉氏が述べた「中風はまず六経の証候を調べ……」という見解と「心火が強まり」という論点には矛盾があります。これについて劉氏は、きちんとした説明を加えてはいません。劉河間の見解は、孫思邈の理論ほど全面的で完成されたものとはいえません。

　中風に関しては、李東垣も新しい見解を提示しました。李氏は「中風は外来の風邪によるものではなく、自身の気によって起こる病である。この病は、40歳を過ぎて気が衰えた人に多くみられる。若くて壮健な人には起こらない。また太った人にもみられるが、これは形が盛んになりすぎて（太

りすぎて）気が衰えたからである」と述べています。これが中風は気虚によっても起こるとした，李東垣の気虚論です。

　治療については「臓腑を調和させ，経絡を通すことが，中風を治療することとなる」と主張しました。さらに中風を中血脈・中腑・中臓の3段階に分け「中血脈の場合，六経の証候が現れるので，小続命湯の加減方や疏風湯を使って治療する」と述べています（『医学発明』中風有三）。『保命集』中風門でも，小続命湯を使って中血脈による中風を治療しています。また加減を加えた諸方剤も『保命集』に載っているものと同じです。つまり中血脈の治療に関しては，李東垣の方法は，劉河間を継承したものといえます。しかしここで李東垣が提示している治療法は，李氏が強調した「中風は外来の風邪によるものではなく，自身の気によって起こる病である」という見解と矛盾するものです。外来の風邪による病ではないのに，どうして六経の証候が現れるのでしょうか？　自身の気によって起こる病なのに，なぜ補中昇陽による治療を行わず，麻黄・桂心を使うのでしょうか？

　このように李東垣の見解にも，まだはっきりしない点があります。これらのことからわかるのは，中風の病状にはさまざまなものがあり，一概に論じることはできないということです。李氏は，このような見解を示してはいません。しかし李氏が，中風の治療に小続名湯を使用することを肯定していたのは確かです。そして中血脈については「虚に乗じて風邪に侵されたものもある」と述べています。この言葉からも，李氏が外来の風邪という要素を，完全には否定していなかったことがわかります。

　また朱丹渓は「中風の多くは，血虚で痰の存在する病証である。治療する場合，まず痰を解消し，次に養血行血を行うべきである。また虚に乗じて火邪と湿邪が混在している病証もある。この場合，まず気虚と血虚を分ける必要がある」と述べています。そして病因については「多くは湿土によって痰が生じ，痰が熱を生み，熱が風を生んだことによる」としています。これが有名な，朱丹渓の主痰論です。中風とは，湿熱や痰による病証であるという見解であり，これも1つの発見といえます。そしてさらに「土地には南北の違いがあり，一概に論じることはできない。……現在についていえば，西と北では本当に風に中って中風となるものがある。東と南では，湿熱によるものが多い」と述べています。こうして中風を真中と類中

とに区別するという，新しい認識を提示しました。そして「外来の風邪による場合，それは李東垣のいう中血脈・中腑・中臓の理と符合するものである」と述べ，小続命湯の加減方によって治療する方法を提示しています。

このように朱丹渓も，自分の見解を提示しましたが，先人の手法を否定してはいません。特に小続命湯の加減については，折衷の態度をとっています。例えば，熱のみられる場合は附子を除き，白附子を加えています。筋肉の硬直や痙攣・言語障害・脈弦がみられる場合，薏苡仁を加えています。筋肉の拘急がみられる場合，黄芩・芍薬を除き，人参を加えています。これは寒薬が中焦を傷めるのを防ぐ措置です。煩躁・便秘がみられる場合，附子・桂心を除き，芍薬・竹瀝の用量を倍にしています。便秘・胸部の不快感がみられる場合，枳殻・大黄を加えています。言語障害・手足の顫動がみられる場合，菖蒲・竹瀝を加えています。口渇がみられる場合，麦門冬・葛根・栝楼根を加えています。身痛がみられる場合，羌活を加えています。煩躁・驚きやすいという症候がみられる場合，犀角・羚羊角を加えています。汗が多い場合，麻黄を除いています（『丹渓心法』中風門）。このように小続命湯の使用法については，古い手法を参考にして新しい手法を加えるという方法をとっています。朱氏の見解は，表面的にみると矛盾があるように感じられますが，よく研究すると，そうではないことがわかります。雑病治療の大家としての風格を感じさせる理論といえます。古いものをふまえて自らの見解を示し，しかも非常に実際的なものです。

王安道は朱丹渓の学を継承し，中風を真中と類中の2類に分けることを提唱しました。王氏は『医経遡洄集』中風弁で「風によるものは真中風であり，火・気・湿などによるものは類中風である。類中風は，中風ではない。火・気・湿によって起こる突発的な病や突然死は，風とは関係のないものである」と述べています。これによって『千金要方』以前の認識と金元以来の諸大家の認識は，2つに大別されることになりました（実際にはまだ討論の余地があり，きっぱりと分けることはできません）。真中・類中の論は，ここにはっきりと提示されたのです。そして王氏は，師である朱丹渓が述べた東・南，西・北によって病状は異なるという見解には，異を唱えました。

張景岳は，中風という病を完全に定義しようとして「非風」論を次のように提示しました。

「私がいう非風証とは，人が中風証といっているもののことである。この病証では，卒倒する状況が多くみられる。めまいがするから卒倒するのである。それらはすべて内傷を原因としていて，外感の風寒によるものではない。この病証は古くから，そして現在にいたっても中風と呼ばれている。これは大きな誤りなのである。私はこれを類風と呼んでいた。しかしこの名前にも風という字が含まれていて，やはり風証に属するもののようにみえる。そこで後世の人が私の真意を誤解し，劉河間や李東垣の論と混同することのないように，これを非風と呼ぶことにしたのである。こうすれば風と関係のない証であることが，誰の目にも明らかとなる」

そして張氏は，脾胃虚・肝邪の強まり・腎水虚が，非風病の根本的な原因であるとしました。そこで治療も，危急の場合を除いては「具体的な証候によって判断する……しかし最も基本的な原則は調理気血である。気血の状態が調えば，病はおのずと快方へ向かう」と述べています。方剤としては，独参湯・大補元煎・左帰・右帰などを多用しました。痰が存在する場合は，脾気を強めることで痰を解消しました。火が強い場合は，火の治療に専念しました。寒が顕著な場合は，益火などの方法をとりました。そして続命湯などの方剤は，すべて除外しました。張氏のこうした見解を，なんの根拠もないものだということはできません。しかし非風・類風という見解には，限界があります。それは，張氏が提示した証候の範囲内でしか通用しないものであり，中風病の全体を網羅できるものではありません。特に続命湯を使う治法を排除したことは，非常に欠陥のある認識といわざるをえません。

中医学がいう中風とは，非常に広い範囲にわたる病証であり，その証候も複雑なものです。『金匱要略』はこれを，中経・中絡・中臓・中腑に分類してまとめました。また『諸病源候論』には，風痙・風痱・風偏枯・風身体手足不遂・風口禍などの病証が記載されています。これによって中医がいう中風病の大まかな範囲や，よくみられる症候が示されました。しかし，これで中風病の典型的な姿が説明され尽くしたとはいえません。またこれらの説明では，中風病の軽症・重症，進行の緩急，進行の仕方などがはっきりしません。中医学がいう中風は，西洋医学がいう脳溢血・クモ膜下出血・脳血栓・脳梗塞のほか，一部の中枢性半身不随や末梢神経病などを含

む概念です。これらの疾患の原因はさまざまで，発病にいたるプロセスも一定してはいません。また病人の意識状態，半身不随の程度などにも，違いがあります。しかし中医学では，これらすべてを中風と呼ぶのです。中風の具体的症候に関する記載が，中医の多くの文献でそれぞれ違っているのはこのためです。中風病の大まかな範囲は明らかですが，具体的な現れ方は千差万別なのです。これは中風という病のもつ，内在的要素の複雑さを表しているものといえます。ここで中医学の中風を，無理に西洋医学の中風と対応させようとするのは軽率な行為です。必要なのは，さまざまな症候を細かく分析し，それぞれの差異を明らかにすることです。そうすれば危急な状態にある重症の患者に対しても，適切な治療を行えるようになります。先人は中風を，表裏・寒熱・邪正・攻補などさまざまな角度から治療しています。これらの内容を学ぶことによっても，中風病の大まかな範囲を知ることができます。先人が自らの経験をもとに体得した貴重な方法は，しっかりと継承していかなくてはなりません。しかし，これらを学ぶ際には，主観的で短絡的な理解に陥らないように注意する必要があります。最も大切なことは弁証論治であるという点を絶対に忘れてはいけません。弁証論治を基礎として，臨機応変に対応することが重要です。短絡的な理解に陥ると，中風は一種の病因によって生じるので，治療も1つの方法でよいということになってしまいます。張氏や李氏などの大家は，それぞれに自分の見解を示しましたが，そのうち1つだけを盲信するようなことは避けなくてはなりません。そのような態度は,何の益もないばかりか，現実にそぐわないものです。そして中医学の中風理解に，何の発展ももたらしません。

　20世紀の有名な老中医である趙錫武氏は，中風を治療する際，意識が朦朧として危急な状態にある昏迷期には，まず通関散を使い，それから生姜汁と明礬を服用させ（周囲の人間が薬を流し込む），服用後それを吐かせました。それらの処置が終わった後，第2段階として再造丸を使いました。脳溢血の場合，『古今録験』の続命湯を合わせて使い，脳血栓の場合は，小続命湯を使いました。第3段階では，痰熱証に対しては安宮牛黄丸，または至宝丹を使いました。乾燥便・舌燥などがみられる陽明熱盛証に対しては，紫雪丹または三化湯を使いました。湿熱証の場合は，蘇合香丸を使い

ました。意識が回復するまではこれらの薬の服用を続け，それから後遺症に対する治療に移りました（『趙錫武医療経験』中風的証治）。ここでは続命湯は，中風の混迷期に使われています。そしてさらに，脳溢血に対しては『古今録験』の続命湯，脳血栓に対しては小続命湯，というように分けて使われています。これは真にすぐれた認識にもとづく処置であり，また孫思邈の方法の発展といえます。湖南の老中医である朱卓夫氏も，小続命湯を使って風痺を治療し，よい効果を得ています（『臨診心得』）。私も主に脳血栓や脳梗塞の患者に小続命湯を使いますが，必ず一定の効果を得ることができます。その際，気虚の場合は益気薬を加え，絡瘀の場合は活血化瘀薬を加え，心腎不足の場合は交済心腎薬か補腎納気薬を加えると，効果を高めることができます。これらの例からもわかるように，大・小続命湯は非常に有用な方剤です。きちんと学び，その主治範囲を正確に認識しておく必要があります。そのような基礎があってはじめて，広く応用することができるのです。そしてそのほかにも数多くの中風治療法が提出されてきましたが，これらはどれも重要な方法であり，欠かすことはできません。

2 九味羌活湯 『此事難知』

■ 主治

原書ではこの方剤を「易老解利法」と呼んでいます。主治については「経は，有汗のものは麻黄を服用してはならず，無汗のものは桂枝を服用してはならず，これを破ると取り返しのつかない結果を生むと述べている。そこでこの方剤による治療法を作るにいたったのである。こうすれば三陽の禁忌を侵すことはない。解利作用のあるすばらしい方剤（解利神方）である」と述べています。

■ 組成

羌活1両，これは太陽経の肢節痛を治療する主要な薬である。すぐれた作用があり，関節痛の治療には欠かせない薬である。

防風1両，これは司令官のもとで働く兵士のような働きをする。命令が下るとすぐに動き，指定された場所へ向かう。

蒼朮1両半，勇壮で上行する性質があり，燥湿作用をもつ。また下部へも作用し，邪気が体内に入り込み足太陰脾を侵すのを防ぐ。

細辛5分，足少陰腎経の頭痛を治療する。

川芎1両，脳部に現れる厥陰頭痛を治療する。

白芷1両，額部に現れる陽明頭痛を治療する。

生地黄1両，体内の少陰心熱を治療する。

黄芩1両，胸部の太陰肺熱を治療する。

甘草1両，諸薬を調和させる。

■ **用法**

この方剤は9味の薬からなるが，これにこだわる必要はない。邪気がどの経絡にあるのか，またその程度によって，薬味の数や用量を自由に変えて使うことができる。服用法は，水煎による。すぐに汗を出させたい場合は，熱いうちに服用させ，さらに粥を食させる（急法）。ゆっくりと汗を出させたい場合は，温かいうちに服用させる。粥は必要ない（緩法）。脈浮の場合，まずは急法を使い，それから緩法に移る。脈沈の場合，まずは緩法により，それから急法を使う。

また九味羌活湯は，傷寒を治療するだけでなく，雑病の治療にも使うことができる。中風で経が侵されている場合，附子を加えて使う。中風で便秘がみられる場合，大黄を加えて使う。中風で痺証がみられる場合，経絡・上下・内外・寒熱・四時・六気などの状態に合わせて，ふさわしい加減を行って使う。蜜を加えて丸薬にしてもよい。

■ **解説**

九味羌活湯は方剤でもあり，また法でもあります。これはさまざまな辛温解表薬をまとめて使っているものです。宋代や金代の医者は，麻黄湯や桂枝湯のような方剤は使える季節が限られていて，いつでも使えるわけではないと考えていました。確かに『傷寒論』は，方剤の使用に関する厳格な禁忌を提示しているので，気軽に使うことはできません。そこで張潔古は，麻黄湯・桂枝湯に代わることができ，通年で使用できる解表法として九味羌活湯を作り出したのです。これは傷寒・中風のほか，風・寒・湿や上焦心肺の鬱熱などにも使うことが可能なので，使用範囲も広げられています。さらに中風や痺証などの雑病に使うこともできます。薬ごとに詳しい解説

が加えられているのはそのためです。具体的な病状に合わせて，中心となる薬や組み合わせを設定すると，さらによい効果を得ることができます。

張氏のこのような考えは，傷寒に対する解表という古い発想を超越しているものです。本人もこれを自讚していたので，九味羌活湯を「解利神方」と表現しました。そして九味羌活湯の出現は，確かに１つの波紋を起こしました。それは用薬法の時代による変遷という問題です。宋代以前は，傷寒に対する解表薬としては，みな麻黄湯・桂枝湯・葛根湯などを使っていました。しかし金代・元代以降になると，特に張潔古や李東垣らによって，羌活・防風・独活・蒼朮・細辛・川芎・白芷などが使われるようになりました。こうして解表薬の範囲は広げられました。これは時代の変化を反映したものといえます。つまり風薬の昇陽作用を利用した解表法が作られたのです。

この方剤は９味の薬で組成されていますが，必ずしもすべてを使う必要はありません。そこで[用法]では「邪気がどの経絡にあるのか，またその程度によって，薬味の数や用量を自由に変えて使うことができる」と述べています。実際にどのように加減を行うかについては，易老が説明を加えているので参考にすることができます。このように九味羌活湯は，辛温解表剤ではありますが，一般の方剤とは異なり，非常に多様な使い方が可能です。学ぶ際には，この特徴を念頭に置いておく必要があります。『刪補名医方論』は，九味羌活湯を「四時を問わずに使うことのできる発散剤である」と述べています。非常に的確な表現だと思います。

また『此事難知』上巻・桂枝麻黄各半湯は「楊氏は，実証の脈がみられないものに大青竜湯を使うことはできない，使うと手足の冷え・筋肉の痙攣・亡陽などを引き起こしてしまうと述べている。よって易老は麻黄湯や桂枝湯を使わず，九味羌活湯を使ったのである」と述べています。このことから，九味羌活湯ではなぜ辛温薬に生地黄・黄芩を合わせているのかがわかります。それは温燥薬に滋陰薬を合わせ，辛温薬に苦寒薬を合わせることで，辛温薬が津液を傷めることを防ぐためなのです。

徐霊胎は，このような解表薬の使い方に対して「発汗不用燥薬論」を唱えました。徐氏は『医学源流論』で「厚朴・葛根・羌活・白芷・蒼朮・豆蔻などの温燥薬は，汗のもとである津液を傷めてしまう弊害がある。津液が傷むと汗を出すことができなくなるので，邪気も排出されず体内に残る。

すると温燥薬が，この邪気を刺激し病状をさらに悪化させてしまう」と述べています。非常に意義のある提言です。特に外感に加えて体内に鬱熱がある場合や，陰虚の人が外感病になった場合には注意が必要です。また徐氏は，このような用薬法は「李東垣が始めたもの」であり，のちの人も誤ってその方法を使い，重大な弊害を生み出しているとしています。この言葉は，そのまま受け取るわけにはいきません。風薬の昇陽作用を利用した発汗法は『千金要方』にもみられるものです。例えば辟温病粉身散は，川芎・白芷・藁本の3味よりなる方剤です。また傷寒を治療する度瘴発汗青散や赤散は，細辛・呉茱萸・防風・蜀椒などからなる方剤です。『和剤局方』で傷寒治療の第一方としてあげられている人参敗毒散や至聖散子なども，大量の温燥薬よりなる方剤であり，一定の効果のあるものです。やはりこのような用薬法も，1つの方法として認めるべきだと思います。しかも起源があり，時代とともに発展している方法でもあります。また学術的な見地からいえば，これは1つの流派であるといえます。問題は，この用薬法の利点を知り，それをうまく活かせるかどうかです。しかし徐氏が述べた「これらの方剤はどれも湿邪を治療するものであり，傷寒雑感とは無関係である」という見解には学ぶべきものがあると思います。これについては程国彭がわかりやすくまとめています。程氏は『医学心悟』で「九味羌活湯とは，両感熱証を治療する三陽三陰併治法による方剤である。太陽経だけを治療する方剤として作られてはいないのである」と述べています。

3 蘇豉湯　　　　　　　　　　　　　　　　　　　『臨証指南医案』

■ **主治**
　外感風寒による発熱・悪寒・頭痛・脘悶。
■ **組成**
　嫩蘇梗・淡豆豉・杏仁・桔梗・厚朴・枳殻
■ **用法**
　水で煎服する。

■解説

　これはもともと葉天士の『臨証指南医案』寒門に載っていた処方です。現在の臨床でも風寒による表証に対しては軽く淡い用薬法が中心ですが，蘇豉湯はこの手法による典型的な用薬例といえるものです。葉氏は，外邪が侵入し頭痛・発熱・悪寒などが生じている場合，まずは辛散法による解表が必要であると考えていました。そこで蘇豉湯は，蘇梗・豆豉による発汗散邪作用を中心に，佐薬として杏仁・桔梗による宣肺利気作用，厚朴・枳殻による辛開苦降を合わせた組成となっています。外に対しては疏通皮毛作用があり，内に対しては和肺胃作用がある方剤です。このようにして全身の気の流れがよくなれば，表邪のいる場所はなくなり，寒熱・頭痛・胸悶などの症候も消えます。簡潔かつ洗練された用薬法であり，風格と確かな効果を兼ね備えた方剤で，現在でも多用されています。

4　治傷寒雪煎方（附：水解散・治時病表裏大熱欲死方）…『千金要方』

■主治

　傷寒による表裏の大熱・無汗。

■組成

　麻黄10斤，杏仁1斗4升，大黄1斤13両

■用法

　まず3味の薬を搗く。次に麻黄を5斛4斗の雪解け水に漬ける。3晩漬けたら大黄を加えよく混ぜる。これを火にかけ水量が2斛になるまで煮る。この薬汁をよく絞って薬の滓を除き，汁だけを釜に入れる。ここに搗いた杏仁を加え再び煮る。水量が6～7斗になるまで煮たら，また薬汁を絞って杏仁の滓を除く。薬汁を銅器に入れ，新たに3斗の雪解け水を加えて煮る。2斗4升になるまで煮たら，丸薬を作り，冷まして固める。丸薬は弾丸大に作る。3度沸かして冷ました湯に1丸を溶かして服用する。服用するとすぐに汗が出る。それで治癒しない場合は，さらに1丸服用する。保存には密封した容器を用い，気が漏れないようにする必要がある。

◆水解散『千金要方』
主治：時行病の初期に起こる頭痛・高熱。
組成：麻黄4両，桂心・甘草・大黄各2両
用法：薬を粉にし，1日3回，1回に1匙（方寸匙）温水で服用する。服用後はきちんと衣服をつけ，汗が出れば治癒する。または大小便が出ることで治癒する。体の壮健なものは，1回に2匙（二寸匙）服用する。

◆治時病表裏大熱欲死方『千金要方』
組成：麻黄・升麻・葛根・大黄・芒硝・寒水石・石膏
用法：薬は粉にする。1日2回，1回1匙（方寸匙）を水で服用する。

■解説

　『傷寒論』には，傷寒による表裏の大熱を双解法で治療する方剤が2つ載っています。1つは太陽兼陽明証を治療する大青竜湯（越婢湯もこれに近い）で，もう1つは少陽兼陽明証を治療する大柴胡湯（柴胡加芒硝湯もこれに近い）です。前者の主証は「汗が出ない・煩躁」です。これは表裏鬱熱による気分病（経病という説もある）で，気の正常な発泄機能が失調している状態です。そこで麻黄・桂枝に石膏の辛涼発散を合わせる方法で，邪熱を汗より解いています。後者の主証は，柴胡証で「胃部の拘急や痛み・鬱悶・心煩」です。これは「裏の熱結」によるもので，すでに有形の滞（経腑倶病という説もある）がみられるものです。そこで小柴胡湯より人参・甘草を除き，大黄・枳実・芍薬を加えています。これは和解通下による治療法です。両者は，表裏双解という点では共通していますが，表証についは太陽と少陽の違いがあります。そこで麻黄・桂枝と柴胡の違いが生じることになります。また裏証についても，無形と有形の違いがあります。そこで石膏と大黄の違いが生じます。このような弁証にもとづいた用薬法には，多くの模範的な意義が含まれています。また同時に大きな啓発意義のある用法でもあります。

　上述した『千金要方』の3つの方剤では，さらに発展した用薬法をみることができます。雪煎方は，発汗作用のある麻黄を中心に組成されています。ここに利気解肌作用のある杏仁を合わせ，麻黄の発汗作用を助長しています。また杏仁には「散結潤燥」作用があります（李東垣）。そしてさら

に大黄を合わせています。大黄の用量は，麻黄の１／５弱に抑えられていて，ここでは清熱解毒作用と調和血脈作用を発揮します。津液だけではなく，血もまた汗のもとであるからです。熱が強まると津液は損傷を受けます。その場合，血も必ず損傷を受けています。津液が傷むと液が枯渇し，血が傷むと絡瘀が生じます。これでは汗を出させることはできません。ここで杏仁・大黄が使われているのは，こうした考え方によるものです。２味の薬には，一般的にいわれる意味のほかに，さらに深い意味があります。それは散結潤燥作用と通調絡瘀作用です。これらの作用が，麻黄が発汗散邪作用を発揮するのを助けているのです。また麻黄を雪解け水に漬けてから煎じることには，天然の寒水の気を利用して大熱を治療するという意味があります。これは『千金要方』の圧熱法で多用される薬です。特に火熱の証を治療する際には，すぐれた効果があります。この方剤にも表裏双解作用がありますが，作用の中心は発汗散熱作用です。それは「服用するとすぐに汗が出る。それで治癒しない場合は，さらに１丸服用する」という言葉がはっきりと示しています。

　また水解散は，麻黄湯の杏仁を大黄に替えたもので，雪煎方を変化させたものといえます。桂心・甘草に麻黄を合わせた辛温性の組成となっているので，まだ表寒が存在する病証であることがわかります。治表裏大熱欲死方の用薬法は，水解散とは反対です。表裏の大熱を治療するため，芒硝・大黄・寒水石・石膏に麻黄・葛根・升麻を合わせた寒涼性の組成となっています。両者とも汗を出させるか，または大小便を出させることで効果を発揮する方剤です。これらのことから，表裏双解法では，解表を太陽と少陽に分ける必要があることがわかります。選薬に辛温と辛涼の違いがあるのはこのためです。また清裏を行う場合にも，無形と有形，または経と腑の違いに注意する必要があります。治療法に，汗法と下法の違いがあるのはこのためです。また熱毒証に対しては清熱解毒による治療が必要となります。つまり寒冷薬による圧熱法です。熱が強まり化燥すると，血を損傷し絡瘀が生じます。この場合は，散結潤燥・通絡化瘀などによる治療が必要となります。『千金要方』の方剤には，これらの治療法がすべて含まれており，非常にすぐれた用薬法といえます。

5 双解散 …………………………………………『宣明論方』

■ 主治

風寒暑湿・飢飽（飢えや飽食）・労役など内外の諸邪による損傷。自汗でも，汗後（発汗薬を服用後）でも，または雑病でも，体の不調を訴えるものを一律に治療することができる。また小児の疱疹を迅速に治療することもできる。これも気の通りをよくする作用によるものである。

■ 組成

益元散7両，防風通聖散7両

■ 用法

2薬を合わせたものを双解散という。両者をよく混ぜる。1回に3銭を，葱白5寸・塩豉50粒・生姜3片とともに1杯（盞）半の水に入れ，これを1杯（盞）分になるまで煎じてから温服する。

■ 解説

益元散とは六一散のことです。滑石6両，炙甘草1両を粉にし，1日3回，1回に3銭，少量の蜜を加えて温水で服用します。全身の結滞を通すことで両感傷寒を治療する方剤です。汗を出させたい場合は，葱白5寸，豆豉50粒を煎じた湯で，4銭を服用します。

防風通聖散は，解表作用を受けもつ防風・荊芥・川芎・麻黄・薄荷葉・滑石・甘草・桔梗などに，解裏作用のある大黄・黄芩・連翹・山梔子・石膏・芒硝などを合わせ，さらに調和気血作用のある当帰・芍薬・白朮などを加えて組成されている辛苦寒剤です。すべての薬を粉にし，1回に1両を，生姜と一緒に煎じて服用します。中風や四時傷寒による内外の損傷を治療することができます（『宣明論方』『保命集』『傷寒直格』）。

双解散は，劉河間が作り出した辛涼解散剤です。両感傷寒による内外の損傷を「鬱結を開き，湿を去り，燥を除き，熱を散らし，気を和す」ことで治療する方剤です。劉氏のいう両感傷寒による内外の損傷とは，はじめの3日は邪気が表にある三陽病で，続く3日は邪気が裏にある三陰病であるという，表裏ともに熱証を呈する表裏兼病としての傷寒を指しています（これは『傷寒論』の伝変とは異なります）。そこで劉氏は「石膏・滑石・甘草・

葱・豆豉などの寒薬が開発鬱結作用をもつのは，病の本が熱だからである。寒薬で熱を散らすのである」「熱の強まりによって生じた鬱結は，辛苦薬で下すのがよい。熱が退き，結が散れば治癒する。ここでいう結とは，気が鬱して通りが悪くなっている状態のことである。便秘のことをいっているのではない」と述べています（『素問玄機原病式』吐下霍乱条）。これが双解散の用薬法と主な意義です。また劉氏は『保命集』では「経のいう『発表には熱薬を用い，攻裏には寒薬を用いる』とは，発表と攻裏とは２つの別々の作業であるという意味である」と述べています。劉氏はこの２つを合わせたので，これを双解と呼んでいるのです。

　そしてさらに次のように述べています。

　「私が作り出した双解散・防風通聖散などの辛涼剤は，桂枝・麻黄を使った仲景の発表法とは異なる。しかし私の方法の基礎となる理は，仲景法の中にあるのである。仲景の時代と今とでは，運気が変化していて，生活している人間も変化している。そのため違いが生じるのである。今，天行は火であり，また人は常に動いている。動は陽に属する。このように内も外も陽なので，辛温薬を使うことができないのである。今そのような大熱剤を使ったら，後禍ははかりしれない。しかし葱白・塩豉による辛涼剤を使えば，その開発鬱結作用によって汗を出させて病を治癒させることができる。さらに辛温薬の熱性による弊害で，驚狂・鼻出血・斑などが生じてしまうのを防ぐことができる。薬を使う者は，寒涼薬について知り，さらに三才造化通塞〔天・地・人を含めた宇宙全体の運気の変化〕の理に通じていなければならないのである。よって経は『年月が経てば，気の盛衰・虚実も変化する。これを知らないものが効果を得ることはできない』といっているのだ」

　つまり劉氏のいう熱病とは，天行の火熱と，人の動とを原因とするものです。外感による邪気も，飢飽・労役などによる内傷も，どちらも火邪に転じるので辛涼剤を使って治療を行うということです。これが劉氏が双解散を作り出した理論的根拠です。観点も方法も明確であり，また実践意義も備えたものといえます。この劉氏の理論と手法は，のちの温病学の発展の基礎となりました。

　張子和は，劉氏を高く評価し『儒門事親』で以下のように述べています。

「表裏ともに病んでいる場合，熱薬による解表と同時に，寒薬による攻裏を行うことができる。仲景の大小柴胡湯は攻裏を兼ねた解表であり，そのよい見本といえよう。劉河間が通聖散と益元散を合わせて双解散を作り出したのも，これと同じである。古来，現在まで，仲景の真意を会得した者は，ただ劉河間1人である。……双解散を葱須・豆豉と煎じて服用すれば，1服で汗が出て，病は治癒する」

　双解散・防風通聖散などの用薬法は，古くからの方法を発展させたものであり，時代の特徴をよく反映したものといえます。双解による治療は，『傷寒論』がすでに行っていたことです。例えば，大青竜湯・大柴胡湯・麻黄・桂枝に石膏を合わせる，柴胡に大黄・芒硝を合わせるなどの用薬法は，どれも表裏両解作用によって，邪気を汗や大小便から排出させるものです。そして『千金要方』は，これをさらに発展させています。例えば傷寒を治療する場合でも，雪煎方・水解散方・治時病表裏大熱欲死方などにみられるように，より多くの薬が使われています。例えば麻黄と大黄を併用し雪解け水を合わせたり，麻黄・桂枝と大黄を併用したり，麻黄と芒硝・大黄・寒水石・石膏を併用したりしています。そして劉河間の双解散は辛苦寒剤です。理論上，用薬上ともに発展がみられ，宋金代の用薬法の特徴をよく反映している方剤です。しかし大きな理に変わりはありません。通聖散や双解散などの方剤は，偶然の産物ではありません。古代から継承されてきた学問を発展させた形なのです。このことはきちんと学んでおく必要があります。

2 清熱瀉火剤

　清熱瀉火剤とは，火熱による諸証を治療する方剤です。熱と火とは程度の違いを表す意味で使われるときもありますが，2つの異なる病種として使われることもあります。そして後者では，さらにそれぞれを虚実に分類して，虚熱・実熱，虚火・実火とすることができます。実とは邪気の実を

指しています。そこで実証を治療する場合は，火でも熱でも祛邪が中心となります。治療には邪気を直接攻撃する作用のある，辛涼苦寒薬が使われます。そして虚とは正気虚を指しています。そこで虚証を治療する場合は，火でも熱でも養正が中心となります。治療には養陰作用のある甘寒鹹寒薬が使われます。また熱・火にかかわらず，外来の病では，多くが気分病となります。内傷による病の場合は，五臓を分類する必要があります。

例えば白虎湯・梔子豉湯・涼膈散・黄連解毒湯などは，それぞれ違った用薬法による方剤ですが，どれも実熱・邪火を治療する作用があります。青蒿鼈甲湯・当帰六黄湯なども，用薬法は異なりますが，どちらも虚熱・虚火を治療する作用があります。竹葉石膏湯や清暑益気湯は，白虎湯を発展させたものです。また梔子豉湯を発展させて，数種の加減方剤が作られています。このように多くの方剤の用薬法には，内在的なつながりがあります。

瀉白散・導赤散・竜胆瀉肝湯・瀉黄散・通関散などは，どれも五臓の火熱を瀉す方剤です。しかし方剤によっては，邪正兼顧による用薬法で組成されているものもあります。

清暑益気湯には2種類ありますが，これは学術上の違いを反映したものです。竜胆瀉肝湯と瀉青丸は，どちらも瀉肝作用がある方剤です。それぞれに用薬法は異なりますが，大きな理は同じものといえます。青蒿鼈甲湯と当帰六黄湯も，ともに養陰清熱作用のある方剤ですが，具体的な用薬法は異なります。これらの方法は，どれもよく学んでおくべきものなので，いくつかを選んで解説をします。

1　竹葉石膏湯　　　『先醒斎医学広筆記』

■主治

邪気が陽明にある熱病で，頭痛・壮熱・口渇・嘔吐・鼻の乾燥・不眠・脈洪大実を呈するもの。また傷暑による陽明証で，上の症候を呈するものを治療することもできる。

■ 組成
　硬石膏・麦門冬各5銭（1両5銭まで増やすことができる），知母（皮を除き，蜜炙にする）3銭（1両まで増やすことができる），竹葉40片（100片まで増やすことができる），粳米1撮（1つかみ）

■ 用法
　大碗3杯の水で，1杯分になるまで煎じる。いつ服用してもよい。

■ 解説
　繆希雍は，表剤としての陽明薬には2つあると考えていました。1つは葛根湯，もう1つは白虎湯です。そして繆氏は，嘔吐のみられない証に対する解表には葛根湯を使いました。この証は嘔吐がみられます。つまり陽明の気逆がみられるので，昇散作用のある葛根は使わず，竹葉石膏湯を使っています。方剤中の竹葉・石膏・知母・麦門冬には寒涼清潤作用があり，陽明の熱を解きます。粳米を合わせるのは，胃気を調和させ，不足を補うためです。また淡竹葉には「上昇する作用と下降する作用があり，新旧風邪による煩熱を除き，気勝による喘息を止める」(李東垣)作用もあります。そして石膏の辛味には解肌作用があります。また石膏は質の重い薬なので，痰熱による胃気の上逆を抑え，下降させることができます。こうして肌表の邪気を解き，熱を散らせば，嘔吐・煩躁・壮熱などの症候はみななくなります。これは白虎湯を発展させた方剤で，清熱生津作用のある，良方の1つといえます。

　竹葉石膏湯が，白虎湯の加味方剤であることは繆氏自身が述べていることです。しかしこれは『傷寒論』の竹葉石膏湯とは同名異方です。『傷寒論』の竹葉石膏湯に知母を加え，人参・半夏・甘草を除いたものが，繆氏の竹葉石膏湯です。つまり名前は同じでも，手法は異なる方剤です。そしてこの手法には特徴があります。繆氏は『先醒斎医学広筆記』で自問自答する形で以下のように述べています。

　「この病には嘔吐がみられるのに，半夏を使わないのはなぜか？　仲淳〔繆氏のこと〕は，こう答える。半夏には渇家・汗家・血家の3禁がある。この証では，嘔吐と同時に口渇がみられる。陽明の邪熱が強まり，津液を損傷したので口渇が現れ，邪火が上昇したので嘔吐がみられるのである。半夏の気味は辛苦温であり，その燥性は有毒でもある。だから使わないの

である。では甘草を使わないのはなぜか？ 嘔家に甘味薬は禁忌だからである。これは仲景の法である」

繆仲淳は清潤法を好み，白虎湯や石膏・知母・麦門冬などの薬を多用しました。使用に際しては用量を多めにし，さらに臨機応変に加減を行うことで，すぐれた効果を得ていました。そして竹葉石膏湯は繆氏の代表方剤といえる方剤です。繆氏を「仲淳は，その慧眼で病の本質を見抜くことができ，さらにどのような薬をいつ服用すればよいかも熟知している」とたたえる人もいました。

2 石膏湯 『千金要方』

■ **主治**
心の実熱による，悪心・嘔気・煩悶・息切れ・頭痛。

■ **組成**
石膏1斤，淡竹葉1升，地骨皮5両，梔子仁37枚，香豉1升，茯苓3両，小麦3升

■ **用法**
まず小麦と竹葉を，1斗5升の水が8升になるまで煮る。8升になったら，残りの薬も入れ，2升になるまで煮てから，薬を取り除く。これを3回に分けて服用する（『外台秘要』ではこれを瀉心湯としている）。

■ **解説**
心熱の症候については『千金要方』に記載がみられます。例えば「心病では煩悶・少気・大熱がみられる。また熱が心を侵すと，嘔吐・咳嗽・狂語・大汗などがみられる」と述べています。これを上の主治と合わせると，心熱についてさらに具体的に理解することができます。つまり心熱とは，心経に熱があり，その熱が上衝している病証です。

石膏湯では，寒涼清熱作用のある石膏・竹葉・地骨皮が使われています。そして石膏の用量が突出して多くなっています。『神農本草経』は，石膏には「心下の逆気による驚喘・口舌の乾燥・息切れ」を治療する作用があると述べています。またここには，実証を治療する場合，その子を瀉すという

意味もあります。淡竹葉には涼心経作用があり，胸部の痰熱による熱狂や煩悶を治療することができます。地骨皮には涼血退熱作用があります。李時珍は，地骨皮は「精気を充たし，邪火を退かせる妙薬である」と述べています。この3味を合わせて使うと強力な涼心清熱作用が生まれるので，熱が心を侵したことによる悪心・嘔気・咳嗽・狂語・頭痛などを治療することができます。また山梔子・〔淡〕豆鼓には胸中の鬱熱を解消する作用があるので，煩悶を治療することができます。上の3味と合わせると，胸中の煩熱に対する清泄作用はさらに強められます。そして茯苓・小麦には養心気作用・安心神作用・除客熱作用があります。すべてを合わせると，心経の実熱を去り，心気を養う作用のある方剤となります。目的のはっきりとした簡潔な用薬法です。また石膏湯は，瀉心の新しい方法を提示している方剤でもあります。このような新しい発想に触れると，『傷寒論』の方剤を発展させるためには，法が大切であることを改めて知ることができます。

3 東垣清暑益気湯（附：王孟英清暑益気湯） ………『内外傷弁』

■主治
長夏の湿熱による，四肢の倦怠感・意欲の低下・動くのが億劫になる・胸満・呼吸が浅くなる・関節が重く感じ痛むなどの症候。または喘息・身熱・煩・胃部の膨満感・尿色が濃く量が少ない・軟便・排便の回数が増える（または下痢，便は黄色で熱が強い。または米のとぎ汁のような便）など。または口渇（口渇がない場合もある）・食欲不振・自汗・体が重く感じる。または汗が少ない。脈洪緩（または遅）。

■組成
黄耆・蒼朮各1銭5分，升麻1銭，人参（党参でもよい）・白朮・橘皮・炒神麯・沢瀉各5分，五味子9個，炙甘草・青皮（去白）・黄柏（酒浸）・当帰身・麦門冬（去心）・葛根各3分

■解説
李東垣は次のように述べています。
「暑邪が衛気を侵し身熱・自汗がみられるので，補中益気作用のある黄耆・

人参・甘草を君薬として用いる。そして甘辛微温による養胃気作用・和血脈作用のある甘草・橘皮・当帰身を臣薬とする。蒼朮・白朮・沢瀉には滲利除湿作用がある。升麻・葛根は苦甘平薬であり，肌表の熱を解く作用がある。またこの2味は風薬なので，除湿作用もある。湿邪が停滞すると消化機能が衰え痞満が生じる。そこで甘辛の炒神麴と辛温の青皮を加える。この2味には消食快気作用がある。また苦辛寒薬である黄柏には『腎が乾燥している場合は，辛味薬を使って潤す』という意味がある。黄柏と甘味薬を合わせると，瀉熱と同時に水虚を補う作用が生まれる。酸甘微寒の五味子・麦門冬は，佐薬として肺が天の暑気に侵された状態を救う作用がある」

　ここで注意する必要があるのは，李東垣が述べている傷暑と，のちの温病学がいう傷暑とは異なる概念であるということです。李氏は「この病は，飲食の不摂生や労倦によって起こる。これらの原因によってゆっくりと脾胃が損なわれ，天の暑気が虚に乗じて病を引き起こすのである」と述べています。つまり原因の根本は脾胃の内傷にあり，これが天の暑気（湿熱）と感応して発病するということです。これは暑中に発病した脾胃の内傷病という意味なので，時令の暑気によって発病する傷暑とは異なります。それは『内外傷弁』の論述に「暑傷胃気論」という題がつけられていることでもわかります。病の根本は脾胃の内傷による元気不足なので，治療も当然，益気昇陽法が主となります。

　清暑益気湯は，補中益気湯を基礎として作られたものです。しかし「益気」という言葉は，清暑益気湯の一面を表しているにすぎません。この方剤では，さらに蒼朮・沢瀉を加え，湿邪を上下から分けて解消しています。これは李東垣が夏季の湿熱病を治療する際に多用した薬です。青皮・神麴には下気消食作用があるので，痞満を治療することができます。青皮・神麴に蒼朮・沢瀉を合わせると，健運中焦作用・分別清濁作用が生まれ，胃部の膨満感・尿色が濃く量が少ない・軟便で排便の回数が増える，などの症候を治療することができます。黄柏には堅陰補水作用があり，甘味薬と合わせると「甘寒による瀉火熱」となります。また黄柏と生脈散を合わせると苦寒酸甘となり，暑熱を瀉すことで肺を保護する作用が生まれます。こうして肺の機能が安定すれば，肺によって腎水が補給されるので，滋養効果が生まれます。肺と腎が養われれば，西方と北方〔肺と腎〕の清寒の気

が強まり，暑熱は自然に消えます。これが清暑益気湯に含まれるもう1つの意味，つまり「清暑」の意味です。益気と清暑を合わせたものが清暑益気湯なのです。

少し遠回りな説明になってしまいましたが，意味は容易に理解できると思います。つまりこの病は，内傷による脾胃不足に暑熱湿積が影響することで生じる，本虚標実の病です。そこで清暑益気湯も，益気昇陽による治本を基礎として，運脾化湿化積作用による治標，さらに保肺生脈作用を合わせた方剤となっています。清金解暑作用があるので，夏に生じる脾胃内傷の病を治療することができます。

では，暑中の湿熱による病証に，清暑益気湯を使うことはできるのでしょうか？　以下の要点さえ理解すれば，このような疑問はおのずと消え去ります。

①清暑益気湯の適応証は，内傷の脾胃病が夏に起こったものであり，夏季の暑邪による病とは異なる。
②暑湿が中焦を侵したことによる顕著な湿熱交蒸・気化痹阻の証候がみられないものは，湿温病・暑温病ではない。
③湿積による脾胃の症状がみられても，それは気候の影響であり，胃腸の急性の感染ではない。

以上のことを理解していれば，清暑益気湯が治療する病についての正確な認識を得られると思います。

王孟英の清暑益気湯は，竹葉石膏湯をもとにした，清暑益気生津法による方剤で，暑邪による津気両損を治療することができます。暑邪は上から侵入してくるので，まず肺気を傷めます。暑熱が体内に入り込むと，心気や胃津を侵します。すると四肢の倦怠感・意欲の低下・身熱・心煩・尿色が濃い・口が乾燥する・自汗・脈虚数などの症候が現れます。方剤中の竹葉・西瓜翠衣・荷梗・黄連などには清暑熱作用・清肺作用・清心作用があります。洋参・甘草・粳米には益胃気作用・生肺金作用があります。麦門冬・石斛・知母には養陰生津作用・両潤肺胃作用があります。全体として，軽清涼潤薬による和肺胃作用によって暑証を治療する方剤となっています。これは葉天士が常用していた方法を発展させたものです。

4　瀉肺湯 ……………………………………………………………『沈氏尊生書』

■ 主治
　肺熱を瀉す。
■ 組成
　桑白皮・山梔子・黄芩・酒製大黄・連翹・薄荷・枳殻・杏仁・桔梗・甘草各7分
■ 用法
　煎服する。
■ 解説
　ここでいう肺熱とは，肺経の諸熱による症候のことであり，ある特定の証候を指しているわけではありません。つまり瀉肺湯は，肺熱による各種症候を治療することができる方剤です。
　方剤中の桑白皮は瀉肺の要となる薬で，肺気を原因とする喘息・痰・口渇などを治療する作用があります。山梔子・黄芩には清肺泄熱作用があります。大黄はもともと胃腸に鬱滞しているものを下行させる薬ですが，酒製にすると上部に作用し，胸中の熱を瀉すことができます。瀉肺湯の大黄には，腑を出口として臓邪を排出させるという意味はありません。連翹・薄荷には散火邪作用・解散鬱結作用があります。枳殻・杏仁・桔梗・甘草には昇降肺気作用があります。合わせると瀉肺清熱作用・利気散鬱作用のある方剤となります。構造も作用も非常に明確な方剤です。方剤中の山梔子・黄芩・大黄・枳殻・杏仁・桔梗・甘草は，用薬法としては重複したものなので，実際に使用する際には，具体的な状況に応じて自由に加減することができます。

5　清肝通絡湯 ……………………………………………………『臨証指南医案』

■ 主治
　左側の鼻出血，左肩・左腕の痛み，これらの症候は，君相が亢進し営熱

気が偏ることで生じる。脈は右が虚，左が数となる。清肝通絡による治療が先決となる。

■ 組成
　夏枯草・連翹・牡丹皮・山梔子・羚羊角・釣藤鈎・蚕砂・青菊葉
■ 用法
　煎服する。
■ 解説
　この方剤は『臨証指南医案』肝火門にみられる陸案の処方です。葉天士のすぐれた用薬法を十分に反映している，非常に実用的な処方です。主治にあげられている諸症は，どれも肝火肝風が営絡に侵入したことで生じるものです。邪気が上逆すると鼻出血がみられ，横にそれると肩や腕の痛みとなります。このほか頭痛・顔が赤い・めまい・耳鳴り・筋肉の痙攣・心煩・咽乾などの症候がみられることもあります。君相の火が亢進すると，営絡は損傷を受けます。すると火が強まった陰虚陽亢の状態となり，火から風が生じます。右が虚で，左が数という脈象も特徴的な症候です。方剤中の夏枯草・連翹・牡丹皮・山梔子には，清肝瀉火作用・清営涼血作用・解鬱散結作用があります。羚羊角・釣藤鈎・青菊葉・蚕砂には，涼肝熄風作用・通絡作用があります。これは急症には治標を行うという法則による処方であり，簡潔な用薬法となっています。

　苦寒薬を使って直接肝火を攻撃する場合は，当帰竜薈丸を使います。痰熱がみられる場合は，栝楼皮・川貝母・半夏麹・橘紅・茯苓・竹筎を加えます。心陰不足がみられる場合は，麦門冬・玄参を加えます。養陰潜陽作用をもたせる場合は，天門冬・熟地黄・亀板・阿膠などを加えます。すべて『臨証指南医案』肝火門で多くみられる葉天士の用薬法です。

6　通関丸（別名：滋腎丸）　　『蘭室秘蔵』

■ 主治
　小便閉で口渇はみられず，熱が下焦の血分にあるもの。重症の小便不利のため腹部が脹って皮が裂けそうになり，眼球が突出している証に卓効がある。

下焦の湿熱や，腎虚で足の裏の中心部が熱い証を治療することもできる。
■ 組成
　　黄柏（酒洗・焙）・知母（酒洗・焙乾）各1両，肉桂5分
■ 用法
　　薬を粉にし，熱い湯を加えて梧の種大の丸薬にする。空腹時，1回に100丸を白湯で服用する。服用後，尿が出るようになったり，前陰部に刺痛が現れたりする。これは悪いものが下から出ていこうとしている現れである。
■ 解説
　　腎は水臓であり，大小便を主っています。通関丸の通関には，閉じている関門を通す，つまり気化作用を回復させることで排尿を促すという意味があります。李東垣は，病には関と格があると考えていました。関とは排尿がみられない状態です。これは邪熱によって起こりますが，邪気が気に影響しているのか，血に影響しているのかを見分ける必要があります。口渇がみられるかどうかが分類の基準となります。小便不利と同時に口渇がみられる場合，これは熱が上焦にある状況です。つまり気分の病であり，肺を治療します。清肺作用を通して，水の源である肺を潤し，肺が水を生み出せるようにします。薬は，茯苓・沢瀉・琥珀・灯心草・通草・車前子・木通・瞿麦・扁蓄などを使います。肺気を清め火邪を排泄すれば，水の上源は潤いを取り戻し，自然な排尿がみられるようになります。

　　小便不利で口渇がみられない場合，これは熱が下焦にある状態です。つまり血分の病であり，腎と膀胱を治療します。気化作用を回復させることで，津液が正常に通行するようにします。方剤中，黄柏・知母などの苦寒陰薬には，下焦の熱を除くことで排尿を促す作用があります。また「寒因熱用」の原則にそって，苦寒性の強い陰薬に肉桂を合わせています。こうすると，諸薬の作用を腎へ導き，気化作用を回復させることができます。清肺飲子（前述した熱が上焦にある病証を治療する方剤）と通関丸は，ともに『蘭室秘蔵』小便淋閉門に記載されている方剤です。また李氏は，この本の中で自らの経験を紹介しています。例えば口渇のみられない小便不利で，腹満が少しずつ顕著になり，最終的に危急の状態になった病証を，苦寒薬の知母・黄柏に，1銭の肉桂を引薬として合わせる方法で治療しています。服用して少し経つと，前陰部に強烈な刺痛と灼熱感が生じ，泉が

湧くように尿が出て治癒したとあります(『蘭室秘蔵』『医学発明』)。
　この法に関しては，柯韵伯もすぐれた見解を示しています。柯氏は「水は腎の体であり，火は腎の用〔機能〕である。腎中の水が火を制御していることは誰もが知っているが，腎中の火が水を導いていることを知る者はいない。……したがって甘温薬である肉桂を反佐薬として使うのである。肉桂は知母・黄柏を腎へと導き，作用を発揮させるのである。これが相須・相制の理である」と述べています。

7　当帰六黄湯　　　　　　　　　　　　　　　　　　　　『蘭室秘蔵』

■主治
　盗汗を治療する。
■組成
　当帰・生地黄・熟地黄・黄柏・黄芩・黄連(すべて同量)，黄耆(倍量)
■用法
　薬を粉にし，1回に5銭を，2杯(盞)の水で煎じる。水が1杯(盞)分になるまで煎じ，食前に服用する。小児の場合は，量を半分にする。
■解説
　当帰六黄湯は，元気虚によって生じた陰火が津液を追い出すことで起こる盗汗を治療する方剤です。李東垣のいう元気とは胃気のことです。李氏は，胃気が上行して心肺に至り，皮毛を充たすことで外邪の侵入を防いでいると考えていました。李氏は「火と元気は両立しない。一方が勝れば，もう一方は必ず衰える」と述べています。よって元気が虚して上行できなくなると，陰火が虚に乗じて上行し，心を侵すことになるのです。火熱が心を侵し，津液を追い出すと盗汗が生じます。これが李氏のいう「熱中によって起こる表虚陽亡」の変です。この病証の本は元気虚で，陰火上乗は標となります。また盗汗によって陰血も損傷しています。そこで当帰六黄湯では，当帰に倍量の黄耆を合わせ，益気生血作用をもたせています。これは陽が生じれば陰も長じるという法則に沿って，本を治療する用薬法です。用量としては黄耆を多く使っていますが，実際の主薬は当帰となりま

す。方剤名が当帰となっているのも，この理由によるものです。黄耆には補元気作用のほか，皮毛の気を充たす作用もあります。ここに熟地黄を合わせると，補気益血作用を強めることができます。多量の発汗によって，亡陽と同時に陰血の損傷も起こっているので,陰と陽の両方を補うのです。

　以上の用薬は，本を治療するためのものです。しかし陰火上乗による盗汗では，標を治療する必要もあります。そこで生地黄・黄柏・黄連・黄芩などを加え，多方面から陰火を瀉しています。例えば生地黄には，益腎水作用・降心火作用があります。黄柏にも同様の作用がありますが，さらに堅陰作用もあります。また陰火は上衝して心や肺を侵すので，心火・肺火が生じるようになります。黄連・黄芩は，これを治療するためのものです。このように現れ方の違いはありますが,すべてが陰火なのです。李氏は「脾胃の気が衰え元気が不足すると，心火が強まる。心火とは陰火のことである。陰火は下焦より起こり，心とつながっている。心が機能を失うと，相火がこれに代わる。相火とは下焦の包絡の火であり，元気の敵である」と述べています（『内外傷弁』）。この言葉から，方剤中の苦寒薬には，一般的な作用のほかに，黄耆と合わせることで生じる「甘寒瀉火熱」作用があることがわかります。これは標治を行う用薬法です。つまり当帰六黄湯は，益気生血＋瀉火止汗という法で組成されています。補血は益気生血作用による，瀉火は甘寒除火熱による用薬法となっています。これは一般的な養血清熱法とも，養陰瀉火法とも異なる方法です。李東垣の弁証法による用薬法を反映した方剤といえます。

　注意する必要があるのは，陰火上乗による盗汗は「熱中による」病証であるということです。瀉火作用が強すぎると，苦寒薬が陽気を傷め「寒中」が生じてしまいます。この病証の根本は，元気不足であり，脾胃はすでに弱っているからです。そこで当帰六黄湯を使う場合，効果が現れた時点で服用を中止するという措置が大切となります。李氏が苦寒薬に必ず甘薬を合わせ，しかも少量で使用している意味を，よく知らなければなりません。

　当帰六黄湯については『医宗金鑑』も，すぐれた見解を示しています。同書は「愚かな者は，寒薬に黄耆を合わせていることの意味を知らずにいる。この方剤は寒薬を多く含むが，陽気の盛んな者に使うことはできない。ここにこの方剤の妙味が隠されているのである。この病証は，営虚に

よって汗が出るというものである。すると発汗に伴って衛気も虚すことになる。つまり，陰における陽の問題なのである。倍量の黄耆には，表虚を補益する作用のほかに，陰を固定する作用もあるのである。『黄帝内経』が，陰が安定すれば陽気が散ることもなく精神も正常でいられると述べているのは，このような意味である」と述べています。しかし，その後は「黄芩は上焦の火を瀉し，黄連は中焦の火を瀉し，黄柏は下焦の火を瀉す。こうして火は平定されるのである」と述べているだけで，陰火の問題には触れずに解説をしています。これでは，李東垣の用薬法と符合した解説とはいえません。『医宗金鑑』では三黄の作用を，三焦の火を瀉す作用と同一視してしまっています。これは説明があいまいなだけではなく，気血虚を本とする火を，三焦に充満する実火と取り違えてしまっています。これは非常に誤解を招きやすい解説です。また黄耆を多用していても，主となる薬は当帰であるという点にも触れていません。

8 竹瀝湯（附：荊瀝方） ……………………………『千金要方』

■ **主治**
中風による四肢の運動障害・意識障害・言語障害。熱を原因とするものに使う。

■ **組成**
竹瀝２升，生葛汁１升，生姜汁３合

■ **用法**
３味を合わせて温め，朝・昼・夜の３回に分けて服用する。服用後，四肢に変化を感じたら，次の方剤を服用する（竹瀝湯に小続命湯加石膏・羚羊角を合わせたもの）。

◆ **荊瀝方**
主治：熱の強い風証に使う。
組成：荊瀝・竹瀝・生姜汁各３合
用法：３味を合わせて温め，１日１回服用する。

■ 解説

　孫思邈の理論では，中風の主要な病因は風と熱です。そこで治療法も，発汗と清熱が中心となります。これについては，小続命湯の解説ですでに述べました。そして竹瀝湯は，熱を原因とする中風を治療する方剤です。この方剤には「熱風を患った者は，この方剤を用いて熱毒を抑える」という作用があります。これは竹瀝・葛汁という冷薬の作用によるものです。冷薬で熱を抑える方法は，危急の場合には標治を先に行うという法則による方法ですが，確かな効果のあるものです。

　竹瀝は甘大寒で無毒な薬です。『名医別録』は「突然の中風・風痹による胸中の大熱・煩悶」を治療すると述べています。朱丹渓は「〔竹瀝は〕養血清痰作用があり，中風による言語障害，風痰・虚痰が胸膈を侵したことによる癲狂，痰が経絡・四肢・皮裏膜外を侵した病証などの治療には不可欠な薬である」と述べています。

　生姜汁は，使薬として使われています。また『千金翼方』本草は「生葛汁は大寒であり，消渇や傷寒による壮熱を治療する作用がある」と述べています。これらの見解が正しいことは，多くの臨床実践によって確かめられています。冷薬で熱を抑える方法とはいえ，実際には病の根本に対応している用薬法といえます。なぜなら風は，熱が強まることによって生じてくるものだからです。火が去れば，風は拠を失い自然に消滅します。風証治療の名医は，まず竹瀝湯を使い，効果が現れてから平肝薬を使います。これは効果を定着させることで，再発を防止する措置です。すぐれた治療法といえます。

　荊瀝は，甘平で無毒な薬です。陶弘景は「牡荊汁は心風を治療する最良の薬である」と述べています。陳蔵器は「〔荊瀝は〕心悶煩熱や，頭風によるめまい・吐き気・突然の言語不利などを治療することができる」と述べています。李時珍は「荊瀝は平甘薬であり，化痰祛風の妙薬である」と述べています。朱丹渓は「竹瀝・荊瀝は同じ作用の薬である。生姜汁を加えて服用すれば，寒薬による気の凝滞を防ぐことができる。気虚で食欲のない者には竹瀝を用い，気が旺盛で食欲のある者には荊瀝を用いる」と述べています。孫氏は荊瀝方を，熱の強い風証に多用しました。これは非常にすぐれた用薬法といえます。

9 地黄煎 …………………………………………………『千金要方』

■ **主治**

強い熱によって生じた中風で，心胸部の煩悶・意識障害・脾胃部の熱感・食欲不振がみられるものに使う。これは冷補方である。

■ **組成**

生地黄汁2升，生姜汁1升，枸杞根汁3升，荊瀝・竹瀝各5升，酥3升，人参・天門冬各8両，茯苓6両，山梔子・大黄各4両

■ **用法**

上記の薬のうち，液体でない5味を搗いて粉にする。まず液体の薬を煎じ，それから薬粉を加えて攪拌する。1日2～3回，1回に1匙を服用する。効果が現れたら量を減らす。

■ **解説**

地黄煎は，孫思邈が熱盛中風を治療する際に使った，もう1つの方法です。これは「冷補方」と名づけられ，冷やす作用と同時に，補益する作用があるという意味です。冷薬を使って熱を冷ますという単純な方法とは異なり，瀉と同時に補の作用がある，標本兼顧の方剤です。冷薬としては竹瀝・荊瀝のほか，山梔子・大黄が使われ，心・肝・脾胃の火を直接攻撃する強力な作用があります。それは実熱が鬱して風が生じ，風火が体内のさまざまな部位を侵している病証に対しても，一息に跡形もなく瀉してしまうほどの作用です。そこで熱鬱による手足の冷えや卒中などを治療することができます。これは釜底抽薪法による治療法です。しかしここでの火の強まりは，水の衰えによって生じたものです。つまり本虚標実の証なので，地黄汁・枸杞根汁・天門冬・人参・茯苓などを加えています。昇水降火・滋腎涼心による用薬法です。坎离のつながりを回復させ，上下の交通を正常化し，標と本の両者を治療することができます。熱風が生じる原因を消し，心腎のつながりが回復すれば，病はおのずと治癒するということです。方剤中の多くの薬には清心涼血作用があるので，心肝偏旺による熱風・卒中の治療に適した方剤といえます。また酥には「胸中の客熱を除き，心肺を益する作用がある」と孫氏は述べています。古い方剤では，このように強

い作用の薬には食物を合わせる方法が使われていたのだと思います。また人参ではなく西洋参にすると，さらによい効果が得られます。

　これは病証を心腎水火の問題であるととらえ，冷薬で熱を抑え，水で火を克することで本を治療する方剤です。つまり風を治療することなく，自然に風を鎮めるという，非常にレベルの高い治療法といえます。そして確かな治療効果のある方剤です。

　中風の治療には，続命湯などによる発汗法や，竹瀝湯・地黄煎などによる清熱法があり，それぞれに適応証があります。しかし実際の中風病を，このように整然と分類することはできません。発汗法が適している病証でも，同時に強い熱がみられれば，清熱薬を加えます。また熱の強い中風に対しても，場合によっては汗法を使います。こうした臨機応変な処理法に通じていなければ，孫氏の提示した方法を理解しているとはいえません。

3　瀉下剤

　瀉下剤とは，裏実に対する攻瀉作用のある方剤です。裏実には，熱・積・水飲・瘀血などの違いがあり，それぞれの間にも，複雑な相互関係があります。例えば熱と積による裏実証もあれば，熱と水による裏実証もあります。さらに熱と瘀結，実積と津液気血不足によるもの，また陽虚による内寒を兼ねるものなど，さまざまな病証があります。そこで瀉下剤にもさまざまな方法があります。

　例えば大・小・調胃承気湯は，熱実証を治療します。増液承気湯・麻子仁丸・黄竜湯は，津液気血の不足を兼ねた熱実証を治療します。大黄附子湯や温脾湯は，寒実陽虚証を治療します。十棗湯や控涎丹は，水飲の結実を治療します。大陥胸湯・大陥胸丸・舟車丸などは，熱実と水飲の結滞を治療します。桃仁承気湯・抵当湯・抗当丸は熱実と瘀結の結実を治療します。これらの方薬については，『傷寒論』や『金匱要略』の教科書に詳しい解説がみられます。

大・小承気湯は，厚朴三物湯へとつながり，調胃承気湯は涼膈散へと発展しました。また，麻子仁丸は通幽湯・潤腸丸・済川煎などの方剤へと変化しました。このように多くの方剤の用薬法には，内在的なつながりがあります。それは元祖と，その発展という関係です。そしてこの関係は用薬法にとどまりません。例えば承気湯と更衣丸では，使っている薬は異なりますが，両者の法は同じです。また舟車丸と疏鑿飲子は同じ病を治療しますが，適応証は異なります。方剤の用薬法や，違った方法とのつながりを理解する際には，このような分類を通してみることが大切です。

熱結証を治療する主要な薬は大黄です。これは寒下法と呼ばれます。陽虚による内寒を兼ねた裏実証の場合，大黄に乾姜・附子・細辛を合わせます。これは温下法と呼ばれます。津液の損傷を兼ねた裏実証の場合，大黄に麻子仁・桃仁・当帰・芍薬・地黄・牛膝・肉蓯蓉などを合わせます。これは潤下法と呼ばれます。潤下法では，甘潤薬だけを使い，大黄を使わない場合もあります。このほか逐水剤は，寒下法に属するものが多くなります。ただし水気横溢の場合は，分消法を使います。逐瘀剤も寒下法に属するものが多く，ここには虫類薬を使った，溶血作用のある特殊な下法も含まれます。正虚を兼ねた実積証には，単純な瀉下法を使うことはできず，攻補兼施による治療が必要となります。また腸痺による便秘に攻瀉法は向かず，昇降気機などによる治療が必要となります。このように実際の病証は複雑なので，法の外にも多くの法があり，一概に論じることはできません。ここではいくつかの重要な方剤について解説をします。

1　三一承気湯（附：調中湯） ……………………………『宣明論方』

■主治

傷寒や雑病による内傷・外傷で，腹満・咽乾・煩渇・譫言・便秘などがみられ，胃痛があり押すと痛み，排尿が困難で尿色の濃いもの。または湿熱による下痢。強い熱による咳嗽・喘息・悶乱・驚悸・狂癲。目の痛み・口瘡・舌の腫れ・喉痺・癰瘍。陽明胃熱による斑点がみられ脈沈のもの。

■ 組成
　大黄・芒硝・厚朴・枳実各半両，甘草1両
■ 用法
　上の薬を麻豆大に砕く。1回に半両を，1杯（盞）半の水で，生姜3片を加えて煎じる。水量が6割になるまで煎じたら薬を除き，芒硝を加え，熱いうちに服用する。
■ 解説
　『傷寒直格』には次のような記述があります。
　「緩下法や急下法には，鬱を解き，結実を開く作用がある。この法で最良の方剤は大承気湯である。三一承気湯は，大承気湯に甘草を加えたものである。こうすることで3種の承気湯証をすべて治療することが可能となる。即効性があり，弊害はない。甘草は甘味薬なので，急結を緩める作用がある。また湿性による潤燥作用や，諸薬を和合させる作用もある。だから『本草』は，甘草に『国老』という称号を与えているのである。大承気湯に甘草を加えるのは，このような理由による。この方剤は3種の承気湯を合わせて作られているので，三一承気湯を使った後に，大・小・調胃承気湯などを使うことはできない」
　張子和は以下のように述べています。
　「大承気湯を例にあげると，苦寒薬の大黄には，九竅を通す作用・大小便を利す作用・五臓六腑の積熱を除く作用がある。鹹寒薬の芒硝には，破痰作用・散熱作用・潤腸胃作用がある。苦寒薬の枳実は佐使薬として使われていて，滞気を散らす作用・痞満を消す作用・腹脹を除く作用がある。辛温薬の厚朴には，和脾胃作用・寛中通気作用がある。この4味は下薬であるが，泄だけでなく補の作用もあり，すぐれた効果を発揮するものである（ここでいう補とは，張子和独特の見解であり『古いものを除き胃腸がきれいになれば癥瘕もなくなり，営衛の気も正常に機能する。これは補中作用ではないが，真の補はここにあるといえよう』という意味です）。劉河間は，ここに甘草を加えて三一承気湯を作り出した。これは甘味によって中焦の調和をはかる措置であり，仲景の伝えを真に知る者の技である。私が大承気湯を改良して作った調中湯は，生姜・大棗を加えて煎服する。生姜・大棗には補脾胃作用があるとされているが，ここでは大黄・芒硝が

使われていることを忘れてはならない。悪寒があり温かいものを欲する場合，誰もが補法を用いるが，これでは『内経』の法は活かされない。調中湯は，中満による痞気に加えて便秘がみられる病証を治療する薬である。下すことで体内をきれいにすれば，気は通り，気分もよくなり，食欲も回復する。『内経』は『脾は使であり，胃は市である』といっている。飲食物には，酸・鹹・甘・苦など多くの味があるが，そのすべては胃に集まる。これらが胃に停滞している場合は，古いものをすべて洗い流してしまえばよいのである。それは脾胃の望むところでもある。土に属する中州は木・金・水・火の四象をも内包し，それらすべてが混在している。よって，脾胃の病を治療する場合でも，まず溜まっているものを除かなければならない。しかし中州の医者はこのことを知らず，自ら補法の名手だなどといっている。これは大きな誤りである」(『儒門事親』)

2　生地黄湯　　　　　　　　　　　　　　　　　　　　『千金要方』

■ **主治**
　傷寒による発熱・痩せて体力がなく呼吸が浅い・心下満・食積・便秘。
■ **組成**
　生地黄3斤，大黄4両，芒硝2合，甘草1両，大棗2枚
■ **用法**
　上の5味をよく搗く。これを5升の米とともに蒸す。蒸しあがったら絞って汁を取り，2回に分けて服用する。

3　当帰承気湯　　　　　　　　　　　　　　　『素問病機気宜保命集』

■ **主治**
　熱病による陽狂証で，走りまわる・人を罵る（よく知っている人でも罵る）などの症候がみられるもの。これは陰が不足し，陽が余っている状態である。

■ **組成**
　当帰・大黄各1両，甘草半両，芒硝9銭
■ **用法**
　上の薬で緑豆大の丸薬を作る。1回に2両を，生姜5片，大棗10枚とともに大碗1杯の水で半量になるまで煎じたら，滓を除き，熱いうちに服用する。

　熱病による陽狂証は，陰が不足し陽が余っている状態である。そこで大黄・芒硝を使い胃中の実邪を去り，当帰で血陰を補益し，甘草で中焦を調和させるのである。生姜・大棗は，薬を胃に作用させる引経薬である。『黄帝内経』が，軽症は逆治法で治療し，重傷は従治法で治療すると述べているのは，このことである。

■ **解説**
　上の2つは，どちらも調胃承気湯の加味方剤です。また増液承気湯の源流ともいえる方剤です。生地黄湯は，傷寒による発熱・痩せて体力がなく呼吸が浅い・心下満・食積・便秘などの症候を治療する方剤です。これは熱が津液を損傷し，腑気が通らなくなっている病証です。そこで清熱養陰作用のある生地黄を3斤使い，潤下を中心とした組成を行っています。方剤名が生地黄湯とされているのは，このためです。さらに大黄・芒硝・甘草を合わせています。これはまさに増液承気湯の方法です。傷寒陽明病で熱が津液を損傷し，便秘が生じているという「無水舟停」〔水が涸れ，舟が停止している〕の病証を治療する妙法といえます。

　当帰承気湯は，熱病による陽狂証で，陰が不足し陽が余っている病証を治療する方剤です。ここでは補血益陰作用のある当帰に，和中作用のある甘草を合わせ，さらに和営衛作用があり薬の作用を中土に引き入れる働きをする生姜・大棗を加えています。これは明らかに甘潤養陰を中心とした治療法であり，それは方剤名に当帰が使われていることからもわかります。さらに通腑作用のある大黄・芒硝を合わせ，実邪を去ります。これも増液承気湯の方法です。熱病による陽狂証は顕著な陽明実熱証なので，下法によって実熱を去り腑を通せば治癒します。しかしこれは一般的な説明にすぎません。

　劉河間は『保命集』で「熱に属するものは，みな心火の象である。王冰は『す

べては心より生ずる』といっている。これは上善は水のようであり，下愚は火のようであるという意味である。治療は以下のように行う。小熱は涼薬を使って和し，大熱は寒薬を使って去り，さらに強い熱は汗を出すことで発散させる。発散しきらないと弊害が生じ，体を衰えさせてしまう。……この場合は養血益陰による治療を行えば，熱は治癒する」と述べています。この病証にみられる強い熱は，陰が不足し陽が余っていることによるものです。単純な瀉下法で治療することはできません。養水を行ってはじめて，瀉火ができるようになるのです。これは劉氏の独特の方法であり，増液承気湯の方法もまた，これと同じものです。劉氏の治療法を理解するためには，このことをわかっていなければなりません。

　この2つの方剤は，どちらも津液不足の病証を治療するものなので，胃を保護する措置がとられています。張仲景の承気法には「調胃」も含まれています。また葉天士は，熱邪が津液を損傷している温病を治療する際，甘味薬の津液を保護する作用を重視していました。そして生地黄湯でも甘草と大棗が使われ，当帰承気湯でも生姜・大棗が使われています。なぜこのように胃を重視するかというと，胃は元気を主り，また血・津液などによる病とも深くかかわっているからです。これは理論上の話だけではなく，実際に「胃気はあらゆる病のもと」だからです。複雑な病状で予断を許さないような場合には，特にこのことを忘れてはいけません。これこそが根本的な問題だからです。張仲景・孫思邈・劉河間・葉天士などの先哲たちはみな，この問題を明確に認識していたからこそ傑出した功績を残すことができたのです。そして『温病条弁』にも，増水行舟法による処方はみられ，このような処方にも一定の効果はあります。しかし増液湯（玄参・麦門冬・細生地）に大黄・芒硝を加えた増液承気湯では，胃を保護するという点がおろそかにされています。ただし温病にみられる便秘は，陰液の枯渇による半虚半実の証なので，治療には確かに苦鹹微寒薬が必要となります。つまり水を増やすことで火を抑え，熱結を解消する方法です。同時に補薬による滋潤作用を通して，気の通りをよくすることもできます。そう考えると，このような増水行舟法による方剤も，温病の発展過程において生まれるべくして生まれてきたものといえます。ただし，陰と陽は互根関係にあるのだということを忘れてはいけません。『素問』がいうように，陰がなけ

れば陽は生まれることができず，陽がなければ陰は気化できないのです。そこで張景岳は「補陽の名手は，必ず陰中に陽を求める。陽は陰を得てはじめて無限に生化することができる。補陰の名手は，必ず陽中に陰を求める。陰が陽気の上昇する力を得るからこそ，源泉は潤い続けることができる」と主張したのです。つまり，生地黄湯の甘草・大棗や，当帰承気湯の甘草・生姜・大棗には，一般的な用薬とは違う意味があるのです。これらと比べると，増液承気湯は明らかにこの点が欠けています。陰柔に偏り，陽運が忘れられているのです。

4　神効麻仁丸（附：神功丸）……………『薛氏医案』『外科精要』

■主治
瘡を治療するには，臓腑を固め，気を漏らさないようにする必要がある。気を通し，真気の消耗を防ぎ，邪気が停滞しないようにするのである。便秘がみられる場合は神効麻仁丸を使う。

■組成
大麻子仁（研細），大黄（煨）各3両，人参2銭，訶子肉（煨）1両

■用法
大黄・人参・訶子を粉にする。そこに麻子仁を加え，蜜を使って桐の種大の丸薬を作る。1回30丸を湯で服用する。

■解説
陳自明は豊かな経験をもつ外科医です。そして陳氏は，火熱による病証である瘡瘍では，規則的な排便が大切であると考えていました。便秘で腑気が通らなくなると，邪気は出口を失い，体内の火毒を強めてしまうからです。そして下痢になってもいけないと考えていました。下痢で中気が下陥すると，毒を排出できないだけでなく，瘡毒も内陥してしまうからです。弁証の精神に溢れた認識といえます。

つまり便秘がみられる場合，下薬による正治法が必要ですが，下しすぎて下痢を起こしてははいけないということです。陳氏はこのような「通したいけれども通しすぎてもいけない」という状況を処理するために，神効

麻仁丸を作り出したのです。方剤中の麻子仁・大黄には，潤腸通腑作用があります。この2味には確かな通腑作用がありますが，これだけでは通しすぎてしまう恐れがあります。そこで人参・訶子を合わせているのです。人参には補中作用・緩中作用（張元素の言葉）があり，訶子には渋腸作用・泄気作用（寇宗奭の言葉）があります。全体としては，攻邪作用の中に補益する作用があり，通す作用のなかに渋作用をもつ方剤となっています。緩中作用と泄気作用を合わせることで，便秘のみられる瘡瘍を治療するのです。主な作用は潤下となりますが，抑制のきいた組成となっているので通しすぎることはありません。「神効」という名は，こうした絶妙の作用を表したもので，非常に巧妙な用薬法といえます。この方法は病後や産後など，虚している人の便秘にも応用することができます。邪気と正気の両者を考慮した組成となっているからです。神効麻仁丸を，陽明実熱や強烈な火毒による便秘に使うことはできません。

『儒門事親』の神功丸も，上の4味を含む方剤です。違う点は，訶子の皮を使っていることと，薬をそれぞれ1両ずつ同量で使っていることです。張子和はこの方剤を，便秘の治療に多用しました。例えば『儒門事親』4巻では，慢性的に便秘のみられる老人に神功丸・麻子仁丸・四神丸を処方し治癒させています。また方剤を使わず，葵菜・菠菜・猪血・羊血などを利用して自然な排便を促すこともありました。ここでは「老人の慢性的な病」である点に注意する必要があります。また7巻では，便秘でほかの証はみられない病証を治療した例が載っています。この患者は平素より大食をし，大食の後に便秘が現れます。3～5日程度の間隔で排便がみられますが，大便は非常に硬く，排便の際には目の前に星が飛び，鼻から出血し，肛門から腸にかけて激痛が生じました。激痛のせいで失神してしまうこともありました。そして薬を服用しても，病状は悪化するばかりでした。巴豆・芫花・甘遂などを服用すると下痢が起こり，下痢が止まると再びもとに戻ってしまいました。このように数年を過ごした後は，もう薬を服用しなくなってしまいました。張氏がこの患者を診察すると，脈は滑実で力がありました。そこでまず大承気湯を服用させ，それから神功丸・麻子仁丸などの薬を使いました。さらに菠菜・葵菜・猪血・羊血などを食させました。こうして百余日が過ぎると，患者は家族も驚くほどに太って元気になりま

した。張氏はこの経験を，自ら「滑をもって竅を養う」と表現しています。神功丸だけではなく，寒利腸胃作用のある菠菜を芝麻油で炒めると利大便作用を得ることができます。また葵菜には寛腸作用・利尿作用があるので，大小便不利がみられる老人に適しています。そして猪血や羊血にも，瀉下作用があります。ここでは「このように数年を過ごした」点と，まず大承気湯を使いそれから神功丸を使っている点に注意する必要があります。虚と実の両面を考慮した，周到な治療法といえます。

5　大五柔丸（附：済川煎）　　　　　　　　　　　　『千金要方』

■主治
　蔵気の不調による便秘。この方剤には営衛を通し九竅を利す作用・消穀作用・益気作用がある。潤腸通便作用によって腑気を通すと，清気は上昇し，濁気は下降するようになる。こうして営衛は調和し，九竅の通りもよくなり，穀気が増し，気力が旺盛になるのである。

■組成
　肉蓯蓉・牛膝・芍薬各2両，桃仁100枚，杏仁40枚，甘草・大黄・葶藶子・枳実・黄芩各2両

■用法
　上の薬を粉にし，蜜を加えて梧の種大の丸薬にする。これを1日3回，1回3〜20丸，酒で服用する。

■解説
　大五柔丸は，臓燥による便秘を治療する柔脾法による方剤です。これは脾約を治療する麻子仁丸の変方なので，潤下法に属します。しかし大五柔丸は，麻子仁丸にはみられない独特の用薬法を備えた方剤です。「五柔」には，五臓の陰に対する柔潤作用の意味があります。大五柔丸では，各種陰柔薬が集中して使われているからです。例えば肉蓯蓉には潤五臓作用があります。芍薬には益陰滋湿作用があります。桃仁・杏仁には通潤大腸作用があります。牛膝には滋肝腎作用と，諸薬の作用を下行させる働きがあります。全体としては，滋柔臓陰による潤腸通便作用を発揮します。また甘

草には，甘潤性による生津作用，甘膩性による滋陰作用があり，全体の作用を強めています。以上の薬群は，病の根本を治療するためのものです。このほか大黄・葶藶には，泄閉作用があります。大黄は血閉に，葶藶は気閉に作用し，両者を合わせると，全面的な泄閉作用となります。黄芩・枳実には苦寒泄熱作用があります。佐薬として大黄・葶藶の祛実熱作用を助けると同時に，熱を去ることで大腸が燥化してしまう原因を除くことができます。

　全体としては，潤燥作用と祛実作用を通して，腑気の通りを改善することができます。こうして清気が上昇し，濁気が下降するようになれば「営衛は調和し，九竅の通りもよくなり，穀気が増し，気力が旺盛になる」という作用が実現されます。熱実は陽明にあるので，邪気が去れば胃気は回復します。胃気が回復すれば，営衛の気は正常に運行し，九竅の気も通るようになります。こうして穀気が旺盛になり，気力も倍増するのです。しかし用薬の重点は「五柔」にあります。主証は便秘ですが，これは「趺陽脈が浮渋」である脾約証です。つまり陽明実熱だけでなく，同時に臓陰虚や胃腸の津液不足が存在する病証だという点を忘れてはいけません。

　張景岳の済川煎（肉蓯蓉2〜3銭，牛膝2銭，当帰3〜5銭，沢瀉1銭半，升麻5〜7分，枳殻1銭を水で煎服する）も，非常に啓発意義のある方剤です。「川」とは水道のことです。そして水には潤下作用があります。つまり張氏の済川煎は，増水作用を通して下焦陰虚による便秘を治療する方法です。張氏は，この種の便秘は腎水の影響が大きいと考えました。腎水は陰に属します。そして腎は前後陰の開閉を主っています。そこで肉蓯蓉・牛膝・当帰など，滋柔養陰作用のある薬を中心に使いました。さらに諸薬の作用を腎へ導く佐薬として，沢瀉を合わせています。こうすると「補＋瀉」となり，気機の開閉を調えることができます。升麻・枳実は「昇＋降」の組み合わせで気の流れを改善し，腸痹を解きほぐす働きをします。枳殻には寛腸作用もあります。また升麻と当帰を合わせた対薬は，便秘の治療に多用されます。全体として潤下通便作用のある方剤となっています。

　注意する必要があるのは，この方剤が張氏が述べているように「補益作用を利用して通す（下す）方剤」であるということです。つまり作用の重点はあくまでも柔潤養陰にあります。張氏は「虚損の患者に便秘がみられる

場合，芒硝・大黄などの薬を使うことはできない。このような状況で，どうしても便を通す必要がある場合，この方剤を使う」と述べています。「済川」とは，川の流れが途絶えないようにするということで，つまり増水行舟と同じ意味です。

上の２つは，どちらも滋陰作用を利用して便秘を治療する方剤です。大五柔丸は，麻子仁丸の方法を発展させたものです。そして済川煎は増液法の元祖といえる方剤です。

6 温脾湯 『千金要方』

■主治
数年にわたる慢性の下痢で，血や膿がみられるもの。霍乱や脾胃の冷実証にも使える。

■組成
大黄４両，人参・甘草・乾姜各２両，附子１枚（大ぶりなもの）

■用法
上の薬を（大黄は除く），８升の水が２升半になるまで煎じ，３回に分けて服用する。大黄は，煎じ上がる直前に入れる。この方剤は，強い瀉下作用が必要な場合に用いる。

■解説
これは温下法に属する方剤です。数年にわたって断続的に起こる下痢で，血や膿がみられる休息痢と呼ばれる病証を治療します。慢性的に下痢が起こるのは，体内に積滞が残っているためです。そして下痢が長く続くと陰を傷め，さらに陽を傷めます。「脾胃の冷実証」とは，腸に積滞という実邪があり，同時に陽虚がみられる病証のことです。方剤は大黄を中心に組成されています。大黄には実邪を去る作用があり，胃腸に溜まっているものをきれいに洗い流すことで，便を通す作用を発揮します。ここに人参・甘草・附子・乾姜を合わせます。これは人参四逆湯で，温陽補脾作用・補火暖土作用があります。陽気を活気づけ，脾が正常に運行するようになれば，腎の開閉機能も回復します。両者を合わせると，積滞を去り脾腎を強化する

作用が生まれ，慢性の下痢や霍乱を治療することができます。この病証の重点は積滞ですが，同時に脾腎の陽虚が生じています。方剤のもつ温陽作用も，陽気の働きを強めることで，よりよい通下作用を実現させることが目的です。これが温脾湯の意味です。それは[用法]で「強い瀉下作用が必要な場合に用いる」と述べていることからもわかります。大黄を４両使っていることからも明らかなように，温脾湯は強力な通下作用をもつ方剤です。

そして温脾湯には，さらに深い意義があります。この方剤の用薬法は，多層的に理解することができるのです。例えば人参に大黄を合わせると「補益＋消実」となります。乾姜に大黄を合わせると「通＋止」になります。附子に大黄を合わせると「寒＋温」になります。甘草に大黄を合わせると，急激な作用を緩和させる用法になります。つまり方剤の主要な作用は温下ですが，内部ではさまざまな作用が複合されていることがわかります。数年にわたる慢性の下痢で，陽虚もみられるような複雑な病証を治療するのは，容易なことではありません。当然，多方面にわたる配慮が必要となります。そこで温脾湯も，攻補・走守・虚実・補瀉の各法を兼備えた組成になっているのです。非常に学ぶところの多い用薬法です。

また温脾湯は，陽虚による便秘を治療することもできます。陽虚による便秘というのは，複雑な病証です。一般的にいえば，陽虚の多くは下痢を起こします。便秘の多くは熱実によるものです。こうしてみると，陽虚と便秘というのは矛盾することになります。しかし実際には，このように虚実が混在している病証は多くみられるものです。例えば平素より便秘の人に，なんらかの原因で陽虚が起こることがあります。また平素より陽虚の人の消化機能が低下し，積滞による便秘が起こる場合もあります。このほか大病をした後や，産後の便秘でも，陽虚がみられることがあります。温脾湯は，これらすべてに使うことができます。

この温脾湯と，『金匱要略』の大黄附子湯，『千金要方』に載っているもう２つの同名方，『本事方』の温脾湯は，みな同じ法による方剤ですが，使っている薬は少しずつ異なります。これらを比較すると，多くのことを学ぶことができます。『金匱要略』の大黄附子湯は，寒疝による腹痛・脇下痛・発熱・脈緊弦を治療する方剤です。これは寒邪が経を侵し，同時に裏実のみられる病証です。ここでは腹痛が主証となります。そこで炮附子を大量

に3枚も使い，さらに細辛を合わせています。これは温経散寒による止痛作用です。目的の明確な用薬法です。さらに大黄を合わせていますが，ここでは大黄はほかの薬と同時に煎じます。これも通下作用より温経止痛作用を優先する措置です。『千金要方』の，冷痢を治療する温脾湯は，ここで紹介している温脾湯より甘草を除き，桂心を加えたものです。これは桂心の作用を利用して，腹中の冷気による冷痢を治療する方剤です。さらにもう1つの温脾湯は，腹痛で臍下から臍の周囲にかけて切迫感がある病証を治療する方剤です。これは，ここで紹介している温脾湯に当帰・芒硝を加え，さらに大黄の用量を5両に増やしたものです。病位が臍下・臍周にあり，しかも急迫している病証なので，下法を使って治療を行っています。『本事方』の温脾湯は，ここで紹介している温脾湯の人参を除き，桂心・厚朴を加え，大黄の用量を減らした方剤です。ここでは補益作用よりも，温中利気作用に重点が置かれています。それは主治で「胃腸に頑固な冷邪があり，数年にわたって断続的な腹痛・下痢がみられるもの。熱薬を使っても治癒しない場合は，まず溜まっているものを除く必要がある。調えるのはその後である。虚を考慮しすぎて補薬を使うと，病を養うことになる」と述べていることからも明らかです。こうして比較すると，先人たちが行った弁証による用薬法の精髄をうかがうことができます。

7 莞花散（別名：登仙酒・三建散）（附：耆婆万病丸）…『千金要方』

■ 主治

　風冷・痰飲・癥癖・痃癖で，ほかの医者が治癒できなかったものすべてを治療する。

■ 組成

　莞花・大戟・蕘花・烏頭・附子・天雄・茵芋・白朮・狼毒・莽草・五加皮・王不留行・栝楼根・楽荊・躑躅・麻黄・白芷・荊芥・桔梗・紫菀各10分，石斛・車前子・人参・石長生・石楠葉各7分，藁蘼・牛膝・蛇床子・菟絲子・狗脊・肉蓯蓉・秦艽各4分，藜芦5分，薯蕷・細辛・当帰・薏苡仁・乾地黄・芍薬・川芎・杜仲・厚朴・黄耆・乾姜・山茱萸・食茱萸・呉茱萸・桂

心・蜀椒・黄芩・防已・五味子・柏子仁・独活・続断・牡丹皮・橘皮・通草・柴胡・藁本・遠志・菖蒲・茯苓・巴戟天各2分

(『千金翼方』では，さらに麻花・半夏・赤車使者・高良姜・紫葳があり，白朮・食茱萸はない)

■ **用法**

　まず薬の埃を取り除く。次に薬を搗き，目の粗い篩にかけ，これを服用する。禁忌はないので，猪・鶏・五辛・生もの・冷たいもの・酢・油の多いものなど自由に食することができる。ただし，豆だけは食してはならない。豆を食すと，薬の作用を消してしまう。

　薬酒を作りたい場合は，薬を粉にしたもの3両のほか，粳米3升，細麺粉2升，真酒5升を用意する。まず粳米を3斗の水で煮て粥を作る。米に完全に火が通るまで煮込む。火がきちんと通ったら，冬はほんの少し冷まし，春は少し冷まし，夏は冷たくなるまで冷まし，秋は温かく保つ。ここに麺粉を混ぜてよく混ぜ，それから薬の粉を混ぜる。さらに真酒を加え攪拌する。これを器に盛り，一晩おいてから服用する。保存する場合，密封する必要はないので，布の蓋などを使えばよい。毎朝，食前に服用する。服用後，薬の作用が四肢や頭部に行き渡る感覚があればよい，量を増やしてはならない。みだりに量を増やすと，下痢や嘔吐を起こす。

　散剤にする場合，薬を目の細かい篩にかける。1回に1匙を，水と酒を混ぜたもので服用する。適量を超えてはならない。

　丸薬にする場合，さらに目の細かい篩にかけ，蜜を加えて梧の種大の丸薬にする。1回7丸を服用する。

　この薬は，散薬としても丸薬としても服用することができるが，湯薬にだけはしてはならない。また服用後，吐いたり下したりすることなく，補益作用だけを得たい場合は，この薬のもつ内消作用だけを得ればよい。こうすれば，すぐれた補益作用を発揮する。また薬酒として用いる方法は，丸薬・散薬よりも服用しやすく，作用も速い。

　積飲・宿食・大塊・久気・癥痕・積聚など，同時に多くの問題を抱えている患者の場合，用量を増やし，体内の悪物を吐かせ，下させることで治療を行うことができる。こうして悪物を排出した後は，少量で服用する。こうすると内消作用，つまり補益作用が得られる。

薬を服用するときは，朝食を摂ってはならない。激しい嘔吐を起こしてしまうからである。嘔吐を起こしても体内に影響はないが，咽痛を起こしてしまう。まず明け方に薬を服用し，薬の作用が落ち着きをみせる昼まで待つ。昼になったら冷たい米飯を食べ，冷たい水を飲む。午後になり，薬の作用がさらに落ち着いたら，温かいものを食べることができる。作用が定着しないうちに温かいものを食べると，胸悶やめまいが起こり倒れることがある。これは逐風によるものである。この場合，まずは安静にして風がおさまるのを待ち，それから薬を少し多めに服用すればよい。胸悶が生じているときは，横になるか，または座して休んでいるのがよい。どうしても小便がしたい場合は，杖をついて行けばよい。こうして完全に意識が正常に戻るまで待つ必要がある。

◆**耆婆万病丸『千金要方』**

主治：癖塊・癲病・痙痒〔伝染性の病で，長期化しやすいもの〕・飛屍〔突発性の危重な病証〕・蠱毒・黄病・瘧疾・水病・大風・癖痺などで，数十年にわたり治癒しないもの。

組成：牛黄・麝香・犀角各1分，朱砂・雄黄・黄連・黄芩・禹余粮・大戟・芫花・甘遂・巴豆・桑白皮・葶藶子各1分，芫青6枚，石蜥蜴1寸，人参・茯苓・当帰・川芎・芍薬・乾姜・桂心・蜀椒・細辛・桔梗・前胡・紫菀・蒲黄・防風各1分，蜈蚣3節，（崔氏方では，黄芩・桑白皮・桔梗・防風はない）

用法：上の薬を粉にする。牛黄・麝香・犀角・朱砂・雄黄・禹余粮・巴豆は，ほかの薬とは別に粉にする。両者を合わせて搗く。搗いたら蜜を加え，さらに搗く。これを梧の種大の丸薬にし，密封して保存する。1回に3丸を，毎朝，食前に酒で服用する。服用後，3升ほどの悪水を下せば効果がある。危急の病の場合，朝まで待つ必要はなく，いつ服用してもよい。服用後，嘔吐・下痢が起こらない場合，さらに一丸服用する。それでも起こらない場合，3～5丸まで増やす。嘔吐・下痢が起こったら，服用を停止する。丸薬の数にこだわる必要はない。嘔吐・下痢が起こらないのは，病の強さに対して薬の量が少ないからである。作用が遅い場合，湯で服用する。また嘔吐・下痢が止まらなくなった場合は，酢飯を2～3口食べさせ

れば止まる。服薬期間は，古いもの・生もの・冷たいもの・消化しにくいもの・大蒜・豚肉・魚・鶏肉・犬肉・馬肉・驢肉・白酒をとってはならない。また性交を行ってはならない。こうして7日ほど過ごせば，効果は得られる。

■ 解説

芫花散と耆婆万病丸は，どちらも同じ法による方剤なので，基本的な用薬法や作用も同じです。臨床では，数年にわたって，または数十年にわたって治癒しない頑固な病証が存在します。例えば風冷・痰飲・癥瘕・痃癖・痘疰・屍病・蠱毒・水腫・大風・頑痺などです。どれも邪気の結実による頑固な病証なので，一般的な治療法で治癒させることはできません。孫思邈はこのような病証に対し「万病丸散」を作り出し，上から吐かせ，下から下させることで治療を行いました。こうして「ほかの医者が治癒できなかったもの」を治療したのです。芫花散などのもつ破結泄毒作用は，確かに「万病を除く」作用があります。これは孫氏が熟考を重ね，苦心して生み出した治療法です。孫氏は，この種の病証は「嘔吐・下痢を通して悪物を排出する」ことではじめて治癒させることができると考えていました。そしてさらに「悪物を排出した後は，少量で服用する。こうすると内消作用，つまり補益作用が得られる」と述べています。孫氏のこうした成果は，13首の古方に凝縮されていますが，特に顕著なのが芫花散や万病丸です。孫氏はこうした用薬法について「嘔吐・下痢が生じるので，人にあまり好まれる治療法とはいえないが，危急の病証を救う際にはすぐれた効果を発揮する」と述べています。

孫氏の用薬法は，確かに独特なものです。ここで基本となっている法は，逐邪を通して正気を安定させることです。そのうえでさらに少量の補益薬を加え，各方面に配慮した用薬法となっています。芫花散も万病丸も，主薬は攻邪薬です。特に芫花・大戟・甘遂・蕘花・葶藶子・巴豆などの逐水薬が中心です。そしてここに，強烈な熱性をもつ有毒薬である烏頭・附子・天雄・莽草・茵芋などを合わせます。これは毒をもって毒を制する方法です。強力な作用で頑固な結実を破り，散らせてしまうのです。万病丸ではさらに辛香性の辟穢薬や，安神解毒薬が使われています。この方剤の主要薬である牛黄・麝香・犀角・羚羊角・朱砂・雄黄などがそうです。こ

れらの用薬には「堅固なものは削り，停滞しているものは除く」という意味があります。

　このように強力な作用で邪気を排除する方法は「劫剤」と呼ばれ，これを基礎として，さらに薬を合わせています。合わせる薬群は，大きく2つの方面に分けることができます。1つは「結実は散らし，とどまっているものは攻撃する」という法による各種行散薬です。例えば麻黄・細辛・呉茱萸・独活・防風・白芷・藁本・荊芥・柴胡・升麻などを合わせていますが，これらは発汗を通して邪気を外に排出する作用をもっています。また邪気を上から排出する湧吐薬として，藜芦を合わせます。上焦の気機を改善させる薬としては，桔梗・紫菀を使います。気滞を解消し中焦を調和させる薬としては，橘皮・厚朴・乾姜を使います。下焦を通し，水道から邪気を排出させる薬として，薏苡仁・茯苓・通草・桑白皮・赤小豆を使います。また「陰が凝固している所には，必ず伏陽がある」という考えに沿って，黄芩・黄連などの清熱薬を加えています。これは鬱熱を解消するための措置です。また気滞が生じると，必ず血鬱も生じます。慢性の病では，こうした気滞血鬱が生じやすくなります。そこで気血を通すための薬として，王不留行・乾漆・射干・芫青・樗鶏を合わせます。さらに通絡作用のある蜂房・蜣蜋・蛇皮・蜈蚣・蜥蜴などの虫蟻捜削薬を合わせます。これらはみな行散薬です。邪気に出口を用意し，脈絡を通すことで，頑固に停滞している邪気を排除する作用があります。こうして上・中・下焦や内外の気血を通せば，邪気を除くことができるのです。そしてもう1つは扶正薬です。これは，邪気を体外に排出するには，まず体内が安定していなければならないという考えにもとづく措置です。具体的には養血作用のある当帰・川芎・地黄・芍薬，益気作用のある人参・黄耆・白朮・甘草，補陰補陽作用のある山茱萸・山薬・牡丹皮・巴戟天・肉蓯蓉・桂心・五加皮・狗脊・続断・杜仲などを合わせます。そして扶正を行う際，特に心腎が重視されています。これは，心腎は人体の水火精神を主る大もとなので，坎離の交通を確立させるという方法です。これには柏子仁・菖蒲・遠志・五味子・車前子・蛇床子・菟絲子などが使われています。このように多くの補薬を使っていますが，それらは通す作用をもつ薬と合わせているので問題はありません。

　こうしてみると，規模の大きな方剤ですが，明確な思考によって整然と

組成されていることがわかります。方剤組成の1つの手本といえる用薬法です。朱丹渓も『局方発揮』で「古人が組成した方剤は，どれをみても攻薬と補薬がほどよく配合され，気味も調和したものとなっている。どの薬が主病を治療するもので，どの薬が引経薬なのかもはっきりしている。そこには，正治法による組成もあれば，反佐としての用薬法もあり，それぞれに明確な意味が込められている」と述べています。

また「服用後，嘔吐・下痢が起こらない場合，さらに一丸服用する。それでも起こらない場合，3～5丸まで増やす。嘔吐・下痢が起こったら，服用を停止する」という服用法も，非常に特殊なものです。これは上部から吐き，下部から下すことで，体内の病毒を排出する方法です。例えば三焦腸間に宿冷による病がある場合「これらの悪物を吐き出す必要がある。軽い場合はまず1回下させ，それから吐かせればよい。重い場合は，3～5回下させ，悪物をきれいに取り除く」と述べています。このような治療法は，頑固に停滞している邪気を攻撃することはできますが，1回だけでは除き切れず，結局邪気を残留させてしまう弊害があります。そこでこの方法を反復して行っているのです。反復して使用すると，拡散した邪気が体内にとどまるのを防ぐことができます。そのため孫思邈は，ただ「すぐれた効果がある」というだけではなく，同時に各種病証に対する服用法を細かく説明しているのです。

4 温中回陽剤

温中回陽剤とは，温中祛寒作用・回陽救逆作用をもつ方剤です。陽虚裏寒証は，主に裏の三陰の病なので，多くの場合，辛温薬を利用して方剤を組成します。辛温薬には，上記の作用のほか，さらに除痺止痛作用もあります。そしてこの2種類の作用は，互いに密接な関係があります。

例えば理中湯には温中祛寒作用があり，太陰陽虚による寒証を治療することができます。四逆湯には回陽救逆作用があり，少陰陽虚による四逆を

治療することができます。呉茱萸湯には温経散寒作用があり，厥陰病の厥逆を治療することができます。これらは最も典型的なものです。理中湯は，甘草乾姜湯・参姜飲，または大建中湯・附子粳米湯などと同類の方剤です。しかし同類のなかにも，益気温陽・温陽降逆などの違いはあります。四逆湯から発展した方剤には，黒錫丹・金液丹などがあります。これらは同じ法による方剤ですが，それぞれに違いもあります。黒錫丹は，四逆湯と同類の病証を治療しますが，程度や病勢に違いがあります。そして金液丹は，温腎作用・補命火作用を強めた方剤です。呉茱萸湯から発展した方剤には，暖肝煎・当帰生姜羊肉湯・当帰四逆湯などがあります。これらはそれぞれ飲・寒・気滞・血虚など，厥陰病のさまざまな病状に対応している方剤です。

　内寒が胸部の陽気を阻害すると，胸痺による心痛などが起こります。これを治療するには，通陽止痛作用をもつ烏頭赤石脂丸・九通丸・薏苡附子散などを使います。また内寒が絡脈を侵すと，寒疝による腹痛などが起こります。これを治療するには，祛風止痛作用をもつ烏頭煎・烏頭桂枝湯などを使います。この２つの方剤は，大建中湯・附子粳米湯の用薬法をさらに重くしたものです。ただしこれらは，急証には治標を行うという原則に沿った処方なので，中焦を守るという作用は考慮されていません。また寒邪が内外で強まり，肌肉筋骨を侵すと，痺痛や歴節などが起こります。これを治療するには，除痺止痛作用のある桂枝附子湯・白朮附子湯・甘草附子湯・桂枝芍薬知母湯などを使います。重症の場合は，附子湯を使います。これらの方剤は，温中回陽剤とは違う方剤に思われますが，附子・乾姜・桂枝・呉茱萸などの辛温薬がもつ通陽作用を利用しているという点で，同じ法によるものといえます。しかし，これらの方剤の除痺止痛作用には独自の特徴もあります。それは附子を炮製を加えて使用していることです。また重症に対しては烏頭を加えます。これらの方剤には，四逆湯のような即効性はありません。反復して服用する必要のある方剤です。こうした共通点や異なる点を，きちんと認識しておくことが大切です。このような内容については教科書に多くの記載がありますので，参考にしてください。ここではいくつかの方剤を選んで，解説をします。

1 理中丸（別名：理中湯・人参湯） ……………………『傷寒論』

■ **主治**
①霍乱(寒が強く，口渇のないもの)。
②慢性的な中気不運で味覚の減退・食欲不振などがみられ，腹中に結実はないもの。傷寒の直中太陰による下痢で口渇はみられないもの，寒邪による嘔吐など。
③陽虚による出血。
④陰寒気の上逆による胸痺・痞気など。
⑤大病後，胸上部に寒邪が停滞し，唾液が多く出てなかなか治癒しないもの。

■ **組成**
人参・乾姜・炙甘草・白朮各3両

■ **用法**
上の薬を搗いて篩にかける。これに蜜を加えて，鶏卵の卵黄大の丸薬を作る。数合の沸騰水に1丸を溶き，温かいうちに服用する。服用は1日5回（日中3回，夜間2回）とする。服用後，腹部に熱感が生じない場合，用量を3〜4丸に増やす。しかし，さらに強い効果を得るためには丸薬では及ばず，湯液として使用する。湯液にする場合，4薬を8升の水で煎じる。水が3升になるまで煎じたら，薬を除き，これを3回に分けて温服する。

服用後，臍上部に動きを感じることがあるが，それは腎気が動いたことによるものである。この場合，白朮を除き，肉桂4両を加える。嘔吐が顕著な場合は，白朮を除き，生姜3両を加える。下痢が顕著な場合，白朮は残す。動悸がみられる場合，茯苓2両を加える。口渇がみられ飲料を欲する場合は，白朮を4両半に増やす。腹痛が顕著な場合，人参を4両半に増やす。寒が強い場合，乾姜を4両半に増やす。腹満がみられる場合，白朮を除き，附子1枚を加える。服用後，少し時間をおいてから（1回食事をする程度の時間），熱い粥を1升ほど摂り，体を温める。服を脱いではならない。

■解説

　理中丸には，温運太陰作用・温運陽明作用があり，中焦の陽気を回復させることができます。方剤の主薬は乾姜です。辛熱薬である乾姜には，温中祛寒作用があります。その作用は上昇することも下降することもできるので，脾胃の陽気の運行を回復させることができます。白朮には健脾補中作用があり，乾姜の温運中陽作用を強めることができます。人参・炙甘草には補脾胃作用・益中気作用があります。これらを合わせると，全体として温中祛寒作用・補益脾胃作用のある方剤となります。

　中焦は脾胃の場所であり，納化や昇降を主っています。中焦の温運機能が失調し，中気虚寒の状態になると，さまざまな変証が起こります。よくみられるのは，胃の機能が低下することによる味覚の減退や食欲不振，また脾の運行機能が失調したことによる消化不良・脘痞〔胃部の不快感〕・腹脹などです。また気の昇降運動が失調すると，清気が上昇できなくなり下痢が生じます。濁気が上逆すると嘔吐が起こります。重症になると清濁が交錯し，突然の吐き下しが起こります。これが「霍乱」と呼ばれる病証です。また陽気の固摂作用が弱まると，脾の統血機能が失調し，各種出血証が生じます。陰寒の邪気が胸部の陽気を阻害すると，胸痺による心痛が生じます。病後，胃の陽気が回復しないと，脾が津液をさばけなくなり，唾液が多く出るようになります。このようにさまざまな変証がありますが，みな理中丸の方法で治療することができます。

　また理中丸の方後注にあげられている加減法は，どれも弁証による用薬法の見本といえるものです。例えば臍上部に動きを感じるのは，中焦の陽虚が下焦の陽気にも影響している状況です。胃虚による気逆が衝気に影響し，衝気が動き出そうとしているのです。そこで守護する作用が主である白朮を除いています。これは気が停滞するのを防ぐ措置です。さらに温腎納気作用のある肉桂を加え，衝気の上逆を抑えます。また嘔吐が顕著なのは，中焦の陽虚によって生じる寒飲が上逆するためです。そこで温飲中陽作用のある乾姜だけでなく，散水降逆作用のある生姜を加えます。そして白朮は，一般に嘔吐のみられる病証には使いません。ただし下痢が顕著な場合は，白朮が必要となります。白朮には運脾止瀉作用があるからです。動悸がみられるのは，中陽虚による水飲が心を侵したためです。そこで化

気化飲作用のある茯苓を加えます。また茯苓には，寧心作用もあります。水飲によって臍下部に動きを感じる場合にも，茯苓を使うことができます。また口渇がみられ飲料を欲するのは，寒飲が体内に停滞し，脾精が正常に分布しないからです。つまり一般的な口渇とは異なるので，白朮の用量を増やしています。これは口渇という標ではなく，白朮の運脾化飲作用で本を治療する方法です。また顕著な腹痛は，重度の中虚によって生じる虚痛です。この場合は人参の用量を増やしています。人参は止痛薬ではありません。しかし人参の温中補虚作用を通じて陽気が回復すれば，絡脈の通りもよくなり痛みもなくなるのです。寒が強い場合は，温中祛寒作用のある乾姜を増やしています。これは簡単に理解できます。また虚寒による腹満が顕著な場合，中焦の陽気が虚しているだけでなく，下焦の濁陰も上逆しています。つまり脾腎虚寒によって濁陰が強まった病証です。これは急症に属する病証なので，附子を加えています。ここには人参四逆湯の意味があります。回陽破陰作用で，寒脹を治療する方法です。また白朮の作用は，回陽作用を妨害するので除いています。白朮は一般に，腹満のみられる病証には使いません。また「服用後少し時間をおいてから（1回食事をする程度の時間），熱い粥を1升ほど摂る」のは，穀気を取り入れることで，胃を養う措置です。同時に薬の作用を助け，よりよい温中作用を実現させるための措置でもあります。徐霊胎も『傷寒類方』で「桂枝湯を服用後，熱い粥を摂るのには，薬の作用が外に向かって発散するのを助ける働きがある。この方剤でも熱い粥を摂るが，これは薬の温中作用を助けるものである」と述べています。張石頑も『傷寒續論』で「霍乱は胃逆による病証であるから，穀気を侵してはならない。穀気を侵すと胃逆は治癒しない。つまり薬を服用後，熱い粥を1升ほど摂るというのは，理中湯の大法について述べているのである。霍乱について述べているのではない」と述べています。

　曹仁伯は，理中湯を非常に巧妙に使いました。『柳選四家医案』曹仁伯医案には，以下のような記載があります。

　「理中湯は，足太陰の病を治療する妙方である。中宮の陽気が不足している場合は，発散作用のある乾姜を用いる。少腹部の陽気が下陥している場合は，守中作用のある炮姜を用いる。この使い分けは，大便がゆるいかどうかで決める。また湿邪が盛んで無汗の場合は茅朮を用い，湿邪が軽く

中虚のものは冬朮を用いる。この使い分けは，舌苔が濁であるかどうかで決める。脾病には理中湯を用いるが，胃火による病には連理湯（理中湯に黄連を加えたもの）を用いる。気機の塞滞には治中湯（理中湯に青皮・陳皮を加えたもの）を用いる。脾病で真陰虚を兼ねるものは，張景岳の理陰煎（熟地黄・当帰・炙甘草・乾姜，このほか肉桂を加える場合もある）を用いる。同時に腎の真陽虚がみられる場合，さらに附子を加える。衰弱がさらに顕著な場合は，啓峻湯を用いる。また肝病を兼ねる脾病の場合，理中湯に木瓜を加える。これを和中湯という。脾病に加えて胃虚と実邪が同時にみられる場合は，枳実・茯苓を加える」

理中湯には温陽守中作用があり，中焦虚寒証を治療できることはすでに紹介しました。そしてもう１つ忘れてはならないのは，理中湯の虚寒血証を治療する作用です。理中湯には，甘草乾姜湯と理中湯が含まれています。どちらも虚寒血証の治療に多用される方剤です。例えば楊仁斎は『直指方』で「甘草乾姜湯は，胃寒による各種出血証を治療することができる。これは胃寒で気が血を制御できなくなり，出血が生じた病証である」と述べています。張石頑は『張氏医通』で「虚寒を原因とする吐血では，血色は暗く生気がない。このような場合は，温中気作用のある甘草乾姜湯のような温熱剤を用いて治療を行う。重症の場合は，理中湯に肉桂を加えたものを用いる」と述べています。また「出血の後で，倦怠感やめまいが起こり，顔色は悪く，話をする力もないような場合，独参湯に橘皮を加えたものを濃く煎じて用いる。これは益気を通して血脱を治療する方法である。この方剤は，血色が明るいもの，または血に紫色の塊が混入しているものに適している。血色が暗く淡いものは血寒による病証なので，さらに炮黒乾姜を加えるか，または大量の理中湯を用いる」と述べています。

また『範中林六経弁証医案選』には，範氏がこれらの方剤を使って重症の崩漏を治療した医案が載っています。範氏の医案は，以下のようなものです。

患者は生理の周期が不定期で，生理が終わっても数日ですぐにまた出血するという状態が数年にわたって続いていました。血は暗く淡い色をしていて，中には真っ黒な血塊が混入していました。このほか頭痛・浮腫・消化不良・倦怠感・安眠できない・驚悸・息切れ・四肢に力が入らない・腹

部が冷える・悪寒・身痛・顔面蒼白・舌淡・舌苔薄滑で根部は微膩・脈沈微細という症候がみられました。範氏はこれを，太陰少陰証の崩漏であると診断しました。そこで治療には温経散寒作用・復陽守中作用のある甘草乾姜湯を使いました。炮姜と甘草はそれぞれ30ｇ使い，3剤服用すると，崩漏は好転し，食欲も回復し始めました。しかし悪寒・身痛などに変化はありませんでした。範氏は表裏合治が必要であると考え，甘草乾姜湯に麻黄附子湯を合わせて使いました。これを25剤服用すると，浮腫は消え，崩漏も止まりました。月経の周期も安定し始めました。そこで方剤を附子理中湯に茯苓・炮姜・肉桂・血余炭・鹿角膠を加えたものに替えました。これを40剤服用すると，すべての症候が消失し，仕事に復帰できるようになりました。これは非常にすぐれた経方の応用例です。

2　四逆湯　………………………………………………………『傷寒論』
（附：乾姜附子湯・白通湯・白通加猪胆汁湯・通脈四逆湯・通脈四逆加猪胆汁湯・四逆加人参湯・茯苓四逆湯）

■ 主治
① 少陰病で，四肢の冷え・悪寒・倦怠感（起きているのがつらいので横になる）・脈微細などの症候がみられるもの。
② 太陽病を治療する際，過度の発汗によって亡陽が生じたもの。
③ 嘔吐・下痢・腹痛・発汗・悪寒・四肢の拘急や冷えなどの症候がみられる病証。

■ 組成
附子1枚（生），乾姜1両半，炙甘草2両

■ 用法
上の薬を3升の水で煎じる。水量が1升2合になるまで煎じたら薬を除き，2回に分けて温服する。体の壮健なものは，附子は大ぶりなものを用い，乾姜は3両用いる。

■ 解説

　回陽救逆の代表方剤である四逆湯は，陰寒内盛・陽気欲脱証を治療することができます。例えば少陰病で四肢の冷え・大汗による亡陽，また嘔吐・下痢・脈微厥などがみられる病証の治療に使われます。方剤中の生附子は，大辛大熱薬です。その作用は直接少陰入るので，陰寒の邪気を迅速に取り除き，陽気を回復させることができます。ここに辛熱薬である乾姜を合わせると，温陽散寒作用はさらに強まります。乾姜に，甘温益気作用・通利経脈作用のある炙甘草を合わせると，温経復脈作用が生じます。甄権は「乾姜には，四肢の関節を通す作用・五臓六腑を開く作用・絡脈を通す作用がある」と述べています。『名医別録』は「甘草には，経脈を通し，血気を利す作用がある」と述べています。乾姜・甘草の２味は，四肢の冷えや脈微欲絶（または脈絶）の治療に多用されます。３味を合わせると，回陽復脈作用のある方剤となります。甘草を合わせることで，附子・乾姜のもつ強烈な温性・燥性を抑えています。

　『医宗金鑑』は「四逆湯という名称は，少陰病による四肢の冷えを治療することによる。これは内外ともに寒邪に侵されている病証である。……甘草に乾姜・附子を合わせると，腎陽を鼓舞し，中寒を温めることができる。つまり水の中で土を温めるのである。乾姜・附子に甘草を合わせると，関節を通し薬の作用を四肢に行き渡らせるので，逐陰回陽作用を得ることができる。腎陽が強められ陰寒が消えれば，陽気は外に達するようになり，手足も温かくなる」と述べています。

　このほか乾姜附子湯・白通湯・通脈四逆湯などの方剤も，四逆湯と密接な関係のあるものです。以下，それぞれについて簡単に紹介します。

　乾姜附子湯は，四逆湯から甘草を除き，乾姜の用量を減らしたものです。つまり乾姜と附子による方剤ですが，ここでは附子が大量に使われています。しかもこの方剤は，煎じ取った１升の湯薬を１度に飲み干します。これは強力な辛熱性だけを利用して，迅速な回陽救逆を行う方法です。脈沈微で発熱は重くないなど，陽気が極度に衰弱し，陰と陽がつながりを失いかけている危急の病証に使われます。四逆湯と比べると，その主証も用薬法も急迫しているものです。

　白通湯は，乾姜附子湯に葱白を加えたものです。白通加猪胆汁湯は，白

通湯に人尿・猪胆汁を加えたものです。どちらも陰が下部で盛んになり陽気を上部に押し退けている病証を治療する、回陽救逆作用のある方剤です。脈微は、陰が下部で強まっている状況を表すものです。また陽気が上部に押しのけられると、乾姜附子湯証よりも顕著な四肢や顔の紅潮がみられます。そこで辛滑通陽作用のある葱白を加え、回陽救逆の力を強めているのです。こうすると、さらに迅速に陰寒を除き、弱められ散ってしまっている陽気を回復させることができます。しかし体内の陰寒がさらに強まると、四肢の冷え・無脈のほか、陽気が上部に押しのけられることによる嘔気・心煩などが現れます。これは陰陽がつながりを失い離れようとしている非常に危険な状態です。陰寒がここまで強まると、熱薬の作用さえも押しのけるようになってしまいます。そこで鹹寒苦降薬である人尿や猪胆汁を反佐薬として合わせているのです。こうして寒熱を調和させると、上下の陰陽は交わるようになるので、陰寒を散らし、陽気を回復することができます。このような真寒仮熱証は病状が複雑なので、反治法による用薬が必要となります。白通湯や白通加猪胆汁湯の通陽救逆作用は、確かに効果のあるものです。しかし服用後は、細心の注意が必要となります。薬を服用した後、突然力のある脈が現れた場合、それは拠を失った陽気が最後の力を発揮しているものです。これは生命の危険がある状況です。陽気が正常に回復している場合、脈は徐々に力を取り戻します。それが本当にしっかりとした根をもつ脈象なのです。私は白通湯を使う場合、迅速に元気を安定させる作用をもつ独参湯を合わせて使います。こうすると、さらによい効果が得られます。

　通脈四逆湯は、四逆湯の方後注にある、体の壮健な人に対する処方です。乾姜・附子ともに増量されているのが特徴です。つまり四逆湯の回陽救逆作用が強められたものといえます。通脈四逆湯と乾姜附子湯の違いは、前者が作用の「迅速さ」を重視した辛熱剤であるのに対し、後者は作用する「力」を重視した甘熱剤であることです。前者の適応証は、下部で強まった陰寒が陽気を上へ押しのけているというもので、煩躁・睡眠障害・嘔気などがみられます。これは陰と陽がつながりを失おうとしている危急の状態です。それで迅速に陽気を救う必要があるのです。後者もまた、強まった陰寒の邪気が陽気を押しのけているという病証です。これは陽気が外に

追いやられているだけであり，前者ほど切迫した状況ではありません。しかし下痢・脈微などの証候がみられ，放置しておけば陰陽ともに枯渇してしまう恐れのある病証であることも確かです。そこでやはり乾姜・附子を増量し，迅速に回陽通脈を行うという緊急の措置をとっています。そのうえでさらに甘草を合わせ，益気復脈作用も加えています。このように両者の違いは同類の病証のなかでの違いです。

通脈四逆湯加猪胆汁湯は，前述の通脈四逆湯がもつ意味のほかに，さらに白通加猪胆汁湯と共通する意味を兼ね備えている方剤です。

四逆加人参湯も回陽復脈作用をもつ方剤です。ただし人参を加えていることからわかるように，ここには陽だけでなく陰陽ともに救うという意味があります。四逆加人参湯の適応証は，霍乱で悪寒・脈微・下痢がみられる証です（続いた下痢が止まり亡血証となった状況も含む）。これは陰盛陽微による病証ですが，陽が衰えただけではなく，陰もまた枯渇している状態です。治療には，四逆湯による回陽救逆作用のほか，人参・甘草による急固元気作用・復脈作用が必要となります。つまり陰と陽の両者を守る治療法です。ここに茯苓を加えると茯苓四逆湯になります。茯苓四逆湯の適応証は，四逆加人参湯よりも複雑です。これは汗法・下法によって正気が損なわれ，陰陽ともに枯渇したために煩躁が生じた病証です。この煩躁は，陰盛格陽だけではなく，陽虚に乗じて飲邪が上凌していることも原因です。そのため，陰と陽の両者を守る四逆加人参湯の方法だけではなく，さらに化飲寧心作用のある茯苓を加えて治療を行うのです。つまり交通心腎作用を通して陰陽の断絶を治療する作用です。しかし茯苓四逆湯においても，回陽救逆作用による復脈が最も大切であることに変わりはありません。

以下，もう一度簡単にまとめます。

四逆湯は回陽救逆の代表方剤です。これは『内経』が「寒邪に侵された場合は，甘熱薬で治療を行う」と述べている方法にもとづいて，陰盛陽衰証を治療する方剤です。さらに切迫した病証で陰と陽がつながりを失おうとしている病証や，下部で強まった陰寒の邪気が陽気を上部に押しのけている病証には乾姜附子湯・白通湯・白通加猪胆汁湯などを使います。これらは辛熱薬による強烈な回陽救逆作用をもつ方剤です。陰寒の邪気がさらに強まり，陽だけでなく陰も弱り始めている病証や，内部で強まった陰寒の邪

気が陽気を外に押しのけている病証には，通脈四逆湯・通脈四逆加猪胆汁湯などを使います。これらの方剤では回陽救逆作用が強められているだけではなく，さらに甘熱温中作用も加えられています。また強まった陰寒の邪気が陽気を衰えさせ，さらに陰も枯渇している病証には，四逆加人参湯・茯苓四逆湯などを使います。これらの方剤には迅速に元気を守る作用が加えられています。単なる回陽救逆ではなく，陰陽を同時に守る方剤です。

範中林氏は「『傷寒論』の四逆湯は，回陽救逆の主要方剤である。しかし私の長年の経験からいうと，この方剤の作用はこれだけにとどまるものではない。四逆湯は，陽虚欲脱による脈微欲絶などの典型的な四逆湯証だけでなく，広く陽虚陰盛の病証に使うことができる。『傷寒論』の六経弁証に則していえば，三陽病に属する一部の変証・壊証や，三陰病にみられる虚寒証などに対して使うことができる」と述べています。

では臨床において，正確かつ臨機応変に四逆湯を運用するにはどうすればよいのでしょうか？　これについて最も大切なことは，陽虚陰盛証を正確に弁証することです。陽虚陰盛証では，前述の典型的な四逆湯証のほか，さらに舌淡白・舌苔潤有津・顔色は暗く艶がない・気力の衰え・悪寒・四肢の冷え・口渇はみられない（または口渇を感じても飲料を欲さない）・温かいものを飲みたがる・便秘はみられない（または便秘でも腹部に不快感はない）・または1回の排便で最初は硬く，のちに軟便が出る・夜間の排尿数が多い・脈弱，などの症候がみられます。

正確に弁証することができたら，次に大切なのは実際に処方する際の用薬法です。薬の組み合わせ方や，用量を正確に設定する必要があります。例えば附子の用量は，病状に合わせて決める必要があります。さらに生附子は，必ず1時間半以上煎じなければなりません。附子自体は，燥性の強い薬ではありません。しかし附子は乾姜を合わせて使うと燥性が強くなります。そこで乾姜の用量についても，正確な認識が必要となります。陽虚陰盛証であっても四肢の冷えはみられず，舌は淡であってもまだ赤みが残り，舌苔は白でもまだ厚くはない場合，乾姜は少量で使用します。反対に四肢の冷えがみられ，舌淡も顕著で舌苔も白厚の場合，乾姜は多めに使います。必要に応じて，附子と乾姜を同量で使うことも可能です。また甘草の用量は，一般に附子の半両を超えないようにし，乾姜とほぼ同量になる

ように設定します。

　陽虚陰盛証の患者は，四逆湯のような強烈な熱性をもつ辛温剤を服用すると，煩躁・鼻出血・咽喉部の乾燥・目の乾燥や充血・咳嗽・痰が多い・顔面部や体の浮腫，または腹痛・下痢，または倦怠感などの症候が現れるようになります。これは陽薬の作用によって陽気が上昇し，陰寒の邪気が解消されていく現れです。薬が誤っているわけではありません。服用後の最も理想的な反応は，全身が温まり，舌や顔色に赤みが戻り，生気が回復した状態がみられることです。このような反応が現れたら，方剤に少量の滋陰薬を加えます。これは陽気に拠を与える措置です。陽は陰が存在するからこそ，その作用を発揮できるのです。こうして陰と陽の結びつきが回復すれば，邪気はおのずと去っていきます。

　また大用量の通脈四逆湯を服用すると鼻出血が生じることがあります。これは辛熱薬の強力な作用によって血脈の通りがよくなり，血が上竅から溢れ出た現象です。つまり誤治による副作用ではないので，驚くにはあたりません。鼻出血が生じたら，原方の用量をさらに増やし，凝結によって生じた血条や血塊を解消する必要があります。つまり鼻出血が生じたということは，危急の状況を脱したということなのです。こうした貴重な経験についても，よく認識しておく必要があります（『範中林六経弁証医案選』少陰証淋病和少陰証下利虚脱案）。

3　金液丹（附：服硫黄法）　………………………………『和剤局方』

■主治

　この方剤には，真気を固め，丹田を温め，筋骨を堅固にし，陽道を壮健にする作用がある。また慢性で頑固な寒邪を除き，虚労を補益する作用もある。男性の慢性的な腰の冷え・心腹部の積聚・脇部の冷癖〔水飲の停滞〕・腹部の諸虫・遺精・尿失禁・全身の脱力感・足や膝が弱り痛む・風寒邪による慢性の痺〔関節や筋肉の痛みや運動障害〕・気の上逆による鼻出血や咳・発熱と悪寒・吐き下しや，それに伴う痙攣・下痢などを治療することができる。また痔瘻による瘡や出血を治療することもできる。女性の血実寒熱

による陰部の瘡や痔を治療することもできる。

■ **組成**

　砂石を除いた硫黄を10両用意し，水飛による加工を加える。これを陶器に入れ，器の口に水と赤石脂を混ぜたものを塗り，その上を塩泥で固め日干しにする。地中の壺に水を満たし，この上に薬を入れた器を置き，さらに泥で固める。これを7日間，昼も夜も弱火にかける。冷めたら取り出して粉にする。

■ **用法**

　上の薬粉1両を蒸し，それを湯に漬ける。水気を絞って梧の種大の丸薬を作る。1回に30丸を服用するが，100丸まで増やすことができる。空腹時に温かい重湯で服用する。また傷寒陰証による，身冷・脈微・手足の冷えなど，または嘔吐，または下痢，または自汗，または尿失禁などの諸症を治療することもできる。その場合，丸薬の数にこだわる必要はない。体が温まり，脈が回復するまで服用すればよい。

■ **解説**

　金液丹は温熱壮陽剤で，金石薬を利用した温元壮陽法による方剤です。具体的な効能については「真気を固め，丹田を温め，筋骨を堅固にし，陽道を壮健にする作用がある。また慢性で頑固な寒邪を除き，虚労を補益する作用もある」と記されています。ここで最も大切なのは「真気を固め，丹田を温め」るという作用です。金液丹が治療する諸症は，どれも真気不固・丹田虚寒による病証です。例えば，虚労・慢性的な腰の冷え・心腹部の積聚・脇下部の癖塊・インポテンス・尿失禁・脚や膝の痺痛・咳嗽・喘息・慢性の下痢・女性の月経停止などの諸症は，みな真気不固・丹田虚寒によるものです。こうした認識をふまえて金液丹を使用すれば，一般の草木薬では得られない効果を得ることができます。金液丹を服用すると，まず腹部が温められるのを感じます。それからその暖気が上下に伝わっていきます。暖気が下に伝わると腸の働きが活発になり，腸鳴音が亢進し，排気〔排ガス〕が連続して起こります。これは陽気が回復し，病状が好転している結果です。また，この方剤は補益する作用があるという記述がありますが，これは服石家〔内丹法の信奉者を指す〕の影響によるものと思われます。ここでいう補益とは，薬を服用して邪気を除けば，元気を益することになると

いう意味です。硫黄は滋補作用のある薬ではありません。誤解しないようにしてください。

　張錫純は硫黄の温陽固気作用を高く評価し，多くの経験を残しています。張氏は「服硫黄法」の中で次のように論じています。

　「葛稚川の『肘後方』では，第一方剤として扁鵲玉壺丹が載っている。これは硫黄にさまざまな加工をして作った方剤であり，陽衰による諸症を治療することができる。しかし加工に必要なものが手に入りにくいため，今ではあまり服用されなくなっている。私も硫黄を使ってみたことがあるが，熟硫黄よりも生硫黄の方が高い効果が得られた。硫黄は熟硫黄にすると力が弱まるので，少量使用しただけでは効果がないのである。しかし用量を多くすると，燥性が強くなりすぎてしまう。生硫黄は少量で服用しても効果があり，しかも弊害もない。私は10数年にわたり，頑固な寒邪に苦しむ多くの患者を，生硫黄を使うことで治癒させてきた。硫黄は，もともと無毒な薬である。硫黄の毒とは熱のことをいっているのである。硫黄は少量で使用すれば，熱が発生することはない。つまり熟硫黄にしなければ，何の損傷もなく，また常服することもできるのである。古来，硫黄の作用は肉桂・附子に勝るといわれることが多い。しかし生硫黄のこうした作用については，私がはじめて述べるものである。実は私の身内の者が，前々から硫黄を使っていて，その穏かながらも確かな効果を目にしていたので，自らも使用するにいたったのである。今，街には生硫黄を服用する者が多くいるが，彼らはみな食欲が旺盛になり，体も壮健になっている。これは私が始めたことなのである」

　張氏は生硫黄を，1日1〜2回，1回に2分（徐々に2銭まで増やすことができる）を，食前によく嚙んで服用し，飲み込んだ後で米飯を食べ，上から薬を圧するという方法で服用させています。具体的な症例には，以下のようなものがあります。1つは小児の下痢で，便には未消化の食物がみられ，体は極度に痩せているという症候に対し，生硫黄を使ったところ即効性があったというものです。また全身の浮腫・小便不利・脈沈細・下焦の冷えがみられる老人に生硫黄を服用させたところ，大量の尿が出て，全身の浮腫も消え，下焦も温かくなったものもあります。このほか寒飲による嘔吐・痰・喘息で，脈が非常に遅い病証では3日も服用しないうちに

寒飲は解消され，嘔吐などの諸症は軽減しましたが，脈は依然として遅いままでした。このことから，これは一般の草木薬では治癒できない病であることがわかります。そこで生硫黄を少量から始め，徐々に量を増やし，2カ月かけて1斤余り服用しました。その結果，喘息・咳嗽などの諸症はすべて消え，脈も正常に戻りました。また寒邪が腿にあたり，痛みのため歩行できなくなった40歳代の人がいました。この人は，さらに冷たいものを食べたため病状が悪化し，刀で裂かれるような激痛が起こりました。まず宣通作用のある温補薬を服用しましたが効果はありませんでした。その後，生硫黄の服用を始め，2斤ほど服用して治癒しました。

　張氏は『医学衷中参西録』で「硫黄は，光沢のある明るい黄色を呈する石薬である。臭気はないので，服用に差し支えることもない。また硫黄は，燃やすと強烈な臭気を発するが，生のままで咀嚼していれば，特別な味はしない。硫黄は，上部の病にも下部の病にも使うことができる。使用する場合は，食前によく噛んで服用し，飲み込んだ後で米飯を食べ，上から薬を圧する。咀嚼できないものは，白湯で服用してもよい。1日に1回服用すれば，1日中体は温められる」と述べています。

　現代人で，東北の名医である鐘育衡氏も，すぐれた経験を残しています。例えば水に漬かることの多い水稲農家の人が，20歳になると腰から下に強い冷えを感じるようになりました。それは骨の中まで冷やされているような強い冷感で，厚着をしても温まることはなく，夏の暑いときでも，皮の下着と皮のズボンを手放せないほどでした。またこの人は結婚して数年になりますが，子供はありませんでした。大量の附子・肉桂・鹿茸などの薬を服用したこともありましたが，効果はありませんでした。鐘氏がこの人を診察したとき，下肢や陰部に触れると手が冷たくなるほど冷えていて，舌脈は舌淡・舌苔薄白・脈沈緩でした。鐘氏はこれを真陽虚衰・陰寒内盛証と弁証しました。急いで真陽を補益する必要があります。そこで石硫黄5g，川断・杜仲各6gを粉にしたものを10服に分け，1日に1回服用させました。服用後に不快感はなかったので，徐々に用量を増やしていったところ，20日経った時点で，温感を感じるようになりました。そこで服薬を1日2回に増やし，1回の量も石硫黄2.5g，川断・杜仲各2gとしました。さらに10日経つと，症状は消えました。そして翌年，この人の妻は

1人の健康な男児を出産しました。鐘氏は，石硫黄を少量から始めて徐々に用量を増やす方法をとっています。また粉にして服用させている点もよいと思います。服用後，大便が少しゆるくなることもありますが，これは気にする必要はありません（『中国現代名中医医案精華』第3冊）。

4　来復丹　……………………………………………………『和剤局方』

■主治
痰阻気滞による厥証・心腹部の冷痛・臓腑虚による下痢。老若男女を問わず使用できる。また危急な病証でも，胃気のある場合なら使うことができ，確かな効果を得られる。

■組成
硝石1両（硫黄と硝石を粉にしたものを二気末という），玄精石・硫黄各1両，五霊脂・青皮（去白）・陳皮（去白）各2両

■用法
五霊脂・青皮・陳皮を粉にし，そこに玄精石の粉と二気末を加え，よく混ぜる。ここに良質の酢を加え，エンドウ豆大の丸薬を作る。1回に30粒を，空腹時に粥で服用する。重症の場合，1回に50粒を服用する。小児は1回に3～5粒服用する。

■解説
葉天士は『臨証指南医案』暑門で「前賢は，暑邪による清濁交乱の病証で煩躁のみられるものを，来復丹を使って治療した。これはまず清濁の問題を処理する方法であり，攻法も補法も使用しにくい場合に，非常に適した方法である」と述べています。この言葉は，来復丹を運用する際の核心をついたものといえます。来復丹は，暑湿が中焦を侵し，霍乱・腹満・腹脹などが生じた病証を治する方剤です。危急な病証で，攻法・補法ともに使用しにくい状況下での緊急措置としても多用されます。

方剤は二気末を中心に，調陰陽作用・和営衛作用・交昇降作用をもつ薬を合わせて組成されています。

李時珍は『本草綱目』で「硝石は火に属する薬である。味は辛く，苦味を

帯び、また、かすかな鹹味もある。気は大温で、上昇する。その性質は水中の火といえよう。破積散堅作用があり、各種熱病を治療することができる。三焦の火鬱を昇散させることで、臓腑の虚寒を調和させるのである。硝石と硫黄を合わせたものは調陰陽作用・昇降水火作用をもち、寒熱の不調和による病を治療することができる。……硫黄は温性の薬で、作用の特徴は『利』であり下行する。硝石も温性の薬で、作用の特徴は『散』であり上行する。両者を合わせると『昇＋降』『陰＋陽』となる。これが二気による組み合わせの妙である」と述べています。また「玄精石は太陰の精を備えた薬であり、その性は塩と同類である。気は寒、味は甘鹹で、その作用は下行する。硫黄・硝石を合わせると救陰助陽作用が生まれ、危急な状態にある上盛下虚証を治療することができる。鉄氏の来復丹も、寒薬である玄精石に、熱薬である硝石・硫黄を合わせたものである」と述べています。

また五霊脂に青皮・陳皮を合わせたものには、和営衛作用・調気血作用があります。全体としては、調陰陽気血作用・昇降水火作用のある方剤となっています。上実下虚で、清濁が正常に分化されず、陰陽気血の調和が失われている病証を治療することができます。混乱を鎮めることのできる方剤といえます。

『証治準縄』雑病・中暑門は「中暑では、顔が油っぽく汚れた感じがする・胸悶・意識障害・冷汗・手足の冷え、または嘔吐、または下痢、または息切れ、または胸満・腹満などの症候が現れる。これを治療するには、来復丹と蘇合香丸を湯に溶いて服用すればよい。来復丹の粉だけを溶いて服用してもよい」と述べています。薛生白は『湿熱病篇』26条で「暑邪による病では、まず悪寒・顔が黄色い・口渇はみられない・倦怠感・手足を動かすのが億劫になる・脈沈弱・腹痛・下痢などの症候が現れる。これは湿邪によって太陰の陽気の働きが失調している状態である。治療には縮脾飲を用いる。重症の場合は、大順散・来復丹などを用いる」と述べています。どちらも来復丹の運用法を正確にとらえている言葉です。またこれらの資料から、来復丹は応急作用のある方剤であることがわかります。私は、腹満・腹脹・小便不利・下痢を呈する陰陽乖錯証を治療する際、来復丹と禹余粮丸を交互に服用させたことがあり、よい効果が得られました。

5　禹余粮丸　　　　　　　　　　　　　　　　　　『三因極一病証方論』

■ 主治

10種の水気を治療する。脚や膝の浮腫・喘息・小便不利など，水気を原因とするものはすべて治療することができる。

■ 組成

蛇黄3両（大ぶりなもの，煅），禹余粮石3両，針砂5両（禹余粮石とともに酢で煮る，煅）

上の3味を中心として，さらに下記の薬を虚実の状況に応じて合わせる。3味だけの作用では，大戟・甘遂・芫花に及ばないからである。また下記の薬を合わせれば，虚弱な人や老人でも服用することができる。

附子（炮）・桂心・炮姜・蓬朮（炮）・京三棱（炮）・青皮・木香・白豆蔲（炮）・大茴香（炒）・羌活・白蒺藜・茯苓・牛膝（酒浸）・川芎・当帰（1晩酒に漬ける）

薬はそれぞれ半両ずつ用いる。虚した人や老人は，すべての薬を半両ずつ用いる。実壮の人〔虚していない人〕は量を減らして用いる。

■ 用法

上の薬を粉にする。まず中心となる3味を合わせてよく混ぜる。これを蒸し，水を切ったら，そのほかの薬を合わせていねいに混ぜ，梧の種大の丸薬を作る。1回に30～50丸を，食前に温酒と白湯で服用する。絶対に塩を口にしてはならない。一口でも塩を食すと，病は悪化する。この薬は排尿を通じて邪気を解消するので，臓腑に影響することはない。病状が改善したら，温和作用・調補気血作用のある薬を合わせて服用を続ける。

■ 解説

陳無擇のいう10種の水気とは，五臓六腑の水のことです。具体的には，以下のような症候を指しています。心水では，水腫・息切れ・横臥できないという症候がみられます。肝水では脇痛がみられます。肺水では軟便がみられます。脾水では，手足が重く感じるという症候がみられます。腎水では，腰痛や足の冷えがみられます。胆水では，口苦・咽喉部の乾燥がみられます。大腸水では，下痢と便秘が交互に現れます。膀胱水では，腹部の急迫感がみられ，足が痩せて細くなります。胃水では小便不利がみられ

ます。小腸水では，小腹部に急激な腹満が現れます。禹余糧丸は，これらすべてを治療できる方剤なのです。

　しかし後世になると，この方剤が水気の治療に使われることは少なくなり，主に脹満の治療に使われるようになりました。『丹溪心法』は，禹余糧丸を鼓脹門に分類し，さらに「中満や気脹による息切れ，また水気による脹りを治療する」と述べています。『附録』は「鼓脹の治療には補脾が必要である。さらに肺金を養うことで木を制御し，脾を脅かすものをなくす必要もある。また腎水を制御することで腎火を抑えれば，熱が肺を侵すこともなくなる。さらに味の濃いものを避け，妄想を断ち，音楽に近づかなければ，何の心配もなくなる。患者が脹満に苦しんでいるからといって，虚実を見極めず，ただ行利薬だけを処方して即効を得ようとするのは誤りである。このような処置をすると，1両日のうちに病は悪化し，真気を傷めることになる。この病証には，古方の禹余糧丸を使うのがよい。紫金丸とも呼ばれるこの方剤には制肝補脾作用があり，非常に適した選薬である」と述べています。禹余糧丸は，『証治準縄』でも脹満門に分類されています。

　禹余糧丸の主薬は，蛇黄・禹余糧・針砂です。蛇黄は冷性の薬で，鎮心作用があります。またひいて汁にしたものを外用薬として塗ると，腫毒を去る作用があります。禹余糧は甘寒薬で，血閉癥瘕を治療する作用があります。針砂は鹹味薬で，化痰鎮心作用・抑肝邪作用があり，積聚や腫満，黄疸などを治療することができます。3味を合わせると，鎮心作用・消腫毒作用・祛血閉癥瘕作用・肝を抑え脾を保護する作用があり，積聚・腫満などの病証を治療することができます。この3味を基礎に，さらに薬を合わせますが，附子・肉桂・乾姜には破陰気作用・散寒凝作用があります。川芎・当帰・三棱・莪朮には，養血活血作用・消除堅硬作用があります。青皮・木香・白豆蔲・茴香には，理気行滞作用・流通気血作用があります。羌活・白蒺藜・茯苓には，散風滲湿作用・昇降作用があります。牛膝には，諸薬の作用を下行させる作用があります。すべてを合わせると，破陰散寒作用・流通気血作用・散風滲湿作用があり，全体として消積除脹という目的を達することができます。

　葉天士も禹余糧丸を高く評価し『臨証指南医案』脹満門で「脹満の治療では，古くから通陽が最も大切な法である。滋陰作用のある柔薬に，少量の

桂枝・附子を加える方法では，凝陰を解消することはできない。『三因極一病証方論』の禹余粮丸には，水臓を温め，穢濁の邪気を解消する作用がある」「禹余粮丸が中満治療に効果があるのは，その暖下泄濁作用によってである」と述べています。非常に簡便で，しかも正確な論述であると思います。

以上の金液丹・来復丹・禹余粮丸は，どれも大病の治療に使われる薬です。それぞれに学術的な理論を反映した方剤であり，また確かな効果を発揮する方剤でもあります。

6　海蔵巳寒丸（附：『局方』大巳寒丸）……………『医塁元戎』

■主治
四逆湯の類に属する，陰証を治療する方剤である。胸燥・口渇，または便秘・濃尿などの諸症を治療することができる。この丸薬には陽気を強める作用があるが，それは下部で行われ，上部に影響することはない。

■組成
肉桂・茯苓各半両，烏頭（炮）・良姜各7銭，炮附子・炮姜・芍薬・茴香（炒）各1両

■用法
上の薬を粉にし，つぶした米飯を加え，桐の種大の丸薬にする。1回に50～70丸（または80～90丸）を空腹時に温酒で服用する。食前でもよい。酒醋を使って丸薬にしてもよい。

　　◆大巳寒丸『局方』
　　主治：慢性の内寒による積冷・臓腑虚弱・心腹痛・脇肋部の脹満・下痢・自汗など米穀不化。
　　組成：蓽撥・肉桂・乾姜・良姜

■解説
海蔵巳寒丸は，独特の用薬法で大寒による諸症を治療する方剤です。大寒による病変とは，主に三陰病を指しています。具体的な諸症について『陰証略例』海蔵老人内傷三陰例は「飲冷による内傷はまず胃を傷めるが，病がどこの経にあるかを知るには顔色や脈象をみる必要がある。顔色が青黒

く，脈は弦弱で浮沈の定まらないものは厥陰の病である。顔が紅潮し，脈は細微で浮沈の定まらないものは少陰の病である。顔が橘のように黄色く，脈は緩遅で浮沈の定まらないものは太陰の病である」と述べています。そこで方剤も附子・乾姜・烏頭・肉桂・良姜などの辛熱薬を中心に組成され，これらの作用で三陰の寒邪を排除する方法がとられます。このように数種の辛熱薬を併用すると，強力な破陰回陽作用が実現します。しかし体内で強まった陰寒の邪気は，陽気を外に押しのける作用があります。この状況に辛熱薬を服用しても，陽気と同様，その作用は外や上に押しのけられてしまいます。すると辛熱薬の燥性によって陰液が損傷してしまうことになります。顕著な陰証の患者が四逆湯などの方剤を服用した結果，胸中に煩燥が起こり，口渇・便秘・濃尿などが現れることがあります。これも以上の作用と関係があるものです。陰証治療に関して豊富な経験をもつ海蔵老人は，このことをよく知っていました。よって方剤中に茯苓・白芍・茴香などの下行する作用をもつ潤薬を加えているのです。こうして柔薬で剛薬を抑えると，辛熱薬の作用を下行させることができます。すると下焦の陽気は力を取り戻し，陰寒の邪気を解消することができるのです。これが「この丸薬には陽気を強める作用があるが，それは下部で行われ，上部に影響することはない」という言葉の意味です。

　このような用薬法は，豊富な実践経験のなかから生まれてきたものですが，これについて『論得後出余気而解』は以下のように述べています。

　「温熱薬を服用した後，排気がみられることがあるが，これは陰気が出ているのである。韓氏は下焦の寒邪を治療する際，灰を利用した包熨法を使った。この方法を使うと，汗はあまり出ず，大小便が１～２度出て陰気は解消された。温熱薬を服用した後，排気が起こることがあるのは，陰が気化された結果なのである」

　これは非常に独特な，すぐれた見解です。そして『陰証略例』には，氏の自らの経験が残されています。例えば子秦二の医案では「病人の手足は冷え，それは手先・足先から肘・膝にまで及んでいた。脈も絶え絶えで，もはや救う道はないと思われた。四逆湯などを処方すれば，煩躁が起こり病状を悪化させてしまう恐れがあった。文之清が，どのように治療をするのか尋ねた。私は烏頭・附子・乾姜・肉桂・良姜などを中心にして，佐薬

として芍薬・茴香などを合わせ，酒を加えて丸薬を作るように指示した。これは薬の作用を下行させ，上に影響させないための措置である。急いで100丸を服用させ，これを昼も夜もなく8～9回続けた。すると下焦の陽気が回復し始めた。胸膈に煩躁が生じたり，口渇が生じることはなかった。便秘が生じることもなく，たて続けに排気が起こり，陰気が排出された。尿も正常に出るようになり，脈にも元気が戻った。合計で1500丸ほど服用すると，体中に陽気が行き渡り，汗が出て病は治癒した」と述べています。まさに海蔵已寒丸を使って，大寒による病を治療した記録であり，その思考法も明白に述べられています。真にすぐれた方法であると思います。

『景岳全書』古方八陣は，元戎大已寒丸と海蔵已寒丸を同一のものとしてまとめています。そこでは前者は，呉茱萸・官桂・乾姜・良姜・烏頭・附子の6味とされ，後者は，ここで紹介した海蔵已寒丸より茯苓を除いたものとされています。このまとめ方の真意は不明ですが，海蔵の以下のような言葉が引用されています。

「已寒丸のなかの5味は熱薬であるが，芍薬・茴香などの潤剤を合わせると，その作用を下行させることができる。すると陰は陽によって気化され，自然な排尿・排便が起こる。これは春になり陽気が強まると，氷は自然と溶けるようなものである」

これは，すばらしい解説であると思います。

『和剤局方』の大已寒丸は，心腹部の痛み・脇肋部の脹満・傷寒の陰証・意識の低迷・脈短などに対する応急方剤です。組成は，やはり走守のバランスを考慮したものとなっています。しかしやはり燥性が強く，海蔵已寒丸のような緻密で周到な用薬法に及ぶものではありません。

7 六味回陽飲 ……………………………………『景岳全書』

■ 主治

陰陽将脱〔陰陽が衰弱し，その機能が今にも停止しそうな状態〕などの病証を治療する。

■ **組成**

　人参1～2両または数銭，製附子2～3銭，炮乾姜2～3銭，炙甘草1銭，熟地黄5銭または1両，当帰身3銭（下痢や血証のみられるものは冬朮に替える）

■ **用法**

　2鐘の水を加え，水量が7～8割になるまで強火で煎じる。

■ **解説**

　六味回陽飲もまた，回陽救逆を行う方剤の1つです。これは張景岳の用薬法の特徴がよく現れている方剤です。一般に回陽救逆を行う場合は，四逆湯やその加減方のように辛温薬の作用が重視されます。しかし，こうした病証のほかにも，陽虚が陰に影響し，陰陽ともに危機的な状況にある病証があります。これに対して四逆湯に人参を加える方法があります。しかし，これもやはり辛温剤であり，人参は陽気を補益することで陰の生長を促す作用を発揮しているにすぎません。つまりまだ，陰薬と陽薬の併用にはなっていないのです。張景岳の六味回陽飲は，こうした不足を補うものです。そして六味回陽飲では，辛温作用が温潤作用に変えられています。これは非常に独特な方法です。張景岳は，一貫して命門には元陰・元陽があり，両者は常に助け合う関係にあると主張した人です。そこで回陽救逆を行うときにも，常に陰のことを考慮したのです。特に陰陽ともに危機的な状況にある場合は，命門水火の相互関係を念頭において治療法を考えました。張景岳が六味回陽飲を作り出した背景には，このような考えがありました。

　方剤中の四逆湯の成分には，回陽救逆作用があり，これは簡単に理解できると思います。しかし附子は製附子，乾姜は炮乾姜として使用しています。これは辛味を抑え，主に温性を発揮させる措置です。ここに人参・熟地黄を合わせると，有名な両儀膏となります。両儀膏は，精気の極度の衰弱を治療する方剤で，ほかの薬では治療できないような重症を治療することができます。そしてさらに，濡潤陰血作用のある当帰を合わせています。全体として回陽救陰作用をもつ方剤となっています。温補命門を通して，極度に弱っている陰と陽を救うことができます。「主治」をみても明らかなように，陰陽をともに救う点が，この方剤の最大の特徴といえます。

5 祛湿剤

　祛湿剤とは，湿邪を除く作用のある方剤です。湿邪は六淫の1つですが，表裏の違いや，寒邪・熱邪を兼ねているなどの違いがあります。つまり湿邪を除くといっても単純な作業ではなく，そこには多くの方法があります。具体的には，甘淡滲湿・理気化湿・苦温燥湿・風薬勝湿・温陽化湿・清化湿熱などの方法があります。

　理気化湿剤には，茯苓皮湯・五皮散・五苓散などがあります。清化湿熱剤には，甘露消毒丹・黄芩滑石湯・連朴飲・八正散などがあります。苦温（芳香）燥湿剤には，藿香正気散・平胃散などがあります。風薬勝湿剤には，羌活勝湿湯・昇陽除湿湯などがあります。温陽化湿（泄濁）剤には，甘姜苓朮湯・真武湯・実脾散などがあります。

　茯苓皮湯は，五苓散を学術的に発展させた方剤であり，甘淡利湿薬の作用が十分に発揮されています。そして五苓散・沢瀉湯・猪苓散・四苓散・茵蔯五苓散・猪苓湯などの方剤も，それぞれに特徴はあるものの，用薬法としては内在的につながっています。また茵蔯桂苓甘露飲と甘露消毒丹の関係は，発展であると同時に，それぞれ独自の用薬法による方剤であるという側面もあります。羌活勝湿湯と苓桂浮萍湯の関係や，甘姜苓朮湯と苓桂朮甘湯の関係は，湿と飲，湿と水の違いを反映しているものです。これらの用薬法を比較すると，湿・飲・水の共通点や違いを理解することができます。

　五苓散・甘姜苓朮湯・真武湯などの仲景方は，温陽化気による化湿作用を中心に組成されています。藿香正気散・平胃散などの『局方』方剤は，苦温燥湿薬，つまり薬の燥性を利用した祛湿作用を中心に組成されています。羌活勝湿湯・昇陽除湿湯などの東垣方は，風薬で清陽を上昇させ，濁陰の気化を促す作用を中心に組成されています。茯苓皮湯・黄芩滑石湯・茵蔯桂苓甘露飲などの温病方剤は，甘淡清利薬を使って湿と熱を別々に解消する用薬法で組成されています。それぞれが違った角度から湿証を治療していることがわかります。これらすべてが祛湿剤であり，その内容は非

常に豊富で多様なものです。ここでは、その中からいくつかの方剤を選んで解説をします。

1 黄芩滑石湯 ……………………………………………『温病条弁』

■ **主治**

湿温による病で、(発熱)・脈緩・身痛・舌淡黄滑・のどが渇くが水分を多く摂らない（またはまったく摂らない）などの症候を呈するもの。この病証に汗法を使うと、いったん熱が退くが、すぐにまた発熱する。これは体内には運化されない水穀の湿が溜まり、外は時令の湿に侵されている病証である。したがって発表による治療も、攻裏による治療も行うことはできない。また傷寒と間違えて治療を行うと、壊証を引き起こす。清熱による治療だけでは湿は解消せず、祛湿による治療だけでは熱は解消しない。宣通気分による治療が適している。

■ **組成**

黄芩3銭、滑石3銭、茯苓皮3銭、大腹皮2銭、白蔲仁1銭、通草1銭、猪苓3銭

■ **用法**

水で煎服する。

■ **解説**

黄芩滑石湯は『臨証指南医案』温病門にみられる処方で、宣通気分・清利湿熱による用薬法となっています。湿鬱蒸熱証を呈する湿温病を治療します。湿鬱気滞によって脈緩・身痛が生じ、また熱も湿鬱によって生じます。湿鬱を原因とする熱なので汗法を使っても完全には退かないのです。湿鬱によって気化機能が失調すると、気の昇降運動も失調します。すると濁気が下降できなくなり、体内に水穀の湿邪が溜まることになります。また清気も上昇できなくなるので、外を侵している時令の湿邪を制御する機能も失われます。こうして内湿と外湿が混在する、複雑な病証が形成されます。このような病証には、発表による治療も、攻裏による治療も行うことはできません。これらの治療法は、病の中心である中焦の気化作用に影

響し，病状を悪化させてしまうからです。この病証に使えるのは，宣通気機による治療法だけです。これは気機を改善することで湿邪を下で解消し〔尿として排出し〕，そのうえで清熱を行う方法です。このように湿と熱を分けて解決すれば，病は治癒します。方剤中の白蔲仁と大腹皮には，宣通気機作用と化湿作用があります。通草・滑石・黄芩には，清気分作用・清湿熱作用があります。茯苓皮・猪苓・通草には，滲湿下行作用があります。全体としては，気化作用を助長することで化湿を促し，湿邪に居場所を与えないようにする作用があります。湿邪が去れば，湿から生まれた熱も自然と消えます。これは湿熱証を治療する，非常に有効な方法です。

2　茵蔯桂苓甘露飲　　『臨証指南医案』

■ **主治**

湿熱による黄疸・舌白・口渇・濃尿・目が黄色い・脈呆鈍（遅く鈍い）。これは湿鬱に属する病証である。

■ **組成**

綿茵蔯3銭，白朮1銭，桂枝木1銭，茯苓皮3銭，猪苓3銭，沢瀉1銭，寒水石3銭，飛滑石3銭

■ **用法**

水で煎服する。

■ **解説**

これは『臨証指南医案』湿病門にみられる非常に特徴のある処方です。湿熱による黄疸の多くは，湿鬱が熱を生み，湿熱が鬱蒸することで起こります。湿熱が鬱蒸する原因は，脾の運行機能と膀胱の気化機能が失調していることです。葉天士は，湿熱による黄疸の多くを太陰・太陽両病ととらえています。これは非常に正確な認識といえます。黄疸の初期では，舌苔は白厚・白膩・白滑などとなります。重症の場合は，白い苔が霜のように舌の全面を覆うようになります。これは湿鬱気分証の症候です。脈象は呆鈍または濡滞となり，これも気分の閉塞状態を表すものです。湿鬱は熱を生み，そしてその熱は気痺によって鬱熱となります。口渇・濃尿などは湿

鬱・鬱熱によって起こるもので，これは五苓散証とほぼ同じものです。この種の病証は湿熱を原因としていますが，治療の核心は気化にあります。茵蔯桂苓甘露飲も五苓散も，化気利水作用のある方剤です。茵蔯・寒水石・滑石には清熱利湿作用・退黄作用がありますが，その中心は化気利湿です。茵蔯桂苓甘露飲は，茵蔯五苓散に寒水石・滑石を加えたものです。これは寒涼清気清熱作用を強める措置です。茵蔯蒿湯や梔子柏皮湯と比べると，辛涼と苦寒の違いがあります。このように比較すると，茵蔯桂苓甘露飲の特徴がよく理解できると思います。

　湿鬱不化による舌苔白・脈呆がみられる黄疸の初期では，苦寒薬を使った治療は避けなければなりません。苦寒薬が中陽を傷めてしまうからです。治療では，桂＋朮，桂＋苓など通陽化気作用のある組み合わせを使い，気機を改善することで化湿を行う必要があります。茵蔯桂苓甘露飲は，まさにこうした作用をもつ方剤なのです。嘔吐がみられる場合，半夏・竹筎を加えます。こうした加減を行うことはできますが，早い時期に苦寒薬を使うことだけは，避けなければなりません。苦寒薬を使うと陽気や胃を傷め，痞・煩・嘔吐などを起こし，変証を生み出してしまいます。苦寒薬は，脈弦（または数）・舌苔黄膩・腹脹（または便秘）など，湿熱鬱聚の症候が現れてはじめて使うことができます。これは多くの失敗から得られた教訓です。現在では，肝炎で黄疸がみられると，すぐに茵蔯蒿湯や竜胆瀉肝湯を処方する人がいます。さらにひどい場合は，黄疸がみられなくてもトランスアミナーゼの数値が高いと，これらの方剤を使うという人までいます。これは弁証にもとづいて，段階的に薬を使い分けていく方法を無視したものです。改めなければいけません。

3　滲湿湯　　　　　　　　　　　　　　　　　　『証治準縄』類方

■主治

　寒湿による病で，体が重く感じられる・腰の冷え（水中に座っているように冷える）などの症候がみられるもの。排尿に影響する場合もある。便は軟便となる。この病証は，湿気の多い場所に長くいたり，雨露に曝され

たり，発汗後に汗が冷えるのを放置したりすることで起こる。腰から下が重く感じられ痛む・腿や膝が腫れる場合もある・尿は正常に出る・口渇はみられない，などの症候も，この方剤で治療することができる。

■組成

　蒼朮・白朮・炙甘草各1両，茯苓（皮を去る）・炒乾姜各2両，橘紅・丁香各1分

■用法

　上の薬を粉にする。1回に4銭を1杯（盞）半の水に入れ，さらに大棗1枚，生姜3片を加えて煎じる。水量が7分目になるまで煎じたものを，食前に温服する。

■解説

　滲湿湯は，腎着湯の加味方剤で，寒湿による身痛を治療することができます。特に体が重く感じられる・腰の冷え・両足の疼痛・腿膝の腫れなど，下半身の症候が顕著な病証に適しています。腎着湯は乾姜・白朮・茯苓・甘草よりなる，温陽化湿作用・除痹止痛作用のある方剤です。主薬である乾姜には，温脾による祛寒湿作用があります。脾は肌肉を主るので，乾姜を主薬とする組成となっているのです。白朮・茯苓には，健脾滲湿作用があります。『神農本草経』は，白朮には「風寒湿痹による死肌を治療する作用がある」と述べ，『名医別録』は「皮間の風水による結腫を治療し……腰臍間の血を利す作用がある」と述べています。乾姜に白朮を合わせると，祛寒除痹作用はさらに強められます。甘草には，通経脈作用と，諸薬の作用を調和させる作用があります。滲湿湯では，さらに理気燥湿作用のある蒼朮・橘紅と，温脾胃作用・暖腰膝作用のある丁香が加えられています。上記の諸症を治療するのに，さらに適した用薬法となっています。

　方剤の名前は滲湿湯となっていますが，これは用薬法に由来するものです。実際には燥湿作用を主とした方剤です。

4 羌活勝湿湯 ……………………………………………『内外傷弁』

■ **主治**

肩・背部の疼痛のため後ろを振り返れないもの。これは太陽経の気が鬱し、流れなくなっている状態である。風薬で気鬱を散らせば治癒する。背中や腰が激しく痛み、頸が硬直するのは、足太陽経の気が通っていないからである。羌活勝湿湯で治療することができる。

■ **組成**

羌活・独活各1銭、藁本・防風・炙甘草・川芎各5分、蔓荊子3分

■ **用法**

上の薬に2杯（盞）の水を加え、水量が1杯（盞）になるまで煎じ、食前に温服する。体が重く感じられ、腰も重く沈むような感じがあるものは寒湿による病である。この場合、酒洗漢防已5分を加える。さらに軽症のものは附子5分を加え、重症のものは川烏5分を加える。

■ **解説**

この方剤には、経中にある風湿を散らす作用があります。それは風薬のもつ勝湿作用を利用したものです。風湿の邪気が肌表を侵すと、太陽経の気鬱が起こり、気が通らなくなります。その結果、頭痛・頸部の硬直・肩や背部の疼痛のため後ろを振り返れない・強烈な腰痛などが起こります。これは全身の経脈・肌・骨で、気血の流れが阻害されている状態です。治療には羌活勝湿湯を使います。羌活・独活・甘草には、辛甘発散作用・益気昇陽作用があり、太陽経の気の流れを改善することができます。防風は全身の気の通りをよくし、風邪を払い、痛みを止めることができます。蔓荊子・川芎には、頭痛を止める作用があります。藁本には、頭頂部の頭痛を止める作用があります。またこれらの薬はすべて辛温消散薬なので、それぞれが固有の作用を発揮すると同時に、全体としての祛風勝湿作用をもつ方剤となります。ただし、個々の薬は少量で使われています。これは作用の昇浮性を確保し、肌表の邪気に対応できるようにするための措置です。少量で使えば、その作用は陽気を表に導くだけにとどまり、過度の発汗を防ぐことができます。これが、風湿の邪気が表にある場合の治療法です。

李東垣の用薬法を,よく反映している方剤です。この方剤を発汗剤だという人がいますが,それは誤りです。

さらに方後注では「体が重く感じられ,腰も重く沈むような感じがあるものは寒湿による病である。この場合,酒洗漢防已5分を加える。さらに軽症のものは附子5分を加え,重症のものは川烏5分を加える」と述べています。これは湿邪が寒化した状況を指しているものです。そこで温経祛湿作用・祛風止痛作用のある薬を加えています。風寒湿という3種の邪気による痺証は,非常に多くみられるものです。こうした加味法も,参考になるものだと思います。

5 昇陽除湿湯 ……………………………………………………『脾胃論』

■ 主治
　脾胃虚弱による食欲不振・腸鳴・腹痛・重度の下痢・濃尿・四肢の弱り。

■ 組成
　甘草・大麦蘖麴(胃寒による腸鳴のあるものは,この薬を加える)・陳皮・猪苓各3分,沢瀉・益智仁・半夏・防風・神麴・升麻・柴胡・羌活各5分,蒼朮1銭

■ 用法
　上の薬に,大きめの杯(盞)で3杯の水を加え,生姜3片・大棗2枚を加えて煎じる。水量が1杯(盞)になるまで煎じたら,滓を除き,空腹時に服用する。

■ 解説
　この方剤には昇陽除湿作用があり,脾胃気虚で湿邪の存在する病証を治療することができます。脾胃の気が弱ると,食欲はなくなり,四肢の力も衰えます。また脾虚で消化能力が衰えると,体内に湿気が溜まります(湿勝)。湿勝が生じると,重度の泄瀉・腸鳴・腹痛・濃尿などがみられます。これは中気が下陥している病証です。治療には昇陽除湿湯を使います。方剤中の蒼朮・甘草・羌活・防風・升麻・柴胡には,辛甘発散作用・昇挙陽気作用があります。羌活・防風・升麻・柴胡などの昇陽薬を合わせて使う

ことで，脾胃の清陽を昇発する作用が強められています。最も多く使われているのは主薬の蒼朮です。蒼朮には益胃袪湿作用があります。蒼朮に少量の猪苓・沢瀉を合わせると，上と下とに分けて湿邪を解消することができます。また陽気を上昇させ，湿濁を下降させることで下痢を治療することができます。脾虚湿勝証では，中気の機能が阻害されています。そこで温中醒脾作用のある益智仁・半夏を加えています。これらの薬には，腸鳴・腹痛を止める作用もあります。陳皮・麦麹には和胃気作用があり，消化機能を助けます。また生姜・大棗を加えると，辛甘発散作用・調和脾胃作用を強めることができます。全体としては，運脾昇陽作用・和胃化湿作用・下痢を止める作用があります。使っている薬の種類は多いですが，個々の薬は少量で使われています。脾胃の働きを助け，陽気を上昇させるためには，こうした用薬法が必要なのです。そしてこれが李東垣の用薬法の特徴でもあります。この証では脾胃気虚による食欲不振がみられますが，それは湿勝によって生じたものです。参・耆などの補薬を使わず，昇陽除湿作用のある薬を使っているのはそのためです。

6 苓桂浮萍湯 …………………………………『四聖心源』

■ **主治**

水腫風水証

■ **組成**

茯苓3銭，桂枝3銭，浮萍3銭，杏仁3銭，半夏3銭，沢瀉3銭，甘草2銭

■ **用法**

水で煎じたものを温服し，さらに汗が出やすいように厚着をする。中気虚のみられるものは人参を加える。寒象が顕著なものは乾姜を加える。肺熱がみられるものは麦門冬・貝母を加える。

■ **解説**

この方剤は，風水証を治療する疏風化水剤です。風邪が体表を侵すと，肺気の流れが阻害され，膀胱の気化作用に影響を及ぼします。こうして溜

まった水は，まず風邪とともに上部を侵します。するとまず顔に浮腫が起こり，それからほかの部位へと迅速に拡がります。排尿も正常に行われなくなるため気が上逆し，胸満や喘息が起こる場合もあります。また風邪が衛分に停滞すると，悪寒・発熱・体がだるく痛い・脈浮（または緊）・舌苔薄白滑などの症候が現れます。こうした風水による病証の治療には，苓桂浮萍湯を使います。方剤中の桂枝・茯苓には，膀胱の気化作用を回復させることで太陽経の通りをよくする作用があります。桂枝・浮萍には，虚風発散作用・宣通肺気作用があります。以上が方剤の中心となる薬です。これは汗・尿という2つの出口から水を排除する治療法です。また杏仁・半夏には理肺胃気作用があります。ここに沢瀉を合わせると，理気利水作用を強めることができます。甘草には，諸薬を調和させる作用があります。全体として祛風化水作用があり，風水表証を治療することができます。特に風寒の邪気による病証に適しています。

　この方剤を，麻黄湯と五苓散の合方であるとする解釈もあります。その場合，祛風散水消腫作用を強めるため麻黄を浮萍に替え，風水が表にあるので白朮・猪苓を除いていると説明します。一定の意味のある見解だと思います。

　風邪による鬱熱が生じると，咽喉部の腫痛が起こります。この場合，土牛膝根・荔枝草・地骨皮などを加えて清熱消腫作用を強めます。皮膚に瘡瘍が生じた場合，消瘡敗毒作用のある荊芥・防風・銀花・連翹・紫花地丁などを加えます。

7　三化神佑丸　………………………………………『宣明論方』

■主治

　中満・腹脹・排尿障害（尿の出が悪い・尿が出ない）・水湿によるあらゆる腫満を治療する。湿熱腸垢が停滞すると慢性的な病となる。体は黄色くなり痩せ衰え，全身が倦怠感に襲われる。気血の流れが阻害されているからである。また風熱の邪気による燥鬱でも，肢体は麻痺し，断続的な痛みも生じる。腰痛も起こる。腰痛は慢性ものだけでなく，新しく生じたも

のもある。また風痰による病証では、嗽・めまいが起こる。また癥疾が治癒しないと癥瘕・積聚が生じ、患部は堅く脹り、痞悶がみられるようになる。このほか酒積や食積、また痰飲による嘔吐などの証も治療することができる。

■ **組成**

　甘遂・大戟・芫花(醋炒)各半両、牽牛子2両、大黄(粉)1両、軽粉1銭

■ **用法**

　上の薬を粉にし、水を加え、小豆大の丸薬を作る。これを1日3回、温水で服用する。服用は、まず5丸から始め、1回ごとに5丸ずつ増やしていく。服薬の影響による排便・排尿が生じたら増量を止め、その時点での服用量を維持し、病が治癒するまで服用を続ける。病が治癒した後もこれを常服すれば、気血の通りをよくし、食欲を増進させるなど、保養効果を得ることができる。これは体の弱い人でも、健常な人でも同様に行うことができる。また重度の癖病の患者は、この薬を服用しても排便・排尿が起こらず、かえって病状が悪化することがある。この場合は、まず2丸から服用を始め、1回ごとに2丸ずつ増やすのがよい。同様に、服薬の影響による排便・排尿が起こったら増量を止め、その時点での服用量を維持する。

■ **解説**

　劉河間は、水湿による病に対して独自の見解をもっていました。例えば劉氏は『宣明論方』水湿門で次のように述べています。

　「湿とは土の気である。そして土気を生み出すものは火熱である。よって夏の暑いときには、万物は潤うのである。そして秋になり涼しくなると、ものは乾燥する。湿病もまた、単独で生じることはない。強い熱が水液の宣通を妨げ、水液が停滞することで水湿が生じるのである。つまり湿病の多くは、熱から生じる。しかし熱はまた、ほかにも多くの病を生み出すもとである。そこで湿病には、さまざまな兼証が存在する。湿と熱との関係は、風と熱の関係のようなものなのである。また水寒による病であっても、水液の流れが滞れば水湿は生じる。しかし体が冷え、浮腫がみられるような症候は、体内に強い熱が存在していることでも生じる。これは寒による病ではない」

　このように、劉氏の湿病に対する認識は非常に明確なものです。

まとめると以下のようになります。
　①湿病の多くは熱から生じる。つまり熱が水液の宣通に影響し，水液が停滞することで水湿が生じる。
　②湿と熱との関係は，風と熱との関係のようなものといえる。つまり風病が熱から生じるように，湿病もまた熱鬱から生じる。そして両者の間には，兼化の関係がある。
　③湿病はまた水寒によって生じることもある。これは湿熱とは異なる病証であり，非常に希なものである。

　つまり湿寒は少なく，湿熱は多くみられる。また体が冷え，浮腫がみられるような病証は，寒水による湿病と似ている。しかし，これは体内に強い熱が存在していることで生じる仮寒証である場合もあるので，注意が必要となる。こうした仮寒証は，寒証ではない。

　劉氏はこのように熱鬱生湿論を唱えたので，中満・腹脹・排尿障害（尿の出が悪い・尿が出ない）などの症候や，湿熱が腸に停滞している慢性的な病などを，すべて熱鬱湿壅による病証であると考えました。そしてさらに肢体の麻痺や痛み，新旧の腰痛，風痰による咳嗽・めまい，瘧疾による癥瘕・積聚，酒積や食積，痰飲による嘔吐なども，すべてが湿熱鬱蒸による実証であると考えました。ここで劉氏があげている症候は，確かに湿熱による病証にみられるものです。ただし，ここであげられている症候は，湿熱病の全体を網羅しているものではありません。全体の中の一部だけが取り上げられているものです。そのことはわかっていなければなりません。

　三化神佑丸は，こうした熱鬱生湿証の治療に，新しい用薬法を切り開いた方剤です。そこには劉氏の考えが，色濃く反映されています。方剤は3つの部分に分けることができます。第1の部分は，甘遂・大戟・芫花による十棗湯の法で，攻逐水飲作用があります。第2の部分は，牽牛子・大黄から成る大黄牽牛散です。通利臓腑湿熱作用があり，相火による病を治療することができます（『保命集』熱論）。第3の部分は，軽粉で，痰涎や積滞を解消する作用があります。全体としては，強力な解鬱逐湿作用・破血祛実作用があり，大病の治療に使う薬といえます。強い熱鬱によって水液の流れが阻害され，水湿が生じている病証に適している方剤です。

　また劉氏は，非常に慎重な服用法を提示しています。これには，作用の

強い薬は少量で使うという意味があります。つまり1〜2服で効果を得ようとする方法ではないということです。薬は小豆大に作り，まず5丸から服用を始めます。そして服薬の影響による排便・排尿が起こるまで増量を続けます。これは攻下法とは異なる方法です。また癖病の患者に対しては，さらに慎重に対応しています。まず2丸からという，さらに少量から服用を始めさせています。そしてきちんとした警告も示しています。一般に病が重い場合，薬も多く使いますが，劉氏は，それでは「かえって病状が悪化することがある」と述べています。有形の邪気による慢性の実証には，非常に根の深い病証も存在します。こうした病証の根は，一朝一夕に除けるものではなく，少しずつ除いていくしか方法はありません。劉氏はこうした病証の特質を完全に見抜き，非常に適切な対処法を提示しています。これが劉氏の独特な用薬法による清熱祛湿法です。これは攻下法とは異なる方法です。

また劉氏は「服薬の影響による排便・排尿が生じたら増量を止め，その時点での服用量を維持し，病が治癒するまで服用を続ける」「病が治癒した後もこれを常服すれば，気血の通りをよくし，食欲を増進させるなど保養効果を得ることができる。これは体の弱い人でも，健常な人でも同様に行うことができる」とも述べています。これは劉氏が，三化神佑丸には臓腑気血の壅滞を解消する作用があると考えていたからです。しかし三化神佑丸は，邪気を攻撃するために組成されている方剤です。正気については，何も考慮されていません。そこで実証に使う場合でも，十分な配慮が必要となります。まして効果が得られた後に，さらに使用するということであれば，正気を保護する薬を合わせるべきだと思われます。

6 祛痰剤

祛痰剤とは，痰濁を除く作用のある方剤です。痰証には，湿痰・燥痰・熱痰・風痰・寒痰の5種があります。これは五気によって分類したもので

すが，どれも痰証であることは共通しています。

　例えば，湿痰を治療する方剤には二陳湯があります。燥痰を治療する方剤には貝母栝楼湯があります。風痰を治療する方剤には小陥胸湯があります。熱痰を治療する方剤には清気化痰丸があります。また寒痰の治療は，飲証の治療とほぼ同じものです。これらは臨床で，最も多用される方剤です。

　二陳湯から発展した方剤には，温胆湯・半夏白朮天麻湯があります。小陥胸湯から発展した方剤には，清気化痰丸・礞石滾痰丸があります。これらの方剤の用薬法には，内在的なつながりがあります。こうした変化には，病状の発展に伴って，使う方剤も変化してきたという背景があります。また理中化痰丸・胡椒化痰丸・姜桂丸などは寒痰を治療する方剤ですが，その用薬法はどれも「温薬でこれを和す」という範囲のなかにあるものです。つまり飲証を治療する場合の用薬法と，完全に切り離して考えることはできません。

　いずれにせよ，痰という実邪を治療する場合，標治を中心とすることが多くなります。また上では痰証を5種に分けましたが，実際には湿と燥の違いがあるだけともいえます。しかし単純な痰証ではなく，同時に虚証・血瘀・食積などが存在する場合，病状は複雑となります。また痰は奇妙な病証を生み出すという言い方もあります。このように痰証の治療にも多くの内容があり，一概に論じることはできません。ここで注意しておくべきことは，『諸病源候論』にみられる，痰は気化機能の失調によって生じるという見解です。同書は「気脈が閉塞し，津液が通らなくなると，水飲も気も臓腑の中に停滞し，痰が生じる」と述べています。先人は「痰治療の名人は，痰ではなく気を治療する。正常な気機が回復すれば，津液の運行も回復するからである」という言葉を残しましたが，これも理気化痰による治療法を説いたものです。しかし痰は病の標であり，本ではありません。そこで先人は「痰証に対した場合，まずは痰を治療することを忘れろ」という言葉も残しています。これは外因・内因などの根本的な原因を解決すれば，痰は自然と消えるという考えです。こうした内容については，中医内科や方剤学の教科書でも論じているので参考にしてください。ここではいくつかの方剤を選んで，解説をします。

1 丁香五套丸（附：二賢散・潤下丸）……………『和剤局方』

■主治
　胃気が弱り，三焦の気機が失調すると水穀が宣行できずに痰飲が生じる。痰飲が胸膈の間に停滞すると，めまい・胸膈部の脹満・咳嗽・息切れ・嘔吐・腹痛などが生じる。痰飲が中脘部に停滞すると，腕が痛んで上に挙げられない・腰や腿が重く感じるなどの症候が生じる。痰飲が長期にわたって解消しないと，脾に流入する。脾は湿気を嫌うので，痰飲が脾に流入すると腹脹が生じ，消化機能は失調する。この薬は，こうした病証を治療することができる。

■組成
　南星（個々の南星をそれぞれ10数個の小塊に切る。これを半夏とともに3日間水に漬ける。水は毎日取り替える。3日経ったら，粉にした明礬2両を加えよく混ぜる。これをさらに3日間漬ける。3日経ったら南星を取り出してよく洗い，焙じて乾燥させる。）・半夏（細かく切る）各2両，白朮・茯苓各1両，陳皮・丁香・木香・青皮各半両，炮姜・良姜各1両

■用法
　上の薬を粉にし，神麴1両，大麦芽2両の粉を加え，梧の種大の丸薬を作る。これを1回に50〜70丸，温水で服用する。いつ服用してもよい。常服すると温脾胃作用が得られるので，宿冷を去り，留滞を消し，正常な消化機能を取り戻すことができる。また低温多湿な地域に起こる寒湿病や山地に起こる瘴など，異常な気候による病を治療することもできる。このほか飲酒による痰飲の停滞で，ほかの薬では効果がなかったものにもよい効果がある。

■解説
　丁香五套丸は，理気化痰の代表方剤です。用薬法は非常に簡明で，2つの部分からなっています。第1の部分は，丁香・木香・青皮・炮姜・良姜による温中理気作用・祛寒暖胃作用です。脾胃の機能を回復させ，三焦の気機を正常化させる働きをします。先人は「痰証に対したらまずは痰を治療することを忘れろ，気機が回復すれば痰はおのずと解消される」という言葉

を残しました。第1の部分は，こうした理気化痰による用薬法です。第2の部分は，南星・半夏・白朮・茯苓・陳皮（つまり白朮二陳加南星）による和脾胃作用・消痰飲作用です。気の停滞や痰の残留を防ぎ，脾の働きを助ける働きをします。全体としては，温中理気作用・消化痰飲作用があります。そしてさらに，消食和胃作用のある神麴・麦芽を加えています。この2味は，津液の運行を改善し，清気を上昇させる働きをします。このような作用があるので，丁香五套丸は各種痰証や癖を治療することができるのです。

こうした用薬法は，張仲景の苓桂朮甘湯や腎気丸より派生したものです。つまり「痰飲は，温薬を使ってこれを和す」という治法にもとづく用薬です。しかし丁香五套丸では，仲景方の温陽化水から，理気流湿による用薬法へと発展しています。これは痰飲の治療法に新たな方法を加えるものです。そしてこの方法は，効果も高く，現在でも多用されているものです。

方剤名ともなっている「五套」の「套」とは「重なり合う」という意味です。方剤は温中理気作用と和胃化飲作用の2部分から組成されていて，それぞれの部分は5味の薬からなっています。「五套」とは，こうした5味ずつ2組の薬群の作用が互いに重なり合って，1つの作用を実現しているという意味です。しかし作用の中心は，丁香に代表される温中理気作用にあります。そこで丁香五套丸という方剤名になっています。

二賢散は，橘皮1斤，甘草・塩花各4両に5碗の水を加え，弱火で煮つめてから焙じて粉にしたものです。白湯で服用します。これも理気化痰作用のある方剤です。辛散苦泄薬である橘皮には，理気燥湿作用・清痰涎作用・開胃気作用があります。甘草には緩性があり，また補脾肺作用があります。塩花には消痰潤下作用があります。全体としては，理気化痰作用があります。これは丁香五套丸とは異なる用薬法です。

北宋の方勺は『泊宅編』でこのように述べています。

「橘皮にはすぐれた寛膈降気作用・消痰飲作用がある。またほかの薬は新鮮なものがよいとされるが，橘皮だけは古いものがよいとされる。私の親戚が食後に胸満が生じるという病気になり，さまざまな薬を試したがどれも効果がなかった。そこで橘紅湯（つまり二賢散）を与えたところ，1日で胸中のものが下に落ちる感じを得た。そして汗が大量に出た。しばらくすると腹痛が起こり，鉄の塊のような大便がいくつか出た。それはすさ

まじい悪臭を放つものであった。こうして胸中のつかえはすっかり消え，病は治癒した。おそらくは脾の冷積による病であろう。この方剤は，あらゆる痰気に効果のあるものである。世の医者は，痰気を治療する薬というと半夏・南星しか知らないが，それでは片手落ちである」

この方剤はのちに朱丹渓によって名を潤下丸と改められました。潤下丸は，湿痰が火の影響を受けて上部を侵し，胸膈部に停滞したことによる咳・粘唾を治療する方剤です（二賢丸と潤下丸は組成は同じでも，製法が異なります。潤下丸は，まず塩5銭を水に溶かし，ここに陳橘皮半斤を加えて煮つめます。次にこの橘皮に蜜炙甘草2両を加えて粉にし，梧の種大の丸薬を作ります。これを1回100丸，白湯で服用します）。また李時珍は『本草綱目』で「二賢丸や潤下丸は痰気を治療する良方であるが，これは気が弱っていない人だけが服用できる薬である。気が不足している者は服用してはならない」と述べています。

2 黄芩利膈丸 ……………………………………『蘭室秘蔵』

■主治
胸中の熱を除く作用・膈上の痰を利す作用があり，（胸中の熱・膈上の痰による）咳嗽・喘息・胸中の煩躁や熱感・めまい・悪心・多量の痰（黄色く粘度が高い）などを治療することができる。

■組成
生黄芩・炒黄芩各1両，黄連・半夏各5銭，南星・枳殻・陳皮各3銭，白朮2銭，沢瀉5銭，明礬5分

■用法
上の薬を粉にして蒸し，梧の種大の丸薬を作る。1回に30〜50丸を，食間に温水で服用する。服薬中，酒や水気の多い小麦食を摂ってはならない。

■解説
黄芩利膈丸は，清化熱痰作用のある方剤です。もともとは「強まった陰火が，上部の生長の気を侵した」病証を治療するために，李東垣が考え出した瀉法です。これは「気の上逆が肺を苦しめている場合，苦味薬によっ

て陰火を泄し，下降させる必要がある」という考えにもとづくものです。そこで生黄芩と炒黄芩を併用し，さらに主薬として黄連を合わせています。こうすると苦寒堅陰作用によって胸中の熱を瀉し，火邪が肺を侵したことによる咳嗽・喘息などを治療することができます。ここに理気化痰作用のある半夏・南星・枳殻・陳皮を加えます。以上が「胸中の熱を除く作用・膈上の痰を利す作用」を実現する主要な部分となります。さらに佐薬として沢瀉湯を合わせています。沢瀉湯は「心下部の支飲によるめまい」（『金匱要略』痰飲篇）を治療する方剤です。また，消痰涎飲作用のある明礬も佐薬として加えています。膈上にある熱痰は上部を侵しやすく，清陽の働きが阻害されるため，めまい・煩熱・悪心・嘔吐・咳嗽・喘息などさまざまな病証を引き起こします。黄芩利膈丸の苦降辛通による用薬法は，こうした熱痰による病証に非常に有効なものです。

　李東垣は，補中昇陽法による内傷発熱の治療を提唱しました。李氏は『脾胃論』で「辛甘温薬で補中と昇陽を行い，甘寒薬で火を瀉す」と述べています。前者は標を治療するもので，後者は本を治療するものです。しかし，ここでは火邪だけでなく痰も存在します。そこで黄芩利膈丸は，苦降辛通を使った治療法となっています。これは治標を行う方剤です。熱痰による病証には確かな効果がありますが，服用のしすぎには注意する必要があります。特に内傷病の患者は，脾胃・元気を傷めないよう細心の注意が必要となります。

3　半夏利膈丸（附：祛風丸）　　　　　　　　　　　『証治準縄』類方

■主治
　風痰による頭痛・めまい・のどや膈の不利・粘度の高い唾液などの症候を治療する。また過度の飲酒で生じた停飲による嘔吐・悪心・胸脇部の痛み・腸鳴音などの症候を治療することもできる。

■組成
　半夏（湯で洗う）3両，白附子（生）2両，天南星（生）1両半，白茯苓・白朮・人参・滑石・貝母・明礬　各1両

■ 用法

上の薬を粉にし，梧の種大の丸薬を作る。1回に30丸を食後に生姜湯で服用する。

■ 解説

半夏利膈丸は風痰を治療する方剤です。方剤中の半夏・白附子・天南星は，どれも風痰の治療に多用される薬です。3味を合わせ，生で使うと，祛風化痰作用はさらに強いものとなります。これは危急の病証に対しては標治を行うという治則にもとづいて，体内に停滞している風痰を迅速に取り除く措置です。さらに，益気健脾化痰作用のある人参・白朮・茯苓を合わせますが，ここには2つの意味があります。1つは扶正です。土を培い木を植えることで，風邪の再侵入を防ぎます。もう1つは脾の運行機能を回復させることです。痰を生み出す源である脾が正常に運行していれば，風痰は自然と消えます。以上2つの薬群を合わせると，標治だけでなく本治についても考慮した用薬法となります。そしてさらに滑石・貝母・明礬を合わせます。滑石には滑竅利痰作用，つまり『名医別録』がいう「九竅六腑の津液を通し，留結を去り，口渇を止め，中の働きを利す」作用があります。また滑石には鎮逆作用もあります。貝母には消痰作用・潤心肺作用があり，心胸部に鬱結している気を散らすことができます。明礬には痰涎や飲癖を吐き出させる作用があります。3味を合わせた薬群は，風痰が上部を侵したことによる頭痛・めまい・のどや膈の不利・粘度の高い唾液などの症候に非常に適したものといえます。またこの3味には，半夏・天南星・白附子の作用を強める働きもあります。全体として風痰を治療する作用があり，この用薬法は，風痰治療の模範といえるものです。ただし，これはあくまでも治標方剤であることを忘れてはいけません。つまり病の根本を治療するものではなく，患者の状態を調整するものです。方剤には人参や白朮が含まれていますが，それは少量であり，主要な薬ではないからです。しかし風痰の邪気に侵され緊急の治療が必要な実証では，補益を主とした治療はふさわしくなく，こうした方剤による治療が必要となります。

『衛生宝鑑』の祛風丸は，半夏利膈丸とは別の方法で風痰を治療する方剤です。これは，荊芥・槐角子・半夏麹・陳皮・明礬・朱砂に生姜汁を加えて丸薬にしたもので，すぐれた効果があります。同書は祛風丸について

「酸味と鹹味ばかりを好み，飲酒も度を越え，色欲にも節制のない人がいた。こうした生活を続けるうちに痰飲が生じた。痰飲が胸膈部に停滞すると，胸満・嘔吐・悪心・涎・片方の腕が痺れるなどの症候がみられるようになる。痰飲が上昇すると，めまいが起こる。痰飲が下降すると腰や脚の痛みが起こる。痰飲が深く侵入すると半身不随となる。浅い場合は，突然気を失う。この薬には，寛中祛痰作用・捜風理気作用・和血駐顔作用があり，服用すると長寿が得られる」と述べています。

方剤中の荊芥・槐角子には涼肝散風作用があります。半夏麹・陳皮・生姜には和胃祛痰作用があります。明礬・皂角子を合わせたものには「涎を薄め，つまっているものを通す」作用があり，風痰治療には欠かせない薬といえます。また明礬に朱砂を合わせたものには驚癇や癲狂，風痰による言語不利などを治療する作用があります。全体としては，祛風化痰作用・鎮驚利膈作用があります。非常に確かな効果のある方剤であり，また祛風丸の用薬法は，風痰治療の新しい用薬法を示したものでもあります。

4　貝母花粉湯　……………………………………『臨証指南医案』

■主治
燥気が肺を侵し，肺の宣粛機能が失調したことによる咳嗽・多量の痰（痰の粘度が高く，吐き出せない場合もある）・断続的な身熱。この病証を治療するには，軽い用薬によって上焦の熱を冷ます必要がある。

■組成
川貝母・天花粉・桑葉・南沙参・杏仁・緑豆衣

■用法
水で煎服する。

■解説
これは『臨証指南医案』咳嗽門にみられる処方です。非常にすぐれた処方なので，上のような名前をつけ，ここで紹介することにします。燥気が肺を侵し，肺が乾燥すると咳嗽が生じます。また肺の宣粛機能が失調すると，津液が凝結して痰となります。こうした痰によって肺の気機はさらに

阻害され，咳嗽が悪化します。また肺気が鬱すると熱が生じ，身熱もみられるようになります。このような病証は，非常に多くみられるものです。治療には貝母花粉湯を使います。貝母・花粉には潤肺化痰作用があります。桑葉・南沙参・杏仁には清宣肺気作用があり，咳嗽を止めることができます。緑豆衣には除煩清熱作用があります。全体としては，清宣肺気作用・潤燥化痰作用があり，上記のような症候を治療することができます。

　葉天士は，このような病証は気分病であり，軽い薬を使って上焦の熱を冷ます治療が必要であると考えました（これは外燥による病なので，内燥による病とは異なります）。そこで桑葉・沙参・枇杷葉・杏仁・桔梗・甘草などの薬を多用しました。これらの薬には清熱作用・宣通肺気作用がありますが，どれも質が軽く流動性があるのが特徴です。また貝母・栝楼皮・栝楼根・麦門冬・玉竹・冬瓜子・芦根などの薬には，潤肺陰作用・化燥痰作用があります。燥熱が強い場合は，さらに梨汁・蔗汁などの甘涼濡潤薬や，山梔子・馬兜鈴・地骨皮・緑豆衣などの清肺除熱薬を加えます。このような軽くて流動性のある用薬法は，燥気傷肺・気鬱生痰証の治療に非常に適しているものです。潤燥化痰法の発展的な応用例といえる方剤です。

5　金水六君煎　『景岳全書』

■主治
　肺腎虚寒によって生じた水飲が痰となったもの。または高齢による陰虚，または血気不足で，さらに外来の風寒に侵され，咳嗽・嘔吐・悪心・多量の痰・喘息などがみられるもの。

■組成
　当帰2銭，熟地黄3～5銭，陳皮1銭半，半夏2銭，茯苓2銭，炙甘草1銭

■用法
　上の薬に2鐘の水を加え，さらに生姜3～7片を加えて煎じる。水量が7～8割になるまで煎じたものを，食間に温服する。湿邪があり大便がゆるいものは，当帰を除き，山薬を加える。痰による気滞で胸脇部に不快感

がある場合は，白芥子を7〜8分加える。陰寒が顕著で嗽が治らないものは，細辛を5〜7分加える。表邪による寒熱がみられる場合は，柴胡を1〜2銭加える。

■ 解説

　脾が湿ると痰が生じます。また水飲は陽虚によって生じます。こうした病証はとても理解しやすいものですし，また治療も比較的容易です。病状が単純なので，使う薬も少なくてすみます。しかし肺腎陰虚と同時に，水の余剰による痰が存在するというのは複雑な病証です。こうした虚実が交錯している病証は処理が難しく，標も本も治癒しないまま長期化することが少なくありません。しかし張景岳はこのような病証を多く治療していました。そこで，その経験をもとにして新しい用薬法を考え出しました。それが金水六君煎です。この方剤の用薬法は一見矛盾しているようにみえます。滋陰薬は痰証にふさわしくありませんし，化痰薬は陰虚にふさわしくないからです。しかしこれこそが張景岳が考え出した，潤燥併用による用薬法なのです。反対の作用をもつ薬同士が協調することで，複雑な病証を治療する作用が生まれます。

　方剤中の熟地黄・当帰には滋陰補腎作用があります。これは金水相生によって本を治療する措置です。ここに二陳湯を合わせます。生姜が重用されているのは，辛通理肺作用・和胃化痰作用を強めることで標治を行うためです。全体として滋陰化痰作用がありますが，滋陰作用が化痰を妨げることも，化痰作用が滋陰を妨げることもありません。しかし，まだ以下のような疑問が生じます。水や痰による咳嗽・悪心・嘔吐・喘息に，なぜ熟地黄や当帰を使うのか？　またこれらの薬は，外来の風寒による病証にもふさわしくありません。こうした問題には十分な理解が必要です。張景岳は金水六君煎の主証として「肺腎虚寒」「高齢による陰虚」「血気不足で，さらに外来の風寒に侵されている」という状況をあげています。どれも脾について述べてはいません。このことから病人の消化機能は健在であることがわかります。また風寒の外感は，血気が不足し外邪に対抗できないために起こるものです。一般の外感証とは異なります。この点を正確に把握しておけば，何の心配もなく金水六君煎を使うことができます。辛通散寒作用・開胃気作用・祛水気作用のある生姜が重用されているので，外感の存

在する状況に当帰・熟地黄を使っても問題はありません。

　金水六君煎は，非常に確かな効果の得られる方剤です。特に肺腎虚寒による慢性の咳嗽や，老年性の咳嗽・多量の痰・息切れなどの治療に適しています。運用に際しては，張景岳が提示している加減法を使うことができます。私は，腎虚・腎不納気による慢性の咳嗽を治療する場合，補骨脂・沈香・肉桂粉・炙坎㚒・紫石英などの中から1～2味を加えます。痰が多く胸悶がみられる場合は，姜川朴・炙蘇子・礬水炒鬱金などを加えます。食欲不振・軟便・意欲の低下がみられる場合は，白朮・炒山薬・益智仁・砂仁などの中から1～2味を加えます。風寒の外感による咳嗽・多量の痰などの症候が現れた場合は，草豆蔻仁・仏耳草・桂枝・厚朴・杏仁などの中から1～2味を加えます。こうした加減を行うと，効果を高めることができます。

　また盛寅は『医経秘旨』で「腎虚によって水が余り痰が生じた場合，これは腎陽虚である。陽気が弱るから水が余るのである。陰虚の場合，気は上昇するが下降できなくなる。すると咳嗽・痰涎などの症候がみられるようになる。陽虚と陰虚の治療法は，まったく異なるものである」と述べています。これは陰陽水火の証には，それぞれの治療法があることを述べている言葉です。しかし金水六君煎証は，慢性で複雑な病証です。こうした病証を治療するには，陰も陽も，標も本も，すべてを同時に考慮する必要があるのです。また金水六君煎を，陰虚・陽虚などの状況に合わせて使う方法もあります。例えば陽虚による水逆が顕著な場合，桂枝または乾姜（または2味とも）を加えて使います。陰虚による虚火が顕著な場合は，牡丹皮または沢瀉（または2味とも）を加えて使います。同様に確かな効果を得ることができます。

7 熄風安神剤

　熄風安神剤とは，平肝熄風作用と寧心安神作用のある方剤です。主に心肝の病を治療します。

肝風の上旋はさまざまな状況で起こります。例えば肝が潤いを失ったことによる血燥生風証があります。また肝陽が風を起こし，風と火が互いに煽り合う状況もあります。また肝風が上逆している状況では，衝気も上逆します。このほか肝脾両虚による虚風が起こることもあります。大小定風珠・羚角鈎藤湯・鎮肝熄風湯・地黄飲子などは，こうした病証を治療する方剤です。

　心神不寧もまた，さまざまな状況で起こります。心神不寧証の治療に多用される方剤には，滋陰清熱作用・交通心腎作用のある補心丹，鎮心安神作用・降火就陰作用のある朱砂安神丸，潜陽摂納作用・定驚安神作用のある真珠母丸などがあります。

　熄風安神作用のある方剤は，歴代の書物に多く載っています。標本虚実の錯雑した病証を治療するものにも，多くの有名な方剤があります。前述したものは，その一部にすぎません。その中でも，特に『金匱要略』のいくつかの方剤や，葉天士・王旭高などの方剤は，学術的にも価値があり，また確かな効果を得られるものです。ここでは，その中からいくつかを選んで解説をします。

1　侯氏黒散　……………………………………………『金匱要略』

■ **主治**
　重症の中風による四肢の煩重，また中風による陽虚・心血の不足
■ **組成**
　菊花40分，防風10分，川芎3分，細辛3分，桂枝3分，当帰3分，白朮10分，人参3分，乾姜3分，茯苓3分，黄芩5分，牡蛎3分，明礬3分，桔梗8分
■ **用法**　上の薬を搗いて散薬とし，1日1回，1回1匙（方寸匙）を酒で服用する。最初の20日間は，散薬に温酒を加えて服用する。服薬中は，魚・肉・大蒜を禁止する。また60日間は冷たい飲食物を摂るのがよい。これは薬を腹中にとどめるための措置である。温かいものを食べると，薬はすぐに下行してしまう。冷たい飲食物は薬が腹中にとどまり，効果を発揮するのを助けることができる。

■ 解説

　侯氏黒散には，平肝祛風作用・健脾化痰作用があります。方剤は，大量の風薬と健脾薬で組成されています。このことから治療の中心が肝経と脾経であることがわかります。方剤中，菊花を40分も使っています。『神農本草経』は菊花には「諸風による頭痛・頭の腫れ・めまい・目が今にも落ちそうに感じる・涙目・皮膚や筋肉の障害」を治療する作用があると述べています。また防風は10分使っています。『神農本草経』は防風には「重症の中風による頭痛・めまい・悪風・視力の低下・全身の関節痛・煩満」を治療する作用があると述べています。明らかにこの2味が，侯氏黒散の主薬であることがわかります。そして川芎も風証を治療する薬です。『神農本草経』は川芎には「中風で脳が侵されたことによる頭痛，寒痹による筋肉の痙攣や硬直」を治療する作用があると述べています。『名医別録』は川芎には「寒邪が頭の中を侵し，風邪が顔面部を去来することで，涙目，多量の鼻汁や唾などがみられ，まるで酔っているかのような病証」を治療することができると述べています。細辛は暗風による気絶や意識障害を治療する薬です（『危氏得効方』）。また『神農本草経』は，細辛には「頭痛・全身の痙攣や硬直を治療する作用があり……常服すると九竅を利し，目をよくすることができる」と述べています。そして桂枝には，祛風作用・開腠理作用・温経通脈作用があります。以上の薬を合わせることで祛風作用・捜風作用・熄風作用など多方面の作用を相互に協調させ，総合的に風証を治療することができます。このように作用の重点が絞られているので「重症の中風による四肢の煩重」を治療することができるのです。

　また風気は肝に通じる特性があるので，風邪が人を侵すと，まず肝気・肝血の不足が起こります。こうして気血が虚していると邪気の侵入を受けやすい状態となります。当帰を合わせているのは，この状況に対応するためです。『名医別録』は当帰には「中風による痙攣で，汗の出ない状態」を治療する作用があると述べています。また『大明本草』は「あらゆる風証，あらゆる血証を治療し，あらゆる虚労を補益する」作用があると述べています。当帰を菊花・川芎と合わせて使うと，捜肝気作用・補肝血作用・潤肝燥作用・補風虚作用をさらに強めることができます。

　風邪が上部を侵すと，肝陽も上逆するようになります。また風邪には，

変化が激しいという特徴もあります。そして風邪は，風寒や風熱として侵入してくることもあります。そこで黄芩・牡蛎を合わせています。黄芩には，上部の熱に対する清熱作用があります。牡蛎には潜陽作用があります。こうした用薬法によって肝風の邪気を完全に抑え込むことができます（ほとんどの風薬には解痙作用があり，血管を拡張させます。川芎・当帰には活血化瘀作用もあります）。

そしてさらに注目すべきことは，白朮・人参・乾姜・茯苓など補脾和胃作用をもつ薬を合わせていることです。10分使われている白朮には，守中補脾作用・温胃化痰作用があります。これは風邪によって全身の気が乱されている状況に対し，中焦を守ることで全体を立て直す足がかりを確保しようとする措置です。非常に重要な用薬法といえます。肝風も外風も，どちらも営衛の不調和，清濁昇降の失調を引き起こします。すると痰が生じ，それが寒や熱とからんで病証は発展していきます。つまり中風という病証であっても，営衛や清濁昇降という問題がまず存在しているのです。そして営衛や清濁昇降の機能を主っているのは中焦です。したがって発症する前でも，または重症の中風の後でも，正常な中焦の機能を確保することは重要なのです。これは根源的な意味をもつ用薬法です。こうした病証では「胃気はあらゆる病のもとである」ということに十分注意する必要があります。

この薬群は，本の問題を解決することで風証を治療するものであり，制肝補脾作用・培土寧風作用があります。

そしてさらに明礬を合わせています。『名医別録』は明礬には「骨髄のなかにある頑固な熱を除く」作用があると述べています。また『大明本草』は「風熱を除き，痰を消し，口渇を止め，中風による言語不利を治療する」作用があると述べています。李時珍は「風熱の痰涎を吐き出させ，下させる」作用があると述べています。そこで明礬は，風痰証の治療に多用されます。

さらに桔梗も使われています。桔梗には気機を開通させることで五臓を利す作用があります。また「中風による陽虚・心血の不足」という病証を治療するための引薬としても作用します。全体として，平肝虚風作用・健脾化痰作用のある方剤です。侯氏黒散の用薬法は，一見しただけでは雑多な印象を受けますが，その思考回路をていねいにたどると多くのことを学ぶことができます。

侯氏黒散の用薬法を，内と外を分けず，寒熱が混在し，補瀉を併用したものととらえたのでは，核心を理解することはできません。よって後世，この方剤を使用する人は少ないのです。ここで治療する必要があるのは重症の中風です。こうした病証に，純粋な内風・純粋な外風・純粋な寒証・純粋な熱証・純粋な虚証・純粋な実証など存在しません。特に危急な治療を要する発作時や，または発作の前後では，ほとんどの場合，寒熱虚実が混在しています。また緊急に使われる通関散・安宮牛黄丸・蘇合香丸・至宝丹・紫雪丹などの方剤にも，純粋な寒剤・純粋な熱剤・純粋な補剤・純粋な瀉剤などありません。例えば人参再造丸の用薬法などは，さらに複雑なものです。しかしこの方剤は非常に多用され，すぐれた成果をあげています。こうしたことがわかれば，侯氏黒散の独特の用薬法についても理解することができます。しかも侯氏黒散は，上記の諸方剤の元祖といえる方剤です。この方剤の問題点は，原文に記載されている主治が簡潔すぎることです。しかし経方を学ぶには「使われている薬から適応証を推察する」という方法があります。この方法を使えば，問題はなくなります。

　趙錫武氏は『趙錫武医療経験』中風的証治で「半身不随の発症後に使う方剤としては，侯氏黒散を冷服するのがよい」「症状が改善した後も，侯氏黒散を六味地黄丸と合わせて使うことで，効果を安定させることができる」と述べています。私は侯氏黒散を，肝風で脾虚の症状がみられるものや，中風前または軽度の中風で同様の病状を呈するものに使います。一定の効果を得ることができます。ただし「冷たい飲食物を摂るのがよい」という点に関しては，いまだにはっきりとは理解できません。痰火上逆証を治療する際に，薬を温服することはふさわしくないという意味もあると思われます。

2　風引湯　　　　　　　　　　　　　　　　　　　　　　　『金匱要略』

■主治
　熱を除き，半身不随や癲癇を治療する。

■組成
　大黄・乾姜各4両，桂枝3両，甘草・牡蛎各2両，竜骨4両，寒水石・

滑石・赤石脂・紫石英・石膏各6両

■ **用法**

　上の薬を搗き，目の粗い篩にかける。これを薬袋に入れ，低温で高い場所に置いておく。服用する際には，3本の指でつまめるくらいの量を取り出し，井戸水3升を加えて煎じる。3度煮立てたら，1回に1升を温服する。大人の中風による痙攣・硬直，小児のひきつけ・てんかんなどを治療することができる。1日に数十回も発作が起き，ほかの医者では治せなかったものを治すことのできる，除熱作用のある方剤である。巣氏は，脚気の治療に風引湯を使うのがよいと述べている。

■ **解説**

　風引湯には，鎮心肝作用・熄風陽作用があります。方剤中の石膏・寒水石・滑石・甘草は有名な三石湯です。三石湯は，寒涼薬による清火作用と，辛涼薬による散風作用のある方剤です。『神農本草経』は石膏には「中風による寒熱，心下部の逆気による驚喘，口や舌の乾燥，呼吸困難」を治療する作用があると述べています。『名医別録』は寒水石には「時気による熱，五臓の伏熱，胃熱を除く」作用があると述べています。『神農本草経』は滑石には「胃中の積聚や寒熱を一掃することで，身熱や下痢を治療する」作用があると述べています。また『名医別録』は「九竅や六腑の津液を通し，留結を去り，渇きを止める」作用があると述べています。明確な目的をもつ薬群といえます。

　そしてさらに瀉火通腑作用をもつ大黄を合わせています。大黄と三石を合わせると，風火の勢力を抑え，下行させることができます。

　また竜骨・牡蛎には重鎮潜陽作用があります。『神農本草経』は，竜骨には「小児の熱気による驚癇」を治療する作用があり，牡蛎には「驚風，心下部の積聚，熱や気の上逆」を治療する作用があると述べています。赤・白石脂には鎮驚悸作用・壮筋骨作用があります。また『名医別録』は紫石英には「補心気作用・定驚悸作用・安魂魄作用・填下焦作用」があると述べています。これらを合わせた薬群には「寒薬による瀉火作用」「重薬による鎮怯作用」「渋薬による固脱作用」があります。

　この作用を利用して，風陽の上逆や，それに伴う真気の上浮を制御することができます。また祛風作用のある桂枝を三石と合わせると，祛風火作

用が生まれます。温中作用のある乾姜を三石や大黄と合わせると，中焦を守り，寒薬が胃を傷めるのを防ぐことができます。これは「熱＋寒」「守＋攻」という組み合わせです。古方では大寒薬や大下薬を使う場合，乾姜を合わせる手法が多くみられ，その意味をよく知っておく必要があります。

方剤全体としては，重鎮心肝作用で半身不随を治療し，除火熱作用で風陽を鎮めることができます。驚悸・痙攣・硬直などはみな火から起こるものですし，また肝風も火が起こすものです。よって[主治]では「熱を除き」と述べているのです。これはこの方剤の基礎となる考え方を示している言葉です。つまり，風引湯は火病を治療する方剤なのです。張錫純の鎮肝熄風湯なども，風引湯を元祖とする方剤といえます。

方剤名である「風引」とは「風癇によって引っ張られている」意味であると『金匱玉函要略輯義』は述べています。主治については原文でも比較的詳細に述べられています。『外台秘要』風癇門は，崔氏紫石英湯（つまり風引湯）について「永嘉２年に風癇の病が多発した。発症すると言語不利，または発熱，または半身の引きつりなどが起こった。ある者は５～６日で死に，ある者は７～８日で死んだ。張思惟がこの散剤を処方したところ，みな治癒した」と述べています。どちらも風引湯の適応証を理解するうえでの貴重な資料といえます。

趙錫武氏は半身不随を主証とする高血圧の患者を潜陽通絡法で治療しましたが，薬は風引湯に磁石・亀板・鼈甲・生鉄落を加えたものを使いました。豊かな経験を感じさせる処方です。

3　養血熄風丸　　　　　　　　　　　　　『臨証指南医案』

■主治
めまい・耳鳴り・四肢の痺れ・腰や脚の弱り・半身不随・口乾・便秘・舌紅嫩少苔・脈虚弦などの症候。

■組成
製首烏（烘）４両，枸杞子２両，当帰身２両，三角胡麻（砕いて水でよく洗ったもの，烘）２両，明天麻（麵煨）２両，黄甘菊花（煎じた薬液）３両，

黒豆皮（煎じた薬液）4両，淮牛膝（蒸）2両，川石斛（煎じた薬液）4両
■ 用法
　3種の薬液とそのほかの薬を合わせ，さらに蜜を加えて小さな丸薬を作る。毎朝1回に4銭を，白湯で服用する。煎じて服用してもよい。
■ 解説
　養血熄風湯は『臨証指南医案』中風門に載っている処方です。これは養血熄風による治療の，新しい用薬法を示した例であり，非常に実用的な価値のある方剤です。養血熄風法は，現在では血虚風動証を治療する方法として確かな評価を受けていますが，もとは葉氏が始めたものです。各種風証は肝と関連しているという言葉があります。実際，内風による病証には，陰血虚によって肝が柔軟性を失ったことによる血燥生風証が多くみられます。こうした血虚風動の証候は，中風の前駆症状として現れることが多く，また中風を発症した後にもよくみられます。陰血虚で肝腎の不足が起こると，筋骨を営養することができなくなります。すると腰や脚が弱り，しっかりと歩くことができなくなり，重い場合は，半身不随となります。また虚風が上浮すると，めまい・耳鳴り・聴力障害などが起こります。内風が絡中に侵入すると，四肢の痺れ・顫動・頭部や肢体を虫が這っているような感覚が起こります。このほか口や舌の乾燥・便秘・焦りやすく短気になる・夢が多くなる，などの症候もよくみられます。舌脈は，舌嫩紅で苔は少なく，脈は左が緩大または虚弦となります。

　治療には養血熄風丸を使います。まず本を治療する薬群として，滋陰養血作用・填補肝腎作用のある何首烏・三角胡麻・枸杞子・当帰身を使います。さらに養血熄風作用・収斂浮陽作用のある天麻・甘菊・黒豆皮を合わせます。佐薬としては強陰益精作用・壮筋骨作用のある牛膝・石斛を合わせます。牛膝にはこのほか，火や薬の作用を下行させる働きもあります。全体としては，填実下焦作用・収斂虚風作用があります。これは静かなもので動くものを抑え，柔軟なもので急激なものを緩める方法です。これが養血熄風丸の特徴です。葉氏は「肝血や腎液が不足すると，陽風が諸竅を侵すようになる。この病証を治療する場合，風薬や寒涼薬を使ってはならない」と述べています。葉氏の豊かな経験が感じられる処方です。徐霊胎もこの方剤を高く評価し「これは非常に穏かな方剤であり，補剤が熱を生んでし

まうという弊害もない」と述べています。

4 羚角鈎藤湯 ……………………………………『臨証指南医案』

■ 主治
　風陽による，めまい・四肢が痺れて感覚がない・心煩・胸悶・舌が歪曲しうまく話せない・脈数弦・舌赤・舌苔黄膩などの症候。
■ 組成
　羚羊角・釣藤鈎・玄参・川石斛・牡丹皮・連翹心・陳胆星・橘紅・石菖蒲・川貝母・竹瀝・天花粉
■ 用法
　水で煎服する。
■ 解説
　これは『臨証指南医案』中風門に載っている処方です。平肝熄風・清火化痰法による，非常にすぐれた用薬例です。心肝の火が強まると，風陽と痰が上逆し中風証が起こります。先人のいう，内風はみな火より起こるという病証です。心肝の火が強まると風が生じ，風に煽られて気血が上逆するとめまいが起こり，中風を発症します。『内経』のいう「大厥」のことです。強い火は津液を熱し，痰が生じます。痰が心包や絡脈を侵すと，心煩・胸悶・四肢が痺れて感覚がない・舌が歪曲しうまく話せないなどの症候が生じます。脈数弦・舌赤・舌苔黄膩などは，標としての実証の，勢いの強さを示しています。治療には羚羊鈎藤湯を使います。方剤は，清熱熄風作用のある羚羊角・釣藤鈎や，清心肝火作用のある連翹心を中心に組成されています。さらに清痰火作用，通脈絡作用のある陳皮・胆南星・天花粉・貝母・竹瀝などを合わせています。佐薬としては，理気化痰作用のある橘紅・石菖蒲を合わせています。石菖蒲と連翹心を合わせると，清心開竅作用が生まれます。これらは危急の病証に対しては標治を優先するという治則にそった用薬法です。心肝火の上逆は，多くの場合，肝腎陰虚によって起こります。これを水不涵木・水不済火といいます。治療には養陰作用・清熱作用・涼心肝作用のある玄参・石斛を使います。これは標と本の両者を視

野に入れた治療法です。全体としては風・火・痰の問題を解決し，さらに養陰作用・和陽作用を合わせもつ方剤となっています。危急の治療に適した良方といえます。私がこの方剤を使う際には，さらに石決明・生牡蛎，または黛蛤散・雪羮湯などを加えて使います。こうすると清火化痰作用を強めることができます。風は火から生じるので，風を鎮めるにはまず火を抑え込む必要があるからです。また痰火の上逆を治療する場合，理気化痰薬よりも鹹寒潤下薬の方がよい効果を得られます。

5　培土寧風湯　　　　　　　　　　　　　　　　　　　　『王旭高医書』

■ 主治

肝風上逆・脾気虚弱による，めまい・空腹感はあっても食欲がない・顔が黄色く艶がない・脈弦虚などの症候がみられるもの。

■ 組成

人参・炙甘草・大棗・小麦・麦門冬・白芍・玉竹・橘餅・甘菊

■ 用法

水で煎服する。

■ 解説

これは『王旭高医書』西渓書屋夜話録に載っている処方です。培土寧風湯という名称はここで新しくつけたものです。ここでは肝風治療に対する新しい用薬法が示されています。具体的にいうと，緩肝益脾法によって肝風（虚風）と同時に脾気虚が存在する病証を治療する方剤です。一般的には，肝風の上逆は火によって引き起こされます。しかし気血が不足し，肝が営養を失った場合にも，「肝臓風虚」証として肝風は起こります。気血は脾胃によって生み出され，中気が弱ると，水穀の精気が不足します。こうした肝脾両虚を基礎として虚風が生じ，めまい・空腹感はあっても食欲がない・顔が黄色く艶がない・舌嫩・舌苔薄・脈弦虚細（以上の3つの症が，この病証の特徴です）などの症候が現れます。治療には培土寧風湯を使います。人参・甘草・小麦・大棗などの甘薬には，補中作用・緩肝急作用があります。白芍・甘菊には養肝熄風作用があります。麦門冬・玉竹を人参・甘草・

小麦・大棗に合わせると，甘潤による補脾益胃作用が生まれます。これには培土植木の意味があります。佐薬としての橘餅には舒肝悦脾作用があり，諸薬がそれぞれの作用を発揮できるように道を開く働きをします。全体として甘薬を利用した中風治療方剤となっています。これは虚風を治療する新しい用薬法です。古い人では葉天士や王旭高，近年では蒲輔周氏がこの手法を多用しました。よい効果の得られる方法です。

　この用薬法の元祖をたどると，葉天士の『臨証指南医案』肝風門に載っている処方に行き着きます。葉氏は，陰虚風動で食欲もすぐれないという患者に対して，人参・茯神・炒麦冬・炙甘草・生穀芽・南棗を処方し，これを「胃薬」と呼びました。また，肝風がおさまらず同時に胃津が不足している患者に対して，人参・甘草・茯苓・酸棗仁・知母を処方し，これを清養陽明と呼びました。また内風がおさまらず陽明脈が弱っている患者に対して，人参・黄耆・炙甘草・当帰・麦門冬・桑葉・地骨皮・天花粉を処方し，これを甘温益気と呼びました。どれも王氏の方法と同類の用薬法です。

　このほか肝脾気血両虚によって，めまい・心悸・不眠・焦りやすくなる・舌嫩・脈虚などの症候を呈する病証もあります。培土寧風湯は，こうした病証に対しても有効なものです。

6　天王補心丹　………………『景岳全書』中の『道蔵経』の方剤

■**主治**
　寧心保神作用・固精益血作用・壮力強志作用があり，記憶力の衰えを防ぐことができる。また祛煩熱作用・除驚悸作用・清三焦作用・解乾渇作用・育養心気作用もある。

■**組成**
　生地黄4両,人参・玄参（炒）・丹参（炒）・遠志（炒）・桔梗・白茯苓各5銭，五味子（炒）・当帰（酒洗）・麦門冬（炒）・天門冬（炒）・柏子仁（炒）・酸棗仁（炒）各1両

■**用法**
　上の薬を粉にし，蜜を加えて丸薬を作る。2割の量で10丸を作るように

し，金箔で衣をして仕上げる。1回に1丸を，食間や就寝前に灯心棗湯で服用する。丸薬は小さく作ってもよい。蜜を加えて梧の種大の丸薬にし，朱砂の衣をつける方法もある。また湯剤として，水で煎服してもよい。

■ **解説**

天王補心丹は，養陰清熱作用・補心安神作用のある方剤です。陰虚火旺・心気耗損による不眠・健忘・心煩・驚悸・夜間の発熱・盗汗などの症候を治療することができます。腎陰が不足すると，腎水が心と交われなくなります。すると心血が不足し，心火の上炎が起こります。心火によって心気が弱ると，心気も腎と交われなくなります。こうして陰虚火旺・心腎不交の状態となり，上のような症候がみられるようになります。方剤では生地黄の用量が突出して多くなっています。これは，この方剤が滋陰壮水作用を中心に組成されていることを意味しています。滋陰作用を通して心を養い，壮水作用を通して火を抑えることができるからです。佐薬として天門冬・麦門冬を合わせることで，滋陰清熱作用を強めることができます。さらに養陰清火作用のある玄参・丹参を合わせ，心と腎の調和をはかります。以上がこの方剤の主要部分となります。人参・五味子・茯苓・遠志には補益心経作用や，拡散してしまった気をおさめる作用があります。さらに佐薬として養血寧神作用のある当帰・酸棗仁・柏子仁を合わせています。また桔梗は使薬として，開発虚火作用を発揮します。桔梗にはまた，諸薬の作用を上昇させて心まで届ける作用もあります。全体としては，養陰清熱作用を主として，さらに補益心気作用・交通心腎作用を合わせもつ方剤となっています。

7　朱砂安神丸　……………………………………………『内外傷弁』

■ **主治**

心神の煩乱・怔忡・不眠・悪心・胸中の気が乱れて熱を生み，精神が落ち着かない状態。

■ **組成**

朱砂（粉，水飛）5銭，黄連（酒洗）6銭，当帰身2銭5分，生地黄2銭5分，

炙甘草5銭5分
■ **用法**

　朱砂を除く4味を粉にしてよく混ぜる。これを蒸して黍米大の丸薬を作り，朱砂の衣をつける。1回15～20丸を，食後に唾液で服用する。温水を使ってもよい。少量の冷水で服用してもよい。

■ **解説**

　朱砂安神丸には鎮心安神作用・養血清火作用があり，心火上炎による怔忡・不眠などを治療することができます。李東垣は「〔上の諸症は〕みな膈上の血中の伏火（つまり陰火）によって生じているものであり，治療には権衡法を用いる必要がある。陰火の上浮を鎮め，上焦の元気を養うのである。『黄帝内経』は，熱による病を治療するには甘寒薬と苦味薬を使うと述べている。苦寒薬である黄連には，心煩を去り，湿熱を除く作用があり，この方剤の主薬となる。臣薬である生地黄と甘草は甘寒薬で，瀉火作用・補気作用・滋生陰血作用がある。当帰には補血作用があり，朱砂には上浮した火を納め，神明を安定させる作用がある」と述べています（『蘭室秘蔵』）。全体としては鎮心安神作用のある治標方剤となっています。ここでいう「火」とは「陰火」のことです。陰火とは，内傷による虚火を指しています。つまり元気が弱り，陰火が虚に乗じて上昇してきた状況を述べているものなので，実熱とは異なる概念です。『脾胃論』は「気が上浮して心が乱れている場合，朱砂安神丸でその気を鎮める。心煩が軽減したら服用を中止する。過度の服用は陽気を傷め，邪気のさらなる内陥を引き起こすもととなる」と述べています。朱砂安神丸は，甘温益気作用を中心に組成されている方剤です。

　朱砂安神丸は，李東垣の書に3回現れます。『蘭室秘蔵』に2回（1つは安神丸として載っている）と『医学発明』に1回です。『蘭室秘蔵』の安神丸は，朱砂・黄連・生甘草の3味よりなる方剤です。どうしてこのような差があるのかについては，さらに研究が必要です。

8 理気剤

　理気剤とは，気機不和による病証を治療する方剤です。気機不和による病証には多くのものが含まれますが，気滞と気逆の2つに大別することができます。気滞を治療するには行気剤を使います。気逆を治療するには降気剤を使います。しかし，気滞と気逆には密接な関係があり，はっきりと分けることはできません。そこで行気剤と降気剤も，それぞれを使い分けるだけでなく，両者を合わせて使う場合もあります。

　気滞による病証には，例えば肝胃不和や肝脾不調があります。それぞれ柴胡疏肝散・逍遙散を使って治療します。胸痺痰気の治療には，栝楼薤白白酒湯や栝楼薤白半夏湯を使います。橘枳姜湯・桂枝生姜枳実湯・枳実薤白桂枝湯なども，胸痺痰気を治療する方剤です。また，これらの方剤を合わせて使う場合も多くあります。また心下痞気を治療するには，大黄黄連瀉心湯・附子瀉心湯・半夏瀉心湯・生姜瀉心湯・甘草瀉心湯を使います。これが有名な五瀉心湯です。脾胃気痞を治療する方剤には，枳朮湯・枳朮丸もあります。

　気逆による病証には，例えば暴怒気逆があります。これは破気降逆作用のある四磨湯や五磨飲子を使って治療します。胃気上逆を治療する方剤には，橘皮湯・橘皮竹筎湯・旋覆代赭湯などがあります。どれも理気和胃作用のある方剤です。肺気上逆を治療する方剤には，射干麻黄湯・厚朴麻黄湯・定喘湯・蘇子降気湯などがあります。どれも降気平喘作用のある方剤です。以上の方剤は，どれも非常に多用されるものです。

　五瀉心湯と『金匱要略』の瀉心湯には，用薬上の共通点があります。また厚朴温中湯は，枳朮丸から発展した方剤です。両者を比べると，治療する病証にも用薬法にも明らかな発展があります。また橘皮竹筎湯は，新加橘皮竹筎湯へと発展しました。ここにも用薬上の発展がみられます。

　気滞と気逆による病証は実証です。しかし多くは，寒熱虚実の錯雑した病証として現れます。そこで行気剤や降気剤の組成も，具体的な病状に合わせた複雑なものとなります。こうした内容については方剤学や内科の教

科書などにも述べられています。ここではいくつかの方剤を選んで解説をします。

1　神秘方（附：神秘湯）……………………………………『千金要方』

■ **主治**
　気が上逆し，臥すことができない病証。
■ **組成**
　橘皮・生姜・紫蘇・人参・五味子各5両，さらに桔梗を加える場合もある。
■ **用法**
　上の薬に7升の水を加えて煎じる。水が3升になるまで煎じたら，3回に分けて温服する。
■ **解説**
　気が上逆し臥すことができない病証は，虚と実に分けることができます。実証とは邪気実のことです。多くは風寒の外感によるものです。虚証とは精気虚のことです。多くは元気の内傷によるものです。しかしこれは一般論で，実際には外邪によって引き起こされる肺気不宣と同時に肺腎虚がみられるような，虚実錯雑証も存在します。神秘方は，こうした病証を治療する方剤です。
　辛散理気作用・温肺袪寒作用のある橘皮・生姜・紫蘇を使って外邪を散らし，肺気の宣通を回復させます。すると，気が上逆して臥すことができないという病証も解決します。しかし，そもそも外感を招いてしまった原因は，元気が不足していることにあります。汗を出すと正気を傷めてしまうので，発散作用のある薬だけを使うことはできません。そこで，正気を保護する作用のある人参を加えています。これは益気解表法の元祖といえる用薬法です。肺は気を主りますが，気の根は腎にあります。このように外感と同時に内傷の存在する病証は，上実下虚証に属するものです。急な病証から先に治療するために，まず理気作用のある辛散薬を使っています。これは標治を行う措置です。しかし下虚に対する配慮を欠くと，肺気の宣通とともに腎気が消耗されてしまいます。すると上下交脱証を引き起こす

危険があります。そこで暖水臓作用・補腎気作用のある五味子を加えています。これは腎を強めることで，邪気の影響が腎に及ぶことを未然に防ぐための措置です。人参と五味子を合わせて使うと，肺腎の両者を調えることができます。これは金水相生作用を助長し，気逆による病証の本を治療する用薬法です。全体としては「収＋散」による組成となっています。辛味薬で邪気を散らし，酸味薬で肺気の耗散を防ぎます。簡潔な用薬法であっても，正気と邪気の両者を考慮した方剤です。このような手法は，もともと小青竜湯にみられるものです。また神秘方は，のちの『易簡』にみられる参蘇飲（人参・紫蘇葉・乾葛・前胡・半夏・陳皮・茯苓・枳殻・桔梗・甘草・木香・生姜・大棗）のもととなっている方剤でもあります。

このほか『三因方』にも神秘湯という方剤が載っています。主治は神秘方と同じですが，薬は生姜を使わず桔梗が使われています。しかし病証も治法も，重点はすべて上部にあるものです。

2　蜀椒丸　　　　　　　　　　　　　　　『千金要方』中の王叔和の方剤

■ 主治

気の上逆による咳嗽，20年越しの嗽。

■ 組成

蜀椒５分，乾姜３分，麻黄・呉茱萸各４分，細辛・款冬花・紫菀各３分，杏仁・菖蒲・皂莢・烏頭・礬石各１分，明礬を使う場合もある。

■ 用法

上の薬を粉にし，蜜を加えて梧の種大の丸薬を作る。就寝前に２丸を服用する。

■ 解説

蜀椒丸には下気止咳作用があり，風冷による慢性の咳嗽を治療することができます。この方剤を理解するには，２つのことに注意する必要があります。１つ目は，この方剤には魏晋時代の風潮が反映されているということです。当時は，病を風冷によって説明していました。また石薬や温薬を服用することが盛んに行われていました。この方剤は，こうした時代の特

徴を反映しています。2つ目は,慢性の咳嗽のように長年治癒しない病も,当時は風冷による病であると考えていたことです。「痼冷」という言葉があります。これは何十年も治癒しない頑固な寒冷性の病を指すものです。また風冷の「風」には,風による病は変化が激しいという意味もあり,これは,こうした病では病状が反復して現れることを示しています。完全には治癒せず,断続的に発作が起きるということで,特に寒くなると発作が起きやすくなります。この方剤の用薬法は,こうした特徴に対応したものとなっています。以上の2点をわかっていれば,蜀椒丸の用薬法を理解することは容易となります。

　方剤の主薬は蜀椒です。蜀椒は風冷による慢性の咳嗽に多用される薬です。特に30年越しの咳嗽に多用されます。『神農本草経』は,蜀椒には「邪気による咳嗽を治療する作用,温中下気作用」があると述べています。『大明本草』は「破癥結作用・開胸作用」があると述べています。蜀椒を乾姜・麻黄・細辛・呉茱萸などの温薬群と合わせると,三陰の寒冷の邪気を払い,肺気の宣通を回復し,咳嗽や喘息を治療することができます。紫菀・款冬花・杏仁は,どれも咳嗽を治療する薬です。上の薬群と合わせると,咳嗽を治療する効果をさらに強めることができます。さらに石菖蒲が使われています。『神農本草経』は石菖蒲には「気の上逆による咳嗽」を治療する作用や,「心孔を開き,九竅を通す」作用があると述べています。石菖蒲は,ここでは特殊な意味をもっています。慢性の咳嗽という肺病の多くは,心にも影響します。上の薬群に石菖蒲を合わせると,温肺気作用と同時に通心陽作用も生まれるのです。これは真にすぐれた用薬法といえます。烏頭・皂莢はどちらも風薬です。また咳嗽を治療する薬でもあります。『名医別録』は烏頭には「胸上部の痰冷を消す」作用があると述べています。甄権は「冷痰が心を侵した病証を治療する」作用があると述べています。皂莢については『名医別録』は「咳嗽や囊結を除く」作用があると述べています。李時珍は「肺と大腸の気を通す」作用があると述べています。両者を上の薬群と合わせると,「風冷」という病根を除くことができます。また蜀椒丸の特徴は,礜石が使われていることです。礜石は,辛味大熱の有毒薬で,下気作用があります。蘇恭は「この薬は積冷の病の治療に適している」と述べています。寇宗奭は「慢性の積や腹冷などに効果がある」と述べています。

李時珍は「その性気は砒石に近い」と述べています。砒豉丸という方剤があります。これは慢性の冷邪による咳嗽や喘息を治療する，非常に強い作用のある方剤です。古代の人や服石家もこれを使いましたが，現在でも使う人はいます。礜石は有毒薬ですが，火煉を加え，組み合わせを工夫すれば使用することができるようになります。上の薬群に礜石を合わせて使っているところが，蜀椒丸の最大の特徴といえます。「明礬を使う場合もある」とされていますが，礜石と明礬は性味のまったく異なる薬です。明礬は酸寒薬で，消痰作用があります。『名医別録』は，明礬には「骨髄にある頑固な熱を除く」作用があると述べています。風冷の病に適した薬とはいえません。

　『千金要方』は，王叔和の蜀椒丸を「非常にすぐれた方剤である」と評価しています。同書には，気の上逆による30年越しの咳嗽で，唾・膿血などを吐き，喘息のため横になれないという病証を治療する別の方剤が載っています。これは蜀椒丸の麻黄を桂心に替えただけの方剤です。方後注は「10年越しの嗽を，50日かからずに治癒させることができる。上気による咳嗽や喘息を病んでいるものは，これを服用すれば完治する」と述べています。こうした記述から，蜀椒丸は多くの実践を経ている方剤であることがわかります。そして服用法については「就寝前に2丸を服用する」と述べています。非常に慎重な服用法です。ここには，作用の強い薬は軽く服用するという考えがあります。安全を重視した措置です。王叔和は，張仲景にこそ劣りますが，当時は一代の名医だった人物です。しかし彼の方剤は，後世にあまり伝わっていません。この蜀椒丸は，王氏の用薬法を知ることのできる貴重な資料でもあります。

3　薤白栝楼桂苓湯（附：紫金丹）……………『臨証指南医案』

■主治
　慢性の胃痛・嘔吐（吐瀉物は酸苦味）。脈は左が強く，右は弱い。
■組成
　鮮薤白（白衣は取る）3銭，栝楼実（炒焦）3銭，熟半夏3銭，茯苓3銭，

川桂枝1銭，生姜汁4分
■ **用法**
　水で煎服する。まず紫金丹1丸を入れて溶いてから服用する。1日3回。
■ **解説**
　これは『臨証指南医案』胃脘痛門にみられる，非常に複雑で重い病証に使われている処方です。その用薬法は明確な意図をもつ整然としたものですが，一般的な手法とは異なっています。そこで上のような方剤名を付け，ここで紹介することにしました。
　この病証について同書には次のような記述があります。
　「慢性の断続的な胃痛は，痰瘀の停滞によるものである。老いると人の気は弱り，病も日ごとに重くなる。邪気と正気の両立は不可能だからである。この患者には，胃痛・嘔吐，吐瀉物は酸苦味で，脈は左が強く右が弱い，という症候が現れている。これは肝木が胃を侵し，胃陽虚となったものである。胃が弱ったために食物が逆流し，呃逆も起きるのである。水分を摂りたがらないのは，胃の底に飲濁が溜まっているからである。薬は柔薬を避け，剛薬を使うべきである。まずは上関を開くことが肝要となる。服用は1日3回とするが，まず紫金丹1丸を入れ，溶いてから服用する」
　紫金丹は『臨証指南医案』附録に載っている方剤です。組成は，牛黄・冰片・狗宝・鴉片各6分，広木香2両です。これらの薬を粉にし，人乳を加えて丸薬を作ります。丸薬は5厘の重さに作り，金箔の衣を付けます。辛香止痛作用・開関解毒作用のある方剤です。李時珍は，冰片にはつまったものを通し，経絡の通りをよくする作用があると述べています。牛黄には清心解毒作用・辟悪利痰作用があります。狗宝には咽喉部のつまりや，癲疽・瘡瘍などを治療する作用があります。鴉片には止痛渋気作用があります。木香には，心腹部の気を正す作用・健脾消食作用があり，嘔逆や反胃などを治療することができます。紫金丹は，応急の処置に使われる開導剤です。
　同書では「辛潤苦滑の作用によって胸中の陽気を通し，停滞しているものを解消すれば痛みも消える。胸中は最上部であり，治療は気分に対して行う」とも述べられています。これは薤白栝楼桂苓湯について述べているものです。またさらに，こうも述べています。
　「薤白は滑性の最も強い薬である。気は辛であり，通す作用がある。体

は滑であり，下降する作用がある。仲景はこれを胸痺による胸痛に使った。また苦潤薬である栝楼には豁痰作用がある。その開結作用は陥胸湯にも使われている。半夏は陽性の薬であるが，和陰作用をもっている。茯苓の淡滲に桂枝の辛甘を合わせると，作用がすぐに下行してしまうのを防ぎ，上部に作用させることができる。生姜汁には，胸中に溜まっている痰沫を解消し，胸中の気を通す作用がある。また神明を通す作用，穢悪を去る作用もある」

この方剤は，栝楼薤白半夏湯に，通陽化気作用のある桂枝・茯苓を加え，白酒を開胃散水作用のある生姜汁に替えたものといえます。全体として通胸陽作用・化濁陰作用・開胃通気作用があります。明確な思考にそって組成されている方剤です。これは理気剤の一種といえる用薬法です。使用に際しては，まず紫金丹を開導薬として使っています。これは非常に特殊な方法ですが，痰瘀の停滞による頑固な病証に対しては，紫金丹を使わなければ効果を得ることはできないと思います。

ここで述べられている症候は，胃潰瘍や十二指腸潰瘍が慢性化した状態や，軽度の幽門閉塞を伴う胃下垂，またそのほかの胃病が悪化した状態と非常に似ています。薤白栝楼桂苓湯の方法は，こうした病証の治療にも応用することができます。

4　高良姜湯（附：当帰湯）　　　　　　　　　　　　　　『千金要方』

■ **主治**

突発性の心腹部の激痛（絞痛・刺痛）・両脇部の脹り・強度の煩悶。

■ **組成**

高良姜5両，厚朴2両，当帰・桂心各3両

■ **用法**

上の薬に8升の水を加えて煎じる。水量が1升8合になるまで煎じ，これを3回に分けて服用する。服用は1日に2回とするが，1回の服用で効果が現れた場合は，すぐに服用を中止する。壮健な者は1服を2回に分けてもよい。そうでない者は上の通り1服を3回に分ける。

■解説

　高良姜湯は，温中下気作用・祛寒止痛作用を通して心脾冷痛を治療する有名な方剤です。ここでは高良姜が5両も使われています。これは高良姜の辛熱性を利用して強力な温中祛寒作用を得るためです。ここに辛苦温薬である厚朴を合わせると，下気破滞作用・散寒止痛作用を強めることができます。そしてさらに，和営入絡作用のある当帰・桂心を合わせています。当帰には温中止痛作用もあります。また甄権は，桂心には「9種の心痛や，腹部の冷気による激痛」を治療する作用があると述べています。全体としては，心脾気血を調える作用があります。行気作用が絡を損傷することもなく，また和営作用が温中作用を助けるという理想的な組成となっています。一般的な辛香苦燥薬による理気止痛剤よりも，配慮が行き届いている安全な方剤といえます。

　主治は「突発性の心腹部の激痛（絞痛・刺痛）」となっていますが，この「突発性の」という記述に注意する必要があります。つまり高良姜湯が治療する病証は，危急な病証であるということです。「両脇部の脹り」は寒気の厥逆によって起こるものです。つまり重度の気滞です。また「強度の煩悶」という症候は，この病証は胃腸の問題ではなく，心脾の絡の問題であることを示しています。高良姜湯は重剤ですが，これらの点を正確に認識しておけば問題なく使うことができます。しかし方後注でも述べているように，服用には細心の注意が必要です。ここで述べられている「重剤は軽く使う」という原則は，高良姜湯だけではなく，そのほかの重剤に対しても当てはまるものです。

　『千金要方』では，高良姜湯の次に当帰湯（当帰・芍薬・厚朴・半夏各2両，桂心・甘草・黄耆・人参各3両，乾姜4両，蜀椒4両。『小品方』では，冷気が強い場合さらに附子1枚を加えている）という方剤が載っています。心腹部の絞痛や，各種虚冷の気による満痛を治療する方剤です。これは高良姜湯の用薬法を拡大したものです。方剤中の当帰・芍薬には和営通絡作用があります。ここに温中下気止痛作用のある桂心・乾姜・蜀椒を合わせます。さらに行気和中作用のある厚朴・半夏，益気緩急作用のある人参・黄耆・甘草を合わせます。全体として「和営＋益気」「行気＋緩急」「辛苦温による散＋甘温による柔潤」の組み合わせとなり，消補・走守のバランスのとれた

用薬法となっています。心腹部の絞痛や，各種虚冷の気による満痛を治療するには，非常に適した良方といえます。このように「虚と痛」「冷と満」が同時に現れる病証というのは，気血両虚によるものです。心腹部の絞痛は，冷気による気滞鬱結によるものです。こうした邪正虚実気血の交錯している複雑な病証は，治療が非常に困難となります。当帰湯は，このような病証に対する1つの治療法を提示した非常に貴重な方剤といえます。

5　補肝湯　……………………………………………『千金要方』

■主治

肝気不足による，脇下満・筋肉が硬直し深く息がつけない・四肢の冷え・心腹部の痛み・視力の低下。このほか女性の心痛・乳癰・膝の熱感・消渇・爪に潤いがなくなる・唇や顔が青い，などの症候も治療することができる。

■組成

甘草・桂心・山茱萸各1両，細辛・防風・桃仁・柏子仁・茯苓各2両，大棗24枚

■用法

上の薬に9升の水を加えて煎じる。水量が5升になるまで煎じたら，薬滓を捨てる。3回に分けて服用する。

■解説

この方剤は補肝湯という名ですが，実際には暖肝作用のある方剤です。つまり，ここでいう補肝とは，補肝陽の意味です。これは非常に特徴のある用薬法で組成されている方剤です。一般に肝虚寒という場合，2種類の病証がよくみられます。1つは肝気不足による絡脈の拘急です。もう1つは，寒気の厥逆による肝気の鬱滞です。脇下満・筋肉が硬直して深く息がつけない，などの症候は，こうした病機の現れです。また気が上逆すると，心腹部の痛み・視力の低下などが起こります。四肢の冷え・顔色が青いなどの症候は，顕著な絡虚寒凝・肝気鬱滞の現れです。

補肝湯は，苓桂棗甘湯を基礎として組成されています。苓桂棗甘湯は『傷寒論』に載っている方剤で，汗後の陽虚による臍下悸，つまり寒飲の上衝

を治療する作用があります。また苓桂棗甘湯は,『金匱要略』では奔豚を治療する方剤として載っています。どちらも通陽化飲・平降衝逆による治療法です。補肝湯では,桂枝を桂心に替え,大棗の用量を15枚から24枚に増やしています。こうした用薬法をみれば,補肝湯が暖肝・緩肝作用を中心としている方剤であることがわかります。そしてさらに細辛・防風を合わせています。細辛には温中下気作用・胸中の滞結を開く作用があります。『名医別録』は,細辛には益肝胆作用・通精気作用があると述べています。防風には気を脈中に万遍なく行き渡らせることで脇痛や脇風を治療する作用があります。こうした防風の捜肝気作用には,補肝湯の暖肝理気作用を強める働きがあります。さらに補肝血作用・通肝絡作用のある山茱萸・桃仁・柏子仁を合わせています。山茱萸には,強飲益精作用・暖肝作用があります。桃仁には緩肝散血作用・潤血燥作用があります。柏子仁には益血潤肝作用・養心気作用があります。山茱萸・桃仁・柏子仁のもつ補肝通絡作用は,当帰・芍薬という一般的な用薬法による働きを大きく上回るものです。方剤全体としては,補肝暖肝作用・行気止痛作用があります。非常にすぐれた用薬法といえます。これは張景岳の暖肝煎(肉桂・茯苓・当帰・枸杞子・烏薬・沈香・小茴香・生姜)よりも,さらに温柔性の強い方剤です。

6 沈香華澄茄散 『和剤局方』

■**主治**
下経の不足で,さらに内に積冷がある病を治療する。臍部・腹部の硬直や痙攣による痛み(痛みは背腰にまで及ぶ)・顔に艶がなく黄色い・手足の冷え・脇肋部の虚満・意欲の低下・下痢・頻尿。

■**組成**
沈香・華澄茄・胡芦巴・茴香(微炒)・補骨脂(微炒)・巴戟天・木香・川楝子(炮・核を除く)・肉桂各1両,炮附子4両,川烏頭(炮)半両,桃仁(皮と先端部分を除く,微炒)2両

■**用法**
上の薬を粉にする。薬2銭に少量の塩を加え,大杯(盞)に1杯の水で

煎じる。水量が8割になるまで煎じたら,薬滓を除き熱いうちに服用する。盲腸や小腸のあらゆる気痛に効果がある。食前に服用する。

■ 解説

　沈香蓽澄茄散には,温腎下気作用・祛寒止痛作用があり,主に下焦の腹痛を治療することができます。主治には「下経の不足で,さらに内に積冷がある病」と書かれています。これは下焦の陽虚で,頑固な冷邪が停滞している病証のことです。症候としては,臍部・腹部の硬直や痙攣による痛み（痛みは背腰にまで及ぶ）,または盲腸・小腸のあらゆる気痛などがみられます。これらの痛みは疲れや寒気などを誘因として,断続的に現れるものです。また顔に艶がなく黄色い・手足の冷え・意欲の低下・下痢・頻尿などは,みな陽虚の症候です。治療には沈香蓽澄茄散を使います。これは緊急に治標を行う方剤で,そのため組成薬のほとんどが温通辛散薬となっています。沈香・蓽澄茄・茴香・木香などには,温腎下気作用があります。胡芦巴・補骨脂・巴戟天・附子・川烏頭などには温陽作用があり,風虚冷による病を治療することができます。これらを合わせると,辛香温熱薬の作用が集結し,すぐれた温陽止痛作用を発揮します。非常に即効性のある方剤です。

　この病証では,病の中心は下焦にあります。下焦は血に属するので,血分薬である肉桂・桃仁を加えています。これは諸辛温薬の温陽祛寒作用を血分に導く措置です。また大量の辛温薬の作用は,陽虚による頑固な冷邪には確かに有効なものですが,燥性が強すぎるという弊害もあります。そこで苦寒薬である川楝子を反佐薬として合わせ,全体の調和をはかっています。このように辛温薬に肉桂・桃仁・川楝子を合わせる方法は,肝腎陰寒による各種疼痛を治療する場合に非常に有効なものです。沈香蓽澄茄散が治療する病証は,下焦の陰寒による痛みを主証としているので,用薬も温腎散寒止痛を中心としたものになっています。つまり「内に積冷がある」という点を非常に重視した組成となっています。

　また服用法は,薬を粉にし,少量の塩を加えて煎服する方法がとられています。これも散陰寒作用を下焦に導くための措置です。1回服用して効果が得られた場合,さらに1～2日服用を続けると,効果を安定させることができます。ただし病の根本を除くためには,温潤法による治療を行う

必要があり，沈香華澄茄散だけを使い続けることはできません。しかし沈香華澄茄散は，緊急時の方剤としてはすぐれた作用をもっているものです。またその組成は，温腎行気の新しい用薬法を示したものといえます。

7 解鬱合歓湯 ……………………………………………『医醇賸義』

■ **主治**

ものごとが思い通りにいかないことによる極度の気鬱が火を生み，心煩・精神状態の乱れ・身熱・躁がみられるもの。

■ **組成**

合歓皮2銭，柴胡1銭，薄荷1銭，山梔子1銭5分，鬱金2銭，沈香5分，当帰2銭，白芍1銭，丹参2銭，柏子仁2銭，茯神2銭，橘餅4銭，紅棗5枚

■ **用法**

水で煎服する。

■ **解説**

解鬱合歓湯は，雑病の治療で有名な孟河学派の費氏による方剤で，肝気・肝火などに属する気鬱病を治療することができます。ここで述べられているような，肝鬱気滞が火を生むという病証は，非常によくみられるものです。費氏は，この病証に対して，合歓皮を主薬とした方剤を組成しました。合歓皮には安五臓作用・和心気作用・解鬱生歓作用があり，病状に非常に適した選薬といえます。柴胡・薄荷の対薬には，疏肝解鬱作用・散火作用があります。山梔子には，三焦の火を下行させる作用があります。また降火を行う場合，先に降気を行わなければなりません。気が下降すれば，火は上昇できなくなるからです。そこで開気鬱作用・降気機作用のある鬱金・沈香を合わせています。以上の薬はどれも，治標を行うものです。そしてさらに，養血柔肝作用のある当帰・白芍や，養心安神作用のある丹参・柏子仁・茯神を合わせています。これは心肝を治療することで神魂を安定させ，養陰涵陽を通して本治を行う用薬法です。さらに佐薬として，開胃和脾作用のある橘餅・大棗を合わせています。これらの甘薬には，緩肝のほ

か建中の意味もあります。脾土を培うことで，虚火を鎮めることができます。解鬱合歓湯の用薬法は，このような3層の構造をもつものとなっています。費氏の力量をうかがうことのできる，すぐれた用薬法です。また柴胡と白芍，白芍と大棗の対薬には，どちらも調和肝脾作用があります。橘餅と鬱金・沈香の組み合わせには，下気寛中作用・開上順下作用があり，三焦の気機を通し，全体を調和させることができます。これらの作用を通して全身の気機が調和を取り戻せば，火邪は存在することができなくなります。理気作用が気を消耗することはなく，またその清火作用は火の根を解消する用薬法となっています。標本兼顧による偏りのない用薬法は，肝気・肝火を治療する理想的な方法といえます。

　解鬱合歓湯の主治としては「心煩・精神状態の乱れ・身熱・躁」があげられています。これらはみな鬱火による症候です。肝気鬱の人にはこのほか，意欲の低下・安眠できない・顔が赤い・口苦・濃尿・排尿の障害・男性の場合は夢精・女性の場合は生理不順（多くは周期が短くなる）・脘悶・嘆息が多い・脇肋部の脹り（重症の場合は刺痛も生じる）・少腹部の硬直や痙攣・げっぷや排気〔排ガス〕が多い，などの症候もよくみられます。これは用薬法から症候を推測しているものです。原書があげている症候は非常に少ないものですが，気鬱生火による病証は変化に富んだものであることを忘れてはいけません。

9　理血剤

　理血剤とは，血分の病変を治療する方剤です。血分の病変には多くのものがありますが，最もよくみられるのは瘀血と出血の2つです。瘀血の治療には，活血化瘀法を使い，出血の治療には，止血法を使います。どちらも多用される方法です。また病証によっては，出血と瘀血が互いに因果関係にある場合もあります。またさらに寒熱虚実が混ざり合い，複雑な病証となることもあります。そこで治療を行う場合も，止血と消瘀を区別する

必要はありますが，両者を完全に分けることはできません。両者の作用を協調させるような治療法もあります。

瘀血による病証には，表裏虚実の違いがあります。例えば通竅活血湯・血府逐瘀湯・膈下逐瘀湯は，表裏の瘀血を治療する方剤です。補陽還五湯は，気虚血瘀を治療する方剤です。復元活血湯は，暴瘀を治療する方剤です。大黄䗪虫丸は，慢性の瘀血を治療する方剤です。

出血には，寒熱虚実の違いがあります。例えば十灰散・四生丸は，熱証の出血を治療する方剤です。黄土湯・理中丸は，寒証の出血を治療する方剤です。竜骨散・震霊丹などは，止血活血作用のある方剤です。

先人は「血証に対した場合は，まず血を治療することを忘れろ」という言葉を残しています。これは非常に大切な問題です。活血化瘀と止血による治療法は，どちらも血証に対して血を治療する方法です。これは瘀血や出血を治療する基本的な方法です。しかし本治ということを考えると，このほかにもさまざまな方法が存在します。そして歴代の方書には，こうした角度から血証を治療するさまざまな方法が残されています。例えば『金匱要略』の瀉心湯，繆仲淳の吐血三要法などがあげられます。これらは非常にすぐれた内容を含むものなので，内科・婦人科・方剤学の教科書などでも取り上げられています。ここでは理血剤の中からいくつかの方剤を選んで，解説をします。

1　加味犀角地黄湯（附：新改犀角地黄湯） ………『理虚元鑑』

■ **主治**
薄厥による吐血・熱勢が強く急なもの・出血が止まらないもの。
■ **組成**
犀角・生地黄・赤芍・牡丹皮・蒲黄
■ **用法**
灯心草30寸，大ぶりな荷葉1枚を煎じた薬液を水代わりに使う。
■ **解説**
犀角地黄湯には涼血止血作用があり，心肝火旺による吐血や鼻出血を治

療することができます。これは非常によく使われる方剤です。ここではさらに，清心肝火作用・涼血活血作用のある蒲黄・灯心草や，清心肺作用・涼血止血作用・散瘀血作用のある荷葉が加えられています。これらの薬を加えると，涼血止血作用を強めることができます。綺石氏は，心火肝木による吐血には，煎厥と薄厥の違いがあると考えていました。そして「煎厥とは，陰虚火動によって血絡が損傷される病証であり，病勢は比較的緩やかである。薄厥の薄とは，雷と風が一体となっているという意味である。これは心熱が火を起こし，火が風を起こし，風と火が一体となり上昇する病証である。病勢は強く急である。煎厥は単なる心火の問題であり，風は関係していない。だから病勢が緩やかなのである。しかし薄厥では，心火と肝火が強まり，さらに風が火の勢いを助長している。だから熱が強く，病勢も急なのである」と述べています。そして加味犀角地黄湯は，薄厥による吐血を治療する方剤です。清心涼肝作用・涼血散瘀作用があるので，止血作用によって血瘀が生じてしまうことはありません。さらに養陰を通して風火を鎮める作用もあります。加味犀角地黄湯では，瀉火薬の中に昇性をもつ荷葉が加えられています。このように合わせると「昇＋降」となり，血を経脈中に戻らせる作用を得ることができます。

　また，なかには犀角地黄湯が効かない病証もあります。これについて綺石氏は『理虚元鑑』で「盛んに血を吐いている場合には止血を行うことが重要である。薬は蒲黄・炒側柏葉・棕炭の3味を主とし，さらに紫苑・犀角・地黄・白芍の類を加える。出血の勢いが強く，これではおさまらない場合，清金散・碧玉丹などを使うのがよい。これは一挙に火を下降させる方法である。これでもおさまらない場合は，童便を使う。また吐血の勢いが強く，薬を服用させることができない場合は，熱した酒で両足を洗うのがよい。これも火を下降させることで血を止める方法である。こうして吐血がおさまったら，さらに湯液を服用させればよい」と述べています。

　王晋三は，独自の考えにもとづいて新改犀角地黄湯を作り出しました。王氏は『絳雪園古方選注』で「『和剤局方』の犀角地黄湯は，厥陰陽明薬である。温熱が絡中に入り，舌絳・煩熱が8〜9日にわたって続く病証を治療する際，誤って経を治療し，これを寒薬で攻めると，熱の勢いをさらに強めてしまう。犀角地黄湯はこの病証を治療することができるが，それは陽明の熱を

解く作用ではなく,心経の絡熱を解く作用によっている。『本草』は,犀角・地黄はともに心経に入り,営熱を解く作用があると述べている。私は犀角地黄湯の牡丹皮・赤芍を使わず,代わりに心経に入り客熱を散らす作用のある連翹と,心経に入り和絡血作用を発揮する甘草を加えた。これは温熱証で,熱邪が絡を侵した病証を治療する方剤である」と述べています。

2　通竅活血湯　『医林改錯』
（附：血府逐瘀湯・膈下逐瘀湯・補陽還五湯・急救回陽湯）

■主治
病後の脱毛・眼痛・慢性の聴力障害・紫斑・女性の瘀血や労病による咳嗽や喘息・男性の虚労による痩身・交節（節日の前後3日）の病・小児の疳積で腹部に青筋がみられるもの。

■組成
赤芍1銭,川芎1銭,桃仁3銭,紅花3銭,老葱3根（細かく切る）,鮮姜3銭（細かく切る）,紅棗7個（核を除く）,麝香5厘（絹で包む）

■用法
半斤の黄酒で,麝香を除く7味の薬を1鐘の間煎じ,薬滓を除く。ここに麝香を加え,ひと煮立ちさせたものを就寝前に服用する。

■解説
王清任は,活血化瘀による独自の治療法を残した人です。王氏は「病を的確に治療するには,気血をはっきりさせる必要がある」と考えていました。気には虚実があり,血には虧瘀があります。また血瘀は,気滞と関係があります。また元気が弱ると,気虚血瘀証が生じます。血瘀気滞証を治療するには,活血逐瘀を中心に,さらに理気薬（王氏は「通気薬」と言っていました）を合わせます。気虚血瘀証を治療するには,補陽益気薬に活血薬を合わせます。王氏はこのように,活血化瘀法を自らの治療法を貫く大法としていました。この大法のうえで,状況に合わせて理気薬を合わせたり,補陽益気薬を合わせたりしていたのです。そして瘀血が生じる場所にも,内外上下の違いがあります。頭部・顔面部・全身の血管の瘀血は外に

属するものです。治療には通竅活血湯を使います。内に属する瘀血は，膈膜の上と下に分けられます。膈膜の上には，心・肺・咽喉・左右の気門があります。そのほかのものは，すべて膈膜の下にあります。血府逐瘀湯は，胸中血府に生じた血瘀を治療する方剤です。膈下逐瘀湯は，腹部の血瘀を治療する方剤です。以上の方剤は，どれも活血化瘀を中心に，理気薬を加えて組成されているものです。そこでこれらの方剤は，行気逐瘀類と呼ばれます。また気虚血瘀を行う方剤は，2つに分けることができます。1つは補元気に重点を置き，気を旺盛にさせることで血行をよくする方法です。補陽還五湯がその例です。もう1つは回陽救急に重点を置き，陽気を回復させることで瘀血を気化させる方法です。急救回陽湯がその例です。この2つの方剤は，補陽益気を中心に活血薬を加えて組成されています。そこで益気逐瘀類と呼ばれます。これが王氏の活血化瘀方剤の用薬法の大略です。これは張仲景の大黄䗪虫丸や鼈甲煎丸を発展させた方剤といえます。現在では，微細循環の改善効果をもつという観点からも，その作用が実証されています。

通竅活血湯には，通孔竅作用・通経脈作用・活血化瘀作用があります。方剤中の赤芍・川芎・桃仁・紅花には，活血祛瘀作用があります。麝香・老葱・鮮姜・黄酒には，通竅通経作用があります。大棗には諸薬の作用を調和させる作用があります。また赤芍・川芎と桃仁・紅花を同時に使うと，活血祛瘀作用を強めることができます。黄酒には通血脈作用があり，諸薬の作用を助長する働きがあります。黄酒と麝香を合わせると，行気作用を強めることができます。辛温薬である老葱には，通肺気作用があります。鮮姜には温胃作用・開腠理作用があるので，肺胃の気機を改善し，腠理の宣発機能を高めることができます。こうして気機が改善されれば，孔竅や経脈の瘀血も解消されます。このように通竅活血湯は，辛温薬を多用した活血通竅作用を中心に組成されています。通経脈作用のある薬には，このほか地竜・穿山甲・牛膝・当帰・羌活・秦艽などがあります。これらの薬は，身痛逐瘀の諸方剤のなかで使われています。

血府逐瘀湯には活血逐瘀作用・行気止痛作用があり，血府（胸中）に生じた血瘀による諸証を治療することができます。方剤中の赤芍・川芎・桃仁・紅花には，活血祛瘀作用があります。柴胡・枳殻・桔梗・甘草には，昇降

気機作用・宣通肺気作用があります。以上は活血行気を行う用薬です。さらに佐薬として当帰・生地黄を合わせています。この2味を赤芍・川芎・桃仁・紅花と合わせると「補＋消」「養血＋活血」という組み合わせになります。つまり瘀血を除くだけでなく、新しい血の生成を促す作用も生じます。さらに牛膝を加えています。牛膝は、瘀血を下行させ、邪気に出口を用意する働きをします。王氏は「血が気化され下行すれば、労病は起こらない」と考えていました。これらの薬を合わせると、全体として活血行気作用・逐瘀下行作用をもつ方剤となります。瘀血が解消され、気機が調えば、胸痛・躁熱などの症候は、自然となくなります。方剤に寒涼薬が加えられているのは、胸中が陽に属する部位であり、瘀血が化熱しやすいためです。血府逐瘀湯は現在、活血化瘀の分野で盛んに研究されている方剤です。その結果、応用範囲も広げられ、さまざまな病証に使われています。

　膈下逐瘀湯には活血逐瘀作用・消積化痞作用があり、膈下腹中の血瘀による諸症を治療することができます。方剤中の赤芍・川芎・桃仁・紅花には活血祛瘀作用があります。そして当帰・牡丹皮・五霊脂・延胡索と烏薬・香附子・枳殻・甘草という2組の薬群には、活血祛瘀作用を強める作用のほか、気の流れをよくすることで瘀血を解消する作用があります。王氏はこれを「鬱を開けば、血も安定する」と述べています。そこで膈下逐瘀湯は、痞積による諸症の治療にも使うことができます。また腹中という陰位は、肝脾が主っている部位です。そこで方剤では、肝経・脾経の気血を調える薬が重点的に使われています。

　以上のことから、活血祛瘀薬は、非常に広い範囲の病証に応用可能なことがわかります。ふさわしい薬を組み合わせれば、ある特定の部位に生じた瘀血による特殊な病証を解決することができます。例えば老葱・生姜・黄酒・麝香などを合わせると、作用を上や外に向かわせ、通竅作用・通経絡作用を得ることができます。柴胡・枳殻・桔梗・甘草・牛膝などを合わせると、気機の昇降を調え、血府の血瘀を解消することができます。牡丹皮・五霊脂・延胡索・烏薬・香附子などを合わせると、調和肝脾作用・泄肝邪作用・開気鬱作用・消癥積作用が生まれ、腹部の瘀血を解消することができます。ほかの活血祛瘀方も、それぞれこのような手法で組成されているものです。

補陽還五湯には益気活血作用があり，気虚血瘀による諸症を治療することができます。王氏は「元気の分布に左右の偏りが生じると半身不随となる。そして偏りには左右だけでなく，上下の偏りもある。元気が5に減ると，残った気が全身をめぐることになるが，必ず気の不足による症候が現れる。そしてその気が上半身だけに分布し，下半身に行き渡らなくなると両腿の不随が起こる」と考えていました。補陽還五湯は，このような病証を治療する方剤です。5に減った元気を補益し，血行を改善することで，体の不随を治療する作用があります。そこで方剤では黄耆が4両も使われています。これは方剤全体の用量の8～9割を占める量です。さら佐薬として，活血祛瘀作用のある芍薬・川芎・桃仁・紅花や，通経通絡作用のある当帰尾・地竜を合わせています。こうした用薬法を通して，活血逐瘀作用を益気活血作用に変化させています。正邪虚実について考慮せず，漫然と活血化瘀方剤を使い続けるような人は，ぜひ学んでおくべき手法です。補陽還五湯は，半身不随の治療に確かな効果のある方剤です。

　また王氏は，吐き下しの後などに突然の亡陽が起こり，筋肉の痙攣・体の冷え・冷汗などの症候がみられる病証に対し，温中回陽作用をもつ附子理中湯に，活血化瘀作用をもつ桃仁・紅花を合わせて使いました。これも益気活血による用薬法の，すぐれた実用例といえるものです。この手法は，現在では陽虚血瘀証を呈する狭心症の治療に応用され，すぐれた成果をあげています。このほか心不全・腎不全・呼吸困難などの治療にも応用され，同様にすぐれた成果をあげています。これらの病証では陽気の衰弱だけでなく，気虚による瘀血が生じています。王氏が示した，温中回陽薬に活血化瘀薬を加えるという用薬法は，こうした病証に非常に適しているので，よい効果を得ることができるのです。

3　大黄䗪虫丸　……………………………………『金匱要略』

■主治

　五労による虚労で痩せ細り，腹満・食欲不振がみられるもの。さらに不適切な飲食・精神的な要因・過度の性交・過度の空腹・過度の労働などによっ

て経絡や営衛の気が損なわれ，体内に乾血〔乾燥した瘀血〕が生じ，皮膚が乾燥し荒れる・白目が黒くなるなどの症候がみられるもの。治療には，緩中補虚作用のある大黄䗪虫丸を使う。

■組成

大黄10分（蒸），黄芩２両，甘草３両，桃仁１升，杏仁１升，芍薬４両，乾地黄10両，乾漆１両，虻虫１升，水蛭100枚，蠐螬１升，䗪虫半升

■用法

上の薬を粉にし，蜜を加えて小豆大の丸薬を作る。これを１日３回，１回に５丸を酒で服用する。

■解説

祛瘀養血作用のある大黄䗪虫丸は，乾血証を治療する代表的な方剤です。乾血とは，乾燥した瘀血のことで，慢性の瘀血による陰傷化熱証を指しています。原文が述べている「五労による虚労で痩せ細り」とは，慢性の病によって気血が極度に衰弱し，経脈が枯渇し，全身が潤いを失っている状況を指しています。痩せ細るのは，このためです。瘀血が乾燥して停滞すると，気機が阻害され，脾胃も正常に機能できなくなります。すると「腹満・食欲不振」が起こります。また「経絡や営衛の気が損なわれ」というのは，瘀血が停滞し，新しい血が生成されない状況を指しています。その結果「皮膚が乾燥し荒れる・白目が黒くなるなどの症候」が現れます。これが乾血労と呼ばれる病証です。虚実が混在しているため，攻法も補法も使い難く，治療の難しい病証です。治療には大黄䗪虫丸を使います。「補＋消」という用薬法による祛瘀養血作用があり，標本ともに治療することができる方剤です。

方剤中の大黄・黄芩には，消瘀清熱作用があります。また䗪虫・蠐螬・虻虫・水蛭に乾漆・桃仁・杏仁を合わせると，虫薬と草薬の併用となります。これは祛瘀活血作用と通経絡営衛作用を協同させ，全体の作用を強めるための用薬法です。これを大黄・黄芩と合わせると，乾血を治療するのにふさわしい組成となります。さらに地黄・芍薬・甘草が加えられていますが，特に地黄の用量が多くなっています。地黄には甘潤養血作用があり，ここでは乾血を潤すと同時に，新しい血を生成する作用があります。「補＋消」による用薬法です。芍薬・甘草には和営緩急作用・調肝脾作用があり，これは本治を行う非常に重要な薬です。

方剤名から，この方剤の中心的な作用が祛瘀であることは明らかです。しかし五労による虚労で痩せ細っているという乾血証は，陰血が枯渇していることを示しています。そこで滋陰養血薬を使い，乾血を潤す治療も不可欠となります。乾燥している瘀血は，まず潤さなければ解消されないからです。そこで大黄䗪虫丸では，祛瘀薬のほか濡潤薬も重用されています。非常に実際的な用薬法といえます。

　こうした構造をもつ大黄䗪虫丸は，活血祛瘀剤の中でも独自の風格をもつ方剤となっています。尤在涇は「この方剤は，潤薬で乾燥しているものを潤し，虫薬で瘀血を去り，通薬で閉塞を解消し，さらに地黄・芍薬・甘草で全体を調和させ，虚を養っている。これは攻血剤であるが，その作用は血だけにとどまってはいない。薯蕷丸が祛風剤でありながら，風だけに作用する方剤でないのと同じである」と述べています。

　大黄䗪虫丸・抵当湯・抵当丸・鼈甲煎丸などは，みな虫薬の活血祛瘀作用を集中して利用している方剤です。これらの方剤では，䗪虫・蠐螬・虻虫・水蛭のほか，蜂窠・鼠婦・蜣螂なども使われています。どれも虫薬による祛瘀剤の元祖といえる方剤です。葉天士も虫薬を好んで使用し，さまざまな発展用法を残しています。葉氏は『葉案存真』で「仲景は労傷血瘀の諸症を治療する際，虫薬の通絡作用を利用した。その作用は絡中の気分にも血分にも届き，迅速に効果を発揮する。この作用は，臓腑内の邪気に対する攻積除堅作用とは異なるものである」と述べています。これは虫薬の主要な作用は通絡祛瘀作用であり，芒硝・大黄・乳香・没薬・三棱・莪朮などの祛瘀作用とは異なると主張しているものです。非常に意義のある見解です。

4　加添四物湯（六合湯） ……………………………………『保命集』

■ **主治**
　婦人の雑病を治療する。

■ **組成**
　熟地黄・川芎・芍薬・当帰

先の薬のうち，熟地黄には補血作用がある。例えば臍下痛を治療する場合，通腎経薬である熟地黄は不可欠なものである。川芎には瀉肝木作用があり，風証を治療することができる。例えば血虚による頭痛などを治療する場合，通肝経薬である川芎は不可欠なものである。芍薬には和血理脾作用がある。例えば腹痛を治療する場合，通脾経薬である芍薬は不可欠なものである。当帰には和血作用がある。例えば血気による刺痛を治療する場合，通心経薬である当帰は不可欠なものである。主要な治法は以上であるが，さらに兼証がある場合は，四物湯にさらに薬を加えて使用する。

　四季の変化に応じた加減：春は防風を加え，川芎の用量を倍にした防風四物を使う。夏は黄芩を加え，芍薬の用量を倍にした黄芩四物を使う。秋は天門冬を加え，地黄の用量を倍にした天門冬四物を使う。冬は桂枝を加え，当帰の用量を倍にした桂枝四物を使う。

　血虚による腹痛で，微汗・悪寒がみられる場合（『和剤局方』はこれを腹部の経中に血滞があることによる血気痛であるとしている），四物に芪（茋朮）・桂を加える。これを腹痛六合という。

　風虚によるめまいがみられる場合，秦艽・羌活を加える。これを風六合という。

　気虚が顕著で，起き上がる力がなく，突然倒れたりする場合，厚朴・陳皮を加える。これを気六合という。

　発熱・心煩・安眠できないなどの症候がみられる場合，黄連・山梔子を加える。これを熱六合という。

　虚寒による脈微・自汗・呼吸が浅いなどの症候がみられ，口渇や便秘などの症候はない場合，乾姜・附子を加える。これを寒六合という。

　中湿による身沈・無力・身涼・微汗がみられる場合や，女性に多くみられる病や産後の病などに白朮・茯苓を加える。これを湿六合という。

　女性の関節痛・筋肉痛・頭痛・瘧疾のような悪寒・脈弦を治療する場合，風六合湯を使う。四物湯4両に，羌活・防風を各1両加えたものである。

　女性の血気上衝による心腹部・肋下部の満悶を治療する場合，気六合湯を使う。四物湯4両に，木香・檳榔子を各半両加えたものである。

　女性の臍下虚冷による腹痛・腰部の悶痛を治療する場合，玄胡六合湯を使う。四物湯に，延胡索・苦棟(炒)を各1両加えたものである。

女性の気充経脈による生理不順（周期の短縮）・臍下痛を治療する場合，芍薬六合湯を使う。四物湯の芍薬を倍量にしたものである。

　生理前の腹痛を治療する場合，八物湯を使う。四物湯に延胡索・苦楝を各1両，檳榔子・木香を各半両加えたものである。

　月経の血量過多を治療する場合，黄芩六合湯を使う。四物湯に黄芩・白朮を各1両加えたものである。

　月経の血量過少を治療する場合は，四物湯に葵花煎を加えて使う。

　女性の虚労による喘・嗽・胸満を治療する場合，気（厚朴）六合湯を使う。四物湯に制厚朴1両と，枳実（炒）半両を加えたものである。

■ 用法

　水で煎服する。

■ 解説

　六合湯という名称は『和剤局方』の増損四物湯の箇所にみられるものですが，ここではさらに具体的な内容を述べています。そして王海蔵は『医壘元戎』でこれを引用し，さらに応用範囲を広げました。王氏は妊婦の傷寒にも六合湯を応用し，これを妊娠六合湯と名づけています。妊娠六合湯は，婦人科の重要な方剤の1つです。

　上記の論述には，以下のような特徴があります。

①この方剤には，『和剤局方』時代の用薬法の影響が現れている。四季に応じた用薬法を提示したり，また1つの方剤で多くの疾患を統治しようとする姿勢などがそうである。

②この方剤は婦人科のさまざまな疾患に対応するための用薬法である。そこには，当時一般的だった専門別の用薬法が反映されている。つまり主方はさまざまな病証に対応するための基本的な用薬となっていて，そのうえで基本的な手法に沿ったさまざまな加味を行っている。

③女性の健康は，血との関わりがとても深いものである。そこで主要な方剤として四物湯を使っている。しかしそれだけではなく，さらに表裏寒熱・気血虚実など多方面に配慮して薬を加えている。血分病だけについて論じているわけではない。

④ここで提示されている用法は，その後，今日に至るまでずっと使い続けられてきた。非常に実用価値の高い用法である。

⑤ここでは四物湯を，肝脾腎の諸経に対する用薬法であるという解釈を示しています。

そして，それに続いて，さらに「女性や小児でまだ天癸の至っていないものは，みな少陰に属している。天癸が至った後は，厥陰に属する。天癸が絶えた後は，太陰経に属している」と述べています。これは『保命集』下巻の「婦人胎産論」にみられる考えと一致するものです。ただし，当帰について「通心経」と述べている点は，『諸病源候論』の影響を受けていると思われます。『諸病源候論』では，女性の生理・病理を，心・小腸と衝脈・任脈の角度から論じています。

以上のように，『保命集』が提示した四物湯の運用法は，非常に全面的なものといえます。しっかりとした基本思想に沿って，さまざまな用薬法が示されています。

5　調経昇陽（麻）除湿湯　　　　『東垣試効方』
（附：涼血地黄湯・昇陽挙経湯）

■主治

生理不順（周期の乱れ・血量の過多や過少・悪血など），おりものの量が多くサラサラしているなどを治療する。不適切な飲食や労役は脾胃を傷め，心気を衰えさせる。上記の症候は，陰火がこの虚に乗じたことで起こるものである。このほか，倦怠・寝てばかりいる・四肢が重く感じられる・動く元気がない・動くと息が切れ熱が上衝し躁熱が生じる，などの症候もみられる。これは心脾両虚・気機下陥による症候である。治療には昇陽益気・除湿祛熱（瀉陰火）が必要である。心脾が調えば，生理不順も解消する。

■組成

当帰（酒洗）・独活各5分，蔓荊子7分，防風・炙甘草・升麻・藁本各1銭，柴胡・羌活・黄耆各1銭5分

■用法

薬を粗めの粉にする。上記した量を1服とし，清潔な水3杯（大盞）を加えて煎じる。水量が1杯になるまで煎じたら薬滓を除き，空腹時，熱い

うちに服用する。服用後，少ししてから朝食をとり，薬を上から押さえる。足太陰脾経の血海穴に，二七壮または三七壮の灸をすると，さらによい効果が得られる。

◆ 涼血地黄湯

主治：中焦不足・下焦陰虚によって相火が強まり，火が血分に影響して生じた血崩を治療する。この方剤には昇陽気作用・瀉陰火作用があり，血崩を治療することができる。

組成：黄芩・荊芥穂・蔓荊子各1分，黄柏・知母・藁本・細辛・川芎各2分，黄連・羌活・柴胡・升麻・防風各3分，生地黄・当帰各5分，甘草1銭，紅花少量

用法：上の薬を粗めの粉にする。上記した量を1服とし，水3杯（大盞）を加えて煎じる。水量が1杯になるまで煎じたら薬滓を除き，空腹時，熱いうちに服用する。

◆ 昇陽挙経湯

主治：大寒によって気血が下脱し，血崩がみられるもの。右の尺脈は空虚で，さらに躁熱が起こり，虚熱によって唇・鼻・頬が紅潮する。口渇がみられる場合もある。これは陰躁であり，陰盛陽脱による陰陽離決の危険がある。治療では，血気を昇浮させ，命門の下脱を補益することが重要となる。

組成：肉桂（去皮，夏は使わず，秋冬に使う）・白芍・紅花各5分，細辛6分，人参（去芦）・熟地黄・川芎各1銭，独活根・黒附子（炮，去皮臍）・炙甘草各1銭5分，羌活・藁本（去土）・防風各2銭，白朮・当帰・黄耆・柴胡各3銭，桃仁10個（湯に浸して皮尖を去り，粉にする）

用法：上の薬を粗めの粉にする。1回3銭に水3杯（盞）を加えて煎じる。水量が1杯になるまで煎じたら，空腹時，熱いうちに服用する。効果がみられたら，用量を徐々に5銭まで増やす。

■ 解説

女性の生理不順・崩漏・帯下などの病は血病と呼ばれ，四物湯などの血薬で治療を行うのが一般的な方法です。ここで述べられているような，中焦不足・気虚下陥によって統摂機能が失調して生じる各種血病は，例外的

なものといえます。このタイプの病証について詳しく論じているのは李東垣だけです。李氏は，こうした下陥による血病に血薬を使うと，下降しているものをさらに下降させてしまう弊害があると考えていました。血薬には陰柔下潤という性質があるからです。そこで昇挙陽気・摂血止血による方法で治療を行いました。陽気が上昇し，気の摂血機能が回復すれば，各種血病は治癒するということです。

　このタイプの血病の特徴としては，崩漏の血色は最初は暗く，だんだん薄くなる（または最初は鮮血で，だんだん暗く薄くなる）・血量は多い・腹痛はみられない，などがあげられます。また同時に，サラサラした臭気のないおりもの・軟便（または下痢）などもみられます。

　李氏の考えは，主に以下の２点にまとめることができます。

①女性の崩漏や帯下の病機は，湿勝泄瀉と同様，気虚下陥によるものである。胃虚湿勝・清気下陥・気不摂血という根本病機は両者に共通のものである。

②泄瀉とは湿気の過剰による病証である。そして血病もまた，湿類に属する病証である。両者の具体的な症候は違っても根本は同じものである。

　そこで李氏は，両者を「二湿」と呼びました。どちらも同じ方法で治療することができると考えていたからです。『蘭室秘蔵』や『東垣試効方』婦人門は「胃中の湿勝による泄瀉は，甲胆の風でこれを抑えることで治療する。つまり昇陽薬によって清気の上昇を助ける方法である。経漏を治療する場合も，同様の手法による」と述べています。そして治療に使う方剤として，調経昇陽（麻）除湿湯（昇陽除湿湯ともいう）・涼血地黄湯・昇陽挙経湯の３つをあげています。こうして李氏は，崩漏を治療するまったく新しい方法を提示しました。その実用性は，現在でも高く評価されています。

　上の３方剤の主要な組成薬は，升麻・柴胡・防風・荊芥・白芷・藁本・羌活・独活・蔓荊子などです。これらはどれも昇発陽気薬であり，風薬の特性を利用して湿勝を解消する作用があります。『本草』は，升麻には昇陽気作用・解表作用・辟邪気作用・解時毒作用・補脾胃作用があると述べています。また王好古は「（升麻は）瘡家の聖薬である」と述べています。つまり，血病を治療することができるということです。李時珍は「（升麻には）

消斑疹作用・行瘀血作用」があり，「慢性の下痢」や「帯下・崩中」を治療することができると述べています。そして柴胡については「経にあっては気に作用し，臓にあっては血に作用する」と述べています。つまり気分薬であると同時に血分薬でもあるということです。つまり柴胡は，調経薬と合わせると血病の治療に使えるようになります。

　防風には，祛風作用，全身の関節に対する通利作用があります。『大明本草』は「(防風には)補中益神作用があり，気脈の流れを均等にする」作用があると述べています。張元素は「(防風は)上部の血証を治療する」作用があると述べています。『経験後方』には，崩中を治療する独聖散という方剤があります。この方剤では，防風の血病に対する作用が十分に引き出されています。

　荊芥は，発汗散風作用のある解表薬です。王好古は「(荊芥は)肝経の気分薬である」と述べています。甄権は「(荊芥には)通利血脈作用があり，脾を助け，五臓へ不足している気を送り届けることができる」と述べています。李時珍は「(荊芥は)吐血・鼻出血・血便・崩中・痔瘻を治療する」と述べています。

　藁本には除風作用があり，風湿による頭痛・全身の皮膚の異常などを治療することができます。『神農本草経』は「(藁本は)女性の疝瘕」を治療する薬であると述べています。また甄権は「(藁本には)通血作用がある」と述べています。李時珍は「(藁本には)内につまった膿を排出する作用があり，癰疽を治療することができる」と述べています。藁本にも理血作用があることがわかります。

　白芷には発汗通竅作用があり，顔面部の風証を治療することができます。『神農本草経』は白芷の第一の作用として，女性の崩漏や帯下を治療する作用をあげています。大明は「(白芷には)止痛排膿作用があり，腸風や痔瘻を治療することができる」と述べています。甄権は「(白芷は)女性の崩漏や腰痛を治療する」作用があると述べています。

　羌活・独活には昇陽除湿作用があり，各種風証を治療することができます。張元素は「(独活・羌活には)癰疽による敗血を散らす」作用があると述べています。

　そして蔓荊子には，上部の風邪を散らす作用があります。張元素は「(蔓

荊子には）諸経の血に対する涼血作用がある」と述べています。

　以上のことから明らかなように，上の薬は，どれも風薬であり，昇陽薬であり，また血病を治療する作用をもつ薬でもあります。李東垣は，風薬や昇薬のもつ意義や，風薬・肝・血の相互関係をよく理解していました。よって，これらの薬を集中して使うことで昇陽止血方を組成し，陰柔血薬による方法とは異なる，新しい血病治療法を作り出すことができたのです。すばらしい功績であるといえます。

　ただし，昇陽除湿薬で崩漏を治療する方法は，上述した病機が前提にあることを忘れてはいけません。李東垣は「この薬は，風薬の勝湿作用を利用して胃気の下陥を解消し，崩漏を治療するものである」と述べています。つまりこの方剤は，陽気の上行を鼓舞する作用を中心に組成されているものです。気の摂血機能が回復すれば血は止まります。また湿気も解消されます。そして李氏は，この方剤を服用して効果を得た後は「必ず黄耆・人参・炙甘草・当帰などによる補剤を服用しなくてはならない。つまり補気昇陽湯に和血薬を加えたものである」と述べています。この論述を読むと，李氏の用薬法の意味をはっきりと理解することができます。調経昇陽除湿湯では，昇陽除湿薬や脾胃の気を上行させる薬のほか，黄耆・炙甘草・当帰などの益気補血薬が使われています。つまり祛虚熱作用・補心血作用・瀉陰火作用をもつ薬も使われているのです。全体として，昇陽益気作用・補血摂血作用を通して心脾を調和させる，標本兼顧の方剤となっています。

　そして昇陽止血法には，さらにもう１つの意味があります。これは見落とされがちなことですが，きちんと知っておかなければいけません。『霊枢』営衛生会は「血と気は，名を異にするが，実際には同類のものである。よって血を失うと汗が出なくなり〔血が不足しているものに汗法を使ってはならない〕，また汗を失うと血が不足するのである」と述べています。昇陽薬には上行発散作用があり，衛気の流れを改善する働きがあります。昇陽薬を服用後，全身の状態が緩和し発汗がみられれば，昇陽薬が効果を発揮したことを知ることができます。これは陽気が正常に上昇し，衛気の作用が上や外に向かっている証拠だからです。昇陽薬は，下陥している気を上昇させ，気の摂血機能を回復させることで，経脈の気血の流れを正常化します。気血の流れが正常になれば，崩漏も治癒します。これは「汗を失う

と血が不足する」という意味に通じるものです。また「下降〔下陥〕しているものは上昇させる」という治療法でもあります。李氏は自らの実践を通じて経の伝える意味を悟り、「血と気は、名を異にするが、実際には同類のものである」という言葉の意味を具体的に示したのです。崩漏は血病です。しかし、その病理変化は、血分だけではなく気分にも及んでいます。したがって、昇陽除湿法を使って崩漏や帯下を治療しているのです。正確に運用すれば、確かな効果の得られる方法で、また即効性のある方法でもあります。

涼血地黄湯は、中虚下陥で、さらに陰火が強まっている病証を治療する方剤です。これは腎陰虚によって相火が強まることで生じた崩漏です。治療には昇陽気・瀉陰火による方法を使います。組成は、調経昇陽除湿湯に荊芥を加え、昇陽止血作用を強めると同時に、瀉陰火作用・涼血熱作用をもつ黄芩・黄連・知母・黄柏・生地黄・生甘草を重用しています。また、少量の川芎・紅花に当帰を合わせたものには養血活血作用があるので、瘀血を去り、新しい血を生み出すことができます。また、涼薬の過多による血気の凝滞を防ぐ働きもあります。さらに佐薬として細辛を合わせ、大量の寒薬による弊害を防いでいます。これも李氏の昇陽瀉火法による方剤の1つです。非常によく使われる方剤です。

また経水が止まらず、気血ともに弱っている大寒の証は、崩漏のなかでも最も危険な状況です。内寒が強まり、陽気が弱ると、陰脱の危険があるからです。こうして厥気が上衝すると陰躁が起こり、口・鼻・目・頬などに熱症がみられるようになります。これは「戴陽」と呼ばれます。また口渇を感じるが、水分を飲みたがらない（または口渇を感じるが、熱いものを飲みたがる）という仮渇もみられます。これは寒水が土を侵し、土の機能が失われ、血気が下脱している病証です。虚陽が上浮し、下部では陰血が枯渇しているという、陰陽が離決する可能性のある非常に危険な状況といえます。昇陽挙経湯は、この病証を治療する方剤です。これは調経昇陽除湿湯に、回陽救逆作用・破陰散寒作用のある人参・附子・白朮・肉桂・細辛を加えた方剤です。脾腎の陽気を守ることで、中流に確固とした足場を築く措置です。さらに熟地黄・白芍・川芎・桃仁・紅花を合わせると、益気活血作用が生じ、気血の両面を配慮した用薬法となります。こうして

気血の流れを回復させることで，重症の崩漏を治療することができます。これは温陽薬で寒中を治療する方法です。これについては，李氏の『医学発明』に詳しく述べられています。李東垣の用薬法で注目すべき手法は，このような大寒・大熱薬を使って止血を行う際，多くの場合，少量の紅花，または蘇木，または桃仁などを合わせていることです。これには止める作用のなかに，通す作用を含ませる目的があります。こうした「走＋守」による用薬法で気血の運行を調えれば，気滞や血瘀が生じて，後遺症が現れるという弊害を防ぐことができます。非常に巧妙な手法といえます。また，これは血病を治療する際には忘れてはならないことです。

　以上の３方剤は，それぞれ昇陽止血作用を中心にして，さらに熱化や寒化がみられる状況に対応しているものです。どの方剤にも，崩漏治療に関する李氏の理論や方法が十分に反映されています。中医婦人科の発展に大きな功績を残した，非常にすぐれた方剤といえます。

6　竜骨散　　『景岳全書』

■ 主治
　血崩が止まらない病証。
■ 組成
　竜骨（煅）・当帰・香附子（炒）各１両，棕毛炭５銭
■ 用法
　上の薬を粉にし，１回に４銭を，空腹時に重湯で服用する。服用期間中は，油っこい食物・鶏肉・魚・炙ったものは禁忌とする。また薬は水で煎服してもよい。
■ 解説
　竜骨散には固崩止血作用があり，長期にわたって止まらない崩漏を治療することができます。崩漏の原因はさまざまですが，長期に及ぶ崩漏の場合，すでに多量の血を失っているので，みな固渋法で治療を行います。方剤中の竜骨には，固渋止崩作用があります。棕毛炭と合わせると，すぐれた渋血固崩作用を発揮します。さらに補血行気作用のある当帰・香附子を

合わせることで，血が正常に経中を流れるようにします。また「渋＋通」という組み合わせで，固渋薬によって瘀血が生じる弊害を防ぐ働きもあります。非常に周到な用薬法です。もし多量の血を失ったことによる血脱気竭が起こった場合，張景岳はさらに人参を使うよう指示しています。または独参湯を使うと，さらによい効果が得られます。この方剤は使っている薬は少なく，また一般的な止血剤に属するものです。しかしそこには明確な思考が貫かれており，非常に参考になる用薬法といえます。

7　震霊丹（別名：紫金丹）　　　　　　　　　　　　『和剤局方』

■主治
　男性の真元の衰え，五労七傷による臍腹部の冷痛・肢体がだるく痛いなどの症候。また上盛下虚証によるめまい・意識が朦朧とするなどの症候。また血気の衰弱による症候。中風による半身不随・手足の運動障害・筋骨の硬直・腰や膝が重く感じる・肌に艶がない・痩せ細る・視力や聴力の衰え・口苦・舌が乾燥する・味覚の低下などの症候。心腎不足による遺精・夢精。膀胱疝墜による排尿障害。盗汗・慢性の下痢・嘔吐・食欲不振。八風五痺による痛みや冷え。女性の血気不足による崩漏，冷えによる慢性的なおりものの異常・不妊。

■組成
　禹余粮（火煅醋淬）・紫石英・赤石脂・代赭石（火煅醋淬）各4両，乳香・五霊脂・没薬各2両，朱砂（水飛）1両

■用法
　上の薬を粉にし，煮た糯米粉を加え，小芡実大の丸薬を作る。1回に10粒を，空腹時に温酒で服用する。冷水で服用してもよい。女性の場合は，酢湯で服用する。常服すると，気持ちを鎮め，顔色をよくし，脾腎を温め，腰膝を調え，虫の毒を除き，さまざまな邪気を避けることができる。現在では小さめの丸薬を作り，1日1～2回，1回に5～10丸を，酒または酢，またはぬるま湯で服用する方法が一般的である。

■ 解説

　震霊丹には鎮補心脾腎作用・温養衝任血気作用があり，真元の衰えや血気不足による諸証を治療することができます。

　この方剤は，2組の薬群から組成されています。1つは禹余粮・紫石英・朱砂・赤石脂・代赭石などの石薬です。これは服石法の名残ともいえる用薬法です。禹余粮と赤石脂の組み合わせには，厚腸胃作用・固下焦作用があります。赤石脂と代赭石の組み合わせには，養心肝作用・益血気作用があります。紫石英と朱砂の組み合わせには，温衝任作用・鎮心神作用があります。これは「重薬のもつ怯えを鎮める作用」また「渋薬の固脱作用」を利用して，元気を保護することを重視した用薬法です。

　もう1組は，乳香・没薬・五霊脂などによる，活血行気作用・祛瘀生新作用です。これらの薬で血気の運行を促進すれば，正常な血行を回復させることができます。2つの薬群を合わせると，鎮渋作用と宣行作用の併用となります。

　主治には，五労七傷による臍腹部の冷痛・肢体がだるく痛いなどの症候，めまい・意識が朦朧とするなどの症候，中風による半身不随・手足の運動障害，遺精・夢精，膀胱疝痛・慢性の下痢，などがあげられています。どれも真元の衰えによって気血が停滞することで生じる病証です。基本となる病理が同じなので，みな同じ方法で治療することができます。

　また女性の崩漏や帯下，また虚損による不妊症などは，衝任血気の不足によって起こるものです。真元が衰えると衝任の血気も不足します。すると心脾腎の営養は不足し，これらの諸症が現れることになります。この方剤は，崩漏の治療に特に有効なものです。草木薬による治療とは異なる，新しい用薬法を示した方剤といえます。

　方剤名となっている「震霊」の意味には，2つの説があります。1つは，衰弱している真元の気を「震」動させる作用は「霊」妙なものであるという解釈です。もう1つは「震」とは「妊」であるという解釈です。衝任の機能を回復させれば，女性の不妊症は治る，そしてその作用は「霊」妙なものであるという意味です。どちらも震霊丹の祛瘀生新作用・温養衝任作用を強調した解釈といえます。

10 補益剤

　補益剤とは，気・血・陰・陽などを補益する作用のある方剤です。補気剤としては四君子湯・補中益気湯・保元湯など，補血剤としては四物湯・補陰剤としては六味地黄丸・補陽剤としては腎気丸などが代表的なものです。

　気血陰陽は，分けて考える場合もありますが，分けられない場合もあり，その例として気血両虚・陰陽倶病などがあります。例えば帰脾湯や当帰補血湯には補気生血作用があります。また左帰飲や右帰丸は，それぞれ陰や陽を補益する方剤ですが，陰陽の両者を考慮した組成となっています。どれも陰陽気血を同時に調える方剤といえます。

　このほか，気陰両虚を治療するには生脈散が多用されます。また陰津の損傷が内燥に発展した病証には，肺胃と肺腎の違いがあります。前者の治療には麦門冬湯，後者の治療には百合固金湯を使います。陰虚火旺証にも，肝腎と肺腎の違いがあります。使われる方剤は，六味地黄丸のほか大補腎丸・天王補心丹・黄連阿膠湯・阿膠散などがあります。

　また参苓白朮散は，四君子湯を発展させた方剤です。補中益気湯は，調中益気湯・昇陽益胃湯などと関連があります。帰脾湯は，甘麦大棗湯と関連があります。都気丸や鎮陰煎は，六味地黄丸を発展させた方剤です。虎潜丸は，大補腎丸の用薬法を拡張させたものです。このように多くの方剤の間には，内在的な関連があります。これは複雑な病証によりよく対応するために，努力を繰り返してきた結果といえるものです。同じ思考による方剤でも，用薬法を工夫して病証にふさわしい組成に変化させれば，よりよい効果を得ることができます。

　補益剤は各種虚証を治療するための方剤ですが，虚証にもさまざまな変化があります。補虚を行う場合には，外邪・痰湿・積滞などの兼証に注意する必要があります。また運化についても考慮しなければなりません。そして補虚にも緩急の違いや，程度の違いがあります。また「補＋消」による用薬を行う場合，両者のバランスの設定の仕方にも，さまざまな違いがあります。これらのことを全面的に考えて治療を行う必要があります。補

益剤は体が弱っているときに適切に使えば，すぐれた効果を発揮するものです。ここではいくつかの方剤を選んで，解説をします。

1 四君子湯 ……………………………………『和剤局方』
（附：異功散・六君子湯・六神散・養中煎・参苓白朮散・資生丸）

■主治

営衛気虚・臓腑怯弱による，心腹部の脹満・食欲不振・腸鳴音・下痢・嘔吐などにすぐれた効果がある。

■組成

人参・炙甘草・茯苓・白朮，それぞれ同量。

■用法

上の薬を粉にし，1回に2銭を使い，水1杯（盞）を加えて煎じる。水量が7割になるまで煎じてから服用する。服用時間に決まりはない。薬に少量の塩を加え，白湯で服用してもよい。常服すると，脾胃を温めて調和させ，食欲を増し，寒邪や瘴霧の邪気から身を守ることができる。

■解説

四君子湯は補脾益気の代表方剤であり，気虚による諸証を治療することができます。ここでいう「気虚」は，主に中気不足，脾肺怯弱を指しています。顔色が黄色く艶がない・言葉に力がない・四肢に力が入らない・食事がおいしくない・食欲不振・軟便・脈虚弱・舌嫩苔少などの症候がみられます。原書が述べている「心腹部の脹満・食欲不振・腸鳴音・下痢・嘔吐」なども，みな中気虚弱によって脾胃の運行機能が失調したことで生じる症候です。邪気による病証ではなく，また寒証や熱証でもありません。

四君子湯の主薬は人参で，補虚益気作用があります。現在では一般に党参が使われますが，人参に較べると益気作用が弱いので，用量を多めにします。さらに炙甘草を合わせると，補脾益気作用を強めることができます。気を主るのは肺ですが，気を生み出すのは脾胃です。そこで健脾和胃作用・益気滲湿作用のある白朮・茯苓を合わせています。白朮・茯苓によって気機の昇降が調えば，胃に津液を送り，肺に精を送るという脾の機能も正常

化します。つまり四君子湯の補脾益気作用は，脾胃の機能を回復させることを基盤としているものです。これは後天を回復させることで，元気を旺盛にする治療法です。しかし例えば気虚欲脱の状態にある重篤な病証を治療する場合は，大用量の四君子湯を濃く煎じ，それを1回で飲み干させることで緊急の治療を行うこともあります。こうした使い方についても，知っておかなければなりません。

　四君子湯に陳皮・生姜・大棗を加えたものが『小児薬証直訣』の異功散です。基本的な作用は四君子湯と同じですが，陳皮を加えることで理気和胃作用が強められ，生姜・大棗を加えることで和脾胃作用・和営衛作用が強められています。営衛の源である胃気を重視した組成といえます。ただし肝と脾の関係には，注意が必要です。肝と脾には，片方が勝てば，もう片方は必ず負けるという関係があるからです。そこで葉天士は「培土を行う際には，必ず木を制御する必要がある」と強調しました。そして異功散に白芍，または呉茱萸，または木瓜，または烏梅などを合わせて使いました。補脾益気を行う，非常にすぐれた用薬法といえます。こうした用薬法は，李東垣が始めたものです。李氏は強力な補脾剤である黄耆湯（黄耆・人参・炙甘草）の方後注で，特に「ここでは白芍を加えていることに大きな意味がある」と述べ，さらに「白芍には瀉肝作用があり，肺金を補益することができる」という解説を加えています（『蘭室秘蔵』）。これは上の葉天士の言葉と同じ意味です。読書家であった葉天士は，李氏のこうした理論と手法を確実に学び取り，さらに発展させたのです。また虞摶は『医学正伝』で，異功散に和胃化痰作用のある半夏を加え六君子湯と名づけました。四君子湯と二陳湯の合方といえる方剤で，「消＋補」という用薬法による通補剤です。脾虚生痰・気虚生湿による病証に適した方剤です。

　四君子湯に山薬・白扁豆を合わせると，『三因方』の六神散になります。山薬・白扁豆には，補脾益気祛湿作用・固腸胃作用・止吐瀉作用があります。四君子湯と合わせると，補脾益気作用を強めることができます。肺脾気虚による食欲不振・呼吸が浅い，また脾胃が虚弱で嘔吐や下痢が起こりやすい，などの症候を治療することができます。『奇功良方』では，四君子湯に黄耆・白扁豆・生姜・大棗を加えたものを六神散と呼んでいます（同じ方剤を『三因方』では加味四君子湯と呼んでいる）。これは補脾胃作用・益肺

気作用に重点を置いた培土生金による治療法です。気虚による食欲不振・呼吸が浅い・汗が出やすい・発熱や悪寒が断続的に生じるなどの症候を治療することができます。これは「気虚自熱」と呼ばれる病証です。

　四君子湯の白朮を山薬・白扁豆に替え，さらに炒乾姜を加えると『景岳全書』の養中煎になります。これは四君子湯・六神散・理中丸の長所を合わせたような方剤です。益気温中作用があり，中焦虚寒による嘔吐・下痢などを治療することができます。方剤中の人参・甘草・茯苓・山薬・白扁豆には，補脾益気作用・昇降脾胃作用があります。炒乾姜には，温中運脾作用・振奮中陽作用があります。また乾姜の辛味には甘薬の作用を助長する働きがあり，補脾益気作用を促進させることができます。そして乾姜の辛味に諸甘薬を合わせると，辛温が甘温に変わり，温中益気作用が生まれます。方剤名は養中となっていますが，これは補養脾胃作用を通して清濁の昇降機能を回復させ，嘔吐や下痢などの症を治療するという意味です。

　『和剤局方』の参苓白朮散は，四君子湯を発展させた方剤です。補脾益気作用をもつ山薬・白扁豆に，厚腸胃作用・実大便作用をもつ蓮子肉・薏苡仁を合わせています。これを四君子湯の白朮・茯苓と合わせると，三重の用薬となります。このように合わせると，個々の薬が協調しながらそれぞれの作用を発揮し，全体としての健脾和胃作用を強めることができます。さらに人参・炙甘草を合わせると，補脾益気作用がいっそう堅固なものとなります。そしてさらに，醒中理気作用のある砂仁，上行作用のある桔梗，補脾和営作用のある大棗を合わせています。「行気＋補益」による用薬法となっているので，補気作用による気の停滞を防ぎ，脾胃の気を肺に届けることができます。非常に周到な用薬法です。脾胃虚弱による消化不良・自汗・嘔吐や下痢が起こりやすいなどの症候を治療することができます。また補脾益肺作用もあるので，肺気怯弱による体の冷え・顔が白い・呼吸が浅く断続的に咳嗽が起こる，などの症候を治療することもできます。

　『先醒斎医学広筆記』の資生丸（原名は保胎資生丸）は繆仲淳の方剤です。脾胃気虚証や，運化機能の低下によって水穀を運化して精微に変えることができず，さらに湿や湿熱が生じている病証を治療することができます。ただし重点は脾胃気虚にあります。そこで資生丸の組成は，参苓白朮散に近いものとなっています。方剤中の人参・茯苓・白朮・甘草・山薬・白扁

豆・蓮子肉・薏苡仁には，補脾益気作用・和胃滲湿作用があります。陳皮・桔梗・蔲仁・藿香葉には，理気醒中作用・化湿化濁作用があります。山楂子・麦芽・沢瀉には化湿積作用があります。黄連には和胃作用・清湿熱作用があります。全体としては，参苓白朮散の理気和胃作用を強め，さらに清化湿熱作用を加えた方剤となっています。

2　麦門冬湯（附：沙参麦冬湯・玉竹麦門冬湯）………『金匱要略』

■主治
気（または虚熱）が上逆し，咽喉部に不利が生じた場合，気を下行させて上逆を止める。

■組成
麦門冬7升，半夏1升，人参3両，甘草2両，粳米3合，大棗12枚

■用法
上の薬に1斗2升の水を加えて煎じる。水量が6升になるまで煎じたら，1回に1升を温服する。昼間は3回，夜間に1回，服用する。

■解説
麦門冬湯には養胃益気作用があり，肺胃気陰両虚による咳嗽，胃虚による嘔吐などを治療することができます。麦門冬湯では，麦門冬が7升も使われています。つまり甘微苦微寒薬である麦門冬の，清熱養陰作用・潤降肺胃作用を中心に組成されている方剤です。ここに半夏を合わせると，下気降逆作用を強めることができます。また人参・甘草の補虚益気作用，粳米・大棗の補脾益胃作用には，培土生金の意味があります。また半夏には，麦門冬の寒潤性を中和し，寒涼作用が強くなりすぎないようにする働きもあります。そして甘草を生で使うと，瀉火作用を発揮します。麦門冬湯は，こうした用薬法によって，気（または虚熱）の上逆による病証を治療する方剤です。このような上気または嘔吐は，胃虚による熱や，肺胃陰虚による虚熱が上炎することで起こります。また，この病証では虚火が陰をさらに消耗するので，身熱・咽喉部の乾燥・痰（量が少なく，切れが悪い）・吐瀉物に水泡が多い・酸性のげっぷはみられない・舌嫩舌苔少・脈虚数無

力などの症候もみられます。

　葉天士は，甘涼濡潤薬による順降胃気作用をもつ麦門冬湯をさまざまに変化させ，非常にうまく運用しました。例えば肺痿を治療する際に麦門冬湯を使い「これは胃薬を使った補母を通して，子を救う手法である」と述べています。また虚労を治療する際には，まず「胃薬を使って中宮を平定し」次に，陰虚で「胃が衰え食欲がない場合，滋膩薬を使うことはできない。（麦門冬湯の）甘味による養胃陰法を使うのがよい」と述べています。また咳嗽を治療する際にも「（麦門冬湯には）清養胃陰作用があり，土を旺盛にすることで金を生み出すことができる。これは虚証を治療するには，その母を補益するという方法である」とも述べています。また葉氏は，温邪の化燥による慢性の嗽や吐血を治療する際にも，清養胃陰法を使いました。津液を上部に至らせることで肺燥を治療したのです。これらの方法を葉氏は「清補」と呼んでいました。

　呉鞠通は，葉氏の処方に沙参麦冬湯という名前を付けました。これは燥邪が肺胃陰を傷めたことによる身熱，または咳嗽・声が低く力がない，などの症候を治療する方剤です。方剤中の沙参・麦門冬・玉竹・天花粉には，清肺養陰作用があります。白扁豆・甘草には，脾胃の気を補益する作用があります。桑葉には，宣肺止咳作用があります。このほか秋燥による胃陰虚を治療する玉竹麦門冬湯という方剤もあります。玉竹・麦門冬・沙参・生甘草による方剤です。土虚がみられる場合は生扁豆を加え，気虚がみられる場合は人参を加えて使います。どちらも麦門冬湯を発展させた方剤です。

3　六味地黄丸（原名：地黄丸）　　　　　　『小児薬証直訣』
（附：都気丸・知柏地黄丸・杞菊地黄丸・左帰飲・左帰丸）

■ 主治
　①腎虚による失音・大泉門が閉じない・神水〔眼房水〕の不足・白目が多い・顔色が白く艶がないなど。
　②腎精不足や虚火上炎による，腰膝の萎え・体のほてりや酸痛・かかとの痛み。排尿障害（排尿が困難，または失禁）・遺精・夢精。

③腎虚水泛による痰・自汗・盗汗。
④亡血・消渇。
⑤めまい・難聴・歯がグラグラする・尺脈虚大など。

■ **組成**
熟地黄8銭，山茱萸肉・乾山薬各4銭，沢瀉・牡丹皮・白茯苓各3銭

■ **用法**
上の薬を粉にし，蜜を加えて梧の種大の丸薬を作る。1回に3丸を温水に溶き，空腹時に服用する（これは小児の用量）。湯液として水で煎じてもよい。

■ **解説**
六味地黄丸には補腎陰作用があり，陰虚による諸証を治療することができます。ここでの陰虚は主に腎陰虚を指していますが，肝腎陰虚も含まれています。腎と肝には，乙癸同源の関係があるからです。陰が虚すと，陽を蔵する機能が失調します。すると陽気が上浮し，陽旺の証候がみられるようになります。また腎には開合を主る機能もあります。「合」とは，五臓六腑の精を蔵する機能，つまり固精納気機能を指しています。「開」とは，化気利水機能・通二便機能を指しています。陰虚陽旺によって開合機能が失調すると，さまざまな症候が生じます。陰精が上部に至らないと，白目が多い・眼光が衰える・意欲の低下・顔色が白く艶がない・大泉門が閉じない・体が縮まるなどの症候が現れます。固精機能が失調し，骨が営養を失うと，腰や膝がだるい・足腰が痿える・かかとの痛み・潮熱，または手足の中心部の熱感・盗汗・遺精・尿色が濃い，などの症候が現れます。虚火の上炎が起こると，めまい・顔が赤い・耳鳴り，または舌やのどの乾燥・歯がグラグラするなどの症候が現れます。六味地黄丸は，これらすべての症候を治療することができます。

六味地黄丸では，填補真陰作用のある熟地黄が重用されています。さらに強陰益精作用のある山茱萸・山薬を合わせ，補虚滋陰作用を強めています。これが方剤の主要部分です。補腎養陰作用を主とした組成となっています。さらに牡丹皮・沢瀉を合わせます。これは補虚を基礎として，そのうえで清泄虚熱作用を加えているものです。さらに茯苓を合わせると，沢瀉と協同して補虚清熱滲湿作用を発揮します。この3味の清泄薬を加える

ことで「補＋通」による組成となります。全体として非常にバランスのとれた通補剤となっています。養陰清熱作用と同時に，腎の開合機能を助長する作用もあります。またその補益作用も強すぎはしません。これが「補腎を行う場合は地黄丸を使う」と銭仲陽が述べた意味です。

六味地黄丸の構造を「三補三瀉」と表現し，三陰に対する通補剤であると説明する人もいます。これは銭氏が述べた「腎の病証はどれも虚証であり，実証は存在しない」という精神とは符合しないものです。

柯韵伯は，「陰虚証とは腎虚によってその蔵精機能が失調し，真陽が拠を失って暴走するものである，真陽が下行すると肝木を潤すことができなくなり，真陽が上行すると肺を潤すことができなくなる」と述べています。そこで六味地黄丸では，滋填腎陰作用のある厚味薬である熟地黄を使っています。これには精が不足したものは，味でこれを補うという意味があります。ここに滲利作用をもつ沢瀉を合わせると「開＋合」の組み合わせとなり動と静の作用を合わせもつようになります。また涼補薬である山薬には，母を補益することで化源を滋養する働きがあります。茯苓には，淡滲作用・導水源作用があります。酸温薬の山茱萸には，少陽の火をおさめ，厥陰の液を補益する作用があります。辛寒薬である牡丹皮には，清少陰火作用を通して少陽の気を奉ずる作用があります。こうして化源が滋養され，生気が奉じられれば，腎陰虚は解消されます。これは壮水制火法による用薬法です。思考法・用薬法ともに，よく学んでおくべき方剤といえます。

尤在涇は『医学読書記』の補中益気湯六味地黄丸合論で以下のように述べています。

「陽虚では，多くの場合，気が下陥し上昇できなくなる。治療には補中益気湯を使う。これは人参・黄耆・白朮・甘草などの甘温薬を多用して気を補い，さらに升麻・柴胡の辛平薬で気を上昇させる方剤である。陰虚では，多くの場合，気が上行して下に降りなくなる。治療には六味地黄丸を使う。これは熟地黄・山茱萸・山薬などの厚味薬で陰精を補益し，茯苓・沢瀉の甘淡薬で気を下降させる方剤である。また気陥の多くは気滞を兼ねるので，（補中益気湯では）辛味薬である陳皮を使っている。つまり和滞気作用である。気浮の多くは熱を生むので，（六味地黄丸では）寒薬である牡丹皮を使っている。つまり清浮熱作用である。六味地黄丸の茯苓・沢瀉は，

補中益気湯の升麻・柴胡のようなものである。また補中益気湯の陳皮は，六味地黄丸の牡丹皮のようなものである。そして補中益気湯の人参・黄耆・当帰・白朮・甘草は，六味地黄丸の地黄・山茱萸・山薬のようなものである。両者の法は違っていても，理には通じるものがある」

　また陰精が損傷し元気が弱ると，腎不納気による喘息・息切れなどが起こります。これは本は腎にあり，証は肺に現れるという病証です。「肺は気を主り，腎は気の根本である」という関係によって生まれる病証といえます。治療には，六味地黄丸に五味子を加えた都気丸（『医宗已任編』）を使います。これは補腎養陰作用と同時に，強陰益精作用や，気を収斂する作用のある方剤です。つまり補肺腎作用と，元気を保護する作用を重視しているものです。葉天士は，都気丸に肉桂または附子を加えて使いました。この桂都気丸や附都気丸は，都気丸の納気作用や引火帰原作用をさらに強めたものです。腎気虧損・虚陽上浮による虚喘を治療することができます。ただし，こうした陰虚陽浮による喘息・めまいには，肉桂・附子の引納作用が無効な場合があるので，注意が必要です。肉桂や附子の辛熱性は，上浮した陽気に対して有利な場合と，不利な場合があるということです。尤在涇が述べた「重い病の場合，薬の作用は届かず，その作用はかえって病を悪化させてしまう」という言葉の意味をよく考える必要があります。このような場合は，五味子だけでなく，さらに麦門冬を加える必要があります。こうすると金水相生作用が生まれます。また辛燥性を抑え，納気収陽作用をもたせることもできます。このほか，浮陽の上逆が生じている病証には，牡蛎・亀板・鼈甲，または磁石などの潜降薬を１～２味加えるというのも，効果のある方法です。

　陰虚によって蔵陽機能が失調し，相火が強まると，陰虚火旺証が生じます。すると午後に頬が赤くなる・潮熱・体のほてり・足腰が痿える・かかとの痛み・遺精・盗汗・尿色が濃い・尺脈が弦，などの症候が現れます。治療には養陰降火作用のある知柏地黄丸を使います。これは六味地黄丸の補腎養陰作用に，堅陰瀉火作用をもつ苦寒薬である知母・黄柏を加えたものです。『医宗金鑑』は「知・柏を加えると，補陰作用と同時に，陽気を落ちつける作用も生まれるので，陽気は自らの働きを取り戻し，元の場所へ戻っていく」と述べています。

また肝腎両虚証では，精気が目に届かなくなります。また血虚によって肝が柔軟性を失い，目も営養を失います。そして血虚による虚風も起こります。すると，めまい・視力の低下または異常・目のかすみや痛み，または風を受けると涙が出る，などの症候が現れます。治療には『医級』の杞菊地黄丸を使います。これは六味地黄丸の滋腎養肝作用に，養血熄風明目作用をもつ枸杞子・菊花を加えた方剤です。

　また六味地黄丸から，清泄作用をもつ牡丹皮・沢瀉を除き，甘潤薬である枸杞子・炙甘草を加えると，『景岳全書』の左帰飲になります。これは養陰清熱作用を，甘膩滋塡作用に変えたものです。水の元を補益するという意味で，補腎塡精作用を重視した用薬法です。陰虧精虚証を治療することができます。これは六味地黄丸をもとにしている方剤ですが，六味地黄丸の方証とは区別されるものです。

　また左帰飲から炙甘草を除き，牛膝・菟絲子・鹿角膠・亀板膠を加え，さらに剤型を丸薬に替えると，左帰丸になります。ここでは補腎塡精作用がさらに強められています。また補陰だけでなく，補陽についても考慮されています。ただし，このように補薬を偏重した用薬法には弊害もあり，脾胃の運行が正常なものにしか使うことはできません。

　葉天士は養陰を行う場合，六味地黄丸を多用しましたが，その際，さまざまな加減を施しました。その方法には，学ぶべきものが多くあります。例えば陰虚陽浮証には，磁石・亀甲・阿膠・淡菜などの潜陽薬を1～3味加えました。陰虚陽亢証を治療する場合，山茱萸を除き，生白芍・黄柏・知母・秋石・人中白・牛膝・川石斛などから1～3味を加えました。これは瀉火作用と引導作用の併用です。陰虚による腎気不泄を治療する場合，附子・補骨脂・胡桃肉・沈香などの納気薬を1～3味加えました。衝気上逆衝脈を治療する場合，青鉛・牛膝を加えました。これは引導作用によって衝気を鎮める方法です。また陰虚が中焦に影響した場合，六味地黄丸と異功散（または帰脾湯より木香を除いたもの）を，それぞれ朝と晩に服用させました。葉氏はこうした操作を通して，六味地黄丸の応用範囲を大きく広げました。

4 腎気丸（別名：崔氏八味丸） ………………………『金匱要略』
（附：済生腎気丸・薛氏加減八味丸・右帰飲・右帰丸）

■ **主治**
　①虚労による腰痛・少腹部の拘急・小便不利。
　②脚気の上逆による少腹部の不仁。
　③軽度の水飲による短気〔息切れ〕は，小便を利すことで去る。
　④男性の消渇で尿量の多いもの。
　⑤女性の転胞〔急激な腹痛や小便不利を主訴とする病証〕による小便不利。

■ **組成**
　乾地黄（現在では熟地黄を使うことが多い）8両，山薬・山茱萸各4両，沢瀉・牡丹皮・茯苓各3両，桂枝（現在では肉桂を使うことが多い）・炮附子各1両

■ **用法**
　上の薬を粉にし，蜜を加えて梧の種大の丸薬を作る。1日2回，1回に15～20丸を酒で服用する。

■ **解説**
　腎気丸には補益腎気作用があり，下元衰憊・腎気不化による諸症を治療することができます。腎は水火の臓です。そして陽気の根は陰精にあります。そこで腎気丸は，補陰精作用のある濡潤薬である熟地黄・山薬・山茱萸・沢瀉・牡丹皮・茯苓などを中心に組成されています。さらに肉桂・附子など，補火作用のある辛潤温陽薬を合わせています。これは水中で補火を行うという意味があります。こうして水火ともに養われると，腎気は回復します。方剤名である「腎気」には，このような意味があります。
　王安道は『医経遡洄集』で「八味丸は，君薬である地黄に，そのほかの佐薬を合わせて組成されている。これは単なる補血剤ではなく，補気を兼ねた方剤である」と述べています。非常に的を射た言葉です。腎気丸では，補陰薬の中に肉桂（桂枝）・附子が加えられていますが，その用量は1／10にも達しません。これは桂・附を使う目的が，危急な回陽にあるのではなく，ゆっくりと火を起こすことにあるからです。経は「少火は気を生む」と述

べています。つまり腎気丸での桂・附には，少火を生むことで，腎気を生み出す作用があるのです。これは『素問』蔵気法時論がいう「腎が乾燥している場合は，辛味薬を使ってこれを潤す。気が通れば，腠理は開き，津液も行き渡るようになる」という言葉と同じ意味です。また腎は少陰の枢であり，開合を主る作用があります。そこで補陰を行う六味の薬は「補＋瀉」という構造になっているのです。この用薬法には，腎の開合機能を助長する作用があります。このように腎気丸の補腎温陽作用は，回陽救逆作用とは区別されます。方剤の分類上も，腎気丸は回陽剤ではなく，補益剤に分類されます。そして腎気丸の特徴は，補腎を行う際に「気」を重視している点にあります。また少陰の臓である腎には「枢」という機能があります。これらの点を認識していれば，腎気丸の方証を全面的に理解することができます。

　腎気丸は温陽補腎の主要方剤です。しかし，こうした認識は後世になって成立したものです。腎気丸は『金匱要略』では5カ所みられますが，そこでは補腎という言葉は一切使われていません。血痺虚労篇では「虚労による腰痛・少腹部の拘急・小便不利」を治療する方剤としてみられますが，これは虚労の一種の症候にすぎません。これをもって腎気丸は補腎剤だというのは，少しあいまいすぎます。腎気丸を理解するには，『金匱要略』における用法を深く理解する必要があります。例えば，虚労による腰痛・少腹部の拘急・小便不利という症候は，腎気虚によって腎の気化機能が失調している状況です。つまり開合機能のうちの開に問題があります。ここに補腎化気作用のある薬を使うと，下焦の開合機能は回復し，正常な排尿がみられるようになります。また気化機能が回復し，陽気が正常に運行するようになれば，腰痛や少腹部の拘急も解消します。また軽度の水飲による短気・小便不利・臍下悸という症候を治療する作用も，同じ病機によるものです。そこで『金匱要略』でも「小便を利すことで去る」とはっきり述べているのです。腎虚による水腫・小便不利や，女性の転胞などの症も，同様に理解することができます。

　消渇では尿量は多くなっていますが，これも腎気虚によって気化機能が失調している状況です。上昇するべき陰精が上昇できなくなると，口渇が生じます。また水精を納めておく機能が失調すると尿量が多くなります。

やはり腎の開合機能が失調した病証の一種で，主に昇降機能に異常が生じている病証といえます。治療には腎気丸を使います。補腎化気作用によって開合機能が回復すれば，水火の昇降も正常化し，口渇・尿量が多いという症候も解消されます。これは本治による治療法です。ただし腎気丸をこの病証に使った場合，上の病証に対して使った場合よりも作用は劣ります。これは消渇という病証自体が特殊なものであるからです。腎気丸を使って，消渇を根治させることはできません。しかし一定の効果があることは確かです。ただし腎気丸は，腎虚による夜尿症に対しては，すぐれた効果を発揮します。

また腎気丸は「脚気の上逆による少腹部の不仁」にも使われます。脚気とは陰邪（風湿または水毒）に属する病証です。少腹部の不仁とは，脚気が上行して心を侵そうとしている状況です。補腎丸はここでは，補腎化気作用・温陽作用で陰邪を解消するために使われています。これは，のちに「通陽泄濁法」と呼ばれるようになった治療法です。陰邪を下行させ，陽気が回復すれば，脚気が上行するような事態は起こらなくなります。

また腎気丸は，命門火衰によって脾胃虚寒が生じたことによる，食欲不振・軟便などの症候を治療することもできます。これは中焦の運行が失調し，水穀の不化，清濁の流通の異常が起こっている病証です。少火の生気作用によって陽気を回復させ，中運を正常化すれば，昇清降濁も正しく行われるようになります。これが「補火生土」と呼ばれる治療法です。脾腎虚弱の諸症に，広く応用することができます。これは腎を補益することで虚労を治療する方法を，中焦の病変に応用したものです。中焦病を治療する高度な方法といえます。腎気丸をどのような病証に使っても，元気を回復させることで枢機機能を正常化させているという点は共通しています。このように分析すると，腎気丸の補腎温陽作用の具体的な内容を，よく理解できると思います。

『済生方』の加味腎気丸（済生腎気丸ともいう）は，腎気丸中の六味の用量を減らし，肉桂（桂枝）・附子の用量を増やしたものです。これは補腎温陽作用を強めるための措置です。そしてさらに牛膝・車前子を合わせます。これは化気利尿作用を強めるための措置です。陽虚による水腫・小便不利などの証を治療する作用は，腎気丸よりもすぐれています。

『校注婦人良方』の加減八味丸(薛氏加減八味丸ともいう)は,腎気丸の肉桂の用量を3分とし,さらに附子の用量を1両5銭に増やし,さらに童便に浸して煨製を加えたものです。これは補腎化気作用のほか,引火帰原作用や補火生土作用を強めるための措置です。

右帰飲は,左帰飲より茯苓を除いて滋膩性を強め,さらに杜仲・肉桂・附子などの補腎温陽薬を加えたものです。全体としては益火剤となっています。これは葉天士がいう「温柔」による方法です。温薬で命門の火を補益し,柔薬で腎陰を滋養し,辛温薬で滋膩性を抑えるという辛潤補腎剤です。補腎丸の補腎化気作用と比べると,補腎温陽作用の強い方剤といえます。作用の中心は補摂にあるので,腎虚陽微によって摂納機能が失調している病証に使うことができます。ただし「補+通」という構造をもつ腎気丸の作用には及びません。右帰飲より甘草を除き,鹿角膠・菟絲子・当帰を加え,剤型を丸剤に替えると右帰丸となります。ここでは温薬と潤薬が多用されています。つまり,元陽不足を治療する作用が強くなっています。ただし腎陽虚では,中陽も虚していることが多くなります。もちろん補腎陽薬のもつ補火作用には,生土作用・暖中焦作用もあります。しかし右帰丸のような大量の補薬は,かえって中焦に負担をかけ,正常に作用を発揮することはできません。補薬といえども正常に消化吸収されなければ,作用を発揮することはできないからです。脾胃の運化機能が働くからこそ,効果を得ることができるのです。これは十分に注意しておくべきことです。

5　天門冬大煎　　　　　　　　　　　　　　　『千金要方』

■ 主治
　男性の五労七傷・八風十二痺・傷中六極などの諸証。

■ 組成
　天門冬3斗半(切,圧搾して汁を得る),生地黄3斗半(切,圧搾して汁を得る),枸杞根3斗(切,よく洗う。水2石5斗を加え,水量が1斗3升になり水質が澄むまで煎じる),麋骨1具(砕,1石の水を加え,水量が5斗になり水質が澄むまで煎じる),酥3升(煉),白蜜3升(煉)

■ 用法

まず地黄汁と天門冬汁を，半量になるまで煎じる。それから残りの薬を合わせて銅器に入れ，弱火で煎じる。水量が2斗になるまで煎じたら下記の散薬を加え，さらに水量が1斗になるまで煎じる。これを梧の種大の丸薬にする。1日2回（1回は明け方の空腹時，もう1回は指定なし），1回に20～50丸，酒で服用する。服用中は，生もの・冷たいもの・酢のもの・豚肉・鶏肉・魚・大蒜・油を練り込んだ小麦食などは禁忌とする。散薬は以下の通りである。

石斛・牛膝・杜仲・巴戟天・肉蓯蓉・続断・狗脊・萆薢・五加皮・覆盆子・沢瀉・人参・茯苓・菖蒲・遠志・茯神・柏子仁・玉竹・黄耆・白朮各2両，甘草6両，山薬・胡麻子仁・枳実・橘皮各2両，薏苡仁1升，大豆黄巻・独活・白芷各2両，蔓荊子3両，石楠葉・川芎各2両，阿膠10両，鹿角膠5両，桂心・細辛各2両，蜀椒1升，大棗100枚（煮てペースト状にする）

上の薬を篩にかけてから煎じる。さらに牛髄・鹿髄を3升ずつ加えるとよい効果が得られる。女性で熱病となった者には服用してもよいが，冷病の場合は服用してはならない。

■ 解説

天門冬大煎は有名な古方で，虚労病を治療する主要な方剤の1つです。また複方による大規模な用薬法の見本ともいえる方剤です。後世，多くの医師が膏薬・丸薬・酒法などを使って虚証を緩やかに治療し，治本を行いましたが，それらはみな天門冬大煎の法によるものです。孫思邈が，心腎の二臓から虚労病を論じたことは有名です。例えば『千金翼方』では「病は五労より生じ，五労は心腎が邪気に侵され，腑臓ともに病むことで生じる」と述べています。『素問』至真要大論も「多くの病は，みな心より生じる」と述べています。そして五臓の病は必ず腎に影響します。これが五労六極七傷を理解する基本となります。天門冬大煎は，こうした孫氏の見解を反映している方剤です。

天門冬大煎では，46味の薬が使われています。そのうち半分は，調補心腎作用・定志作用によって五労七傷を治療するものです。特に補腎には，髑骨・鹿角膠・牛髄・鹿髄など血肉有情の品が使われています。そして，さらに補肝腎作用のある牛膝・杜仲，補肺腎作用のある玉竹・阿膠，補脾

腎作用のある山薬・石斛などが使われています。「腎は五臓六腑の精を受け，これを蔵する」という考えが貫かれている用薬法といえます。また孫氏は，陰陽を調える際には陰を重視しました。つまり，養血を主とした調和気血を行ったので，天門冬・生地黄・枸杞根などが主薬として使われています。これには「天一生水」(p.36参照)，「水が上昇すれば火は下降する」という意味があります。心腎の水火を交通させることで，病の根本的な問題点を解決する方法です。原書には「まず熱病となったもの」という記載がありますが，熱病の多くは陰を傷めるので，非常に適した病証といえます。五労六極七傷という五臓の病は，多くの場合，熱から起こり，また虚熱証を兼ねる場合もあります。いずれにせよ陰を保護することは大切となります。

　また方剤では，補薬のほかに数味の風薬も使われています。独活・白芷・蔓荊子などには，陽気を鼓舞する作用があります。また反佐薬として温薬の桂心・細辛・蜀椒などを加えています。これらの温薬には，ほかの薬が効果を発揮するのを助ける作用があります。これは「補＋散」という用薬法です。また陽を生むことで，陰の生長を促すという意味もあります。そしてさらに巧妙なのは，調理脾胃薬である山薬・胡麻仁・薏苡仁・大豆黄巻・橘皮・枳実・酥・蜜・大棗などを加えていることです。これには「益気＋柔脾」「昇清＋降濁」「薬物＋食物」という意味があります。陰陽・昇降を調えながら脾胃の運化機能を回復させ，さらに補薬の作用によって気血が鬱滞するのを防ぐ措置もとられています。こうして脾胃の機能が回復すれば，「精は穀より生じる。また穀は神を養う」という言葉のように，先天と後天の両者を調和させることができます。そうすれば五労六極七傷による病証も解決されます。

　複方である天門冬大煎の組成は非常に大規模なものですが，それは前述のようなさまざまな用薬法の総体です。個々の部分が独自に作用を発揮したり，またほかの部分と協調したりしながら，全体としての作用を形成しています。全体の構造は，心腎を中心としながら脾腎を考慮し，補薬と散薬を合わせたものとなっています。薬味は多いですが，それぞれが適切に使われています。大規模な組成をもつ複方だからこそ可能な，総合的な作用を得ることができる方剤です。「主治」に述べられているように，天門冬大煎の適応範囲は非常に広いものです。私の体験では，頭脳労働に従事す

る人で，精神的なストレスによって心血が損傷を受け，五臓に影響が及びやすいタイプの人に，非常に適した方剤であると思います。

［附録］古代と現代の度量衡比較

1．計量器具の名称について

①方寸ヒ

　方寸ヒ(ひ)とは，古代に使われていた計量器具の名称です。「ヒ」とは「匙(さじ)」を指し，器具の形状が「ヒ(あいくち)」に似ていたので，この名があります。『金匱要略』硝石礬石散方には「右二味，為散，以大麦粥汁和服方寸ヒ」という記述があります。ここでの「方寸ヒ」は「1寸ヒ」つまり1寸立法の容積を指し，これは概ね梧(あおぎり)の実30粒に相当します。散薬の量を測るときには薬を方寸ヒに盛り，1回に盛ることのできる最大量を1寸ヒとしました。これは約6〜9gに相当します（容積としては約2.7m*l*。鉱石薬を測る場合は約2g，草木薬を測る場合は約1gとするのが妥当な数値です）。

②銭ヒ

　銭ヒも，古代に使われていた計量器具（粉薬を計量する）の名称です。『傷寒論』大陥胸丸方には「別搗甘遂末一銭ヒ」という記述があります。また『金匱要略』天雄散方には「右四味，杵為散，酒服半銭ヒ」という記述がみられます。漢代には「五銖銭」の貨幣を使って粉薬の量を測っていました。この「五銖銭」の上に盛ることのできる最大量が1銭ヒです。そして薬を「五銖銭」に半分まで盛った量が「半銭ヒ」，また薬を「五銖銭」上の「五」字のところまで満たした量を「銭五ヒ」と呼びました。1銭ヒは約5分6厘，つまり2g強に相当します。半銭ヒ首は約2分8厘，つまり1g強に相当し，銭五ヒは1銭ヒ首の約1/4なので約1分4厘，つまり0.6gに相当します。

③一字

　唐代の貨幣である「開元通宝」（開元銭ともいう）に薬を満たした量を「一字」と呼びます。これは約1分，つまり0.4g強に相当する量です。

④刀圭

　（1）刀圭とは玉器の名称で，古代に粉薬の量を測る計量器具として

使われていたものです。形状が刀の刃先にある「圭」角に似て先端は鋭く尖り，中部はややへこんでいるのでこの名があります。庚信の『至老子廟応詔』には「盛丹須竹節，量薬用刀圭」という詩が載っています。1刀圭は，1方寸匕の約1/10に当たり，約0.6～1gに相当します。

（2）古代においては「医術」のことを刀圭と呼んでいました。また「薬物」を指すこともありました。『昌黎文集』寄随州周員外には「金丹別後知伝得，乞取刀圭救病身」という詩が載っています。

2．重量の換算表

①旧市用制と国際標準単位の換算表

旧市用制	国際標準単位
1斤	500 g
1両	31.25 g
1銭	3.125 g
1分	0.3125 g

②現在の市用制と国際標準単位の換算表

現在の市用制	国際標準単位
1斤	500 g
1両	50 g
1銭	5 g
1分	0.5 g

（市用制：中国で慣習的に用いられている計量制度。市制ともいう）

3．年代による重量の比較

年代	王朝名		当時の1斤を現在の両に換算	当時の1両を現在の両に換算	当時の1両を現在のg数に換算
B.C.1066～B.C.221年	周		7.32	0.46	14.18
B.C.221～B.C.206年	秦		8.26	0.52	16.14
B.C.206～A.D.23年	西漢（前漢）		8.26	0.52	16.14
25～220年	東漢（後漢）		7.13	0.45	13.92
220～265年	魏		7.13	0.45	13.92
265～420年	晋		7.13	0.45	13.92
420～589年	南朝	南宋	10.69	0.67	20.88
		南斉	7.13	0.45	13.92
		梁	7.13	0.45	13.92
		陳			
386～581年	北朝	北魏	7.13	0.45	13.92
		北斉	14.25	0.89	27.84
		北周	8.02	0.50	15.66
581～618年	隋（開皇）（大業）		21.38	1.34	41.76
			7.13	0.45	13.92
618～907年	唐		19.1	1.19	37.30
907～960年	五代		19.1	1.19	37.30
960～1279年	宋		19.1	1.19	37.30
1279～1368年	元		19.1	1.19	37.30
1368～1644年	明		19.1	1.19	37.30
1644～1911年	清		19.1	1.19	37.30

4．年代による容量の比較

年代	王朝名		当時の1升を現在の*l*に換算	当時の1合を現在のm*l*に換算
B.C.1066〜B.C.221年	周		0.1937	193.7
B.C.221〜B.C.206年	秦		0.3425	342.5
B.C.206〜A.D.23年	西漢（前漢）		0.3425	342.5
25〜220年	東漢（後漢）		0.1981	198.1
220〜265年	魏		0.2023	202.3
265〜420年	晋		0.2023	202.3
420〜589年	南朝	南宋 南斉 梁 陳	0.2972 0.1981 0.1981	297.2 198.1 198.1
386〜581年	北朝	北魏 北斉 北周	0.3963 0.3963 0.2105	396.3 396.3 210.5
581〜618年	隋（開皇）（大業）		0.5944 0.1981	594.4 198.1
618〜907年	唐		0.5944	594.4
907〜960年	五代		0.5944	594.4
960〜1279年	宋		0.6641	664.1
1279〜1368年	元		0.9488	948.8
1368〜1644年	明		1.0737	1073.7
1644〜1911年	清		1.0355	1035.5

5．年代による長さの比較

年代	王朝名		当時の1尺を現在の尺に換算	当時の1尺を現在のcmに換算
B.C.1066～B.C.221年	周		0.5973	19.91
B.C.221～B.C.206年	秦		0.8295	27.65
B.C.206～A.D.23年	西漢（前漢）		0.8295	27.65
25～220年	東漢（後漢）		0.6912	23.04
220～316年	魏晋		0.7236	24.12
317～420年	東晋		0.7335	24.45
420～589年	南朝	南宋	0.7353	24.51
		南斉		
		梁		
		陳		
386～581年	北朝	北魏	0.8853	29.51
		北斉	0.8991	29.97
		北周	0.7353	24.51
581～618年	隋（開皇）（大業）		0.8853	29.51
			0.7065	23.55
618～907年	唐		0.9330	31.10
907～960年	五代		0.9330	31.10
960～1279年	宋		0.9216	30.72
1279～1368年	元		0.9216	30.72
1368～1644年	明		0.9330	31.10
1644～1911年	清		0.9600	32.00

訳者あとがき

　中医学という世界は,とてつもなく広い世界です。しかし,その広さをよく知っている人は,専門家の中にも,そう多くはいません。とにかく広すぎるので,ちょっとやそっとでは,知ることができないからです。そしてこの本は,中医学の広さを垣間見せてくれる,すばらしいガイドといえます。

　ためしに,巻末の「方剤索引」を見てみてください。おそらく聞いたこともない方剤が,ごろごろしているはずです。それは,訳者である私も同じでした。この本には,中医薬大学を卒業したとか,長年臨床に携わっているとか,そういうことだけでは知りえないことが,たくさん書いてあります。自分で興味をもって研究を続けない限り,こういう事柄を知ることはできません。

　そしてこの本の著者である丁光迪先生は,そうした努力をずっとつづけてこられた方です。また丁先生には,その膨大な知識を裏づける,長年の臨床経験もあります。さらにベテランの教授でもある丁先生は,何をどう伝えるべきかということも,知り尽くしていました。つまりこの本は「丁光老*をおいて,ほかに誰がこれだけのことを語れるだろうか」という,20世紀中医界における大偉業なのです。つたない翻訳ではありますが,日本で中医学を学ばれる方にも,ぜひこの貴重な内容に触れていただきたいと思います。

　また学問や文化が発展するには,傑出した学者や芸術家がいるだけでは足りません。例えば明代以降の江南文化の知識は,かの大出版業者・毛晋（汲古閣楼の主）の功績によって普及したともいえます。江南文化における汲古閣のような役割を,日本の中医学の分野で果たしてきているのが,東洋学術出版社であると私は思っています。丁先生の本を日本で出版するということも,まさにその慧眼ぶりを証明するものです。

　このすばらしい仕事に,私も訳者として関わらせていただいたことを,たいへん幸せに,また光栄に感じています。自分が適任であるなどとは思

いませんが，能力の限り努力させていただきました。そして最後に，同じ道を歩む「ひよっこ」として，丁光迪老師に心の底から尊敬の念を示させていただきます。

2005年8月　小金井　信宏

＊中国では，一般に老人に敬意を表して呼ぶ場合「丁老」のように，姓の後に「老」をつけて呼びます。ただし，さらに深い特別な尊敬をこめて呼ぶ場合は「丁光老」のように，姓の後ではなく，名の1文字目の後に「老」をつけて呼びます。

方剤索引

あ

- 安宮牛黄丸 …………… 59
- 異功散 …………… 257
- 一甲復脈湯 …………… 161
- 匀気散 …………… 314
- 茵蔯桂苓甘露飲 …………… 456
- 茵蔯附子乾姜湯 …………… 178
- 右帰丸 …………… 116, 262
- 烏金散 …………… 317
- 烏頭赤石脂丸 … 30, 228
- 烏梅丸 …………… 174
- 禹余粮丸 …………… 448
- 烏連湯 …………… 177
- 温胆湯 …………… 248
- 温脾湯 …………… 136, 424
- 衛真湯 …………… 252
- 易黄湯 …………… 123
- 越鞠丸 …………… 82
- 越桃散 …………… 175
- 越婢加半夏湯 …………… 320
- 黄芩滑石湯 …………… 455
- 黄芩利膈丸 …………… 469
- 黄竜湯 …………… 135
- 黄連温胆湯 …………… 219
- 瘀熱湯 …………… 235

か

- 解鬱合歓湯 …………… 214, 499
- 快膈湯 …………… 67, 343
- 海蔵已寒丸 …………… 450
- 薤白栝楼桂苓湯 …………… 492
- 化肝煎 …………… 223
- 加減四物湯 …………… 217
- 藿香正気散 …………… 38
- 葛根葱白湯 …………… 328
- 加添四物湯 …………… 508
- 加味犀角地黄湯 …………… 501
- 甘桔湯 …………… 307
- 乾姜附子湯 …………… 24
- 甘草乾姜湯 …………… 141
- 橄欖丸 …………… 320
- 坎离丸 …………… 71
- 甘露消毒丹 …………… 38
- 枳実導滞丸 …………… 249
- 耆婆万病丸 …………… 428
- 姜黄散 …………… 174
- 羌活勝湿湯 …………… 40, 459
- 姜連散 …………… 174
- 膠蠟湯 …………… 43
- 金液丹 …………… 442
- 近効朮附湯 …………… 222
- 金水六君煎 …………… 265, 473
- 金鈴子散 …………… 174, 215
- 九痛丸 …………… 30
- 九味羌活湯 …………… 306, 390
- 瓊玉膏 …………… 258
- 桂枝甘草湯 …………… 140, 228
- 桂枝湯 …………… 4
- 桂枝附子湯 …………… 228
- 桂都気丸 …………… 115
- 芫花散 …………… 426
- 香黄丸 …………… 176
- 交加丸 …………… 71
- 香殻散 …………… 111
- 交加散 …………… 69
- 交加双解飲子 …………… 70
- 蒿芩清胆湯 …………… 218
- 侯氏黒散 …………… 476
- 香砂六君子湯 …………… 240
- 厚朴三物湯 …………… 132
- 厚朴煎丸 …………… 251
- 高良姜丸 …………… 68
- 高良姜湯 …………… 495
- 香連丸 …………… 176
- 五瘟丹 …………… 15
- 牛黄抱竜丸 …………… 59
- 黒錫丹 …………… 122, 265
- 五香連翹湯 …………… 64
- 呉茱四逆湯 …………… 27
- 呉茱黄湯 …………… 27
- 固真丹 …………… 193
- 五柔丸 …………… 244
- 五仁湯 …………… 139
- 琥珀蠟礬丸 …………… 44
- 固脬丸 …………… 263
- 五味子散 …………… 51
- 五苓散 …………… 299

さ

- 柴胡疏肝散 …………… 213
- 済生腎気丸 …………… 265
- 済川煎 …………… 139
- 三一承気湯 …………… 415

三黄丸 …………… 102	小陥胸湯 …………… 20	惺香散 …………… 63
三化神佑丸 …… 462	小芎辛散 …………… 63	青蒿鼈甲湯 …… 161
三承気湯 ………… 132	生地黄湯 ………… 417	清中湯 …………… 246
三仙丹 …………… 63	小承気湯 ………… 132	石膏湯 …………… 402
酸棗仁湯 ………… 229	小青竜湯 ………… 256	千金地黄丸 …… 283
蒜連丸 …………… 176	小続命湯 ………… 380	蟾砂散 …………… 249
地黄煎 …………… 413	小児回春丹 ……… 59	旋覆花湯 ………… 215
四逆加人参湯 …… 25	椒附丸 …………… 346	増液承気湯 …… 134
四逆散 …………… 213	升麻葛根湯 ……… 309	双解散 …………… 397
四逆湯 ……… 24, 437	升麻湯 …………… 106	蒼朮膏 …………… 323
四君子湯 … 240, 521	昇陽挙経湯 ……… 513	桑白皮湯 ………… 257
梔子柏皮湯 ……… 293	逍遙散 …………… 213	桑螵蛸散 ………… 263
磁朱丸 ………… 96, 120	昇陽除湿湯 ……… 40,	蘇合香丸 ………… 60
四蒸木瓜丸 …… 69	123, 460	疏鑿飲子 ………… 184
四神丸 ……… 192, 266	椒苓丸 …………… 95	蘇豉湯 …………… 393
四治黄連丸 ……… 66	諸葛行軍散 ……… 59	
地髄煎 …………… 191	蜀椒丸 …………… 490	**た**
資生健脾丸 ……… 241	神応散 …………… 302	
四制香附丸 ……… 66	腎気丸 … 262, 266, 530	大黄黄連瀉心湯 …… 13
紫雪丹 …………… 59	参姜飲 …………… 141	大黄䗪虫丸 …… 506
地仙丹 …………… 191	参蛤散 …………… 265	大黄消石湯 …… 293
十灰丸 …………… 229	沈香華澄茄散 … 497	大黄附子湯 …… 136
至宝丹 …………… 59	神効麻仁丸 ……… 420	黛蛤散 …………… 248
四妙丸 …………… 68	滲湿湯 …………… 457	大五柔丸 ………… 422
瀉黄散 …………… 246	秦椒散 …………… 177	大承気湯 ………… 132
炙甘草湯去阿膠生地麻	進退黄連湯 ……… 187	大補陰丸 ………… 223
仁加附子 …… 228	進退承気湯 ……… 185	大補丸 …………… 292
赤散 ……………… 122	神秘方 …………… 489	奪命丹 …………… 67
赤石脂禹余粮湯 … 122	真武湯 …………… 265	暖肝煎 ………… 27, 217
芍薬甘草湯 ……… 157	参黄丸 …………… 174	丹渓神朮丸 …… 181
瀉心湯 ……… 13, 229	震霊丹 ……… 123, 518	丹梔四逆散 …… 215
瀉青丸 …………… 222	参苓白朮散 ……… 257	竹葉石膏湯 …… 400
瀉肺湯 …………… 406	水解散 …………… 395	竹瀝湯 …………… 411
瀉白散 …………… 257	朱雀丸 …………… 95	治傷寒雪煎方 … 394
柔脾湯 …………… 243	清海丸 …………… 123	茶蠟丸 …………… 44
縮泉丸 …………… 263	清肝通絡湯 ……… 406	仲景調気飲 …… 44
朱砂安神丸 … 120, 486	清経散 …………… 123	中満分消丸 …… 184

中満分消湯……… 184
調胃承気湯… 109, 132
調経昇陽(麻)除湿湯
　　　　　　　　 511
丁香五套丸……… 467
治腰痛如神方…… 63
猪胆黄連丸……… 285
鎮陰煎…………… 115
珍珠母丸………… 120
枕中丹…………… 120
遂心丹…………… 138
通関丸…………… 407
通竅活血湯……… 503
痛瀉要方………… 213
通脈四逆加猪胆汁湯 25
通脈四逆湯… 25, 116
葶藶苦酒湯……… 19
点頭散…………… 63
顚倒木金散……… 188
天王補心丹……… 160,
　　　　　　 229, 485
天門冬大煎……… 533
東垣安胃湯……… 122
東垣清暑益気湯… 403
桃花湯…………… 122
倒換散…………… 188
当帰四逆加呉茱萸生姜湯
　　　　　　　　 217
当帰承気湯……… 418
当帰竜薈丸… 214, 222
当帰六黄湯… 122, 409
導赤散…………… 229
都気丸…………… 265
菟絲子丸………… 263

な
二甲復脈湯……… 161
二色丸…………… 190
二朮二陳湯……… 248
二陳湯…………… 248
二母散…………… 303
二霊散…………… 176
仁熟散…………… 219
人参胡桃湯……… 265
人参清肺湯……… 341
人参湯…………… 228
人参敗毒散……… 104
人参平肺散……… 341

は
培土寧風湯……… 484
貝母花粉湯……… 472
柏子仁丸………… 229
白通加猪胆汁湯… 24
白通湯…………… 24
麦門冬湯………… 524
八味丸…………… 116
半夏利膈丸……… 470
半硫丸…………… 136
肥児丸…………… 249
脾腎双補丸……… 266
百合固金湯……… 258
白虎湯…………… 29
風引湯…………… 479
茯苓四逆湯……… 228
附都気丸………… 115
不老丹…………… 193
変通丸…………… 189
戊己圓…………… 252
戊己丸…………… 176

補肝湯……… 218, 496
保元湯……… 143, 257
補中益気湯… 145, 241
補肺湯…………… 257
牡蛎散…………… 122
保和丸…………… 249

ま
麻黄升麻湯……… 105
麻黄湯……………   4
麻子仁丸………… 134
麻豆散…………… 240
妙香散…………… 96
礞石滾痰丸……… 102
門冬丸…………… 283

や
射干煎…………… 246
養血熄風丸……… 481
養心湯…………… 227
養中煎…………… 143
薏苡附子散……… 30

ら
来復丹…………… 446
痢聖散子………… 106
理中丸…………… 433
理中湯…………… 241
立効丸…………… 45
竜骨散……… 123, 517
竜胆瀉肝湯… 214, 222
涼膈散…………… 110
苓桂朮甘湯……… 230
苓桂浮萍湯……… 462

547

理苓湯……………247	連附六一散………175	六味丸……………223
羚角鉤藤湯………483	蠟礬丸……………44	六味地黄丸………122,
霊芝丸……………251	漏芦湯……………101	160, 263, 525
羚羊鉤藤湯………216	六鬱湯……………82	
連梅安蛔丸………249	六味回陽飲………452	

中薬索引

あ

硫黄………………370
茵蔯………………367
烏頭………………371
烏梅………………51, 55
黄金………………9
罌粟殻……………52, 53
黄柏………………292
黄連………………282
遠志………………95

か

訶子………53, 55, 60, 369
藿香………………364
葛根………………327
滑石………………9
乾姜………………367
甘草………………362
寒泉水……………10
桔梗………………307
橘皮………………368
羌活………………305
杏仁………………140

さ（桂…）

桂枝………………297
香附子……………365
厚朴………………364
藁本………………290, 364
呉茱萸……………117, 348
五倍子……………53, 55
琥珀………………369

さ

柴胡………………333
細辛………………286
酢…………………56
地骨皮……………340
磁石………………96
紫蘇………………367
赤石脂……………53
芍薬………………55
麝香………………57
縮砂………………362
朱砂………………96
菖蒲………………96
升麻………………309
蜀椒………………95
青果………………55

（青…）

青皮………………343
石榴皮……………52
石蓮肉……………94
雪水………………10
石膏………………9, 318
川芎………………351
蒼朮………………322
葱白………………312
蘇合香……………58

た

大黄………………15
沢瀉………………362
丹砂………………366, 370
知母………………303
地楡………………56
天門冬……………365
当帰………………361
桃仁………………140
独活………………295

な

肉桂………………300

人参……………… 363

は

敗醬草……………… 56
麦門冬……………… 366
白芷………………… 315
白芍………… 330, 361
冰凌………………… 10
茯苓………………… 95
附子………… 345, 371
蓬莪朮……………… 366

芒硝………………… 9
朴硝………………… 9
牡丹皮……………… 336
牡蛎………………… 369

ま

蜜………………… 43
明礬……………… 56
木香……………… 366

や

益智仁……………… 364

ら

竜脳香……………… 58
連翹……………… 338
蓮子……………… 97
滷碱……………… 9
露水……………… 10
蠟……………… 43, 45

【著者略歴】

丁　光　迪（てい・こうてき）

　1918年，中国江蘇省で中医師の家系に生まれる。17歳のときから，父の丁諌吾氏について中医を学ぶ。20歳で独立し，開業。当時は疫病が流行していたが，努力の末，効果的な方剤を創作し，多くの病人を救う。中華人民共和国の建国後は，南京中医学院で教鞭をとり，講師・教授・大学院（博士課程）の指導教官などを歴任する。講義した学科は『中医診断学』『方剤学』『金匱要略』『中医内科』『中医各家学説』など多岐に及ぶ。またこれら5教科の教科書の編纂にも主編（編集の最高責任者）として参加する。このほか『諸病源候論校注』『東垣医集』などの主編も務める。個人の著作としては『中薬配伍運用』（本書）『東垣学説論文集』『金元医学』『諸病源候論養生方導引法研究』などがある。

　また教学活動だけでなく臨床研究にも尽力した。特に時疫病・脾胃病・婦人病などの分野で功績をあげ，中医界で高い評価を受けている。全国的に有名な中医学の専門家。

【訳者略歴】

小金井　信宏（こがねい・のぶひろ）

1966年　東京生まれ。

1991年　私立洗足学園大学・音楽学部・作曲専攻卒業。

1994年　北京語言文化大学・中医漢語科卒業。

1999年　北京中医薬大学・中医系本科（学部）卒業。同大学・大学院に日本人として史上初めて合格し，中国政府給費留学生として『傷寒論』の研究に従事する。

2002年　修士課程卒業。
　　　　中医師，中医学修士。

著　書：『わかる・使える 漢方方剤学』［時方篇］［経方篇1］（東洋学術出版社）

中薬の配合

```
2005年10月11日    第1版  第1刷発行
2019年8月1日             第2刷発行
```

- ■ 原　　書　『中薬配伍運用』（中国湖南科学技術出版社，1993）
- ■ 主　　編　丁　光迪
- ■ 訳　　者　小金井　信宏
- ■ 発行者　　井ノ上　匠
- ■ 発行所　　東洋学術出版社

　〒272-0021　千葉県市川市八幡2-16-15-405
　　販売部　電話047（321）4428　FAX 047（321）4429
　　　　　　e-mail　hanbai@chuui.co.jp
　　編集部　電話047（335）6780　FAX 047（300）0565
　　　　　　e-mail　henshu@chuui.co.jp
　　ホームページ　http://www.chuui.co.jp

印刷・製本――モリモト印刷株式会社

2005　Printed in Japan ©　　　ISBN 978 - 4 - 924954 - 85 - 4　C3047

中医学って なんだろう ①人間のしくみ	小金井信宏著 Ｂ５判並製　２色刷　336頁　本体 4,800 円＋税 やさしいけれど奥深い，中医学解説書。はじめて学ぶ人にもわかりやすく，中医学独特の考え方も詳しく紹介。読めば読むほど，中医学が面白くなる一冊。
わかる・使える 漢方方剤学 ［時方篇］	小金井信宏著 Ｂ５判並製　352頁　本体 4,200 円＋税 今までにない面白さで読ませる方剤学の決定版。原典のほか，歴代の多様な用法・理論・手法を紹介。「漢方製剤の使い方」から「生薬の処方」まで，段階的に理解できるような工夫がされている。中医学の教材としても臨床の実用書としても使える１冊。
わかる・使える 漢方方剤学 ［経方篇１］	小金井信宏著 Ｂ５判並製　340頁　本体 4,200 円＋税 シリーズ第２作は「傷寒・金匱」の広大な「経方」の世界を紹介する。各方剤をさまざまな用薬法の集合体と捉え，図解・表解・比較方式でわかりやすく解説。歴代のさまざまな解釈を紹介するとともに，多くの症例・針処方も提示し，より具体的な理解をサポート。
名医の経方応用 ――傷寒金匱方の 　解説と応用	姜春華・戴克敏著　藤原了信監訳　藤原道明・劉桂平訳 Ａ５判並製　592頁　本体 5,400 円＋税 上海の名老中医・姜春華教授の講義録を整理。『傷寒・金匱』の約160方剤について，構成生薬・適応証・方解・歴代名医の研究・応用を解説しており，エキス剤にも応用可能。200例以上の症例とその考察はすぐ臨床に役立つ。漢方入門者から上級者まで，長く使える１冊。
図解・表解　方剤学	滝沢健司著 Ｂ５判並製　２色刷　600頁　本体 7,200 円＋税 225 の主要方剤と 180 の関連方剤について中医学的に解説。方剤学は漢方治療を行ううえで欠かすことのできない学問であるといってよい。本書は，本格的に中医学を実践してきた著者が，中国で教科書として用いられている方剤学のテキストをもとに，独自の視点と方法でまとめ上げた実用的な参考書である。
［新装版］ 中医臨床のための 中薬学	神戸中医学研究会編著 Ａ５判並製　696頁　本体 7,800 円＋税 永久不変の輝きを放つ生薬の解説書。1992 年の刊行以来，入門者からベテランまで幅広い読者の支持を獲得してきた「神戸中医学研究会」の名著。
［新装版］ 中医臨床のための 方剤学	神戸中医学研究会編著 Ａ５判並製　664頁　本体 7,200 円＋税 中医方剤学の名著が大幅に増補改訂して復刊。復刊にあたり，内容を全面的に点検し直し，旧版で収載し漏れていた重要方剤を追加。

[新装版] **実践漢薬学**	三浦於菟著 Ａ５判並製　462頁　本体5,600円＋税 学びやすく，使いやすい生薬解説書。薬能の類似した生薬をひとまとめにして，類似点と相違点をひと目で比較できる。南京中医学院の陳育松先生（中薬学研究室）の中薬学の講義録がベース。
漢方方剤 ハンドブック	菅沼伸・菅沼栄著 Ｂ５判並製　312頁　本体4,000円＋税 日本の漢方エキス製剤と日本で市販されている中国の中成薬計136点の方剤を中心に，各方剤の構成と適応する病理機序・適応症状の相互関係を図解で示し，臨床応用のヒントを提示する。「証にもとづく漢方方剤の運用」に明確な指針を与える書である。同著者の『いかに弁証論治するか』（疾患別漢方エキス製剤の運用）の姉妹篇。
傷寒論を読もう	髙山宏世著 Ａ５判並製　480頁　本体4,000円＋税 必読書でありながら，読みこなすことが難しい『傷寒論』を，著者がやさしい語り口で条文ごとに解説。初級者にも中級者にも，最適。40種の患者イラスト入り「重要処方図解」付きで，臨床にも大いに参考になる。
金匱要略も読もう	髙山宏世著 Ａ５判並製　536頁　本体4,500円＋税 慢性疾患治療における必読書『金匱要略』を，条文ごとに著者がやさしい語り口で解説。同著者による好評の書『傷寒論を読もう』の姉妹篇。50種の患者イラスト入り「処方図解」付き。初級者にも中級者にも最適の１冊。
中国傷寒論解説	劉渡舟（北京中医学院教授）著 勝田正泰・川島繁男・菅沼伸・兵頭明訳 Ａ５判並製　264頁　本体3,400円＋税 中国『傷寒論』研究の第一人者による名解説。逐条解説でなく，『傷寒論』の精神を深く把握しながら，条文の意味を理解させる。著者と先人の見事な治験例も収載。
●現代語訳 **宋本傷寒論**	劉渡舟・姜元安・生島忍編著 Ａ５判並製　834頁　本体8,600円＋税 原文と和訓の上下２段組。「現代語訳中医古典シリーズ」の１つ。宋本傷寒論の全条文に［原文・和訓・注釈・現代語訳・解説］を付した総合的な傷寒論解説。明の趙開美本を底本とする。著者は，日本の傷寒論研究に絶大な影響を与えた『中国傷寒論解説』（小社刊）の著者。中国の最も代表的な傷寒論研究者。

フリーダイヤルＦＡＸ　0120-727-060　　東洋学術出版社　　電　　話：（047)321-4428　　Ｅメール：hanbai@chuui.co.jp

中医学の魅力に触れ，実践する

[季刊] 中医臨床

- ●定　　価　　本体 1,600 円＋税（送料別）
- ●年間予約　　本体 1,600 円＋税　4 冊（送料共）
- ●3 年予約　　本体 1,440 円＋税　12 冊（送料共）

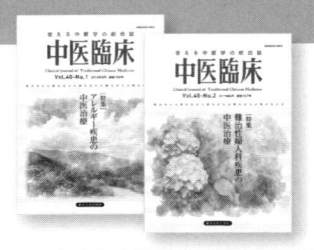

●──中国の中医に学ぶ

現代中医学を形づくった老中医の経験を土台にして，中医学はいまも進化をつづけています。本場中国の経験豊富な中医師の臨床や研究から，最新の中国中医事情に至るまで，編集部独自の視点で情報をピックアップして紹介します。翻訳文献・インタビュー・取材記事・解説記事・ニュース……など，多彩な内容です。

●──湯液とエキス製剤を両輪に

中医弁証の力を余すところなく発揮するには，湯液治療を身につけることが欠かせません。病因病機を審らかにして治法を導き，ポイントを押さえて処方を自由に構成します。一方エキス剤であっても限定付ながら，弁証能力を向上させることで臨機応変な運用が可能になります。各種入門講座や臨床報告の記事などから弁証論治を実践するコツを学べます。

●──古典の世界へ誘う

『内経』以来 2 千年にわたって連綿と続いてきた古典医学を高度に概括したものが現代中医学です。古典のなかには，再編成する過程でこぼれ落ちた智慧がたくさん残されています。しかし古典の世界は果てしなく広く，つかみどころがありません。そこで本誌では古典の世界へ誘う記事を随時企画しています。

●──薬と針灸の基礎理論は共通

中医学は薬も針も共通の生理観・病理観にもとづいている点が特徴です。針灸の記事だからといって医師や薬剤師の方にとって無関係なのではなく，逆に薬の記事のなかに鍼灸師に役立つ情報が詰まっています。好評の長期連載「弁証論治トレーニング」では，共通の症例を針と薬の双方からコメンテーターが易しく解説しています。

ご注文はフリーダイヤルFAXで
0120-727-060

東洋学術出版社

〒 272-0021 千葉県市川市八幡 2-16-15-405
電話：(047) 321-4428
E-mail：hanbai@chuui.co.jp
URL：http://www.chuui.co.jp